PT・OTビジュアルテキスト

国際リハビリテーション学

国境を越えるPT・OT・ST

編集
河野 眞
国際医療福祉大学成田保健医療学部

第1版

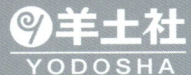

謹告

　本書に記載されている診断法・治療法に関しては，発行時点における最新の情報に基づき，正確を期するよう，著者ならびに出版社はそれぞれ最善の努力を払っております．しかし，医学，医療の進歩により，記載された内容が正確かつ完全ではなくなる場合もございます．

　したがって，実際の診断法・治療法で，熟知していない，あるいは汎用されていない新薬をはじめとする医薬品の使用，検査の実施および判読にあたっては，まず医薬品添付文書や機器および試薬の説明書で確認され，また診療技術に関しては十分考慮されたうえで，常に細心の注意を払われるようお願いいたします．

　本書記載の診断法・治療法・医薬品・検査法・疾患への適応などが，その後の医学研究ならびに医療の進歩により本書発行後に変更された場合，その診断法・治療法・医薬品・検査法・疾患への適応などによる不測の事故に対して，著者ならびに出版社はその責を負いかねますのでご了承ください．

序

　国際リハビリテーションの魅力は，自分たちセラピストが身につけている知識や技術が，国・社会・文化・言葉の違いを越えてもなお有効であることを知る喜びにある．

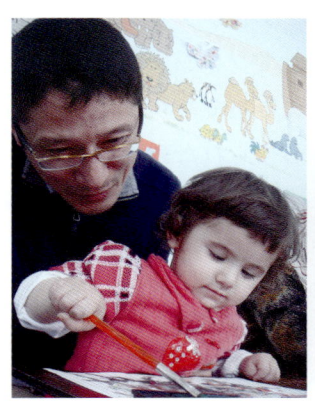 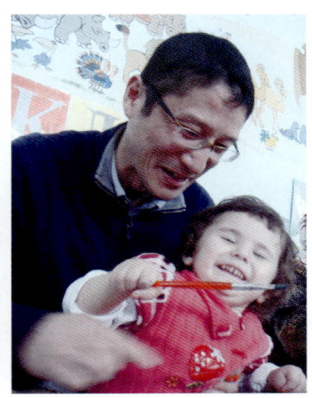

＊＊＊

　本邦初の，あるいはもしかすると世界初の「国際リハビリテーション学」の教科書をここにお届けする．

　わが国のPT・OTそしてSTによる国境を越えた活動は，1970年代にはじまった青年海外協力隊での派遣を中心に，以前から存在した．ただ，それは個人的活動の範囲を越えるものではなく，1つの専門分野として体系的に知見を蓄積する環境は未整備であった．本書は，その個人的活動から得られた知見と必要な知識を集約し，「国際リハビリテーション学」という分野の確立をめざした最初の試みである．本書を1つの場として，国境を越えた活動経験のあるセラピストたちが新たな知見をもち寄り，内容を議論し更新することを期待している．

　国際リハビリテーションは，リハビリテーションという大分野の発展に必要な「専門性の深化」と「専門知識・技術の普及」のうち，特に「普及」を担うと考えられる．本書もリハビリテーションが未整備な国や地域でいかにその普及を実現するかを中心に書かれている．普及には相手がいるため，その方法は千差万別で一般化しにくいが，それでも最低限知っておくべき方法論はある．それに加え，先人たちの創意工夫の具体例をできるだけ数多く掲載することで，この分野の入門書の決定版をめざした．なお，今回は「セラピスト養成課程も含むリハビリテーション供給体

制のつくり方」に触れていないが，その課題は将来のよりアドバンスな書籍の刊行にゆだねたい．

　本書は次のように構成されている．第1章は**国際リハビリテーションの基本情報**を整理し掲載した．学生や初学者は1章よりこの分野の概要をつかんでほしい．第2章は本書の肝であり，国際リハビリテーションの**実施マニュアル**である．この分野に必要な技術や知識を学べるだけでなく，はじめて国際リハビリテーションに従事するセラピストが**そのまま現地で実践できる**内容になっている．第3章は**関連領域をコンパクトに紹介**しており，この分野の多角的理解に役立つ．第4章は**国際リハビリテーションプロジェクト立案のワークブック**である．養成校での演習やグループワークに，または，セラピストが現地でプロジェクトを立案する際に活用してほしい．第5章は**セラピストたちの体験報告集**であり，体験者の活き活きとして多様な声に満ちている．それぞれの体験から得られた教訓も示されており，活動の際の参考になるはずだ．初学者は5章から読みはじめてもらってもよい．

＊＊＊

　現在の国際リハビリテーションは多くの先人たちの営為を礎として成り立っている．特に，理学療法士である田口順子先生は青年海外協力隊技術顧問の立場などを通して，数多くのセラピストをこの分野へと誘い，励まし，結びつけてこられた．この場を借りてこれまでのご尽力に尊敬と感謝の念を表する．羊土社編集部の皆さんには，われわれ執筆者に劣らぬ情熱をもって本書の刊行に取り組んでいただいた．心から感謝している．最後に，途上国で出会った対象者や同僚の皆さんに，現地活動や写真掲載にご協力いただいたことを深く御礼申し上げる．本書を通した国際リハビリテーションへの貢献が少しでも皆さんへの恩返しになればと願っている．

2016年3月

執筆者を代表して
河野　眞

PT・OT ビジュアルテキスト
国際リハビリテーション学
国境を越えるPT・OT・ST

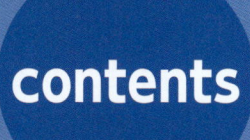

contents

- 序 ———————————————————————————————— 河野　眞　3
- 国際リハ関連用語集 ———————————————————————— 寺村　晃　17

第1章　国際リハビリテーションの基礎

❶ 国際リハビリテーションとは ———————————————————— 河野　眞　20
1. 国境を越えるセラピストの活動 —————————————————————— 20
2. 国際保健・グローバルヘルス —————————————————————— 21
3. 国際看護 ———————————————————————————————— 22
4. 国際リハビリテーション ————————————————————————— 23
■ コラム：国際リハ・セラピストはいつも途方に暮れる ———————————— 24

❷ 途上国のリハシステム ——————————————————————— 大澤諭樹彦　25
1. 途上国における障害者の状況 —————————————————————— 25
2. リハビリテーションの現状と課題 ———————————————————— 26
　1）不足するリハビリテーションサービス　2）都市に集中するリハビリテーションサービス
　3）リハビリテーション紹介システムの未整備
3. リハビリテーションの形態 ——————————————————————— 27
　1）施設型リハビリテーション　2）アウトリーチリハビリテーション　3）地域に根ざしたリハビリテーション　4）代替リハビリテーション

❸ 途上国の保健・医療システムとリハビリテーション ———————— 渡辺　長　30
1. 保健・医療システムの定義と目的 ———————————————————— 30
2. 保健・医療システムの構成要素 ————————————————————— 30
3. 途上国の保健・医療システムの提供体制：タイを事例に ————————— 31
4. 途上国の保健・医療システムが直面する課題とセラピストの役割 ———— 32
5. 途上国における社会保障モデル構築に向けて —————————————— 32
6. 途上国における社会保障「地域活用モデル」とは ————————————— 34
7. 日本と途上国の共通課題としての地域創生 ——————————————— 34

8 おわりに 35

❹ 途上国の社会福祉・障害者支援とリハビリテーション ———— 渡辺　長　36
1 従来の障害者支援の問題点 36
2 ミレニアム開発目標 36
3 障害の社会モデル 37
4 途上国における社会モデルの重要性 37
5 具体的事例：タイの障害者政策の概要 38
　　1）タイの障害者の生活　2）タイの障害者政策のあり方
6 障害者に対する訪問サービスの重要性 39
7 セラピストによる途上国ヘルスボランティア教育の重要性 40
■ コラム：「あたり前」は存在しない 41

❺ 途上国におけるPTの現状 ———————————————— 石井博之　42
1 各国の理学療法事情例 42
　　1）マレーシア　2）中国　3）マラウイ　4）ヨルダン
2 途上国における理学療法の現状 44
　　1）運動療法とADL　2）高齢者リハビリテーションの重要性　3）PTとして途上国で働く魅力

❻ 途上国におけるOTの現状 ———————————————— 佐藤良子　46
1 途上国のOT有資格者数の現状 46
2 OT養成の状況および普及 46
3 実例 48
　　1）リビア人のリハビリテーション技術研修の受け入れ　2）チリでの青年海外協力隊としての活動　3）途上国におけるOTの意識
■ コラム：地球が回る速さで生活する 50

❼ 途上国におけるSTの現状 ———————————————— 髙木亜紀　51
1 途上国では認知度が低い 51
2 STの認知度が低い原因 51
　　1）子どもは労働力である　2）伝統医療が顕著に残る　3）途上国での状況は一様ではない
3 タイでの日本人STの活動例 52
4 途上国におけるSTのこれから 54
　　1）コミュニティでの支援方法を考える　2）専門領域を越えた順応性と判断力をもつ　3）啓蒙活動や環境づくり，トータル支援も必要になる

第2章　国際リハビリテーションの実際

❶ 実施場所と役割 ———————————————————————— 吉田太樹　56
1 活動国と地域 56

contents

　　2 途上国における日本人セラピストの活動場所　　56
　　3 日本人セラピストが担う役割　　58
　　■ コラム：ダンスになれば，みなインクルーシブ　　61

② **適正技術：臨床技術**　　小泉裕一　62
　1 適正技術の定義　　62
　2 適正技術を実施するための配慮　　62
　　1) 文化や習慣に対する配慮　2) 理解に対する配慮　3) 継続性に対する配慮
　3 臨床現場の問題点と適正技術　　63
　　1) ヒト・モノ・カネの不足　2) リハビリテーションへの理解不足　3) 医学情報の不足
　4 臨床における適正技術の考え方と実践　　64
　　1) 情報収集のポイント　2) 患者評価のポイント　3) 目標設定のポイント　4) 介入のポイント
　5 臨床現場で患者のリハビリテーション計画を立てる　　68

③ **適正技術：生活支援技術**　　中村賢二　70
　1 生活支援技術の社会的側面　　70
　　1) 技術の社会的側面　2) 適正技術：生活支援技術に必要な要素
　2 生活支援技術の適正性の評価　　72
　　1) 適正性　2) 実例およびチャート表での評価
　3 ものづくり用語　　74
　4 おわりに　　74
　　■ コラム：生活支援技術の具体例　　75
　　　1) 食べる　2) 座る　3) 住まい　4) トイレ動作　5) 移動する　6) 着る

④ **適正技術：管理運営技術**　　小泉裕一　83
　1 リハビリテーション部門の管理運営における注意点　　83
　2 情報管理　　83
　　1) 問題点と目的　2) 評価表・カルテについて　3) 作成のポイント　4) 記述のポイント
　　5) 情報集積のポイント
　3 会議運営　　86
　　1) 問題点と目的　2) 業務管理のポイント　3) ケースカンファレンスのポイント
　4 連携構築　　88
　　1) 問題点と目的　2) 病棟回診の参加ポイント　3) 病棟カンファレンス参加のポイント
　5 物品管理　　89
　　1) 問題点と目的　2) Seiri：整理のポイント　3) Seiton：整頓のポイント　4) Seisou：
　　清掃のポイント　5) Seiketsu：清潔のポイント　6) Shituke：しつけのポイント

⑤ **適正技術：家族支援**　　石本　馨　91
　1 家族支援の意義　　91
　2 家族が直面する問題　　91
　　1) 家族の理解不足　2) 家族の介助力不足　3) 親族や近隣住民からの差別　4) 家族内のジェ
　　ンダー意識

3 家族支援の目的 ... 93
1) 本人のため　2) 家族メンバーのため

4 家族支援の実際 ... 93
1) 介助方法の指導　2) 訓練方法の指導　3) 家族が参加できるイベントの開催　4) ピアグループづくり　5) 各種講習会

5 家族支援で注意すべきこと ... 96
1) 実際にする人に，実際の場面で，具体的に，継続できるものを　2) ジェンダーへの配慮

■ コラム：日本の文化を広めよう ... 97

6 現地での教育・研修 ─────────── 小泉裕一 98

1 現地での教育・研修における課題 ... 98
1) 受容側の問題　2) 供給側の問題

2 研修企画のポイント ... 99
1) 目的　2) 対象，期間　3) 方法　4) 目標　5) カリキュラム，スケジュール

3 研修立案の実際 ... 105

7 リハの普及・啓発 ─────────── 大澤諭樹彦 107

1 住民への啓発 ... 107
1) 障害に対する理解の低さ　2) リハビリテーションに関する情報不足　3) 地域で効果的な啓発活動を行うためのポイント　4) パンフレット・冊子づくりのポイント

2 行政担当者への啓発 ... 110
1) 優先順位の低いリハビリテーション政策　2) 障害者政策・リハビリテーション政策への提言ポイント　3) 各省庁機関との連携強化のポイント

3 病院内の他科への啓発 ... 112
1) 急性期リハビリテーションの未整備　2) 病院内リファーラルシステムの構築のポイント

4 啓発イベントの企画・準備・実施のポイント ... 113

■ コラム：現地オリジナルの治療法を活かせ！ ... 116

8 CBR ─────────────────── 渡邊雅行 117

1 CBRの理念と定義 ... 117
1) CBRの理念と定義　2) ソーシャル・インクルージョンとCBID

2 CBRの運営組織と方法 ... 118
1) 運営主体　2) 地域社会の資源　3) 障害者の位置づけ　4) CBRサービスとCBRワーカーの役割

3 CBRの実践例と国際協力 ... 121
1) ネパールのCBR　2) セラピストの役割

9 参加型開発 ───────────────── 石本 馨 123

1 リハビリテーションにおける参加型開発 ... 123
1) 参加型開発とは　2) 参加型開発の利点

2 参加の形態 ... 124

3 参加型開発の進め方 ……… 125
1）情報提供者，相談相手としての参加を促すツール 2）マンパワーとしての参加を促すツール 3）アクター，オーナーとしての参加を促すツール

4 実施上の注意点 ……… 127
1）参加を阻害する要因をとり除こう 2）時間がかかるのを覚悟しよう 3）視覚化しよう 4）プロセスを大事にしよう

■ コラム：「今」がイチバン大事 ……… 129

⑩ 文化 ———————————————————— 河野 眞 130

1 文化とは ……… 130

2 文化を理解し対処する能力 ……… 131

3 制約・枠組み，動因・エネルギーとしての文化 ……… 132
1）制約・枠組みとしての文化 2）動因・エネルギーとしての文化 3）制約・枠組みと動因・エネルギーが表裏一体となった文化

■ コラム：現地の文化を活用する（ウズベキスタンのプロフづくり） ……… 134

⑪ ICFの活用 ———————————————————— 米本竜馬 136

1 ICFとは ……… 136
1）概要 2）ICFモデル 3）ICFの利用

2 臨床場面におけるICFの活用 ……… 137
1）評価におけるICFの活用 2）環境因子への注目 3）参加への注目

3 他職種理解におけるICFの活用 ……… 140
1）他職種理解の必要性 2）症例検討におけるICFの活用

4 実例紹介 ……… 140
1）背景 2）大洋州リハビリテーション領域広域研修の開催 3）まとめ

⑫ 関連する国際組織 ———————————————————— 石井博之 144

1 国際的なリハビリテーション職能団体 ……… 144
1）理学療法分野 2）作業療法分野 3）言語聴覚分野

2 国際機関 ……… 145
1）国際連合諸機関 2）アジア開発銀行

3 日本の政府開発援助機関 ……… 146

4 非政府組織 ……… 146
1）国際協力を直接行っている組織 2）ネットワーク構築や，情報発信，研修などを主な目的としている組織

■ コラム：必要なものは必要なときに用意する ……… 149

⑬ 災害リハビリテーション ———————————————————— 三浦 和 150

1 医療からみた災害とは ……… 150

2 災害サイクルとセラピストの役割 ……… 151
1）第1期：発災〜72時間（被災混乱期） 2）第2期：4日〜1カ月末（応急修復期） 3）第3期：2〜6カ月（復旧期） 4）第4期：6カ月以降（復興期）

- **3** リハトリアージとは ... 154
    - 1）一次リハトリアージ　2）二次リハトリアージ
- **4** 復興期におけるコミュニティへの働きかけ ... 158

⑭ 学術交流 ―――下田信明　160
- **1** はじめに ... 160
- **2** 学会・学術集会・研究会・専門誌 ... 161
- **3** 学術集会を企画・運営する際の仕事内容と留意点 ... 164
- ■ コラム：途上国の人々に魅せられる ... 166

⑮ キャリアパス ―――石井清志　167
- **1** キャリアパスとは ... 167
- **2** 想定される活動の場 ... 167
- **3** キャリアパスにおける選択肢 ... 168
    - 1）海外留学　2）インターン　3）JICAボランティア　4）国連ボランティア　5）国際NGO　6）開発コンサルタント　7）国際機関の職員　8）民間企業　9）海外進出に積極的な病院や施設
- **4** 想定される業務 ... 170
- **5** 求められる資質や能力 ... 171
- **6** キャリアパスを考える前に押さえておくべきポイント ... 172
    - 1）キャリアパスは「目標」によって大きく変わる　2）目標を立てる前に情報を集める
- **7** キャリアパスの例 ... 172
- ■ コラム：そして，国際リハ・セラピストは故郷に帰る ... 174

第3章　より深く理解するための10の関連領域

❶ 開発協力 ―――渡邊雅行　176
- **1** 国際協力における開発 ... 176
    - 1）開発と発展の意味　2）開発と国際連合　3）人間開発への取り組み
- **2** 開発における課題 ... 177
    - 1）後発開発途上国とは　2）開発におけるさまざまな課題
- **3** 障害と開発 ... 178
    - 1）障害の考え方　2）複線アプローチ
- **4** 開発協力における国際的な枠組み ... 178
    - 1）政府開発援助と開発援助委員会　2）持続可能な開発目標とミレニアム開発目標
- **5** 日本の開発協力：開発協力大綱と基本方針 ... 180

❷ グローバルヘルス ―――岩田研二　181
- **1** グローバルヘルスとは ... 181

contents

❷ グローバルヘルスに対してセラピストにできること ——— 182
1）国内　2）国外

❸ 途上国の健康問題 ———岩田研二 186
❶ 途上国の健康問題と国際リハビリテーションの関係 ——— 186
1）感染症から非感染性疾患，死亡から障害の時代　2）セラピストも知っておかなければならない問題

❷ 世界の平均寿命 ——— 187

❸ 途上国の主要な健康問題 ——— 188
1）ミレニアム開発目標（MDGs）達成に対する最終評価

❹ 途上国のメンタルヘルス ———河野　眞 192
❶ 途上国のメンタルヘルスニーズ ——— 192
❷ 途上国のメンタルヘルス資源 ——— 193
❸ メンタルヘルス分野における国際リハビリテーション ——— 194
1）精神障害・精神疾患の当事者への直接的なリハビリテーションサービスの提供　2）メンタルヘルス専門家の養成　3）地域社会や関係者の啓発・教育

❺ 途上国の高齢化 ———知脇　希 197
❶ 世界の高齢化 ——— 197
❷ 高齢化の要因 ——— 198
❸ 途上国の高齢化と国際リハビリテーション ——— 199

❻ プライマリ・ヘルスケア（PHC） ———渡辺　長 201
❶ PHCの理念 ——— 201
❷ PHCの基本活動項目 ——— 202
❸ コミュニティにおけるPHC活動の基本理念 ——— 202
❹ 途上国における今後のPHCのあり方 ——— 203
❺ PHCによる問題を上流から解決する視点 ——— 204
❻ PHCにおけるセラピストの役割 ——— 204
1）住民をカウンターパートとするPHC活動　2）セラピストをカウンターパートとするPHC活動　3）病院におけるPHC活動

❼ 世界における障害者の実情 ———知脇　希 207
❶ 障害者の数 ——— 207
❷ 障害者の教育，就労 ——— 207
❸ 障害とジェンダー ——— 208
❹ 障害当事者団体 ——— 208
❺ 障害と国際リハビリテーション ——— 209

❽ 国際的な障害者支援の動向 ———石井清志 210
❶ 途上国における障害者の現状 ——— 210

2 障害者支援における障害のとらえ方の変化 ……… 210
3 インクルーシブな開発をめざして ……… 211
1) 障害者の権利に関する条約 (障害者権利条約) 2) 障害者の権利実現のためのインチョン戦略 3) 持続可能な開発目標 (SDGs)
4 国際的な障害者支援の動向と国際リハビリテーション ……… 213

❾ 途上国の障害者と教育 ——————————————石井清志 215
1 開発における教育の重要性 ……… 215
2 障害児教育の現状 ……… 215
3 各段階における障害児教育の現状 ……… 216
1) 就学前教育 2) 初等・中等教育 3) 職業訓練・高等教育
4 活動の際に役立つ知識 ……… 219
1) 教育の型 (フォーマル, ノンフォーマル, インフォーマル教育) 2) インクルーシブ教育
5 国際リハビリテーションにおける教育支援 ……… 220

❿ 途上国の障害者と就労 ——————————————石本 馨 221
1 途上国における障害者の就労 ……… 221
1) 就労の現状 2) 就労の場所 3) 就労の意義
2 就労を阻む障壁 ……… 223
1) アクセスの欠如 2) 障害に関する誤解
3 途上国での就労支援と国際リハビリテーション ……… 224
1) 障害者個人への介入 2) 会社, 社会への介入 3) 就労支援の方向性

第4章 国際リハプロジェクトはじめて立案ワークブック

❶ 国際リハビリテーションプロジェクトとは ——————河野 眞 228
1 プロジェクトとプログラム ……… 229
2 国際協力プロジェクトの実施組織 ……… 230
3 国際協力プロジェクトの財源 ……… 230
4 国際リハビリテーションプロジェクトとは ……… 231

❷ プロジェクト立案の考え方 ——————————————石本 馨 232
1 PDCAサイクルとは ……… 232
2 プロジェクト評価の視点 ……… 233
1) 評価の目的 2) 評価基準 3) モニタリング
3 プロジェクト立案・実施管理の方法 ……… 234
1) 参加型であること 2) ワークショップを活用すること
4 プロジェクト立案の流れ ……… 235
1) ステークホルダーを分析する (ステークホルダー分析) 2) 対象地域の問題を把握する (問題分析) 3) プロジェクトの目的を設定する (目的分析) 4) プロジェクト実施計画を立案する (計画立案) 5) 4つのステップを体験しよう

❸ ステークホルダー分析 ———————————————— 石本　馨　237
1 ステークホルダーとは 237
2 ステークホルダーを分析する 237
1）ステークホルダーをあげる　2）ステークホルダーを分類する　3）主要なステークホルダーを選び出し，さらに分析する　4）主要なステークホルダーをさらに分析する　5）ターゲットグループを仮決めする

❹ 問題分析 ———————————————————————— 知脇　希　241
1 問題分析とは 241
2 地域の問題を分析する 241
1）対象地域の問題点をあげる　2）列挙した問題のなかから中心とする問題を決める　3）中心とする問題の直接的な原因を特定する　4）直接的な原因の特定をくり返す　5）中心とする問題の直接的な結果を特定する　6）問題系図を完成させる

❺ 目的分析 ———————————————————————— 田中紗和子　246
1 目的分析とは 246
2 プロジェクトの目的を考える 246
1）中心とする目的を決める　2）中心とする目的を実現するための直接的な手段を特定する　3）直接的な手段の特定をくり返す　4）中心とする目的が直接的な手段となって達成される状態を特定する　5）目的系図を完成させる

❻ 計画立案 ———————————————————————— 田中紗和子　251
1 計画立案とは 251
2 プロジェクト立案の手順 251
1）目的系図からプロジェクト目標を選択する　2）プロジェクトの対象地域，ターゲットグループを選択する　3）プロジェクト目標にあったプロジェクト名を考える　4）上位目標を設定する　5）成果を選択する　6）目標や成果が達成されたかどうか判断する指標を決める　7）活動を考える

❼ 参考課題事例①ウズベキスタン ———————————————— 河野　眞　255
■ ウズベキスタンの事例からプロジェクトを立案しよう 255
1 立案ワーク実施ヒント 256
2 事例紹介 256
1）ウズベキスタンのコミュニティ　2）障害当事者たちの状況
3 対象地域の概要 257
4 医療・リハビリテーションの状況 258
5 障害者（児）の状況 259

❽ 参考課題事例②ニカラグア ———————————————— 田中紗和子　261
■ ニカラグアの事例からプロジェクトを立案しよう 261
1 立案ワーク実施ヒント 262
2 事例紹介 262
1）対象施設：ロス・ピピートス　2）対象地域：フィガルパ　3）ロス・ピピートス フィガルパ
3 対象地域の概要 266

- **4** 医療・リハビリテーションの状況 ... 267
- **5** 障害者（児）の状況 ... 268
  1）障害者に関する法制度　2）障害者の統計　3）日常生活でみかける障害者　4）障害者関連のイベント
- ■ 活動先でプロジェクトを立案しよう ... 270

第5章　実例でみる国際リハビリテーションの進め方

❶ フィジーにおける青年海外協力隊PT派遣 ——— 知脇 希　272
- **1** はじめに ... 272
- **2** フィジーにおける協力隊活動 ... 272
  1）フィジーと活動先の概要　2）病院での活動　3）村訪問（Community Outreach Program）　4）任期中盤：後任要請の検討　5）任期後半：研修会の計画
- **3** 帰国後：大学院での振り返り ... 275
- **4** 調査で知った協力隊活動の変遷とその後の広がり ... 275
- **5** 協力隊派遣の先にみえたもの ... 277

❷ バングラデシュのスラムから ——— 石本 馨　278
- **1** 参加のきっかけ ... 278
- **2** ダッカでの活動 ... 279
  1）派遣先の概要　2）活動方針の設定　3）職業準備訓練　4）たまり場プログラム
- **3** 活動から得た教訓 ... 283
  1）現状把握に時間をかける　2）スタッフの得意分野を活かす　3）でも，予定通りには進まない
- **4** おわりに ... 283

❸ タンザニアでの「日本式」導入の試み ——— 宇津木隆　284
- **1** はじめに ... 284
- **2** 診療への日本式導入活動 ... 285
  1）派遣先の概要　2）活動のきっかけ　3）効率のよい診療に向けて　4）その後の展開
- **3** 運動習慣啓発に向けた活動 ... 287
  1）活動のきっかけ　2）運動習慣啓発に向けた活動　3）その後の展開
- **4** 活動から学んだこと ... 288
  1）マンパワーになり過ぎない　2）異文化に一喜一憂しすぎない　3）助け合う文化と上手につき合う

❹ ミャンマーでのリハビリテーション強化プロジェクト ——— 大澤諭樹彦　290
- **1** はじめに ... 290
- **2** プロジェクトの概要 ... 291
  1）プロジェクトの目標　2）国立リハビリテーション病院の概要　3）プロジェクトの成果

- ③ オーナーシップを高めるための取り組み 292
  - 1）プロジェクトの計画立案　2）プロジェクト実施の体制づくり　3）成果達成の共有化
  - 4）プロジェクト終了後の活動計画
- ④ おわりに 296

❺ タジキスタンの教育支援を通じて ─────大室和也 297
- ① はじめに 297
- ② 筆者が勤めているNGO 298
- ③ AAR Japan のタジキスタン事業と国際リハビリテーション 298
  - 1）AAR Japan のタジキスタン事業　2）事業へのセラピストのかかわり
- ④ 今後について 301

❻ カンボジアへの病院丸ごと輸出 ─────亀田佳一 302
- ① カンボジアへの「病院丸ごと輸出」事はじめ 302
  - 1）カンボジアの医療レベル　2）病院丸ごと輸出の概要
- ② 北原ジャパンクリニックでの事業 303
- ③ カンボジア人患者の特徴 304
  - 1）医療知識の極端な低さ　2）民間療法への傾倒　3）所得による住宅環境の違い
- ④ カンボジア人PTの教育 305
- ⑤ おわりに 306

❼ ニカラグアで気づき，受け入れ，行動する ─────寺村 晃 309
- ① はじめに 309
- ② ニカラグアの障害事情 310
- ③ 特別支援学校の活動 310
  - 1）特別支援学校の状況　2）実際の活動
- ④ 早期療育部門（訪問リハビリテーションと関連業務） 312
  - 1）活動内容　2）持続的なサービスに向けて
- ⑤ おわりに 315

❽ パラリンピックをめざしたペルーでの活動 ─────広田美江 316
- ① はじめに 316
- ② 参加のきっかけ 317
- ③ 日本とペルーの関係 317
- ④ ペルー人の国民性 317
- ⑤ 配属先で求められていたもの 318
  - 1）配属先　2）活動案件と課題　3）最初の活動
- ⑥ ペルー理学療法の底力を引き出す 319
  - 1）スポーツ促進チーム結成　2）創意工夫：物づくり　3）人を育てる　4）その後の展開

7 日本理学療法の底力を引き出す 319
1）短期ボランティアの要請および活動　2）創意工夫：イベント開催　3）人を育てる　4）その後の展開

8 日本ペルー友好障害者リハビリテーション写真展 320

9 おわりに 321

❾ ネパールでの精神科リハビリテーション ———————————— 藤本 理 322

1 きっかけは「でも，OTをしたいなぁ」 322

2 ネパールといえば 323
1）ネパールの暮らしと医療　2）ネパールの精神保健

3 OTとしての活動展開 323
1）いつも患者さんのそばで　2）スタッフを育てる　3）コミュニティへのアウトリーチ
4）「作業療法を教える人」になる

4 忘れられない言葉 326
1）1つの点　2）幸せとは　3）日本人なのにネパール語　4）あなたはOT

5 国際協力とOT 327

❿ バングラデシュでないものを1から創り上げる ———————————— 山田（井立）由紀 328

1 参加のきっかけ 328

2 会話と食事が好きなバングラデシュ人 329

3 バングラデシュの言語聴覚療法科 329

4 現地語で行われない授業 330

5 ないものを1から創り上げる 331
1）配属先に必要なもの　2）検査の作成　3）ボランティアが意識すべきこと

6 「自分は邪魔者になっているのでは」という不安とスタッフからの評価 332

7 教えたことよりも，教わったことが多い 333

● 巻末付録 335

1 現地で使える指さし臨床用語集 ———————————— 渡邊純子 336

2 現地で使える図表集 340

3 国際リハ関連組織・団体ダイレクトリー（名称と役割） ———————————— 春原るみ 347

● 索引 351

■国際リハ関連用語集

英　語	日本語	意　味
Advocacy	アドボカシー	擁護すること，また，支持すること．自己の権利を表明することが困難な高齢者や，障害者の権利擁護やニーズ表明を支援すること，またその代弁を行うこと．
Appropriate Technology	適正技術	地域の状況（社会的，文化的，経済的・宗教的など）を考慮した受け入れやすく持続可能な技術のこと．
Capacity Development (CD)	キャパシティ・ディベロップメント	国際協力分野で「キャパシティ」は課題対処能力を指す言葉として一般に用いられる．そして，途上国の課題対処能力を個人・組織・社会というさまざまなレベルで包括的に向上するプロセスを「キャパシティ・ディベロップメント」とよぶ．
Community Based Rehabilitation (CBR)	地域に根ざしたリハビリテーション	障害者と家族への医療・福祉にとどまらず，地域住民への適切な保健・医療，教育，職業および社会サービスが一体となる社会開発の一手法（詳細は第2章-8参照）．
Community Health	地域保健	地域社会集団の健康生活のための活動．この活動には，①行政機関のサービス，②地域住民による自主的活動，③特殊専門機関による活動がある．原則として，地域住民に対する健康阻害因子をとり除き，健康促進因子を助長する活動を行う．
Developing country	途上国	経済発展の水準が低く，経済成長の途上にある国を指す．発展途上国，開発途上国，ともいわれる．なかでも，近年，経済成長が著しい国を新興国とよぶことがある．対義語に，先進国がある（詳細は第1章-1memo，第3章-1参照）．
Empowerment	エンパワメント	個々人が自覚し，能力を発揮していくこと．能力のなかに，自己決定能力，経済社会的，法的，政治的な力がある．自己決定権をもち，連帯して社会的な不平等を克服していくことにつながる．
Facilitation	ファシリテーション	組織や参加者の活性化，協働を促進させること．具体的には，会議やイベント等の場で，発言や参加を促したり，話の流れを整理したり，参加者の認識の一致を確認したりする行為で介入や，合意形成や相互理解をサポートすることなどがあげられる．ファシリテーターは促進させる人を指す．
Human Security	人間の安全保障	グローバル化の進展によって，貧困・紛争・災害・感染症などといった問題が国境を越えて個人の生活に影響を及ぼす時代になった．このため，従来の「国家の安全保障」という国家中心のアプローチでは不十分とされ，個々の人間を中心とするアプローチ，つまり「人間の安全保障」が求められることとなった．
Inclusion	インクルージョン	障害者などの社会的弱者を地域から隔離し排除するのではなく，社会のなかでともに助け合って生きていく考え方．包含や包摂などと訳される．インクルーシブ教育，インクルーシブビジネスなどとも用いられる．
Japan International Cooperation Agency (JICA)	独立行政法人国際協力機構（ジャイカ）	日本の途上国援助を実施する，外務省所管機関．技術協力（国際緊急援助・専門家派遣・JOCVなど）・有償資金協力・無償資金協力などを行っている．
JICA Volunteers	JICAボランティア	JICAが実施する海外ボランティア派遣制度．20～39歳を対象とする「青年海外協力隊（Japan Overseas Cooperation Volunteers：JOCV）」と，40～69歳を対象とする「シニア海外ボランティア（Senior Volunteers：SV）」の2種類がある．いずれもPT・OT・STなどの職種別に募集される．
Logical Framework	ロジカル・フレームワーク	プロジェクトの主な要素（インプット，アウトプット，目標，ゴールなど）とそれらの因果関係，プロジェクトの外部要因・リスクなどをあらわしたもので，計画，実施，評価の各段階で効果的なマネジメントを行うために活用される．PDMも同様のフレームワークを使っている．

■国際リハ関連用語集

英　語	日本語	意　味
Microfinance	マイクロファイナンス	貧困層・低所得層向けの少額の金融サービスの総称．貯蓄・融資・送金・保険などが含まれる．このうち融資だけを指す場合はマイクロクレジットともよぶ．国際リハが対象とする障害者やその家族がマイクロファイナンスを利用することも多い．
Non-Governmental Organizations（NGO）	非政府組織	政府や国連の機関ではなく，非営利の立場から国際活動を行っている民間団体のこと．国際的な組織から草の根レベルの活動まで形態は多種多様である．
Official Development Assistance（ODA）	政府開発援助	政府または政府の実施機関によって途上国または国際機関に供与されるもので，途上国の経済・社会の発展や福祉の向上に役立つために行う資金・技術提供による協力のこと．
Participatory Approach	参加型アプローチ	援助の一連（計画，実施，評価）に受益者である地域住民が直接参加するアプローチのこと．このアプローチ法によって，プロジェクトの効果，効率性，持続性が高まり，さらに住民が開発の主体へと成長していくといった効果が得られる．
Peer Education	ピア・エデュケーション	同じ年代，グループ・疾患などの共通した状況下にあるリーダーと対象者が会話などを用いて問題を解決する手法．共有できる経験が同じであることも多いため，共通の理解が促進されやすい．性教育やがんの心理ケアで有効とされる．
Primary Health Care（PHC）	プライマリ・ヘルスケア	住民参加を通して，住民が必要不可欠なヘルスケアを公平に提供することをめざすこと．基本活動項目には，①健康教育，②食糧供給と栄養状態の改善，③衛生管理，④母子保健，⑤予防接種，⑥疾病の予防，⑦病気と怪我の治療，⑧必須医薬品の準備供給の8項目がある（詳細は第3章-6参照）．
Project Cycle Management（PCM）	プロジェクトサイクルマネジメント	事業者はプロジェクトの規模にかかわらず，計画，実施，評価という一連のサイクルにのっとり，それぞれの段階における実施管理を行うことを指す．「プロジェクトデザインマトリックス（PDM）」という表を用いて運営管理する手法である．PDMはプロジェクト計画を構成する目標，行動，投入，人々の参加を含み，それらの論理的な相関関係を示す（詳細は第4章-2参照）．
Reproductive Health	リプロダクティブ・ヘルス	性と生殖に関する健康と権利．妊娠・出産・避妊などについて女性自らが選択し決定するべきという考え．
Sustainable Development Goals（SDGs）	持続可能な開発目標	2015年までを期間としたミレニアム開発目標（MDGs）の後継となる，世界的な開発の目標．2030年までに貧困，健康，気候変動などのさまざまな分野において，17の目標と169のターゲットを達成することを国連全加盟国が合意している．2030アジェンダともよぶ（詳細は第3章-1参照）．
Technology Transfer	技術移転	ある技術をもつ組織や個人が別の組織や個人にその技術を伝達し定着・普及を図ること．単なる個別の技術指導ではなく，それに必要なインフラや制度・組織の整備も伴う．互いの文化・習慣・価値観・歴史などの理解が必須条件となる．
Universal Health Coverage（UHC）	ユニバーサル・ヘルス・カバレッジ	貧困層などの社会的弱者を含む，すべての人々が保健医療サービスにアクセスでき，また，その支払いによって経済的危機に陥らないことを指す．税金や社会保険の利用など医療制度の整備や，医療サービス体制の物理的・社会的利便性の向上などが課題となる．
World Health Organization（WHO）	世界保健機関	国際協力を通じた世界的疾病の抑制，健康・栄養の向上，調査研究の促進などを目的に，1948年世界保健機関憲章に基づいて設置された．本部はスイスのジュネーブ．

第1章
国際リハビリテーションの基礎

1. 国際リハビリテーションとは……………………………………20
2. 途上国のリハシステム………………………………………………25
3. 途上国の保健・医療システムとリハビリテーション………30
4. 途上国の社会福祉・障害者支援とリハビリテーション……36
5. 途上国におけるPTの現状…………………………………………42
6. 途上国におけるOTの現状…………………………………………46
7. 途上国におけるSTの現状…………………………………………51

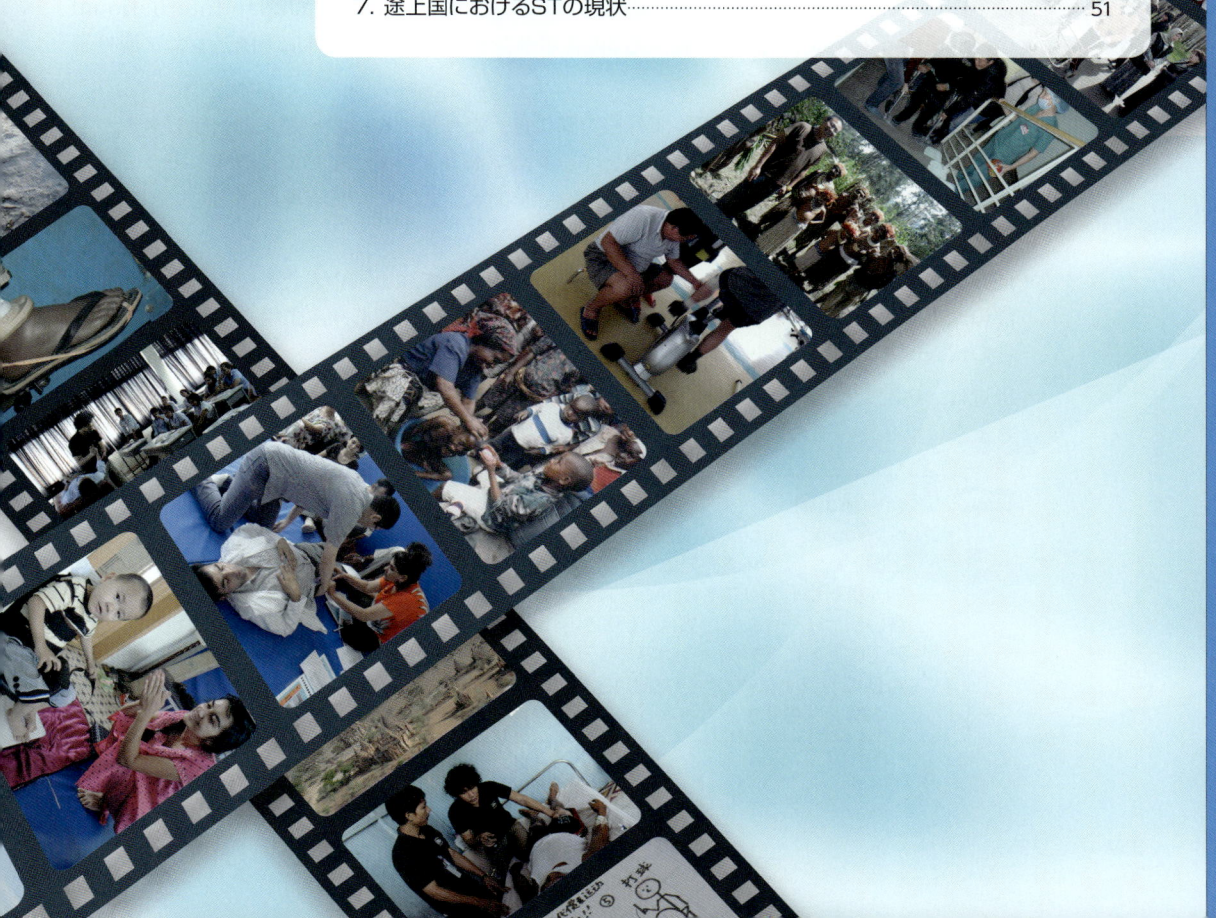

第1章 国際リハビリテーションの基礎

1 国際リハビリテーションとは

> **学習のポイント**
> ● 国際リハビリテーションの概要を理解する
> ● 関連領域である国際保健・グローバルヘルスや国際看護の定義を理解する

1 国境を越えるセラピストの活動

- 国境を越えて**途上国**※で活動するセラピストは以前から存在する（図A）．近年，その活動の場や形態はより多彩なものとなっている（図B）．
- 今後さまざまな分野でのグローバリゼーションが進むなかで，国境を越えたセラピストの活動もこれまで以上に質・量ともに拡大していくことが予測される．
- 途上国におけるセラピストの活動の場として，まず，**国際協力機構**（Japan International Cooperation Agency：**JICA**）による**JICAボランティア**（青年海外協力隊，シニア海外ボランティア）があげられる．
- 20～39歳を参加対象とする青年海外協力隊には，これまで800名を超えるセラピストが参加してきた．また，40～69歳を対象とするシニア海外ボランティアでは近年，セラピストの参加が増加しつつある．JICAに関連する活動の場としては，**JICA専門家**として国際協力プロジェクトに参加するというものもある．
- **国際協力NGO**で働くことも，セラピストが国境を越えて途上国の人たちのために活動する際の選択肢の1つである．NGOとは非政府系の非営利団体であり，**国境なき医師団**などはその代表例である．
- 最近は，病院丸ごと輸出の通称で知られる，日本の病院による途上国での事業展開もみられるようになった．このような病院での勤務も，国境を越えた活動の場となっている．

> **memo** ※ 途上国
> developing countries．先進国との対比で広く使われる用語であり，発展途上国，開発途上国ともいう．経済開発協力機構（OECD）の開発援助委員会（DAC）が作成する「政府開発援助受取国リスト（DACリスト）」に記載されている国や地域を途上国とすることが多いが，統一された定義はない．外務省によると，世界約190カ国のうち約150カ国が途上国とのことであり，世界の国々の大半を占める．本書の「途上国」の記述はおおむねDACリストに従うが，文脈によって「リハビリテーションサービス供給体制が発展途上の国」を指すこともある（第3章-1参照）．

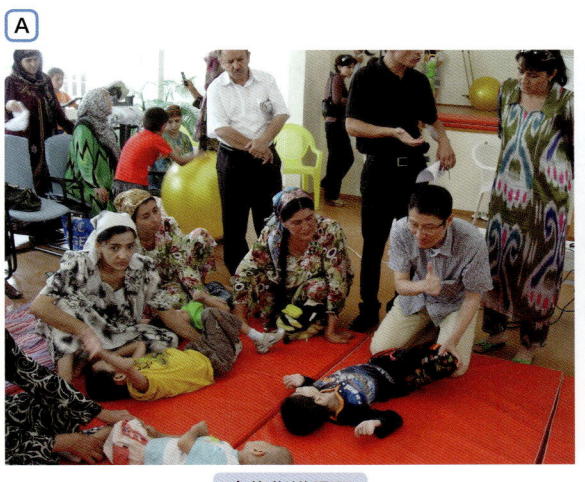
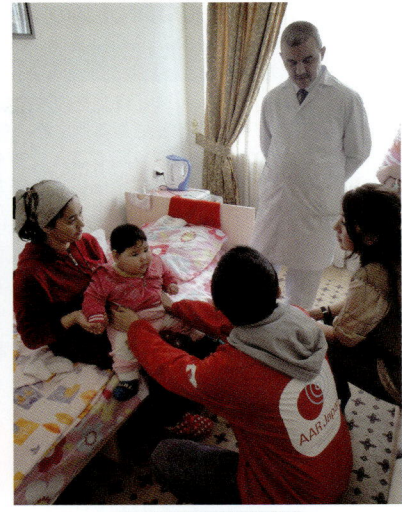

家族指導場面　　　　　　　　　　医師への助言場面

図　国境を越えるセラピストの活動
A）セラピストによる国境を越えた活動の例（タジキスタン）．B）国境を越えたセラピストの活動の場．

- セラピストではなく，患者が国境を越えてやってくる**医療ツーリズム**への対応も，国境を越えたセラピストの活動の一形態といえるかもしれない．

2 国際保健・グローバルヘルス[1]

- 国境を越えたセラピストの活動に関連の深い分野としては，国際保健・グローバルヘルスがある．現在はグローバルヘルスという用語が主流になりつつあるが，その定義はさまざまで，未確定である．
- **国際保健**は，International Health の日本語訳である．その内容としては，**先進国から途上国への支援における，保健医療分野での活動**を指す面が大きい．つまり，**国と国の間で行われる**という意味での国際である．
- **グローバルヘルス**は，HIV や新型インフルエンザなど地球規模で流行する感染症の多発などをきっかけとして使われるようになった用語であり，**国家の枠を越えた地球規模の保健課題**

表1　グローバルヘルスの定義例

定義	発表者
グローバルヘルスとは，その決定要因を国境で封じこむことができない健康問題に言及することである．また，各国が国内の機関だけで対処することができない健康問題に取り組むことでもある．グローバルヘルスは，特定の国家の関心事ではなく，地球全体の人々に焦点をあてる．	UK government
グローバルヘルスは，健康を増進したり避けることができる疾病や障害，死を排除することによって，すべての国家におけるすべての人々の健康改善を目標とする．集団を対象とするヘルスプロモーションや疾病予防に加え，個人レベルの臨床ケアによってその目標を達成することができる．	US Institute of Medicine
グローバルヘルスは，世界的な健康の改善や不平等の減少のための活動と，国際的な脅威からの保護を行う．	The European Commission

文献1をもとに作成．

（とその対応）という意味合いが強い．
- 国際保健は，保健医療分野の活動の**提供や供給**に重点を置いた用語であり，一方，グローバルヘルスは，地球規模の保健課題という**ニーズや需要**に重点を置いた用語と考えることもできる．
- グローバルヘルスの代表的な定義の例を表1に示す．
- 国境を越えたセラピストの活動には，グローバルヘルスの一部と考えられるものがある．しかし，すべてがグローバルヘルスに含まれるわけではない．それは，国境を越えたセラピストの活動が，保健・ヘルス分野に留まらず，教育，就労・生計，社会福祉，社会・コミュニティといった分野をも対象とするからである．

3 国際看護

- リハビリテーションと関係の深い看護の領域では，国境を越えた看護師の活動を対象とする専門分野として，**国際看護**が確立されている．
- 国際看護の代表的な定義の例を表2に示す．これらの定義をみると，国際看護は，看護活動の**提供や供給**に重点を置いた概念と考えることもできる．
- 看護とリハビリテーションは異なる領域であるが，国際看護のいくつかの特徴は，国境を越えたセラピストの活動にも共通するものである．

表2　国際看護の定義例

定義	発表者
国際看護とは自分のものとは異なる国（独立国として認定されていない地域も含む）でその国の社会，政治，経済，教育，文化，保健医療システム，疾病構造など看護に影響を与えるあらゆるものを考慮して適用する看護のことである．	国際看護研究会
国際看護学とは，国や地域，民族間の保健医療・健康・看護の格差是正と，多様な文化・価値観共存とを究極の目的として，一国の看護職者だけでは解決できない看護や保健上の問題，および世界共通の看護課題に取り組む学問である．	浦田・小原

文献2，3をもとに作成．

- 例えば，国際看護が国の違いによる看護の格差の是正に焦点をあてているように，国境を越えたセラピストの活動は，国の違いによるリハビリテーションの格差や不平等を背景として実施されることが多い．また，国際看護が対象国の社会・文化状況を考慮して実施されるのと同様に，国境を越えたセラピストの活動も，対象となる国や地域の，社会・文化・歴史・自然といった，あらゆる特性を考慮に入れながら実施される．

4 国際リハビリテーション

- 本書では**国際リハビリテーション**を表3のように定義する．
- 国際リハビリテーションの特徴は，**多様性・個別性の視点が不可欠**，ということにある．このことは，グローバルヘルスが地球規模の健康課題を扱うため，**共通性や普遍性**という視点を核とすることと対比をなしている．
- 例えば，新型感染症などのグローバルヘルスの課題では，世界共通の医学的対応が不可欠となる．一方，国際リハビリテーションが対応する課題では，例えば高齢化のような，一見多くの国で共通した課題であっても，**それぞれの国の社会・文化的影響を考慮した個別的対応が不可欠**となる．
- 共通性・普遍性をめざすグローバルヘルスを，多様性・個別性という点から補完することが国際リハビリテーションの重要な役割の1つになるといえる．

表3 国際リハビリテーションとは

定義
● 国際リハビリテーションは，国や地域の違いによる，リハビリテーションサービスの格差や不平等を是正することを目的とした，国境を越えたリハビリテーションの実践である． ● 国際リハビリテーションは，保健，教育，就労・生計，社会福祉，社会・コミュニティなどを含む，生活にかかわるすべての領域で実践される．このため，対象となる国や地域の社会・文化・歴史・自然といったあらゆる特徴の影響を受けると同時に，その影響を考慮に入れ，さらにはその影響を活用しながら展開される．
内容
● 国際リハビリテーションは，患者・障害者本人，その家族，その近隣住民，社会全体など，ミクロからマクロまでのあらゆる層を対象とした実践である． ● 通常のリハビリテーションと同様に，患者・障害者や家族への直接的なサービス提供は国際リハビリテーションの活動の1つである． ● しかし，国際リハビリテーションにおいて，より重点が置かれるべきであり，かつ，その専門性が発揮される活動は，対象となる国や地域での「リハビリテーションの普及」である．ここでいう「普及」には，「リハビリテーション技術を対象となる国や地域の状況に適合したものに改変すること」，「セラピストの養成を含めたリハビリテーションサービス提供体制の確立」，「住民の啓発を含めた一般社会への働きかけ」が含まれる．
関連領域
● 国際リハビリテーションは，その実践にあたって，医学，工学，社会福祉学，教育学，社会学，経済学，政治学，開発学，文化人類学，地域研究，障害学などの学際的な知見を活用する総合的な分野である．

■ 文献

1）「国際保健医療学 第3版」（日本国際保健医療学会／編），杏林書院，2013
2）「国際看護学入門」（国際看護研究会／編），医学書院，1999
3）「災害看護学・国際看護学」（浦田喜久子，小原真理子／編），医学書院，2015

コラム：国際リハ・セラピストはいつも途方に暮れる

われわれ一人ひとりの生活はそれぞれ大きく異なっているが，それ以上に，国と国との生活状況の違いは著しく大きい．国際リハ・セラピストとしていくつかの国で仕事をする経験を経たあとでも，また新たな想像を超えた状況に出会うことは珍しくない．

例えば，タジキスタンの大平原を障害者に案内されながら（図1），あるいは，モンゴル（図2）やマラウイの農村（図3）で障害者の自宅を訪ねながら，われわれセラピストはしばしば，

「この環境・この状況で，可能な支援なんてあるのか？」

と途方に暮れる．初めて身を置いた環境の，社会や文化や自然に圧倒され，

「自分にできることは何もない」

と感じさせられることは少なくない．

それでも，少し時間をおいて，身体と脳が環境に馴染んでくると，何かしらできることを発見し，セラピストたちは動き出すものなのだけれど．しかしさらにまた，初めての状況に身を置いて，同じように途方に暮れ，懲りずにしぶとく動き出す．そのくり返しが国際リハの営みである．

不思議なことに，セラピストはそのくり返しに楽しさや充実感を感じるようになる．そして，そのくり返しが国際リハに携わることの1つの醍醐味になっていく．

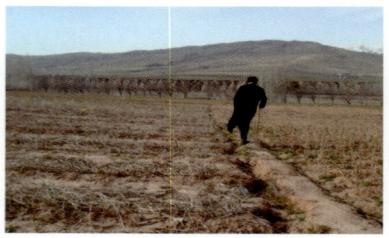

図1　タジキスタンの農村にて

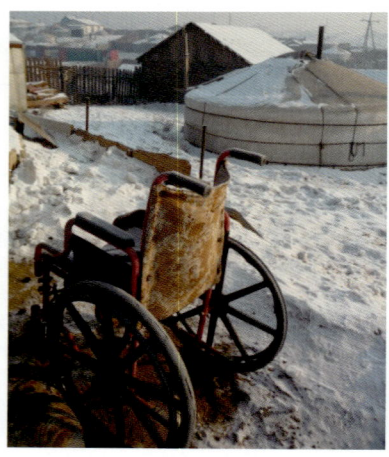

図2　冬のモンゴルにて

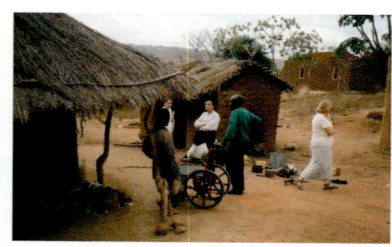

図3　マラウイの農村にて

第1章 国際リハビリテーションの基礎

2 途上国のリハシステム

学習のポイント
- リハビリテーションの現状と課題を理解する
- リハビリテーションの形態を理解する

1 途上国における障害者の状況

- 世界人口推計に基づき，**障害者数は世界人口の約15%**と報告されている．1970年代の調査では10%と報告されていたが，それよりも高い比率になっている[1]．
- **世界の障害者の80%**は，**途上国に住んでいる**と推定されている[2]．途上国では障害者の大多数は地方に住んでいる．例えば，インドネシアでは障害者の約66%が農村部に住んでいると推定されている（図1）[3]．
- 途上国での障害の原因は，栄養失調，感染症，非感染性疾患※1で，50%は予防可能とされている[2]．

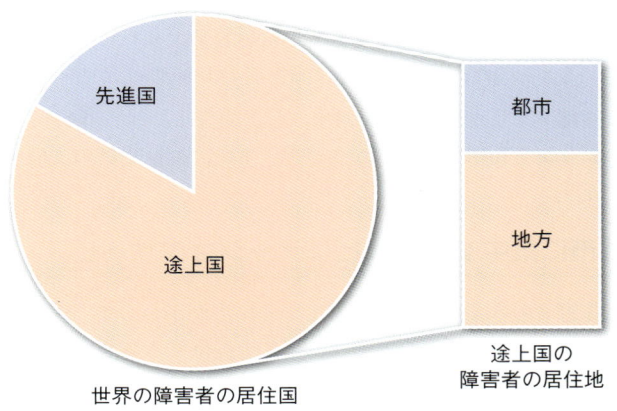

図1 途上国の障害者の居住分布
インドネシアを例に作成．世界の障害者の80%は途上国に住む．途上国の障害者の約66%は地方に在住．リハビリテーションを受けられるのは，途上国の障害者の1～3%のみ．

表 バングラデシュにおける都市と農村部の脳性麻痺児の比較

	都市	農村部
貧困層	53%	89%
栄養失調	27%	58%
2歳までの死亡	4%	14%

都市はN=49，農村部はN=43である．文献5をもとに作成．

- 途上国においては**障害**と**貧困**の関係は無視できない[4]．貧困は栄養失調を招き子どもの発達を阻害する一因になる．または医療費を払えないことで早期治療が遅れ，障害の重度化につながる．障害により社会参加に制約が生じると，経済活動などが難しくなりさらに困窮し，病気や障害に対してますます脆弱になる．
- 地方に住む障害者は医療，栄養，経済的な面で都市に住む障害者よりも厳しい状況にある．例えば，バングラデシュの1.4〜5.7歳の脳性麻痺児の状況を比較すると，農村部では貧困率，栄養失調率，2歳までの死亡率が都市よりも高い（表）[5]．
- 障害者の状況については第3章-7も参照．

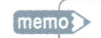

> **memo** ※1 感染症と非感染性疾患の例
> 感染症はHIV/AIDS，結核，マラリアが代表的．非感染性疾患には脳卒中，糖尿病，心疾患などがある．

2 リハビリテーションの現状と課題

1）不足するリハビリテーションサービス

- リハビリテーションに関連する政策が各国の国家保健計画などに十分に反映されていない．セラピストの数が充足されていないため，リハビリテーションサービスは絶対的に不足している．そのため，途上国では障害者の1〜3%しかリハビリテーションを受けられていない[6]．
- 南部アフリカの4カ国を対象にした調査によると，障害者の26〜55%しか医療リハビリテーションを利用できていなかった．また，福祉用具の支援を受けたのは17〜37%のみであった[1]．

2）都市に集中するリハビリテーションサービス

- 障害者の多くが地方に住んでいるにもかかわらず，医療リハビリテーション，職業リハビリテーション，教育などのサービスを提供する施設は都市に集中している．そのため，地方の障害者はリハビリテーションサービスを受けることが難しい．
- 地方と都市を結ぶ交通の未整備も，地方在住者が都市のリハビリテーションサービスを利用できない一因である．
- 国によっては看護師不足により，入院の際に家族のつき添いが必要になる．地方からの患者は家族も病院に泊まることになり，家計負担が大きくなる．そのため，早期の退院が余儀なくされる．これも地方在住者が十分なリハビリテーションを受けられない一因である．

3）リハビリテーション紹介システムの未整備

- 急性期病院から亜急性期病院など次の病院へ紹介する**リファーラルシステム**※2が確立されていないため，リハビリテーションを継続的に受けることが難しい．
- 地方の病院から都市の病院へのリファーラルシステムも確立されていない．そのため，リハビリテーション科のない地方病院から，リハビリテーションを目的に都市の病院に患者が紹介されることは少ない．
- 病院から福祉サービスなどへのリファーラルシステムも整備されていないため，包括的なサービスを受けられない．

> **memo** ※2 リファーラルシステム
> 患者紹介システムのことを指す．地方の一次医療機関で対応できない重度な患者を都市の二次・三次医療機関に紹介し，逆に都市での高次医療機関の治療後に地方の病院などに患者を紹介する体制．また，医療機関と福祉施設間の紹介も含む．

3 リハビリテーションの形態

- リハビリテーションの形態としては，1）施設型リハビリテーション（Institution Based Rehabilitation：IBR），2）アウトリーチリハビリテーション，3）地域に根ざしたリハビリテーション（Community Based Rehabilitation：CBR），そして4）代替リハビリテーションの4つがある．
- リハビリテーションシステムは，各国の患者・障害者を取り巻く社会経済の特徴を背景に，多様な形態のリハビリテーションが機能することによって成り立っている．

1）施設型リハビリテーション

- IBRとは，病院や施設内でリハビリテーションを提供する形態を指す．IBRは都市を中心に，国立，私立，NGOなどさまざまな団体によって実施されている．
- リハビリテーション科は総合病院に設置されていることが多く，患者は小児から高齢者まで，疾患は整形から中枢疾患，内部疾患まで多岐にわたる．
- 障害者（児）施設では，機能訓練，職業訓練，教育などが入所型または通所型のサービス形態で実施されている．
- 作業療法士（OT）のいない国では，理学療法士（PT）がその役割を担っている．
- セラピストの不足している国では，看護師や準医師※3などがリハビリテーションを実施している．

> **memo** ※3 準医師
> 医師不足を補うために一定期間の教育を受けた医療従事者を指し，医師に代わり診療を行う．例えば，マラウイではクリニカル・オフィサー（Clinical Officer）とよばれている．

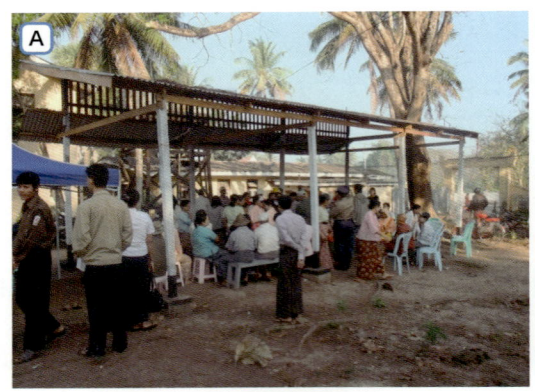
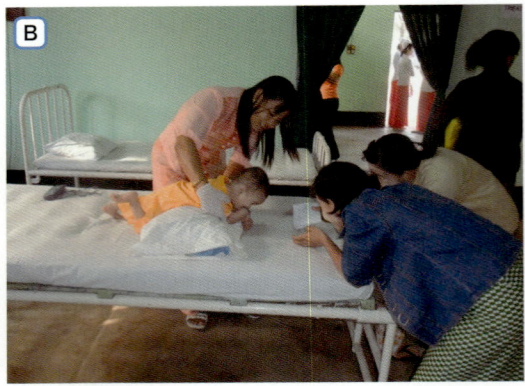

図2　巡回リハビリテーションの状況
ミャンマー．A）多くの住民が受付に並び順番を待っている．B）小児から高齢者，整形から中枢疾患までさまざまな障害者が集まる．

2）アウトリーチリハビリテーション

- アウトリーチリハビリテーションとは，病院や施設で働くセラピストが患者・障害者の自宅や地域へ出向いてリハビリテーションを提供する形態を示す．アウトリーチリハビリテーションには，訪問リハビリテーションと巡回リハビリテーションがある．
- 訪問リハビリテーションは，外来受診が難しいケースに対して実施される．しかし，サービスを受けられるのは，都市部に住む富裕層に限られる．セラピストの副業として，プライベートで行われることが多い．
- 巡回リハビリテーションは，地方でのIBRの不足を補うために実施される．国や職能団体，NGOにより運営され，医師，看護師，セラピスト，義肢装具士などのチームが地域の病院やコミュニティセンターなどを拠点に実施する（図2）．しかし，巡回頻度が少ないため継続的なサービスの提供には課題がある．

3）地域に根ざしたリハビリテーション

- CBRは社会開発に位置づけられ，障害者のエンパワメント（Empowerment）を通して保健（Health），教育（Education），生計（Livelihood），社会（Social）に関連する活動が包括的に行われる（詳細は第2章-8参照）．CBRは国や民間病院，障害者団体，国際NGOなど多様な組織によって実施される．
- 医療リハビリテーションに加え，IBRやアウトリーチリハビリテーションでは実施が困難な教育，就業，社会活動など包括的な活動を展開している．
- セラピストがいない地域では，リハビリテーション技術の研修を受けた家族や地域住民，地域の保健師，助産師，保健ボランティア（ヘルスボランティアとよばれる）などがリハビリテーションを提供する（図3）．
- 現地で手に入る木材などを利用して，福祉用具を作成する．**適正技術**として地域に根づき活用されているものもある（詳細は第2章-3参照）．

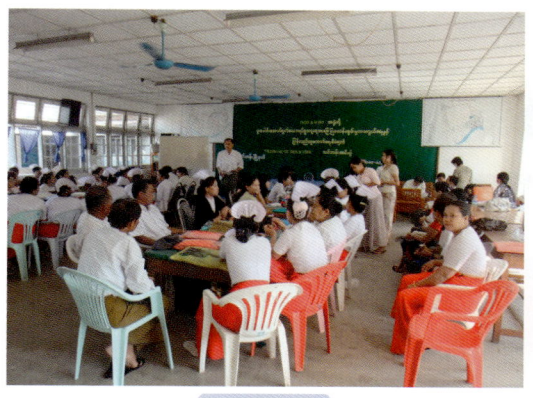
講義の様子

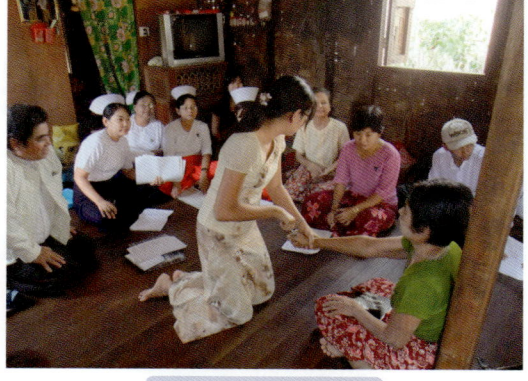
障害者宅での実地指導

図3　PTによる助産師，保健ボランティアへの研修
ミャンマー．

4）代替リハビリテーション

- 伝統医療※4は，代替医療および**代替リハビリテーション**として広く住民の生活に根づき活用されている．
- 地方では伝統医が唯一の治療の実施者になっていることもある．例えば，マラウイでは運動麻痺の回復や痛み軽減のため，伝統医が瀉血※5を行っている．タイではタイマッサージ，インドネシアでは薬草を用いた伝統医療を実施している．

> **memo** ※4　伝統医療
> 生物学的医学を中心とした西洋医学に基づかない，地域固有の医療を指す．漢方などの経験科学に基づく伝統的治療法，祈祷・呪術・霊媒，宗教に基づく治療法などが含まれる．本書では，必ずしも古来用いられている治療法だけでなく，歴史の浅い非西洋医学系民間療法も伝統医療の用語に含むものとした．

> **memo** ※5　瀉血
> 血液を排出して症状の改善を図る療法．

文献

1) World report on disability, World Health Organization, 2011 (http://www.who.int/disabilities/world_report/2011/en/)
2) Menon DK, et al：Asia Pacific Disability Rehabilitation Journal, 13：138-142, 2002
3) 「国別障害関連情報」，国際協力事業団，2002
4) 「障害と開発」（森壮也/編），アジア経済研究所，2008
5) Khan NK, et al：DMCN, 40：749-753, 1998
6) 「Cross-Cultural Rehabilitation：An International Perspective」（Leavitt RL, ed），W. B. SAUNDERS, 1999

第1章 国際リハビリテーションの基礎

3 途上国の保健・医療システムとリハビリテーション

学習のポイント
- 保健・医療システムの概要について理解する
- 途上国が直面する課題と日本のセラピストの役割について理解する
- 途上国における保健・医療システムの課題と今後の展望について理解する

　途上国の保健・医療システムは国民の健康を支える土台であるため，リハビリテーション領域での国際協力を展開していくうえでも，この理解は重要である．また近年，社会保障の国際協力という新たなテーマが各国の関心を集めている．ここでは保健・医療システムの概要について述べ，途上国が直面している課題と今後の展望について紹介する．

1 保健・医療システムの定義と目的

- 世界保健機関（World Health Organization：WHO）では**保健・医療システム**を「第一の目的が健康の増進，回復，維持であるようなすべての活動を含むもの」と定義し，保健・医療システムに含まれる活動として，①公的な保健・医療サービス，②伝統治療師による治療，③医薬品の使用，④疾病の家庭治療，⑤疾病予防の保健・医療プロモーション，⑥健康教育，の6つをあげている[1]．
- 保健・医療システムとは健康水準の向上，疾病の予防と治療およびリハビリテーションによる社会的機能の回復を目的とした活動を実施するためのしくみであるといえる．

2 保健・医療システムの構成要素

- 先進国，途上国を問わず，保健・医療システムの基本的構造は3つのプロセスで構成される（図1）．
- まず，その国の状況に応じた健康に関する国民のニーズがあり，それに対し資源すなわち人材，施設，物品，環境，および知識といったあらゆる側面からその国が提供可能な資源を活用したプログラムを作成し，それに基づいて人々に保健・医療サービスを提供する[1,2]．

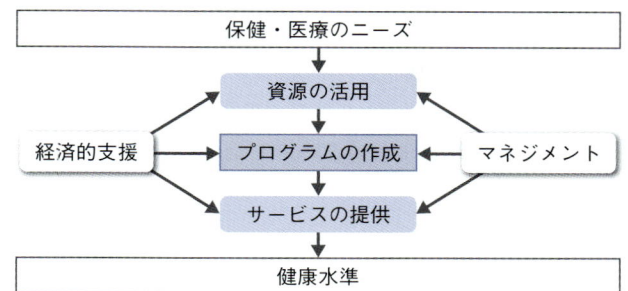

図1 国の保健・医療システムのモデル構成要素と健康水準の関係
文献1をもとに作成.

- なお，この資源の活用，プログラム形成，保健・医療サービス提供という3つのプロセスにおいて，経済的支援とマネジメントという両面からのサポートが欠かせない．
- これらの要素が揃ってはじめて，国民に一定の健康水準をもたらすことが可能となる．

3 途上国の保健・医療システムの提供体制：タイを事例に

- いずれの国においても基本的な保健・医療システムの構成要素は共通しているものの，その実態は先進国と途上国では大きく異なるため，ここでは途上国の一般的な保健・医療システムの現状についてタイを事例に紹介する．
- 図2はタイの行政区分とそれぞれのレベルにおける保健・医療システムの提供体制を示している．途上国の保健・医療施設は，基本的に**予防活動**，**一次医療**，**二次医療**，**三次医療**のレベルにわかれている[3]．

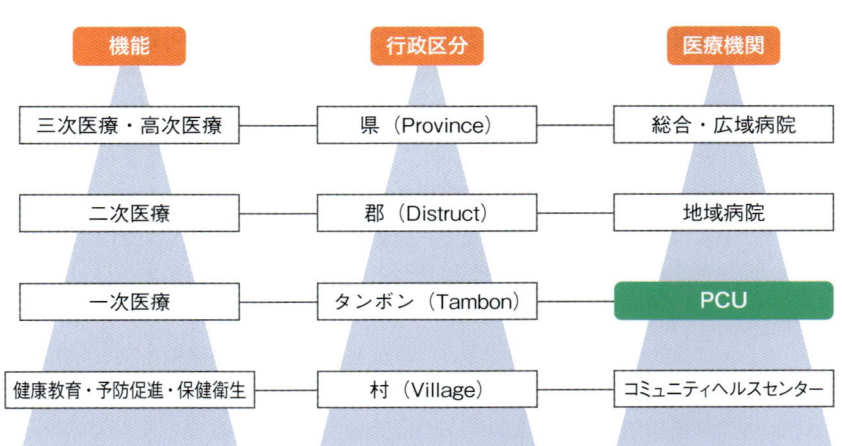

図2 タイの保健・医療システム提供体制
文献3をもとに作成.

- 予防活動は健康教育などのプライマリ・ヘルスケア（Primary Health Care：PHC）サービスを行うコミュニティヘルスセンターが中心であり，一次医療は各タンボン（約10の村で形成された単位）に設置されている**プライマリ・ヘルスケア・ユニット（PCU）**が担っている．二次医療は各郡にある地域病院がその役割を受けもっており，都市部にある広域・総合病院は三次医療施設として位置づけられている．
- このなかでもPCUは地域における**一次医療**を全面的に担い，住民に対する予防教育を含め，タイにおける保健・医療の中核をなす重要な機能を果たしている．

4 途上国の保健・医療システムが直面する課題とセラピストの役割

- WHOはPHCに基づく保健・医療システムの開発の概念を明らかにするとともに，世界の保健・医療システムが直面している主要な課題として，①保健・医療従事者の不足，②保健・医療情報の欠如，③保健・医療財政の不足，④保健・医療システムの不公平，の4つを指摘している[4]．
- このなかで，セラピストが貢献できる領域として，①「世界的な保健・医療従事者の不足」があげられる．一般に保健・医療の人材は医師，薬剤師，看護師，セラピストなどで構成されるが，途上国では高齢化，生活習慣病の蔓延化，核家族化による世話人不足などを背景に地域医療福祉に対するニーズが高まっており，こうした**保健・医療の人材不足**が深刻化している．
- そのため，多くの途上国の地域には**ヘルスボランティア**とよばれる保健・医療活動を担うインフォーマルな人材が多数おり，地域におけるPHCの普及に重要な役割を果たしている．
- 日本のセラピストは，こうしたヘルスボランティアに対するトレーニング内容の作成に携わり，彼らを育成していくことで，地域の生活習慣病を予防し，人々の健康水準を高めていくことに貢献できる可能性が高い．

5 途上国における社会保障モデル構築に向けて

- ここではまず先進国の社会保障モデルの特徴を整理したうえで，途上国における社会保障モデルのあり方を検討していく．先進国の社会保障制度モデルは**市場への政府の介入度**を座標軸とし**表**のように3つに整理される[5]．
- Aは**普遍主義モデル**であり，財源は税収入を中心とし，全国民を対象とした公的介入が主なモデルである．平等原理に基づき，高所得者が低所得者への一部給付を賄うという富の再分配の機能をもつ．
- Bは**社会保険モデル**であり，普遍主義モデルと市場型モデルの混合型である．財源は社会保険料を中心とし，被雇用者を対象としたモデルである．一部公的扶助もなされるが，基本的に拠出に応じた給付が得られるという市場原理に基づくものである．
- Cは**市場型モデル**であり，公的介入を最低限とし，民間保険を中心とする市場への依存度を高めたモデルである．自由原理に基づき，自立自助，自己責任を基本とするものである．

表　先進国の社会保障モデル

分類	特徴	例	基本となる原理
A 普遍主義モデル	・大きな社会保障 ・全住民対象 ・財源は税中心	・北欧 ・日本	公助（公共性）
B 社会主義モデル	・拠出に応じた給付 ・被雇用者中心 ・財源は社会保険料中心	・ドイツ ・フランス	共助（相互扶助・共同体）
C 市場型モデル	・最低限の公的介入 ・民間保険中心 ・自立自助やボランティア	・アメリカ	自助

A) 公的（平等）原理中心型．B) AとCの混合型．C) 私的（自由）原理中心型．

- ちなみに社会保障制度構築において後発国であった日本では，被雇用者を中心とした社会保険モデルから出発しその後，全国民を対象とした普遍主義モデルへと進展した．
- 一方，途上国における社会保障制度の構築には①**所得水準が低い**こと（財政規模が小さい），②新たに保障の対象に取り込む農業従事者などの**第一次産業従事者が多い**こと，③今後アジアを中心とした多くの国で**急速な高齢化が進む**こと，④少子化により経済を下支えする**生産年齢人口**（15～64歳までの人口）**が減少する**ことなど制約が多く，各国で先進国とは異なる新たな社会保障モデルの構築が急がれている（図3）．

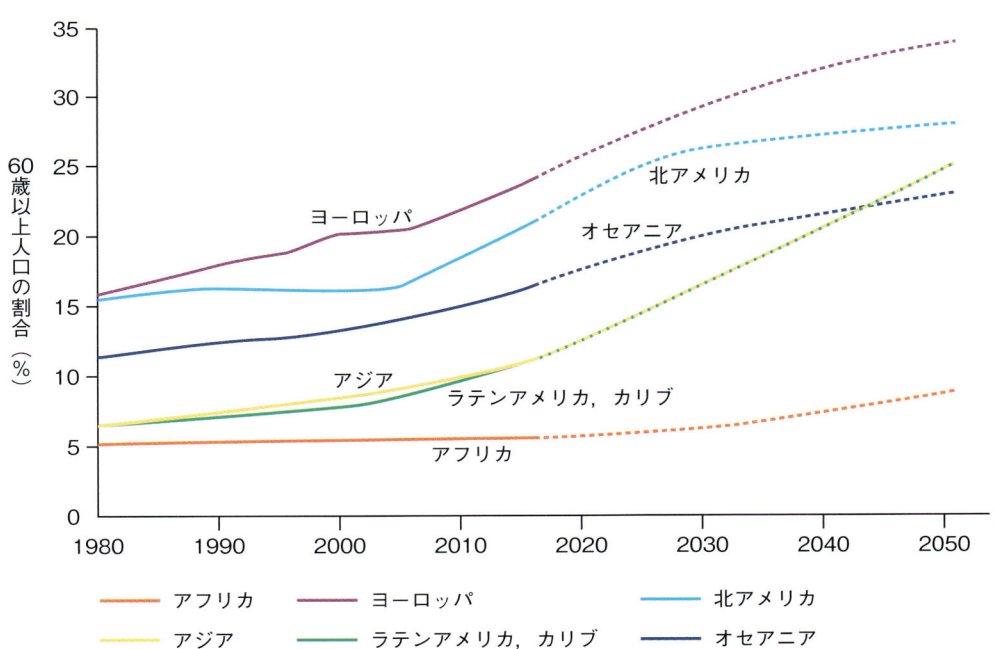

図3　**世界の各地域における60歳以上人口の推移と予測（1980～2050）**
世界規模で高齢化が進むなか，特にアジア，中南米の高齢化が最も早い．文献6をもとに作成．

6 途上国における社会保障「地域活用モデル」とは

- 多くの途上国では，国民の大多数を農業従事者や自営業者といった低所得者層が占める．彼らにとって，民間保険へのアクセスは困難であるうえ，国家財政の規模も小さいため，先進国モデルと異なる**互助・自助**を基本とした社会保障モデルが求められている．そうしたなか，新たなモデルとして**地域活用モデル**が注目を集めている[5]．
- これは，多くの途上国において保健・医療に関する社会保障制度はこれまで農村主体の相互扶助といったインフォーマルな制度によって支えられてきたため，この伝統的なインフォーマル資源を，公的な社会保障を補完するセーフティネットとして活用する試みである．例えばタイ政府では，すでに「住みよい村落，住みよいコミュニティ構想」や「家族開発計画」，一村に300万円を提供する村落募金の設立，一村一品運動など地域の福祉政策を充実させる取り組みを積極的に推進している[7]．

7 日本と途上国の共通課題としての地域創生

- 近年，日本でも急速な少子高齢化の影響による財政負担の拡大と医療・介護を担う人材不足の影響などにより，介護保険の要支援認定者を介護保険サービスから外すことが議論されるなど，今後は公的扶助へ頼ることができない高齢者や障害者が増えていくことが予測される．
- そこで，これまでの社会保障モデルにおける普遍主義モデルから互助・自助を基本とした**地域包括ケア**へ向けた取り組みなど，地域を主体とした新しい地域活用モデルへの模索がはじまっている．その点において，既存の地域資源を有効に活用した新たな地域活用モデルの構築は日本と途上国に共通した課題といえる．
- そのため各国において，まずおのおのの地域にある伝統的なインフォーマル組織の役割を評価するとともに，NGOを活用したセミフォーマルな支援体制の構築など組織の連携促進・機能強化に向けた制度づくりを進めていくことが求められる．
- 将来的にはそこで得た知見やアイデアを日本と途上国全体で共有していくシステムづくりも有用であろう．その点において，世界で最も少子高齢化が進展している日本では，すでに**高齢化や人口減少に対応すべくさまざまな先駆的な取り組みが地方や離島，東北の被災地を中心とする各地でなされており，そこで得られたノウハウは途上国の地域創生支援に資する**ものと考えられる．

8 おわりに

- 日本のセラピストが途上国の地域で活動する意義は大きい．現地の人々と同じ目線でニーズを探り，それに対する解決策を現地の人々とともにつくり上げていく．
- こうした国際協力におけるわれわれの草の根レベルの活動は，その国でつくり上げられた人々の常識という既成概念に風穴を開け，これまで看過されてきた事柄に対し新たな問題を発見する"気づき"を与える役割をも有している．
- そのため地域活動をベースとした小さな問題提起の積み重ねは，やがてはその国の保健・医療システムそのものを塗り替えていく可能性をも秘めているといえるだろう．

文献

1) 「国際保健医療学」（日本国際保健医療学会/編），杏林書院，2005
2) 「国際看護学　看護の統合と実践（開発途上国への看護実践を踏まえて）」（柳沢理子/著），ピラールプレス，2015
3) 国際協力銀行，タイ王国における社会保障制度に関する調査報告書，2002
4) The World Health Report, Health systems：principles integrated care, World Health Organization, 2003
5) 大泉敬一郎：アジア研究，52：66-78，2006
6) World population aging Highlights. New York：Department of Economic and Social Affairs, United Nations, 2015.
7) 大泉敬一郎：環太平洋ビジネス情報，6：44-64，2006

第1章 国際リハビリテーションの基礎

4 途上国の社会福祉・障害者支援とリハビリテーション

学習のポイント
- 障害者支援の現状と問題点について理解する
- 障害の社会モデルと途上国における障害概念について理解する
- セラピストによる途上国ヘルスボランティア教育の重要性について理解する

これまで世界の障害者支援は先進国においても進んでいない．途上国における障害者の実態は不明な点が多く制度についても整備されていない部分が多い．本項ではセラピストとして途上国の障害者を支援していくうえで必要となる概念を紹介する．

1 従来の障害者支援の問題点

- 障害者というと一般的には支援をされる人，また介助や介護といった福祉の対象というイメージが強い．従来の先進国による障害者の貧困に対する取り組みも，一般的な貧困削減政策によって国全体の貧困削減に取り組むことで障害者も救済されるはずだという暗黙の前提があり，社会保障における障害者福祉政策の優先順位も低かった[1]．
- 条件がさらに不利な途上国の障害者問題もこのように，障害者を単なる福祉の受け手とみなす傾向が強い．こうした課題に対し，従来も各国のソーシャル・ワークからのアプローチはあったものの，これらは基本的に必要とされる支援を当事者から求める形をとっていた．そのため，ここに障害者家計や生活実態の調査（住宅事情，交通事情，就業状況，福祉機器の確保，介助者の状況，教育の有無など）を行うことは含まれておらず，実際の生活に即した支援，またその効果を分析し，推進していくことは意図されてこなかった．

2 ミレニアム開発目標

- 2008年1月，第62回国連総会にて，**ミレニアム開発目標**（Millennium Development Goals：MDGs）に障害者を含める旨の決議が行われた．MDGsは，2009年9月にニューヨークで開催された国連ミレニアム・サミットで採択された国連ミレニアム宣言と1990年代に開催された主要な国際会議やサミットで採択された国際開発目標を統合し，1つの共通

の枠組みとしてまとめられたものである．「障害にかかわる世界行動計画の実施―障害者のためのミレニアム開発目標を実現するために」と題されたこの決議において，2015年までに貧困者の割合を半減させることなど，8つの目標に障害者を含めることが明確に記されることとなった．

- 障害者人口は世界人口の15％，貧困層の30％を占めるともいわれており，障害者問題の解決なくしては，このMDGsの実現は困難である[1]．そのため国連アジア太平洋経済社会委員会（ESCAP）やWHOは国境を越えた障害者施策の取り組みの作成や，障害統計の一覧作成に向けた努力を重ねている．しかし，まだ多くの途上国で障害者がどのような生活を送っているのか，また政府などの公的機関からの支援が非常に限られているなか，どのように生計の維持を図っているのかについてはほとんど明らかになっていないのが実情である（MDGsの詳細は第3章-1参照）．

3 障害の社会モデル

- 途上国の障害の問題に取り組む際には，従来のアプローチである障害の**医学モデル**とは異なる**社会モデル**といわれるアプローチで障害を捉えることが重要となる[2]．
- 1975年の国際連合で障害者は「先天的か否かにかかわらず身体的，または精神的能力の障害のために通常の個人的生活ならびに社会生活に必要なことを自分自身では，完全にまたは部分的にできない人」と定義された．
- これに対し'80年代になると障害学という新しい学術領域がアメリカとイギリスで発達し，障害を個人の属性による問題ではなく，社会の障壁として捉える概念が生まれてきた．これは社会モデルとよばれ，これまでの医学モデルが障害を過度に個人の問題に還元しすぎたことや，障害者を医療における患者と同一視してきた反省のもとに生まれてきた．
- 社会モデルとは障害者に機能的障害はあっても，社会の改善によって，実際の生活上の困難は解消されるという側面を重視し，**障害を社会のあり方の問題**として捉え直した概念である．
- アメリカの障害学の立場でも「障害は悲劇，依存，また能力・生産性，社会貢献などの喪失ではなく，人生の自然な一部である」と捉えており，障害者政策の提言にあたっては，社会モデルの観点から次の2点が重要であると指摘している．①障害専門家は障害分野の政策決定者として不適切で，むしろ障害者自身が政策決定に関与すべきである．②起きるべきは社会変化であって，障害者自身の変化ではない．

4 途上国における社会モデルの重要性

- 脊髄損傷で車椅子生活になった障害者が医学的には，その損傷レベルと機能障害の程度が同じでも，その障害者が住む社会の状況や環境によって，生活範囲や就労状況，社会参加できる機会が大きく左右される．例えば，この障害者が「トイレに1人で行けるか」，「衣服の着脱を1人で行えるか」という日常生活場面を考えても，途上国と先進国では状況が全く異なる．
- 多くの途上国ではトイレは屋外にあり，特に農村部では村はずれということもある．その場

合，トイレに1人で行けるかどうかは，トイレへのアクセスが整備されているかどうかに大きく依存する．また衣服の着脱においても，例えばTシャツの着脱が容易である人も，当該地域で一般的に着用されている衣類が着脱可能とは限らないし，そもそも衣服を1人では着ないのが普通というケースもありうる．

- このように基本動作1つをとっても，その国の文化や習慣を含めた環境という要因によって大きく影響を受けることになる．
- そう考えれば数値であらわされる医学モデルの基準だけでは，障害の本質を把握することは困難であることがわかる．そのため，途上国における障害者の生活範囲や社会参加を把握していくためには，こうした地域ごとの環境や社会的障壁を，**当事者目線**で一つひとつ検討していくことが重要となる．

5 具体的事例：タイの障害者政策の概要

- タイの障害者は概して社会的，経済的に排除され，あらゆる資源を利用できない状況にある．タイの経済成長は著しいものの，国民のさまざまな階層の生活状況に大きな格差が広がっている．
- タイ政府は第9期（2002～'07年）経済社会開発計画において国民の生活改善を提唱しているが，そのなかでも障害者の生活改善は重視されておらず，障害者は経済的，社会的に弱い立場に置かれている．
- 一方1997年憲法成立以降，障害者の人権意識の高まりを受けて，障害者政策が加速的に変化しつつある．第一に障害者の包括的な法律であったリハビリテーション法（1991年制定）が2007年に大幅に改定され，「障害者の生活の質の向上および開発に関する法律」となり，障害者の社会参加や機会均等という観点が盛り込まれ，社会モデルにもとづく福祉政策が整備されることとなった[3]．
- しかしながら，現実とのギャップは大きく，制定された福祉サービスを受給できている障害者は少ない．例えば年金制度にしても1人あたり月500バーツ（約1,500円）が支給されると決められているにもかかわらず，区や村など行政区によっては予算不足や福祉への理解不足などを理由に支給を実施していないところもあり，不支給に対する罰則などもない．またこうした福祉サービスの存在すら知らない障害者も多数存在している．
- さらに道路や公共施設のバリアフリー化もほとんど進んでいない．車椅子，点字器，補聴器などの福祉用具や福祉機器も必要としている障害者に適切なものが支給されておらず，車椅子に関していえば自費で購入するか，NGOなどを通じて手に入れることが多いのが現実である．

1）タイの障害者の生活

- 障害の程度や種類にもよるが，タイの障害者は概して経済的に家族や村などのコミュニティに依存して生活している．全般的に就業率が低く，経済的に自立している障害者はほんのわずかである．
- 障害者に必要な身体介助の役割は主に家族が担っているため，家族は働くことができず，結果として障害者がいる家庭は貧困に陥りやすい傾向にある．特に介助を担うのは母親や娘と

いった女性が多く，家族内に介助者となる女性がいない場合はより貧困に陥るケースが多い．
- タイで実施された障害統計によれば，農村部では都市部の2倍の障害者が存在している[4]．これは，地方でより高齢化が進展していることや，都市部では近所づきあいなど地域のつながりが希薄なためかえって地方の方が住民同士の互助の関係が残っており，より住みやすい状況になっていることが考えられる．
- 都市部では福祉予算対象者が多すぎるため，障害者にとって地方に居住する方が年金を確実に受給できるというメリットもある．

2) タイの障害者政策のあり方

- タイの障害者の自立運動において，日本やアメリカと大きく違うのは，障害者が自立運動を原点に家族から離れて1人暮らしをするわけではないことである．
- タイでは障害者の有無にかかわらず，通常家族が1つのまとまりとなっており，障害があるという理由で隔離されることはない．
- これまでタイの障害者政策は，諸外国の障害者問題に対する動向や啓発活動の影響を少なからず受けてきたが，今後はいかにこうした実際のタイの障害者の生活に適した施策デザインやサービスを立案し，推進できるかどうかが鍵となってくる．

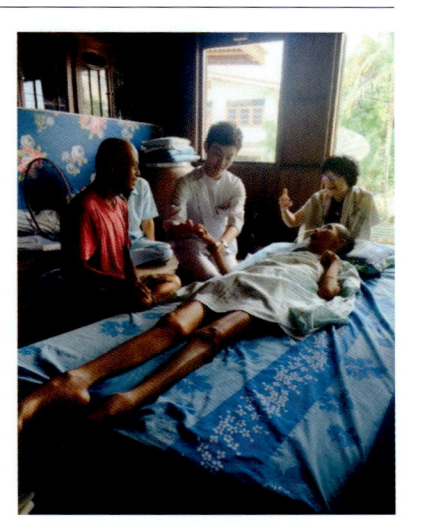

17年前にバイク事故で脊髄損傷となり寝たきりとなった息子とその世話をする両親．毎日欠かさず2時間のリハビリを両親が行っている．写真は訪れた台湾の学生に対し，ROM訓練の指導をしている様子．息子は家族に囲まれ安心した日々を送っているようであった．

6 障害者に対する訪問サービスの重要性

- 1980年代初頭に発表されたCBR目標のなかにも，障害者への保健・医療サービスのアクセス改善が掲げられている[5]．そのため，今後は障害者への訪問サービスを，質を担保しつつ，いかに拡充できるかが農村部を中心とする障害者の生活を支えるうえでの要となる．
- 2014年，タイ東北部の在宅ケアに携わるヘルスボランティアに対し行ったアンケート調査のなかで「地域の高齢者・障害者が一番困っていることは何か」という質問をしたところ「病院へアクセスする方法がない」という回答が最も多かった．ここからもわかるようにタイでは特に農村部において，**高齢化に伴う障害者数の増加とともに，通院できない障害者に対する訪問サービスの需要が急速に高まっている**．

7 セラピストによる途上国ヘルスボランティア教育の重要性

- 多くの途上国では障害者に対する訪問介護・リハビリテーションを主に村のヘルスボランティアが担っている．これに関し，タイではセラピストによって「障害者の訪問サービスに対する質とアクセシビリティの改善」を目的にアクションリサーチが実施されている．この研究では障害者の訪問サービスの質とアクセスを改善するため，まず地域の各業種における役割を明確にしている（図）．

- その後，セラピストが中心となり在宅ケア，およびリハビリテーションと福祉用具に関するガイドラインを作成し，これをもとにヘルスボランティアに対し3回の教育的トレーニングを実施している．3カ月後にその効果を分析したところ，対象者99名のうち「月1回以上の訪問サービスを受けた障害者」がトレーニング前の33.3％から72.2％へと有意に改善し，「適切な福祉用具の使用が可能となった障害者」もトレーニング前の33.3％から58.3％へと有意な改善がみられたと報告している[6]．

- 日本のセラピストが途上国で活動できる期間には制約がある．そこでマンパワーとして過ごす期間は配属先での信頼関係を築き，現地の状況やニーズを探っていくうえで重要である．一方で，限られた期間のなかでできるだけ多くの障害者へ適切なリハビリテーションサービスを効果的に提供していくためには，本項で述べてきたように，より大きな観点から障害者をとり巻く環境を分析していくことが重要である．その一環として，現地のヘルスボランティアに対するガイドラインや教科書を作成し，教育していくこともわれわれにできる重要な役割の1つである．

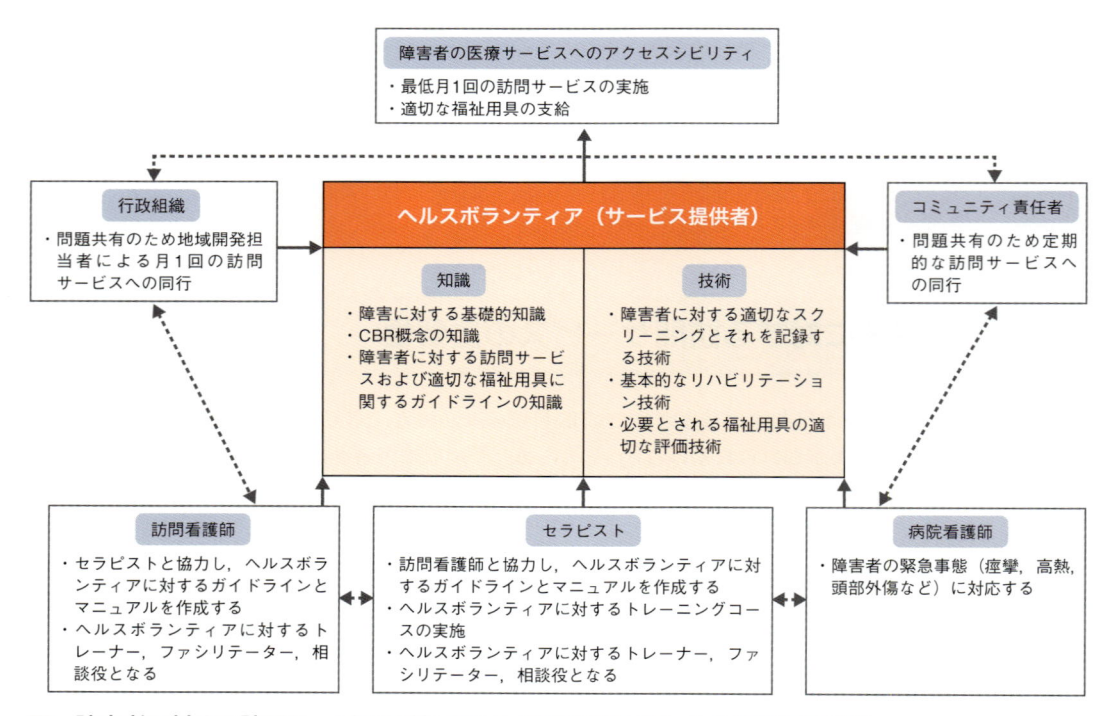

図　障害者に対する訪問サービスの質とアクセスを改善するための各職種の役割
文献6をもとに作成．

■ 文献

1）「途上国障害者の貧困削減」（森壮也/編），岩波書店，2010
2）「南アジアの障害当事者と障害者政策」（森壮也/編），アジア経済研究所，2011
3）「アジアの社会保障」（増田雅暢，金貞任/編著），法律文化社，2015
4）「障害者の貧困削減：開発途上国の障害者の生計」（森壮也/編），アジア経済研究所，2008
5）Thomas M & Thomas MJ：J Neuro rehabilitation and neural repair, 13：185-189, 1999
6）Nomjit N & Anpatcha S：J APDR, 23：34-47, 2012

コラム：「あたり前」は存在しない

　電気や水がすぐ止まる（もしくはない），蚊帳を張って寝る，手を使って食事をする，洗濯物を手洗いする，トイレットペーパーは便器へ流さず脇にあるごみ箱へ捨てるなど，日本ではあたり前にしていたことが，日本の外へ出てみると，実はあたり前ではなかったということにたびたび出会う．

　同様に，麺類をずるずると音を立てながらすする，馬刺しや生魚・生卵を食べる，家に入るときに靴を脱ぐなど，日本人にとってあたり前のことが，その国で暮らす人々にとってあたり前ではないことも数多く存在する．

　図は，われわれがみると「道で障害児がタライで入浴しているから集まった人々」の写真のようにみえる．しかし，真実は「外国人が写真を撮っているから集まった人々」の写真である．

　途上国では，外国人の存在すらあたり前ではないところも多く，道を歩いているだけで物珍しげな視線を浴びたり，写真を撮られたり，自分が有名人にでもなったかのような気分を味わうこともある．

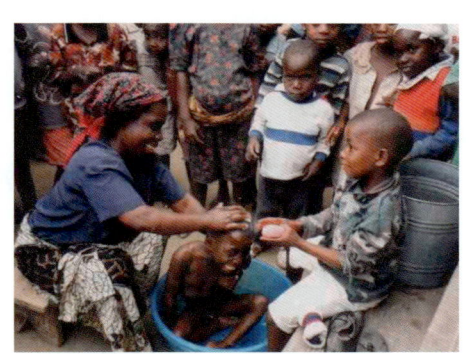

図　マラウイ

　お互いの文化や生活習慣など多様な相違に興味を持ち，時にびっくり仰天したりしながら，国際リハ・セラピストは，「あたり前なことなど存在しない」ことを次第に受け入れ，現地の人々との心の距離を縮めていく．

　そうして国際リハ・セラピストはずんずんと国際リハの世界にはまっていくのである．

第1章 国際リハビリテーションの基礎

5 途上国におけるPTの現状

学習のポイント
- 途上国の理学療法の特徴や現状を理解する
- 特徴からPTのすべきこと，できることを理解する
- 途上国でPTとして活動する魅力を理解する

　理学療法は世界の多くの国々で実践されているが，それぞれの国の歴史，文化，医療保健や経済事情などにより，その現状は多種多様である．本項ではいくつかの国の理学療法事情を紹介し，その後，途上国における理学療法の現状について述べる．

1 各国の理学療法事情例

1）マレーシア

❶ 理学療法概要
- 1963年にクアラルンプール総合病院の理学療法診療部のスタッフによってマレーシア理学療法士協会が設立された[1]．PTは公的施設に約1,200名勤務している（私的機関は不明）．
- **公的医療保険制度**はないが，公的医療施設では安価に医療を受けることができる．また現在20校ほどの養成校があり[2]，**国家試験制度**がないため卒業と同時にPTとして勤務することができる．

❷ 詳細事例（青年海外協力隊1993～'95年）
- サラワク州ではPTは11名しかおらず，みな都市部の病院に勤務していた．そのため村落を対象としたリハビリテーションは社会開発省が担う必要があった．
- 少数民族の村々も海外からの支援に任されていた（図1）．

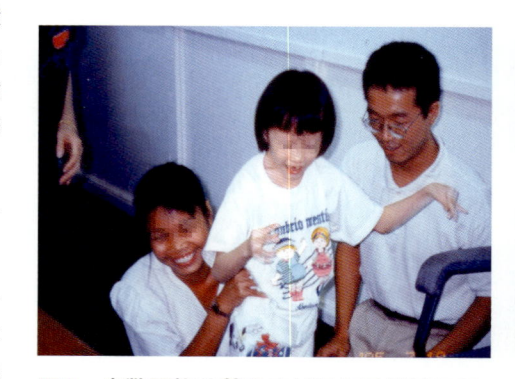

図1　少数民族の暮らす村にある学校にて
理学療法をはじめて受け，機能向上をともに感じ合えることは喜びの1つである．

2）中国

1 理学療法概要

- 中国においては**リハビリテーション治療士**とよばれる専門職が理学療法・作業療法・言語聴覚療法を複合的に実施している．また医師や漢方医，看護師などがリハビリテーション業務に携わることもある．
- 少子高齢化などの影響でリハビリテーションに対する需要は高まっている[3]．

2 詳細事例（JICA専門家2004〜'06年）

- 中国リハビリテーション研究センターおよび首都医科大学では2004年に理学療法学科，作業療法学科が海外からの支援のもと設立された．
- 当時はリハビリテーション治療士に加え，PT，OTなど専門職を分けて教育することが重要視されていた．
- その後も，PT協会設立や国家試験制度導入，リハビリテーション治療士の技術向上や地方のリハビリテーション技術向上など，さまざまな取り組みがなされている．

3）マラウイ

1 理学療法概要

- アフリカ大陸南東部に位置する．2010年から理学療法養成課程（大学）がはじまった．
- 養成校は1校[4]．またPT協会会員数は31名[5]．

2 詳細事例（青年海外協力隊1999〜2001年）

- マラウイは現地PTが7名，外国人（青年海外協力隊員含む）PTが4名のみでそのほとんどが都市部に勤務していた．当時，国内に養成校がなく，多くはケニアかタンザニアで資格を取得するが，周辺諸国でも貴重な職種であるゆえ，帰国せずに経済的に比較的豊かな周辺諸国（南アフリカやボツワナなど）に移住してしまうケースが多い状況だった．
- このことは医師や看護師など医療従事者全般に同様で，医療専門職が非常に不足していることがマラウイの問題の1つである．また出産時の衛生状態も良好とはいえず（図2），障害児の発生原因の1つとなっていた．

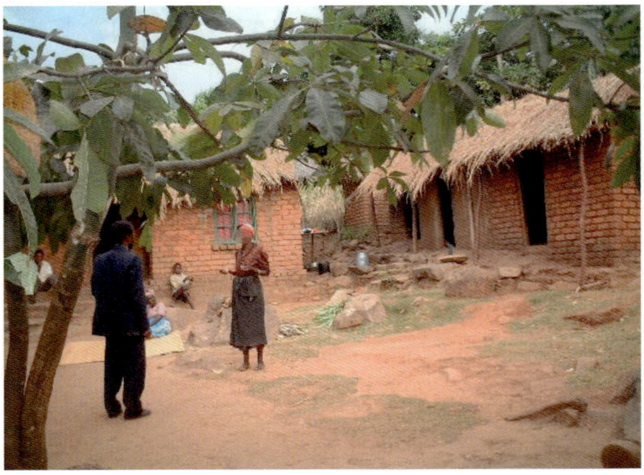

図2　村の助産院
中央の女性が助産師．左側の建物が分娩室．

4）ヨルダン

❶ 理学療法概要
- 養成校（大学）が3校，PT協会会員数は300名，PTは約800名．保健省が資格を発行している[6]．

❷ 詳細事例（JICA専門家2011年）
- ヨルダンの新卒PTの多くは本国の大学を卒業，認定試験を経て資格を取得していた．ただし以前は中東戦争の際に衛生兵として従軍し，退役後の進路としてPTとなった者も多かった．
- 現在は養成校の最高学府であるヨルダン大学においても，十分な就職先がなく，別の仕事に就かざるを得ない者も多い．
- 国民の多くはイスラム教徒であるため，その戒律から異性の体に触れることはできない．そのため担当患者も同性である必要があるため，PTも男女ほぼ同数で勤務している施設が多い．
- **地雷の被害**などから義肢に対する技術は充実しているが，車椅子や装具の部品などはシリア製が多く（図3），子ども用のものは中国製などで高価であった．

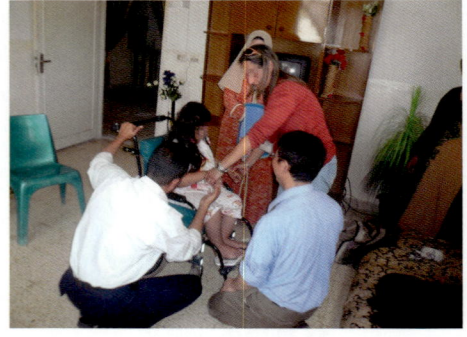

図3　子ども用車椅子は入手が難しく高価
中央の車椅子に乗っている女児は7才であったが，ヨルダン国内で入手可能，かつ安価な車椅子が大人用であるため，クッションなどを用いて調整する必要があった．

2 途上国における理学療法の現状

1）運動療法とADL
- 途上国で現地のPT，もしくは同等の業務を行っている者とともに仕事をしていると共通して感じることは，関節可動域向上や筋力増強に視点が偏りやすく，運動療法への理解が低いことである．そのため歩く練習などは理学療法終了後に患者が自主的に行っていることもある．
- 加えて，臨床推論プロセスに基づく個別アプローチよりも方法論に偏り，今ある現象から問題点を抽出，その原因を推測し原因を究明，個々に適切なアプローチを行い，必要に応じて修正するといった個別アプローチに至らず，画一的な治療の提供であることが多い．この改善には自らが臨床に入り込み，実践のなかから現地PTに理解を促す必要があるが，単なる労務提供的な状況にも陥りやすく，粘り強い働きかけが重要である．
- 前述の運動療法に対する意識の低さに加え，**日常生活活動（ADL）**や**社会参加への理解**を促すことも重要である．現状の機能を活かし，社会参加や社会的役割を果たすための支援もPTとして重要な視点であることを伝えていく必要がある．

2）高齢者リハビリテーションの重要性

- 昨今，特にアジア諸国においては図4のように，**少子高齢化**が日本に遅れて問題視されはじめており，日本の高齢者リハビリテーションの技術やノウハウが必要とされている．1993～'95年のマレーシアでは，途上国の理学療法分野に対する需要は身体障害児の治療技術向上が多く，日本では成人や高齢者のリハビリテーションが主体であるゆえに配属前に**小児分野**の補填が必要となることが多かった．

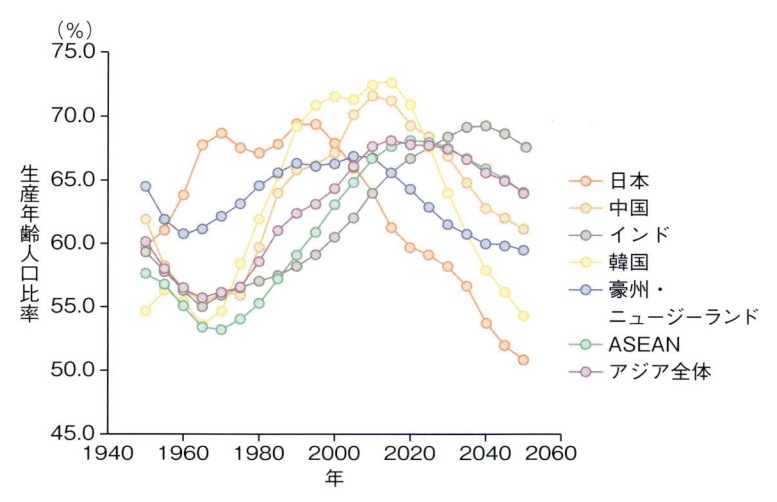

図4　アジア各国における生産年齢人口比率の推移

生産年齢人口比率：全人口に対する生産年齢人口（通常15歳以上65歳未満）の比率．文献7をもとに作成．

3）PTとして途上国で働く魅力

- 今までジャングルのなかや砂漠など，電気や水道などのインフラストラクチャーが十分に行き届かない環境で暮らす人々に理学療法を実施する機会が多かった．そのようななかでも理学療法は手の技術で十分に役に立つことができ，人々を幸せにできる仕事である．
- 体が動かせるようになること，痛みが和らぐことは万人の喜びであり，その喜びが家族やその地域に暮らす人々に伝わる．それがはじめて訪問した村であっても自分を受け入れてくれるきっかけになり，また自分自身がPTであることに喜びを感じることができる．
- この仕事を通じて出会った人々の日々のよりよい生活を願い，また障害者の社会参加を促す過程で，その国そのものの文化や人々の生き方，生き様に触れることができることはやはり素晴らしいことである．

文献

1) MALAYSIAN PHYSIOTHERAPY ASSOCIATION：History（http://www.mpa.net.my/history.php）
2) Ministry of Health：Health Facts 2014, 9, 2014
3) 霍明，他：理学療法科学，19：269-274，2004
4) Fielder S, et al：Malawi Med J, 25：83-85, 2013
5) About WCPT：Malawi：a profile of the profession（http://www.wcpt.org/node/26997/cds）
6) About WCPT：Jordan：a profile of the profession（http://www.wcpt.org/node/25132/cds）
7) 国際連合：World Population Prospects, The 2008 Revision（http://www.un.org/esa/population/publications/wpp2008/wpp2008_highlights.pdf）

第1章 国際リハビリテーションの基礎

6 途上国におけるOTの現状

学習のポイント
- 途上国のOTの現状を理解する
- 実例から途上国においてOTが意識すべきことを理解する

1 途上国のOT有資格者数の現状[1)〜3)]

- **世界作業療法士連盟**（World Federation of Occupational Therapists：WFOT）は，OTの正確な状況を把握するべく，OT有資格者数の現状などについて，調査結果を報告している．各国のOTの資格制度は国家資格や協会認定資格としている国であったり，卒業と同時に資格が得られる国であったり，さまざまな状況にある[1)]．また，各国のOT協会組織の組織率の低さ（世界の平均組織率49％）などが正確なOT有資格者数の把握を困難にしている．
- 途上国の大半はWFOTに加盟していないのみならず，OTがほとんどいない．
- 外務省によると，途上国として認定している国は，49カ国（アフリカ34カ国，アジア9カ国，大洋州5カ国，中南米1カ国）である．しかし，このうちWFOTの加盟国は，バングラデシュ（2000年），タンザニア（'02年），マラウイ（'14年），マダガスカル（'14年），ザンビア（'14年）の5カ国のみである[2)]．
- 国別のOT数として，バングラデシュは120人，タンザニアは96人と報告されている[1)]．これは，人口1万人に対して，バングラデシュでは0.007人，タンザニアでは0.02人となっている．一方，日本およびイギリスは人口1万人に対して5人，オーストラリアは7人，デンマークは15人となっている（図）．

2 OT養成の状況および普及[1) 3) 4)]

- 各国のOT誕生には多くの場合，関係国との人的交流やそのときの社会情勢が大きく影響している．作業療法の概念をもたない国で，OTの養成が自然に開始されることはない．また，作業療法が導入される経緯として，関係国の支援により，留学の機会を与えられるなかでOTの養成が開始されることが多い．例えば，日本のJICAの活動の1つである青年海外協力隊の活動は，各国のOT養成校の設立や臨床実習指導において支援してきた実績がある．

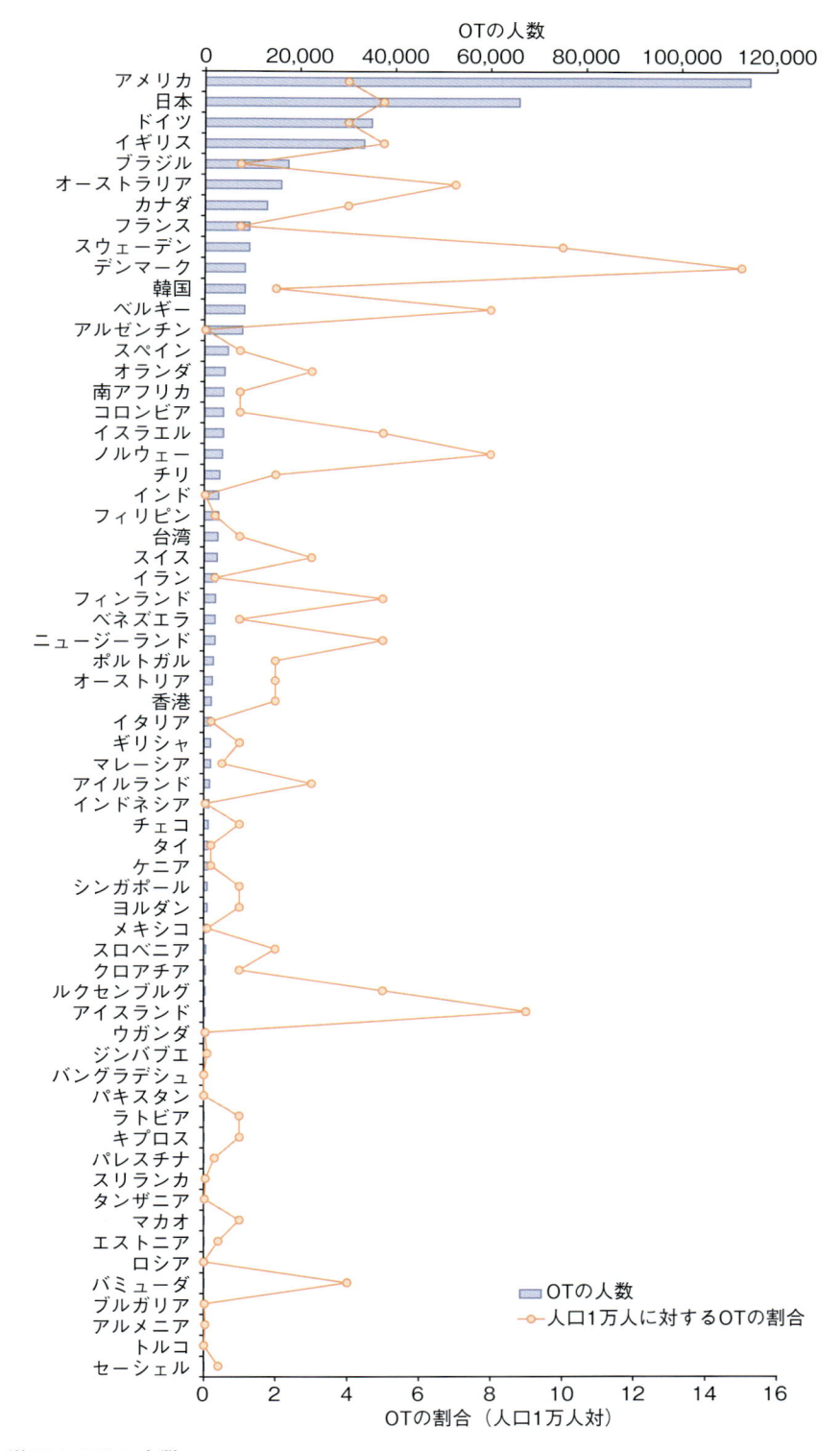

図 世界のOTの人数

文献1をもとに作成．

- バングラデシュおよびタンザニアでは，OT養成校でWFOT認可校はそれぞれ1校のみである[1]．また，毎年の養成校の卒業生数はバングラデシュでは30人，タンザニアでは10人と少ない．
- ここで，ドミニカの作業療法の歴史やOTの養成の状況を例に説明をする[4]．1968年にメキシコとプエルトリコより2名の専門家が派遣され，'70年に作業療法が生まれた．しかし，その後の発展はほとんどなされなかった．その原因としては，研修を受けたものは給料の高い職場を求めて国外に出ていってしまったことがあげられる．2002年に作業療法の専門大学が開設されたが，講師はOTのプエルトリコ人（開設後8カ月で帰国），PT，そして整形外科医だった．'07年末に2名卒業したが，卒業生を輩出するまでの間，作業療法の養成校で専門的な教育を受けたものはドミニカ国内で青年海外協力隊OTのみのときがあった．そのため，青年海外協力隊員であるOTはドミニカ人に大学教育への支援を強く求められた．このように，OTがほぼいない状況下での青年海外協力隊派遣は少なくない．
- バングラデシュおよびタンザニアでは，OT養成校でWFOT認可校はそれぞれ1校のみである．また，毎年の養成校の卒業生数はバングラデシュでは30人，タンザニアでは10人と少ない．
- OTが養成されている国であっても，OTの社会的地位は国によって異なる．つまり，養成校を卒業したとしても，職にありつけない場合もある．

3 実例

1）リビア人のリハビリテーション技術研修の受け入れ[5]

- リビアは，1969年のクーデター以来，42年間にわたったカダフィ体制が2011年に崩壊した．JICAは'12年，リビア側からの要請を受けて，内戦で負傷したリビア人の支援のため，義肢リハビリテーション，マネジメント研修を実施した．
- 研修に訪れたリビア人PTによると，リビアではOTの養成はされておらず，リハビリテーション専門職種としては，医師とPTのみであるとのことだった．JICAの研修では，リハビリテーション医療，理学療法に加えて，作業療法の理論と実際を研修するプログラムが組まれた．
- リハビリテーションセンターに訪れた医師とPTに対する作業療法の説明は通訳を交えて行われた．その際，カダフィ体制が2011年に崩壊したものの，彼らの住む町はまだ内戦が続いていることについて，内戦で負傷したリビア人の支援の必要性について，説明があった．このことからOTを含むセラピスト養成の開始は，戦争も大きな要因となることがわかる．

2）チリでの青年海外協力隊としての活動[6]

- チリのOTの数は3,244人，人口1万人に対するOT数は2人である．1980年にWFOT加盟国になった[1]．
- OT養成校は着実に増える一方，WFOT非認可校も少なくない（認可校5，非認可校13）．
- チリには5年生大学を卒業したOTは存在するものの，人数・経験ともに不足しており，PTと比べ知名度は低く，また，個人の能力差が大きい．

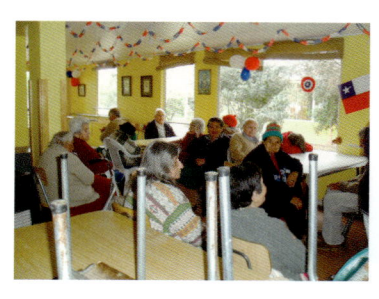

活動先の高齢者（活動当初）．高齢者施設．午前中に介護職員は施設内を一気に掃除をしている．この日は雨であったため，普段なら庭にいる高齢者が中に入ってきている．その結果，部屋は高齢者でひしめき合っている．

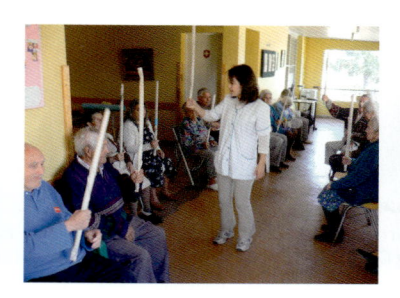

棒体操．体操は男女ともに参加される．介護職員などにも目に留まりやすい場所で実施することで，活動への理解も徐々に得られやすくなった．文献7より転載．

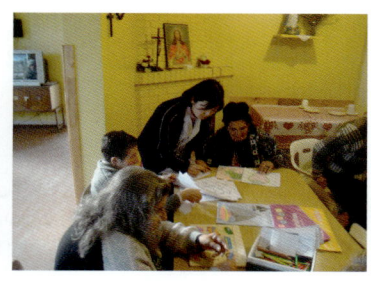

手工芸など．女性高齢者らに塗り絵やパズル作成を導入中．

- 2005〜'07年時点での青年海外協力隊としての活動からチリの健康保険事情やOTの現状について述べる．
- チリは経済的には途上国とはいえないレベルにあるが，他のラテン諸国と同様，富裕層は欧米並みの進んだ医療が受けられる一方，貧困層は貧しい環境のなかでの生活を強いられるという貧富の差の問題がみられる．
- チリには富裕層が加入する民間保険と貧困層が利用する公的保険の主に2種類の健康保険がある．公的保険では，手技や処置が必ずしも健康保険でまかなわれず，支払われてもかえって赤字になるものもある．公的保険利用者の多い国立病院は限られた財源のなかで困難な経営を余儀なくされている．
- 実際の小児や高齢者といった社会的弱者への支援にはNGOやNPO法人の団体が多く活躍している．また，地元テレビ番組の障害児の援助のためのチャリティーイベントなどでの膨大な支援で賄われている民間リハビリテーション小児病院がチリにはいくつかある．
- チリのリハビリテーションは医学モデルで還元主義の印象が強い．
- チリではOTとPTそれぞれ互いの専門性の主張が強く，かなり分業化されている．特にチリのOTは，身体障害および高齢者領域において，認知面・精神機能面でのアプローチを重視しており，治療には集団療法や手芸などのアクティビティを用いていた．

3）途上国におけるOTの意識

- 途上国での活動の際に意識すべきことは，作業療法の対象者である高齢者，そしてともに働く介護職員や医療従事者に共感が得られるような作業療法介入を行っていくことである．
- 外国人と現地人がともに行う作業療法の実践が互いにとって「意味のある」実践となるためには，双方が異なる文化をもっており，異なる価値観をもっているということ，そして，それを素直に理解することは重要である．

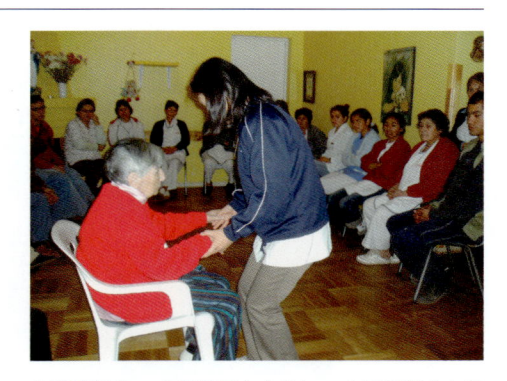

介護講習会．介護職員を中心に，介護講習会を実施．写真は高齢者に協力してもらい，立ち上がりの介助方法について実演しようとしている様子．

- 途上国でOTとして活動するなかで大切なことは，その国の現状をふまえ，**作業療法を受ける人が，主体的に毎日を送れるような支援を一緒に考えていくことである**．

■ 文献

1) WFOT Human Resources Project 2014（http://www.wfot.org/ResourceCentre.aspx）
2) 外務省ホームページ：後発開発途上国平成24年12月（http://www.mofa.go.jp/mofaj/gaiko/ohrlls/ldc_teigi.html）
3) 佐藤善久：作業療法ジャーナル，44：444-452，2010
4) 藤田賀子：作業療法ジャーナル，44：466-468，2010
5) 飛松好子，他：リビア国のリハビリテーション技術者に対する技術協力（http://www.rehab.go.jp/achievements/japanese/31th/70.pdf）
6) 栗原良子：作業療法ジャーナル，44：1166-1668，2010
7) 栗原良子：作業療法ジャーナル，42：1264-1265，2008

コラム：地球が回る速さで生活する

　はじめての途上国経験は，タイ北部の山岳少数民族の農山村での1カ月のワークキャンプだった．「コケコッコ〜」，早朝，鶏の鳴き声で目が覚める．あれ？ここはどこ？

　まだ村に到着したばかりのころ，寝ぼけた頭で少し戸惑った．漫画に出てくるような世界だ．その村には電気が通っていないので，夜はランタンや蝋燭の灯で過ごす．趣があって，ロマンチックで素敵だ．しかし，携帯電話は通じないし，テレビもないし，読書するにも，読み書きするにも暗すぎる．やることがないから，早く寝る．

　夜間，外にあるトイレへの移動．外は真っ暗で，懐中電灯がないと足元がみえない．恐る恐る足を運ぶ．ふと空を見上げると，零れ落ちてきそうなくらい満天の星空が広がっていた．

　またある日．あれほど真っ暗だった足元が，みえるようになっていた．空を見上げてみたら，大きな月が煌々と輝いていた．「月の満ち欠けによって夜の明るさは変わるんだ」とはじめて知った．

　途上国で，圧倒的で吸い込まれそうになるような大自然に囲まれると，その雄大さに感動を覚え，自分がどんなにちっぽけな存在であるかということを知る．自分の存在の小ささを知ることで，視野が広がり，もっと大きくて深い心を得る．現地を訪れた際は，ぜひ自然にも目を向けてほしい．

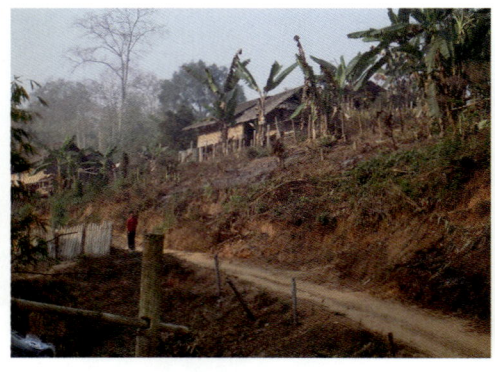

タイ北部白カレン族農山村．

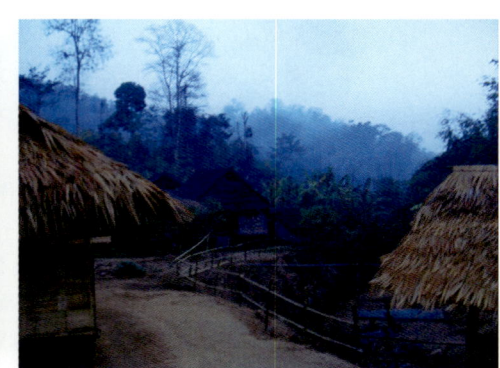

第1章 国際リハビリテーションの基礎

7 途上国におけるSTの現状

学習のポイント
- 途上国におけるSTの位置づけを理解する
- 途上国のSTの役割を理解する
- セラピストとしての支援の多様性を理解する

1 途上国では認知度が低い

- 日本における言語聴覚士（ST）の登録数は25,000名[1]を超えており，医療現場，教育現場，また福祉や行政まで職域の幅を広げながら，認知されつつある．しかし，他のセラピストと比べ認知度は低く，いまだ新しい分野であることは違いない．
- 途上国でも同じである．PTやOTは比較的認知されている分野であるが，日本同様，STの認知度は低い．

2 STの認知度が低い原因

1）子どもは労働力である

- 途上国，そのなかでも地方や**貧困地域**に住む家族にとって子どもは労働力の一部である．
- 労働力には動けることが一番重要となってくる．また，うまく動けなくても，手先を使った作業ができると家庭では**労働力**となりうる．貧困地域においては労働力となるのであれば，多少ことばが不自由だとしても大きな問題ではなく，**コミュニケーション障害**は軽んじられる傾向にある．
- そのため，途上国においては，リハビリテーションの目的はまずは「自力移動が可能となること（歩ける）」であり，次に重要なのは，自分の生活圏において「手足を使えること（身の回りのことができる）」などがあげられる．コミュニケーションよりも**身体的な自立度**の高さに焦点があてられることが多い．

2）伝統医療が顕著に残る

- **伝統医療**の存在も認知度が低い理由の1つである．途上国に限らず，西洋医療を用いている国でも，いまだに**祈祷**（きとう）などを含む伝統医療を利用するところがあり，途上国の地方ではそれは顕著に残っている．金銭的に病人を病院に連れて行く余裕がない家庭や，伝統的な習慣を重んじる家長や親戚の意見が重要視されている地域では，昔からの民間療法や祈祷などの伝統医療に頼る人が多い[※1]．

- 途上国の地方のなかには電気・ガスなどを使わず，伝統的な生活スタイルを維持し，交通機関もなく，医療の整った町まで行くにも徒歩でいくつもの小さな集落を経由し，ようやくたどり着くところもある．また，国の保健・医療システムの枠には入っていないため，医療情報の伝達が限られているか，もしくは，なされていない．その結果，周囲の人々・家族に知識がなく障害者（児）たちは支援を得る機会を失う．支援が行き届かないそのような場所では，問題の解決を村の医療を司る伝統医療従事者に求めるのは自然なことである．

> **memo** ※1 伝統医療が行われる例
> 子どもの発達が遅い，うまく話せない，または，他の障害をもって生まれてくるのは産んだ母親の前世での行いが原因である，といった間違った知識から子どもを家に閉じ込めて，お祓いや祈祷，伝統医療に頼る家族が途上国の地方では今でも存在している．

3）途上国での状況は一様ではない

- 多くの途上国ではST養成校や資格自体がなく，患者は言語訓練を受けることができない．

- ただし，途上国の状況は一様ではなく，国によっては，都市部にST養成校もあり，先進国と変わらない指導を受けることが可能である．そのような都市の大学では，教育設備が充実しており，少数ながらセラピストがいるところもある．そこでは，学生は専門分野での知識の深化を図り，自分の専門性を高めることが可能である．

- しかし，養成校のある国であっても，言語訓練が受けられる機関は都市部に集中し，地方にいくと，STがほとんどいない．コミュニケーション障害のリハビリテーションは行われていないか，ごくわずかであるが，医師，看護師，または臨床心理士によって行われているのが現状である．

3 タイでの日本人STの活動例

- 国内のSTのいない地域や近隣国に赴き**口唇口蓋裂児**（こうしんこうがいれつ）の言語治療活動をしているSTもいる．一例としてタイのSTの活動を紹介しよう．

- 彼らは**NGO**を通じて地元の病院や地域の看護師と協力し口唇口蓋裂児への支援活動を行っている[※2]．医師による手術もあわせて実施することもあるため，ある程度設備が整った場所での活動を余儀なくされる．そのため，近くの村や集落に住んでいる子どもは比較的参加しやすい．地方に住んでいる子どもの場合，経済的な理由で参加ができないことが多いため，交通費や食費を援助し，口唇口蓋裂児をもつ家族に参加を促している．

- STは口唇口蓋裂児の手術前後の言語評価および，訓練を行うが，定期的に子どもたちに対して言語聴覚療法を行うことは難しいため，地域の病院に勤務する有志の地元の看護師や，ソーシャルワーカーがスピーチアシスタントとして対応している．
- 言語訓練に熱心な保護者がスピーチアシスタントとして対応している場合もある．実際に言語治療が必要な子どもたちは**少数民族**の出身であることが多く，言語訓練には**現地語**に精通した者が必要である．
- スピーチアシスタントは言語聴覚療法を正規に学んではいない．そのため，STは子どもたちが必要最低限の訓練を受けられるように，教材を作成し，それぞれのスピーチアシスタントに必要な指導方法を伝授している．そして，再度STが訪問し，子どもたちの言語の再評価と訓練を行い，スピーチアシスタントにアドバイスをしている．

> **memo**
>
> **※2　口唇口蓋裂児言語治療キャンプ**
>
> Transforming Faces World Wide(TFW)の支援を受け，タイのNorthern Women's Development Foundation(NWDF)が行っているプロジェクトの1つである．タイのマヒドン大学，コンケン大学，チェンマイ大学のSTが参加し，タイ北部の町や，ラオス（タイとの国境地域）での活動を行っている．プロジェクトコーディネーターを中心に現地コーディネーター，病院，歯科医師，看護師，ソーシャルワーカーなども協力し，支援にあたっている．
>
> **口唇口蓋裂言語治療キャンプの様子**
> A) 地方からソンテオに乗ってキャンプにくる子どもとその家族．B) 子どもへの構音指導をする男性スピーチアシスタント（左）の指導方法をチェックするタイ人ST（右）．C) 構音指導をするタイ人ST．D) 子どもの評価をする日本人セラピストと現地スタッフ．写真提供：Northern Women's Development Foundation（NWDF）.

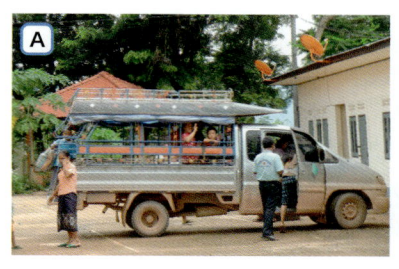

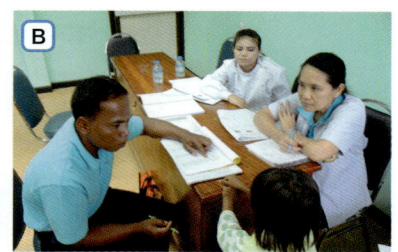

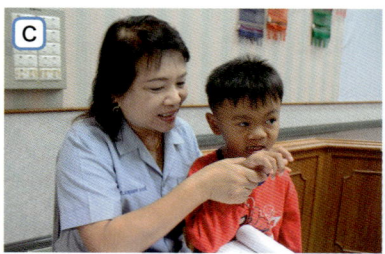

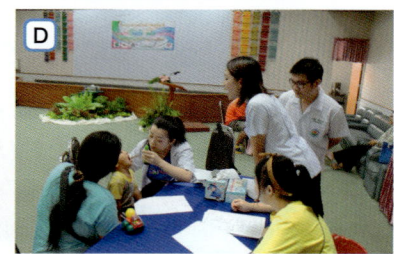

1-7 途上国におけるSTの現状

4 途上国におけるSTのこれから

1) コミュニティでの支援方法を考える

- 3のタイの子どもたちはSTによる言語評価や指導，そして地域の事情を把握しているスピーチアシスタントによる定期的な指導を受けることができるため，幸運であるといえる．しかし，このような，**コミュニティでの指導**は先進国の支援を得たNGOによる小規模なプロジェクトがほとんどであり，ごく一部の地域での活動に留まることが多い．
- 途上国ではSTは言語訓練を行うだけでは十分ではなく，いかに必要としている人に必要なサービス（例えば，医療的支援や教育的支援）を行き渡らせるようにできるか，家族や周囲の人々の障害への理解を促し，支援者としてのサポートを得るなどコミュニティでの支援方法についても考えなくてはならない．

2) 専門領域を越えた順応性と判断力をもつ

- われわれが途上国にとって必要なことや役に立つと思うことが，必ずしも相手の必要としていることと一致するとは限らない．また多くの場合，純粋にSTとしての技術を求めているといっても，実際には言語聴覚療法を行うために他の技術や知識が必要なこともある．
- 養成校が存在する国でも，セラピストはそれぞれ自分の分野について学ぶのみで，横の連携について学ぶことはほとんどない．そのため，養成校での指導内容と実際の地方の臨床場面での必要な技術に差を感じることがある．都市部においても障害者はPTもしくはOTの指導をそれぞれ別で受けている場合もあり，情報が共有されているとはいいがたい．
- そのような状況でPTやOTの治療が必要な障害者をSTが自分の専門分野だけで対応するのは困難であり，STとしての技術だけでなく，必要な情報にアクセスする知識や順応性，そして，必要なリハビリテーションがなにであるかを見極める判断力が求められる．

3) 啓蒙活動や環境づくり，トータル支援も必要になる

- 現場では，先進国からきたセラピストに対してすぐ効果の出るリハビリテーションを期待することが多い．例えば寝たきりにさせず，車椅子に座らせ，食事は自立できるようにするなどADLの向上に向けての指導が言語訓練の前に必要となることもある．
- 途上国でのST領域の活動は**医学モデル**だけでは解決できない問題が多く，特に地方では対象者に合った援助が行えていないのが現状である．
- 専門的知識をもったSTは，都市部に集中し限られた環境において言語治療や研究に専念するのではなく，地方での言語聴覚療法の啓蒙活動や人材育成を行えるような環境づくり，そして，周囲と協力をしてトータルな支援を行う活動もまた必要である．

■ 文献

1）日本言語聴覚士協会（https://www.jaslht.or.jp/trend.html）

第2章

国際リハビリテーションの実際

1. 実施場所と役割……56
2. 適正技術：臨床技術……62
3. 適正技術：生活支援技術……70
4. 適正技術：管理運営技術……83
5. 適正技術：家族支援……91
6. 現地での教育・研修……98
7. リハの普及・啓発……107
8. CBR……117
9. 参加型開発……123
10. 文化……130
11. ICFの活用……136
12. 関連する国際組織……144
13. 災害リハビリテーション……150
14. 学術交流……160
15. キャリアパス……167

第2章 国際リハビリテーションの実際

1 実施場所と役割

> **学習のポイント**
> - 途上国での日本人セラピストの活動場所の多様性を理解する
> - 各国，各活動場所での日本人セラピストが担う役割を理解する

1 活動国と地域（図1）

- 国外でセラピストとして活動をする手段としては，留学をして現地セラピストのライセンスを取得する，**国際NGO**の活動に参加する，国外にある外資系クリニックのセラピストとして勤務をする，**JICA**の事業の一環であるボランティア事業に参加するなどの手段がある（第1章-1参照）．
- **青年海外協力隊**や国際NGOの多くは，主にアフリカ，中東，アジア，オセアニア，中南米といった途上国で活動することが多い．
- 途上国は日本と比べると必ずしも治安がよいとはいえず，各個人の危機管理意識をもつことが必要となる[1]．

2 途上国における日本人セラピストの活動場所

- 具体的には，病院・小児施設・リハビリテーションセンターといった医療機関，PT・OT・STの養成施設，市役所などの行政機関，特別支援学校などの福祉教育施設，障害者職業訓練センターなどが主な活動場所である．
- 各活動場所の規模もさまざまであり，スタッフ数が30人未満の小さな規模の配属先から1,000人を超えるところまで存在する．また，その活動場所にはOTやPTの同僚やそれに準ずる資格をもっているスタッフがいない場合もある．
- 活動地域としては，大きく分けると各国の首都や大都市部にて活動を行う場合と地方で活動を行う場合がある．
- 都市部では高層ビルが立ち並ぶ街の病院にて活動を行うことも多いが，地方では電気，ガス，水道といったライフラインが整備されていない場所で活動することも珍しいことではない（図2A，B）．

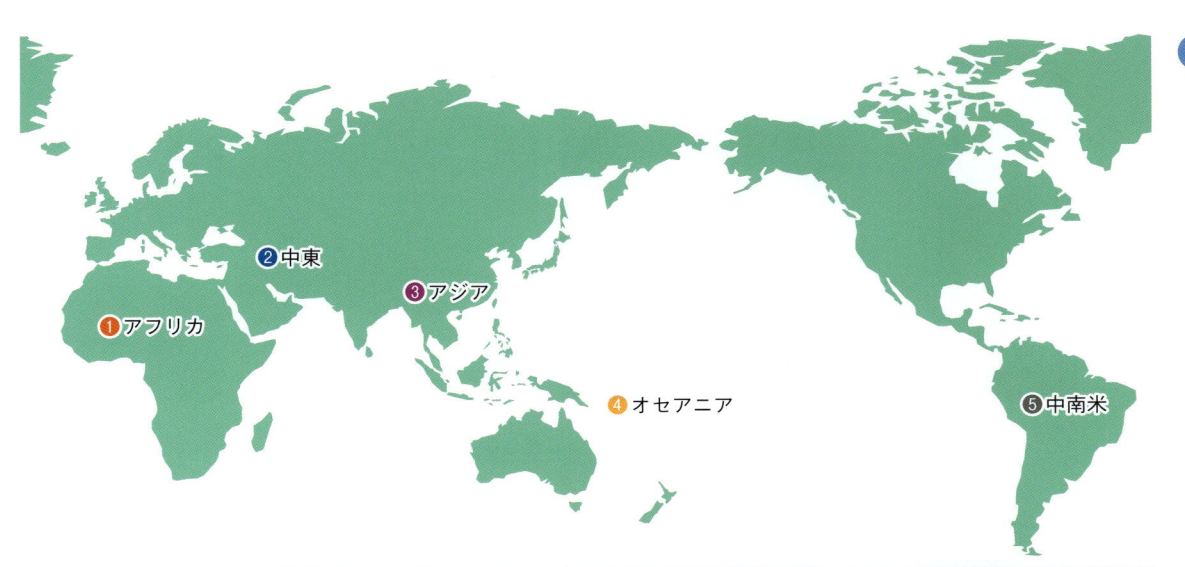

図1 海外ボランティア活動国・地域，活動写真一例

	❶アフリカ	❷中東	❸アジア	❹オセアニア	❺中南米
活動場面	ガーナ / タンザニア	ヨルダン / チュニジア	中国 / タイ	ソロモン諸島 / パプアニューギニア	エクアドル / ニカラグア
主な国・地域	タンザニア ガーナ マラウイ ウガンダ　など	ヨルダン パキスタン スーダン チュニジア　など	中国，タイ モンゴル，ベトナム スリランカ ウズベキスタン バングラデシュ マレーシア　など	ソロモン諸島 パプアニューギニア サモア パナマ　など	エクアドル エルサルバドル ニカラグア ボリビア ホンジュラス ドミニカ　など

写真提供：米田裕香（ガーナ），辰巳昌崇（タンザニア），今麻里絵（ヨルダン），田崎ともえ（チュニジア），内野敬（中国），川副泰祐（タイ），鎮目琢也（ソロモン諸島），関根篤（パプアニューギニア），北林宏子（エクアドル），田中紗和子（ニカラグア）．

- JICA ボランティアとしての活動場所は国・地域・配属先機能，要請内容，宗教などによってさまざまである．
- 国際 NGO では欧米諸国など先進国で活動をする場合もあるが，援助先としては途上国である場合が多い[2]．
- 配属先の機能によっても活動場所は違い，例えば医療施設への派遣でも一般的な成人の身体障害を主とする病院，小児を主とするリハビリテーションセンター，障害者教育センターなどの種類がある．

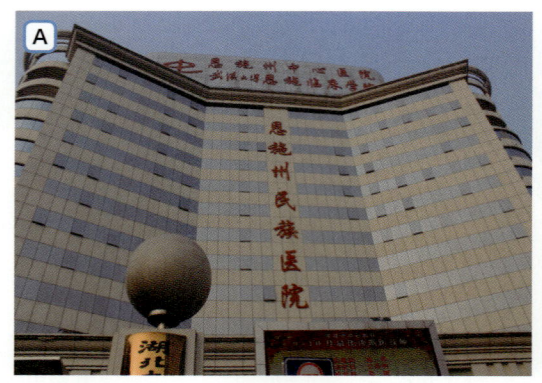

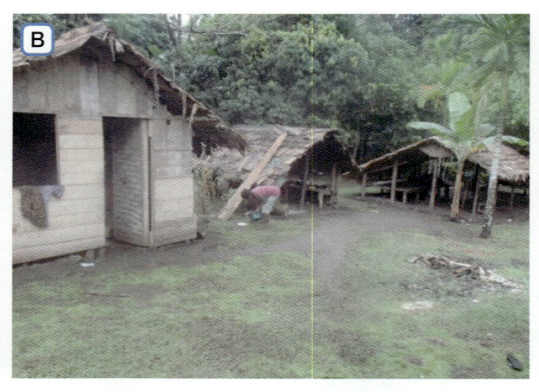

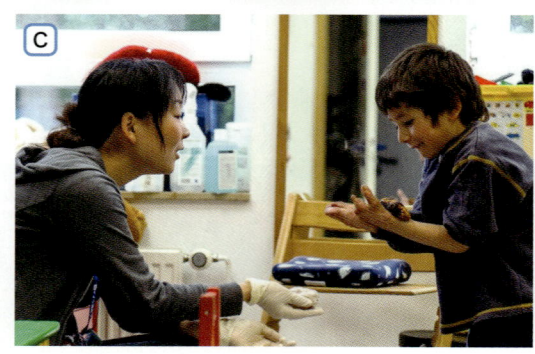

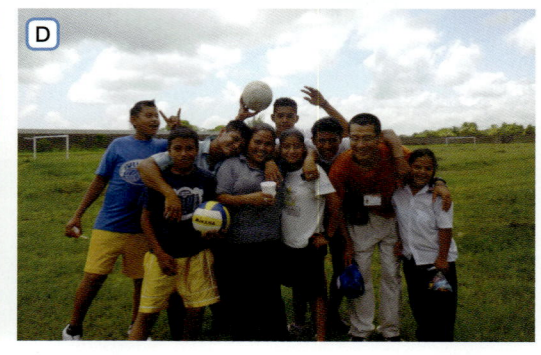

図2　活動場所の例

A）中国の地方都市の病院．海外ボランティアは病院にて同僚への指導と臨床業務を行う．都市部分の活動ではこのような病院で活動することも少なくない．写真提供：吉田太樹．B）パプアニューギニア．保健省CBR課と連携して地域コミュニティでの患者へのサービス向上を目的に活動を実施していく．巡回型案件ではこのような場所での活動も実施する．写真提供：関根篤．C）ドイツ国際平和村．母国で治療を受けることができない子どもたちの治療をヨーロッパで行う．子どもたちの母国はアフガニスタン，タジキスタンなど8カ国．写真提供：勝田茜（撮影者：Sandro Somigli）．D）ニカラグアの特別支援学校．近隣の特別支援学校とも連携しスポーツ大会を開催．体育授業のサポートなども行う．写真提供：寺村晃．

- 行政の社会福祉センターの職員としての活動や国際NGOが運営する施設で活動をする場合もある（図2C）．
- 各国のセラピスト養成機関にて，教員としての要請もあり，現地で授業や臨床実習指導を行う案件も存在する．教育分野では他にも特別支援学校での活動もある（図2D）．
- 協力隊の配属先は応募の際に3つまで希望する国を選択することができる．面接や，それまでの経験などを総合的に考慮されたうえで，最終的にはJICAにより決定される．当初希望した3つの国ではない場合もある．

3　日本人セラピストが担う役割（表）

- 各国配属先にて日本人セラピストが担う役割としては大きく分けて3種類ある．
- 1つ目は配属先の**マンパワーとしての役割**である．役務提供ともよばれる医療施設にて入院患者や外来患者への治療や訓練を日々行うことがこれにあたる（図3A）．

2-1 実施場所と役割

表 海外ボランティアの役割決定要因

派遣国	派遣地域	配属先機能	要請内容
アフリカ，中東，アジア，オセアニア，中南米	都市部，地方	医療機関（身体障害，小児，障害者施設など） 教育分野（セラピスト養成機関，特別支援学級など） 行政，国際NGO など	マンパワー，指導者，管理運営者 など

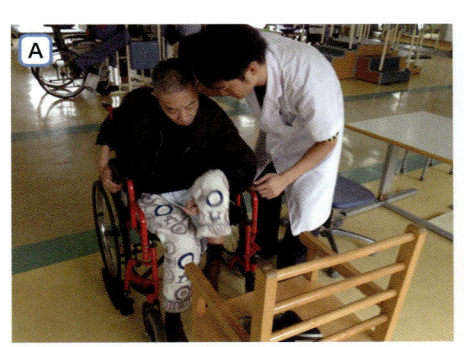

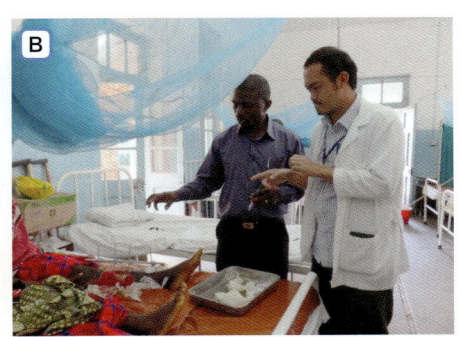

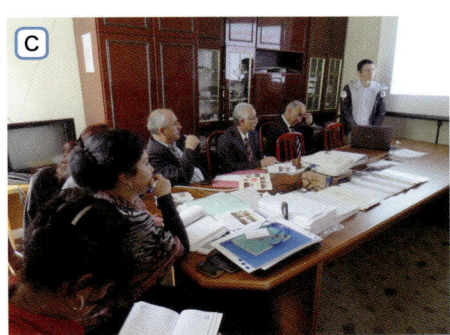

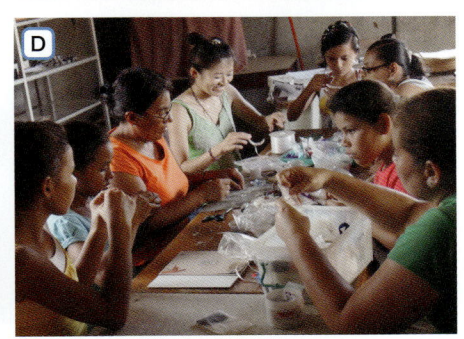

図3 日本人セラピストが担う役割

A）中国．日本人ボランティアが脊髄損傷患者へ動作指導を行う．現地配属先の1人の職員として患者への介入を実施する．写真提供：吉田太樹．B）タンザニア．PTからの治療方針の指導を同僚へ行う．日本で担う役割よりも多くの役割を担うことも少なくない．写真提供：辰巳昌崇．C）タジキスタン．首都ドゥシャンベの教育局でインクルーシブ教育の推進について会議を行う．配属先の行政と福祉施策作成会議を行うこともある．写真提供：河野眞．D）ニカラグア．障害者通所施設にて，孤児院の子どもたちや障害児，障害児の親とともにビーズ手芸を行う．病院だけの活動ではなく，配属先以外でも日本人セラピストの役割は存在する．写真提供：田中紗和子．

- 2つ目は**指導者としての役割**である．配属先の同僚や職員に対して日本のリハビリテーションについての勉強会を開催したり，治療や訓練を通じて臨床の技術移転を行う場合である（図3B）．
- 3つ目は**管理運営者としての役割**である．各配属先のシステム作成，運営を行う，行政の福祉施策作成に携わるといった場合である（図3C）．
- 各地域の**自助グループ**にて**健康増進教室を開催**したり，配属先以外で集団活動などを行うこともある．このように配属先だけではなく，配属先以外でも役割を担うことも少なくない（図3D）．

第2章-1　59

- 青年海外協力隊として海外に派遣されている日本人セラピストは指導者としての役割を求められることが大多数である．しかし，実際の現場では語学力不足や派遣初期では配属先との人間関係が構築できていないことなどからマンパワーとしての役割を期待されることも少なくない．
- 管理運営としての役割の例としては，配属先にて**5S活動**（整理・整頓・清掃・清潔・しつけ）**の啓蒙と普及を実施する**（第2章-4参照），配属先地域の行政担当者との保健福祉についての協議実施などがある．
- 国際リハビリテーションを担うセラピストとしては，配属先の職員にとってはじめて出会う日本人となる可能性もある．職業人としての役割だけではなく，日本人として各国との友好を深める存在としての役割も忘れてはならない．

文献

1) JICAホームページ，JICAボランティア 健康と安全（http://www.jica.go.jp/volunteer/application/seinen/support_system/health_safe/）
2) 特定非営利活動法人 難民を助ける会 Association for Aid and Relief, JAPAN（AAR Japan）（http://www.aarjapan.gr.jp/）

コラム：ダンスになれば，みなインクルーシブ

「街を歩くとからかわれて大変だから極力外出はしない」という脳性麻痺の男性，生徒だけでなく教師からも差別を受けて不登校になった二分脊椎の少女，父親から「一族の恥」といわれ医療も教育も受けさせてもらえない精神遅滞の少年，などなど．

世界は「インクルーシブな社会」を目指しているというけれど，国際リハに携わっていると，「インクルーシブでない社会」に悩まされている人たちに出会うことは多い．

一方で，突然目の前にインクルーシブな場面が展開し驚くことも少なくない．代表的な例がダンスである．

文化や風習の違いはあれ，国際リハが対象とする国々では，時に熱狂的といえるくらい，ダンスが好まれることが多い．ひとたびダンスがはじまると，老若男女の垣根を越えて，みな一体となって踊る．そこには当然，障害のある人たちも含まれる．視覚障害者，聴覚障害者，自閉症の青年，車椅子ユーザー，ダウン症の少年少女などなど，さまざまな障害のある人々が障害のない人々と自然に入り乱れて踊る．ストレッチャーに横になったまま，手だけで踊りに参加する人もいる．そんな場面は一種感動的である．

こんなにインクルーシブになれる活動は，日本だと何だろうか？

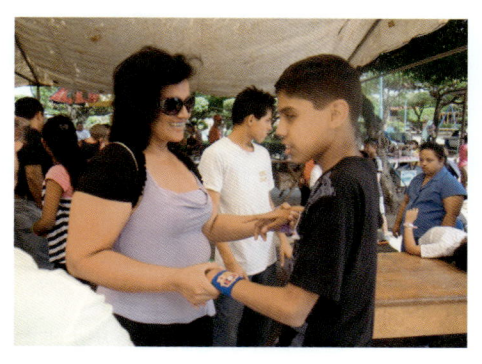

ニカラグアでも踊る．

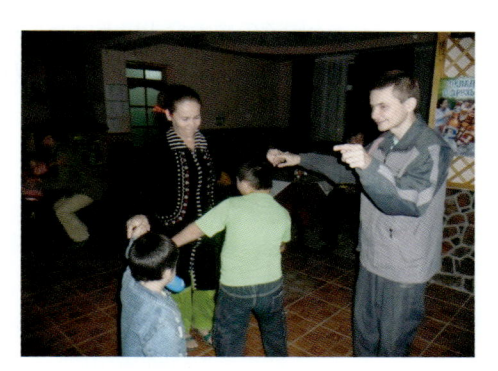

ウズベキスタンでも踊る．

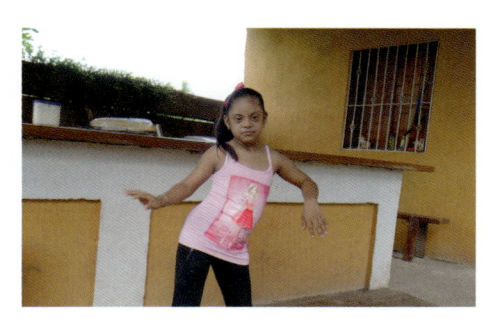

踊る踊る．

第2章 国際リハビリテーションの実際

2 適正技術：臨床技術

> **学習のポイント**
> - 適正技術を実施するための視点を理解する
> - 途上国の臨床現場の特徴や課題を理解する
> - 途上国での患者介入におけるリハビリテーション介入の流れを理解する
> - 臨床フローチャートにそったリハビリテーション計画の立て方を理解する

1 適正技術の定義

- **適正技術**とは，住民やその国の専門職が利用できかつ維持していくことが可能な，低コストで簡便な技術であり，科学的で，より高コストな技術と比較しても安全性や効果において容認できる範囲内の技術である[1]．
- 国際リハビリテーションにおける適正技術を考えるとき，その地域の文化状況にならい，だれもが簡単に理解でき，継続できるという点に配慮することが重要である．

2 適正技術を実施するための配慮

1）文化や習慣に対する配慮

- 文化や習慣の違いは臨床にも大きく影響する．文化や習慣へ配慮することで，目標や介入内容もその地域の適正に応じたものに変化させることができる（詳細は第2章–10参照）．

2）理解に対する配慮

- 教育レベルによっては言葉や文字を理解できない可能性もある．
- 自主練習をわかりやすく説明した**イラスト**をリハビリテーション室に貼ることや，直接患者に渡すことは，最も簡単にできる理解への配慮である（図1A，B）．
- 練習内容も理解が容易な表現を使い説明することを心がける必要がある．

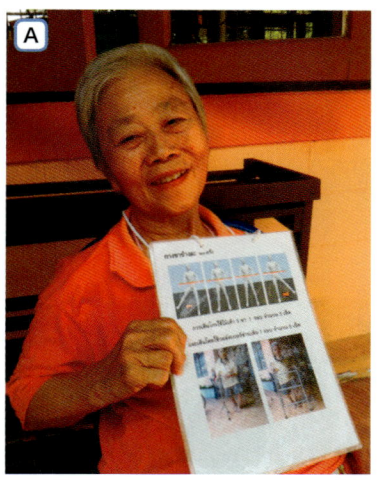

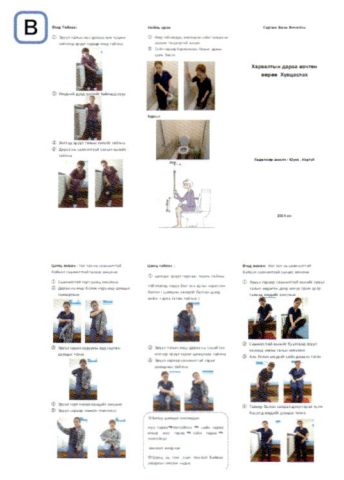

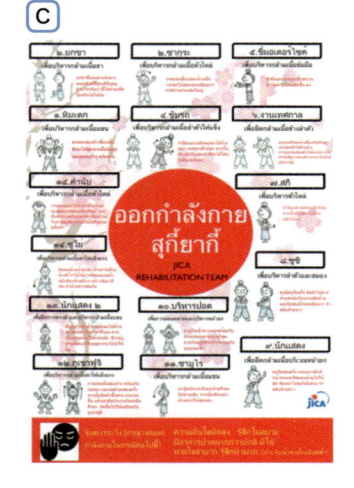

図1　適正技術を実施するための配慮
A) ラミネーターで作成した自主トレ表（タイ）．B) 患者・家族用の三つ折りのADLパンフレット（モンゴル）．
C) SUKIYAKI体操のポスター（タイ）．

3）継続性に対する配慮

- 介入初期段階から自主練習を含めた指導や，家族を巻き込み，主体性を育むとよい．
- 練習内容としては楽しめる内容を含めることも継続性を生むうえで重要である．タイのJICAボランティアは高齢者の介護予防に**SUKIYAKI体操**という音楽にあわせた運動プログラムを作成している（図1C）．また日本の**ラジオ体操**はさまざまな国で翻訳され使用されているケースも多い．

3　臨床現場の問題点と適正技術

1）ヒト・モノ・カネの不足

- 臨床現場ではPT，OT，STなどの**ヒト**が不足していることが多い．また，専門性の高い技術を身につけようとすると，習得に時間を要し，研修の**コスト（カネ）**もかかってしまう．さらに，装具や補助具などが必要になったとしても，**モノ**が手に入らないことも想定しなければならない．
- 現地のセラピストの能力や，環境は各国さまざまであり，状況に応じて適正技術を考えることが重要である．

2）リハビリテーションへの理解不足

- 医療は施しであるという慣習がある場所も多く，リハビリテーションの場面で使われる技術としては**物理療法**や，**マッサージ**が主体となり，患者が受け身になっていることも少なくない．
- まずはリハビリテーションの目的や，患者の**能力**，**主体性**を引き出す視点を理解してもらう必要がある．

3）医学情報の不足

- 途上国の現場では医学的情報を十分に得られないことを想定しなければならない．
- 臨床検査がされず，必要な画像所見や血液データ，心電図所見など得られないため，**リスク管理**も含めた患者評価を十分に行えない可能性があり，フィジカルアセスメントが重要となる．

4 臨床における適正技術の考え方と実践

- 基本的な**評価**方法や流れは，日本の臨床と大きくは変わらない．ただ，情報収集を十分に行えないことや，時間的制約が大きいことなどを考慮しなくてはならない．
- 入院患者であれば，計画を考えている間に退院してしまっていることや，地域巡回における在宅患者であれば訪問の頻度が極端に少ないこともあるため，特に**スピードが重要である**．ただ，高齢者施設や特別支援学校のような場所では，長期介入も可能となるため，かかわれる期間に応じて評価を行っていく．
- 途上国の臨床では，表のような，日本で対応したことのない疾患を有する患者に遭遇することもある．しかし，セラピストとしては症状や障害の程度を把握することが重要である．
- 本項の臨床場面は病院での活動を想定しており，特別支援学校や福祉施設などでは流れが異なる部分もある．なお，臨床の技術や考え方についてはさまざまな活動先で応用が可能である．

表　日本では珍しい途上国でリハビリテーションの対象となる疾患

疾患名	場所
ポリオ[※1]	ガーナ
鎌状赤血球症候群	ガーナ
先天性内反足[※2]	タンザニア
二分脊椎	タンザニア
マラリア後の後遺症	マラウイ
HIV/AIDSによる障害	タイ
ハンセン病後後遺症	タイ
凍傷による切断	モンゴル
分娩麻痺	モンゴル

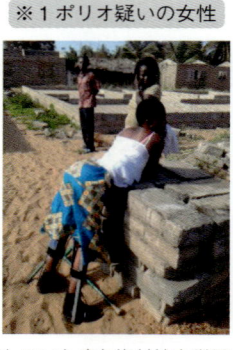

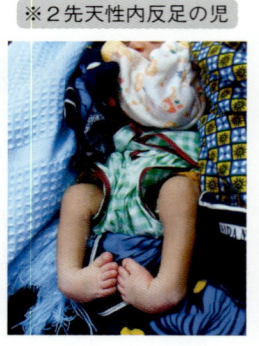

※1 ポリオ疑いの女性　※2 先天性内反足の児

タンザニア，ガーナ，マラウイ，タイ，モンゴルで活動していた青年海外協力隊員から聴取した，実際に遭遇した疾患の一例．正確な診断がつかないこともよくある．※1はポリオ疑いであるが，正確な診断はついていない．

1）情報収集のポイント

- 患者の大まかな疾患の情報を得るようにし，現病歴，合併症，既往歴などを把握するように心がける．情報収集だけでも医学的なリスクを想定できる．
- 特に現病歴については，臥床期間や，リハビリテーションを受けた経験の有無についてなど把握しておくとよい．発症後から廃用症候群に陥ってしまい，寝たきりになってしまって

いる場合なども多いためである．

2）患者評価のポイント

1 フィジカルアセスメント，バイタルサイン

- フィジカルアセスメントやバイタルサインは入念に確認をする．
- 過去に医療機関を受診していない患者では適切なケアがされていないことも多い．セラピストが体表観察から**褥瘡**，**感染症**，**深部静脈血栓症の所見**や，バイタルサインから**高血圧や不整脈などを発見する**場合もあるので，慎重に評価をする（図2）．
- フィジカルアセスメントは，視診，触診以外も，状態に応じて聴診や打診も行う．長期臥床患者では，**無気肺や肺炎を合併している**ことも珍しくない．

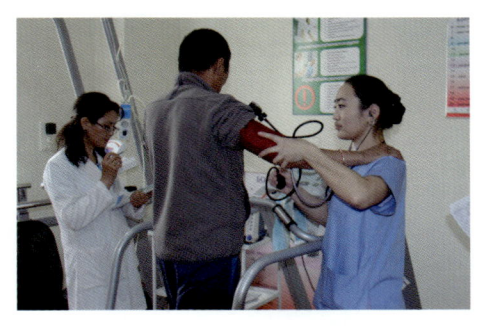

図2 バイタルサインを確認するモンゴル人PT

- 院内であれば医師との連携が容易だが，特別支援学校や地域活動では医師が近くにいないこともあり，地域の保健師や看護師と連携をしておくとよい．
- モンゴルで派遣中の日本人PTが脳卒中患者に理学療法を実施していた際に，DVTや肺炎の第一発見者となったケースが何例かあった．また，下肢痛で相談にきた患者に骨折の所見が疑われ，整形外科病院への受診を勧めたケースもあった．

2 身体機能評価

- 疾患や障害に応じて評価を進めていくが，**関節可動域や筋力など基本的な運動機能に問題を抱えている**患者は多い．特に発症から長期間経過し，リハビリテーションを受けたことがないような患者では，**廃用症候群による機能障害を有している**場合がある．
- 現病歴の情報収集とあわせて，障害が疾患による**一次障害**なのか，廃用症候群による**二次障害**なのかという点を判断する必要がある．
- 現実的に改善可能な機能障害か，ということも見極めなくてはならない．

3 基本動作能力，ADL能力評価

- 大まかな動作能力も把握する必要がある．基本動作能力については，自立，一部介助，全介助程度で評価するとよい．
- ADLについてはさまざまな評価法があるが，まだ評価を実践していない段階では**Barthel indexを用いる**のがよい．簡易的に現地語へ翻訳でき，現地のセラピストでもすぐに実施できる（図3A）．
- 大まかに把握ができたら，実用性の観点で基本動作，ADL動作を評価する．短期間のかかわりになることが多いため，実生活に直結するわかりやすい形で評価を進めていくことが重要である．

4 高次脳機能評価

- 高次脳機能障害は，途上国の現場では医療従事者にすら理解されていない場合も少なくない．
- 評価スケールが現地語に翻訳されておらず，精査が難しいことも多い．モンゴルではMMSE

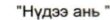

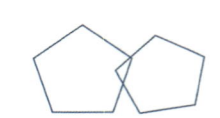

図3 評価スケールの現地語への翻訳
A) Barthel index，B) MMSE（モンゴル）.

を簡易的に現地語に翻訳し使用していたケースもあったが，基本的には臨床所見から判断することを想定しなくてはならない（図3B）．

5 嚥下機能評価

- VFやVEを行える環境が整っていることは少なく，むせの状況や発熱，たんの有無などから誤嚥を判断していく．嚥下スクリーニングテストの，**反復唾液嚥下テストや水飲みテストは特別な道具を必要としないため，簡便に実施できる**．

3）目標設定のポイント

- 病院では短期的なかかわりになることが多いため，具体的な目標設定を行うことが難しいこともある．
- 重症度や病期などにもより異なるが，短期目標としては，対象患者の機能や動作能力の指標ではなく，自主練習の**習熟度など主体的な動作を引き出す**ことを目標としてもよい．
- 介助が必要な患者では，家族指導に重点を置き，家族の練習の**習熟度なども目標にする**ことも必要である．
- いずれにしても目標設定は，**継続性を保つための視点をもつ**ことが重要である．

4）介入のポイント

1 機能障害の介入ポイント

- 各疾患や障害に応じて介入をしていくが，特に廃用症候群による二次障害に対する介入は重要である．
- 早期介入がされず，**関節可動域制限や筋力低下**などによりADLが制限されてしまう事例では，適切な介入により障害が改善する見込みが大きい．

- 日本の臨床では歩行が自立する軽度の片麻痺患者が，モンゴルでは廃用症候群による二次障害が進行し歩行不能となっていたケースが多く存在した．
- 二次障害をベースとした機能障害への介入は，単純な練習をいかに多く実施するかという**量的な視点が重要である**．
- 機能障害が多岐にわたる場合は，座位，立位保持，歩行など，最も課題とされる姿勢や動作に重要な関節，筋肉などに絞り介入を進めていく．
- 1つの運動，動作で複数の目的を網羅できるような練習内容にすると，短時間で指導もしやすく，効果も得られやすい（図4）．

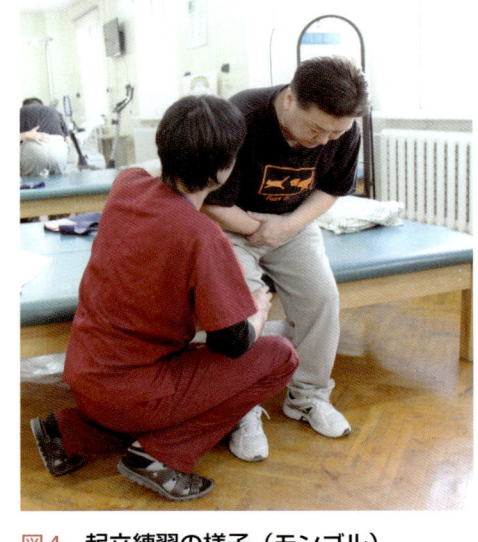

図4　起立練習の様子（モンゴル）

2 基本動作，ADL制限の介入ポイント

- 本人や家族が病気だからできないと決めつけているケースも少なくないため，まずは本人の主体的な動作や行為を引き出していく必要がある．
- 安静を強いられ，できる動作と，している動作に解離のあるケースでは，可能な範囲のできる姿勢・動作を積極的に実施していく．
- 静的アライメントを細かく修正するような介入よりも，**ダイナミックな動き**の介入の方が，患者本人や家族にも伝わりやすく，主体性も引き出しやすい．
- 質的な介入については，**実用性の観点から課題を絞り動作練習を進めていく**と，短期間でも実生活に反映されやすい．
- 家族の**過介助**により，**動作が制限される**ことも少なくないので，介入時は家族にも練習への参加を促し，基本動作やADLの能力にあわせて介助を一緒に行う．
- 道具を揃えれば調理練習など**IADL練習**も可能である．モンゴルで活動していたOTボランティアは，現地の料理を患者に教えてもらいながら一緒に調理する練習を実施していた（図5）．

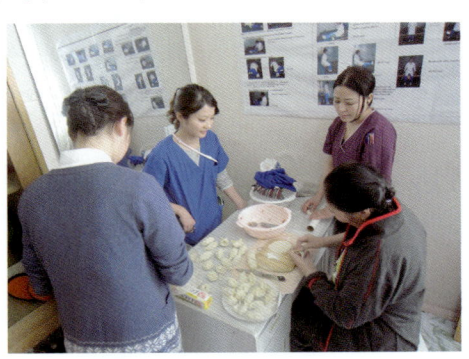

図5　調理練習の様子
日本人OT（中左）とカウンターパート（中右），モンゴル．

3 高次脳機能障害，嚥下障害の介入ポイント

- 高次脳機能障害への介入は言語が通じないと難しい部分が大きい．モンゴルでは，記憶障害の患者にメモリーノート※の指導や，失語症患者にタブレット端末を使用したコミュニケーション練習を実施したケースはあったが，基本的には高次脳機能障害に特化した介入ではなく，ADLやIADLなど**行為ベースで考えた方がよい**（図6A）．
- 嚥下障害への介入は，嚥下食の用意に工夫が必要となる．バングラデシュで活動していたSTボランティアは，増粘剤や片栗粉がなかったため，コーンスターチを増粘剤の代わりに使用

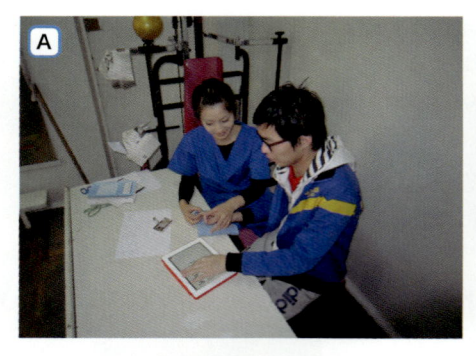

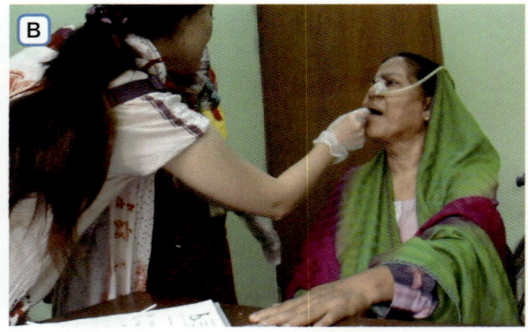

図6 高次脳機能障害，嚥下障害への介入
A) タブレット端末を使用したコミュニケーション練習（モンゴル）．B) STによる嚥下練習（バングラデシュ）．

していた．嚥下練習にあたっては，現地の人の味覚にも配慮することが重要である（図6B）．

> **memo** ※ メモリーノート
> 記憶障害を，メモや手帳などを利用して補完する方法．行動記録やスケジュールなどを記載する．

5 臨床現場で患者のリハビリテーション計画を立てる

- 実際に途上国の現場で外国人の患者を目の前にすると，頭が真っ白になってしまい，効率よく情報収集や評価を行えず，プログラムの実施までに時間がかかってしまうかもしれない．図7の臨床フローチャートを用いて手順を明確にして臨床に望むことで，途上国の現場でも円滑にリハビリテーションを行える．
- 実際の臨床ではフローチャートに基づき，臨床技術のポイントを□にチェックマークを入れながら第2章-4図3Aの評価表を埋めるようにすることで，最低限の評価から目標設定，プランの立案ができるようになっている．

2-2 適正技術：臨床技術

適正技術のポイント

- 1回の介入時間は　　　分
- 介入日数は　　　日
- 文化への配慮は？
- 継続するための配慮は？
- 理解のための配慮は？

対象者と対面

STEP1 情報収集

臨床技術のポイント
- □ 住所や連絡先は聞いたか？
- □ 家族状況は聞いたか？
- □ 家屋状況は聞いたか？
- □ 学歴や職歴は聞いたか？
- □ 病歴や治療歴を確認しているか？

STEP2 患者評価
- □ バイタルサイン，フィジカルアセスメントは確認したか？
- □ 機能障害の評価は行ったか？
- □ ADL，IADL の評価は行ったか？
- □ 認知機能などの問題はないか？

STEP3 目標設定
- □ 機能障害，ADL，IADL の目標設定は偏りがなくバランスよく考えられているか？
- □ 主体性を意識した目標設定になっているか？

STEP4 プログラム立案・実施
- □ プログラムは当事者が理解できるものになっているか？
- □ プログラムは量的な要素も加味されているか？
- □ プログラムは主体性を引き出すような工夫がされているか？

□ リハビリテーション終了後のフォローアップ体制はどのようにするか決めたか？

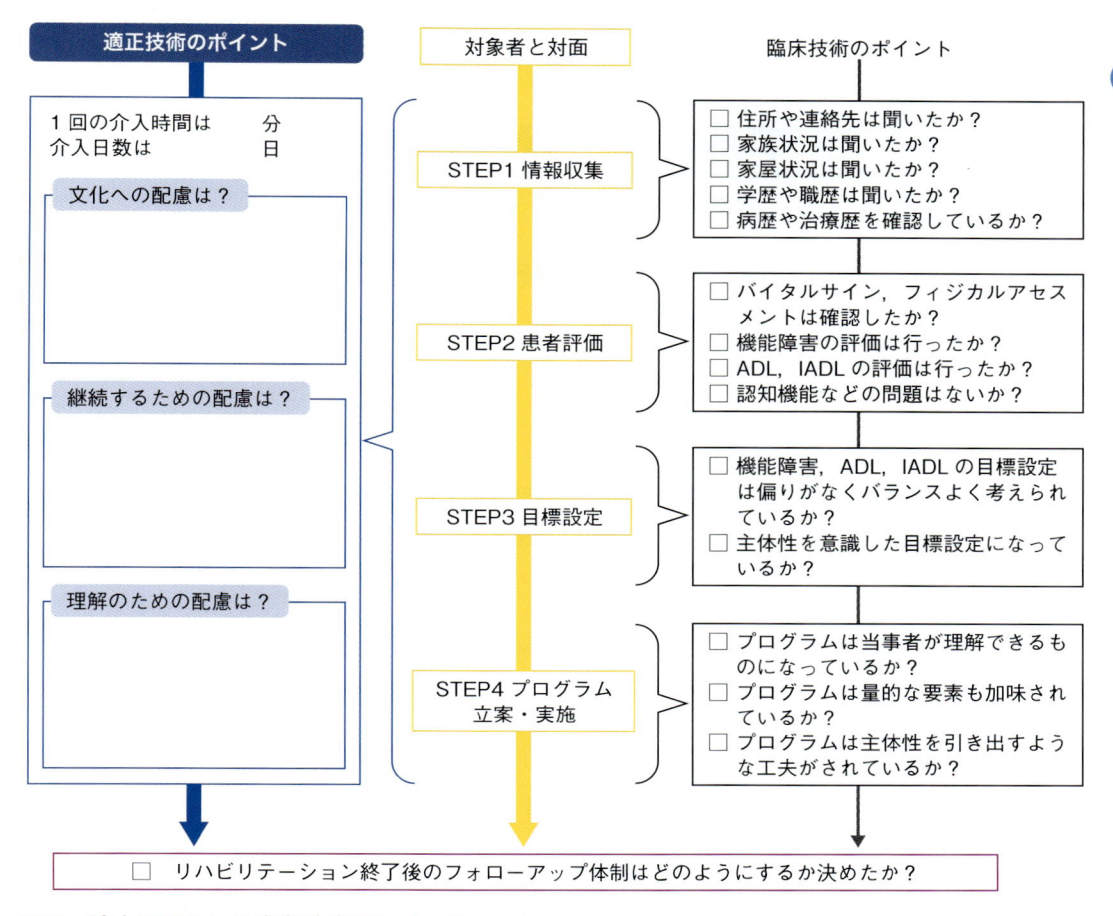

図7　途上国における患者診療のフローチャート

Start：2，3を参照し，適正技術のポイントを埋める．評価を進めていくなかで加筆していく．
Step1：4 1) の情報収集のポイントを参照し，フローチャートにそって評価表に記載し□にチェックマークを入れる．
Step2：4 2) の評価のポイントを参照し，フローチャートにそって評価表に記載し□にチェックマークを入れる．
Step3：4 3) の目標設定のポイントを参照し，フローチャートにそって目標設定をできたら□にチェックマークを入れる．
Step4：4 4) の介入ポイントを参照し，フローチャートにそってプランの立案，実施をできたら□にチェックマークを入れる．
End：終了後のフォロー体制を決めて終了したら□にチェックマークを入れる．
340頁巻末付録に書き込み用の図あり．

■ 文献

1) 「国際看護学　看護の統合と実践（開発途上国への看護実践を踏まえて）」（柳沢理子/編著），ピラールプレス，2015

第2章 国際リハビリテーションの実際

3 適正技術：生活支援技術

> **学習のポイント**
> - 技術の社会的側面を理解する
> - 現地で行う適正技術（生活支援技術）のプロセスを理解する
> - 具体例のイメージを参考に現場で応用できる基礎を理解する

　現地では，これまで行ってきた各自のやり方で生活支援を行うとき，うまくいかないか，その場ではうまくいっても活動が継続せず，結果的にひとりよがりの支援となることも多い．しばしば，〜がない，〜が違う，〜がわかってもらえない，活動が広がらない，と感じる．ではどのように，〜がある，わかってもらえる，活動が持続し広がっていく，としていくのか．本項では技術を社会的側面から捉え，具体的な生活支援例を通し，適正技術の理解を深める．

1 生活支援技術の社会的側面

- それぞれの家庭や地域で，そこに住む人々にとって身近なものや環境を用いて行う生活支援は，地域によってその方法が異なる．生活支援に用いられる技術そのものに社会的な側面があるからである．社会的側面とは，その技術が成り立つ背景のことである．
- 例えば，容易に手に入る材料やその材料を加工する技術，人々の器用さや経済状況，その土地の特徴や気候の様子などは地域ごとに異なる．加えて，宗教上大切にしていることや地域文化での禁忌なども影響する場合もある（文化については第2章-10参照）．では，どのような視点で現地の技術の社会的側面を把握すればよいのだろうか．

1）技術の社会的側面

- 自分の身近な技術（支援）例を社会的側面からとらえるトレーニングとして，技術を**機器や道具，環境の利用，経験や共有の蓄積**の3つに分けて捉えてみよう．この3方向から考えることで，技術を身体・環境・社会の3つの側面からバランスよく把握しやすくなる（表1）．
- 簡易的に図1のような図を用いると視覚的に捉えやすくなる．図1A〜Cそれぞれ特徴がある．自分の技術や技術感に向き合うことは，現地の生活支援をより適切に行うために必要である．技術の社会的側面の分析にはほかにもさまざまな捉え方がある．
- このような捉え方をすると，技術のなかの1側面が高い傾向がみえてくる場合がある．特に

表1 技術を社会的側面から捉える

機器や道具	よくみえる・手が届く・行かなくても話せる・より速く切れる・電気やエンジンを用いて数倍の力で作業できるなど，人間の身体機能を拡大しているものを指す（「手の延長」のイメージ）．
環境の利用	田畑の土づくりや用水路の整備，および家の周囲を住みよく工夫するなど環境がより利用しやすくなる積み重ねを指す．環境をうまく利用するという側面も含まれる（「大地の延長」のイメージ）．
経験や共有の蓄積	いわゆるコツを共有することや，地域で引き継がれる田植えに最適な人数と役割分担，種まきの時期のいい伝えなど，人と人がかかわりのなかでつくりあげたもの（「力能の延長」のイメージ）．

それぞれ「手の延長」「大地の延長」「力能の延長」は文献1の区分を生活支援技術への利用に合わせ変更した．この3つの延長は，技術を労働の蓄積という視点から捉えており，技術の社会的側面の要素を把握しやすい．

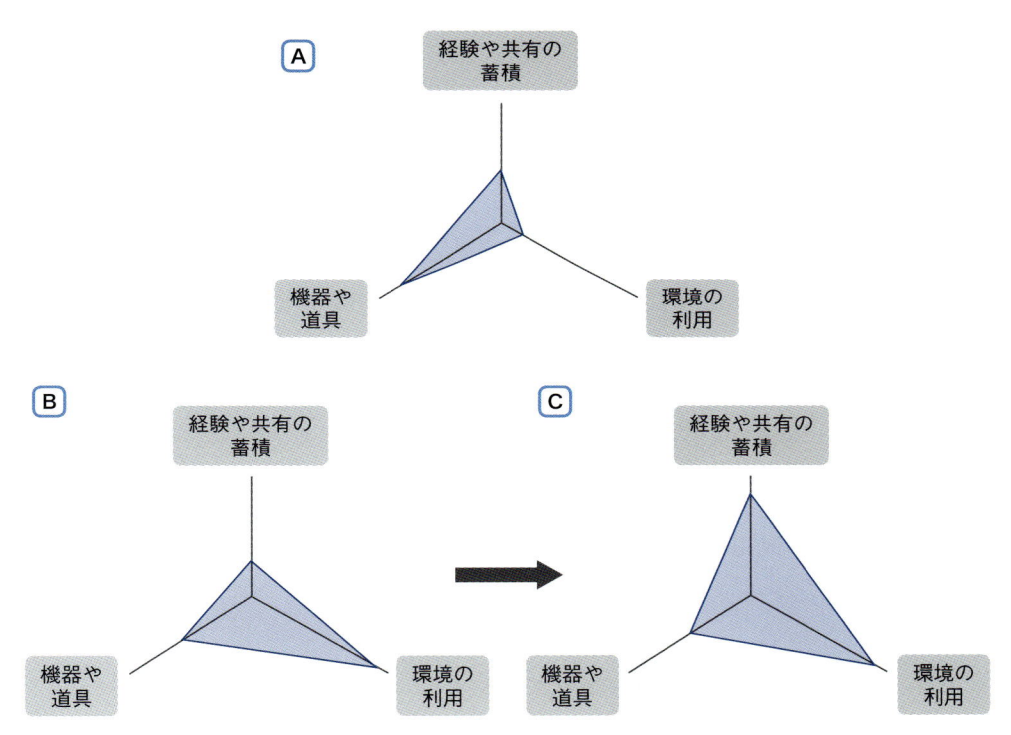

図1 技術を視覚的に捉える

A) 市販の曲がりスプーン．B) 庭の木を切って平行棒をつくってあった例．環境をうまく利用していたが，平行棒は高く，不安定であった．C) 練習にちょうどよい高さに調整してもらう．加えて家族の経験をもとに休憩用の椅子の設置と訓練の効果的な回数が検討された．このため経験や共有の蓄積が進み，三角形は大きく，バランスがよくなった．

われわれの日々の生活は，機器や道具の利用に偏っている場合も多い．生活支援をより適切に行うために3側面をバランスよく捉え，アプローチすることが大切である．

2) 適正技術：生活支援技術に必要な要素

- 現地で，例えば食事やトイレなどのADLや，遊び，環境調整などを含めた生活活動に対し，支援者自身は家族や当事者がその活動を見直すきっかけづくりとしてアプローチすることも

多い．適正な技術支援とするためにも，アプローチしつつ，表2のような情報収集を積極的に行い，活動へとり入れたい．
- 当事者宅へ訪問するばかりでなく周囲を歩き，近くのマーケットをみることや，現地の宗教観を把握することも必要となる．その他に現地では，自分以外に，すでに他者や他団体により同様なアプローチがなされてきた場合もある．また地域の障害者自身が当事者活動を行っているということもある．積極的な情報収集によりこのような活動経験の蓄積を自身の支援に充分に活用していきたい．

表2　適正な支援のため集めたい情報

当事者ニーズ	家族構成や家族のニーズ
当事者家族の健康状態	経済状態
家屋・周囲の環境	地域の人の支援
ADLの宗教的・文化的位置づけ	人々の作成技術の傾向
周囲で容易に入手できる材料	既存の当事者活動の把握

2　生活支援技術の適正性の評価

1）適正性

- 現地では，われわれが工夫する生活支援技術が当事者にとって適切なのかどうか，当事者や家族の反応で判断できることも多い．しかし，より多くの人がかかわっていく場合，客観的に評価するのに図2のチャート表が役立つ．加えて，もともと現地にある活動や技術そのものを評価するときにも役立つかもしれない．手はじめに近くのマーケットに行き，実際に人々が使用しているものについてチャート表をつけてみよう（341頁巻末付録）．

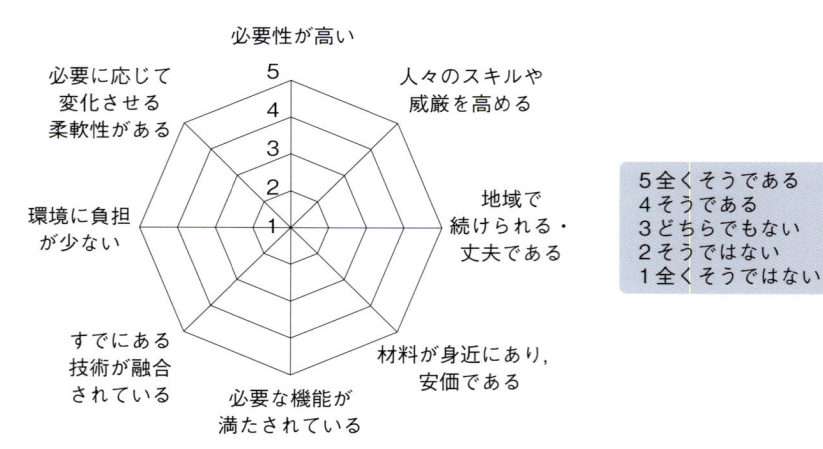

図2　生活支援技術における適正性チャート表
文献2, 3をもとに作成．

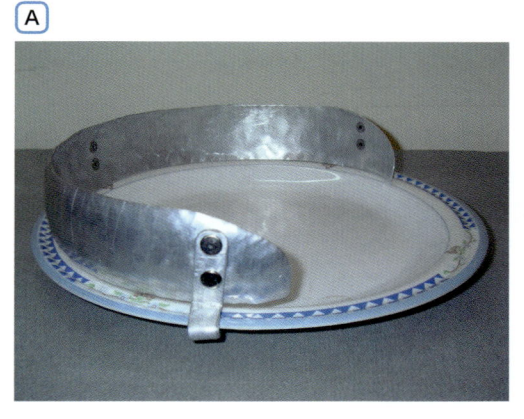

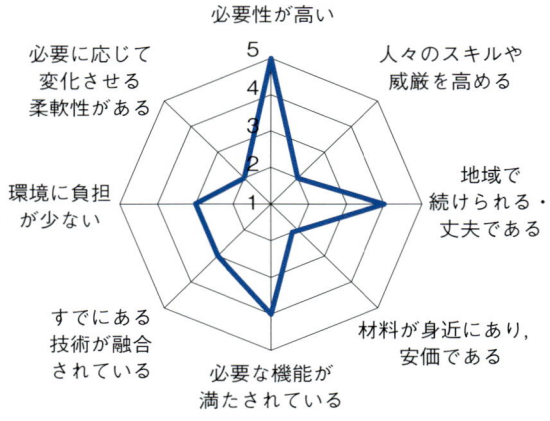

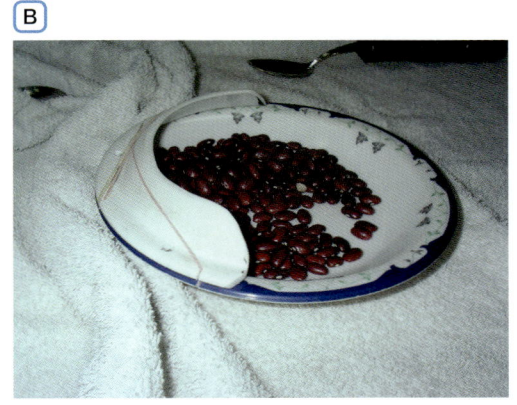

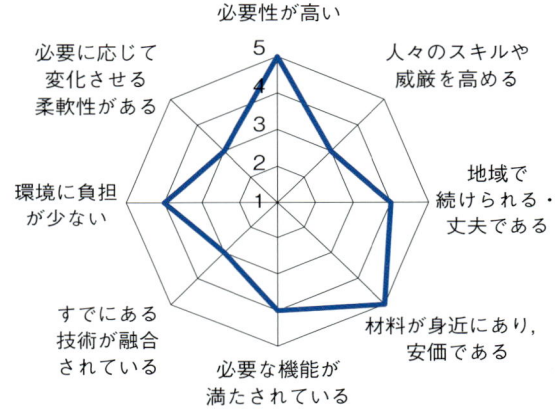

図3 チャート表活用例

A) 木型から板金によりつくられたフードガード．丈夫であるが道具や材料の入手が容易でない．作成技術も高い．物づくりが得意な外部支援者がつくった例．B) バザールで購入できる皿2枚を加工する．接着せず切り込みに輪ゴムや紐を入れ固定．外して洗浄可．加工する道具がそろいやすい地域性が背景にある．

- 現地で使われている生活支援技術をまずこのチャート表で捉え，課題を明確にした後にその生活支援技術に再びアプローチすることもできる（図3）．加えて生活技術支援を現地の人と実際に行う場面では，このチャート表を現地語で表記し，めざす技術支援方向の共有に役立てることもできる．

2）実例およびチャート表での評価

- 現地でこのチャート表の各項目を広げられるのはだれだろうか．本来最もその可能性があるのは，その生活支援技術を必要とする当事者であり，その次に家族，親族，隣近所の人，地域の人と続く．

- われわれのような外部から現地へ行き生活支援を行うものや，ともに活動する現地スタッフが最も困難な場合もある．つまり，適正技術を用いる生活支援技術では，当事者および，当事者の近くで生活している人々の協力と参加を得る必要がある．この際，言語や文化背景が

異なるなかで，こちら側のもつイメージの共有は欠かせない．
- 75頁コラムではイメージ共有のたたき台として利用できる実例を紹介する．本当にその技術を用いる必要があるのかも含め，現地の人々と工夫を重ねてほしい．
- 一方で，適正技術による生活支援では，機器や道具を用いずに介助する方法や，当事者の活動環境や活動方法の検討が最も役立つことも多い．**1**1）で触れた経験や共有の蓄積および環境の利用にあてはまる．機器や道具に偏ることなく，これらの3つの方向性のバランスをとりながら活動をつくっていくことが重要である．

3 ものづくり用語

- 現地の生活支援のなかで，どの材料でどのようなものをつくるか，寸法をどうするか，作成上注意する点は何か，どんなポイントで生活支援を行うか，など慣れない言語で情報をやりとりすることも多い．345頁巻末付録「ものづくり用語集」を少しずつ埋めておくと，現地で意図を伝えやすい場面が増える．英語以外の共用語や，加えて現地語の表記があればぜひ押さえておきたい．なお336頁巻末付録にも用語集があり併せて活用されたい．

4 おわりに

- 本項では，主に家庭を中心に，比較的小さな地域における適正技術を用いての生活支援を念頭に説明した．一方で地域を越えて，適正技術を生かしていくためには技術や製品の適正性に加え，それを生かしていく制度や社会的システムを一緒に考えていくことが必要となる．
- 現地で簡単に制作や修理可能な器具をつくり，かつ容易な生活方法や介助方法を地域に合わせてつくり上げても，生活に生かされないこともある．その原因は栄養状態・健康状態・経済状態などから，家人や本人に，そうした技術を利用する余裕がない場合などである[2]．
- かかわる時期を再検討する（今ではなく2カ月後など），別の視点によるかかわり，例えば保健・医療・福祉などの専門性からアプローチする，またはそれを依頼する，地域のより別の支援者や支援団体などと協力するなどの必要性もイメージしていきたい．

文献

1) 「地域自立の経済学（第2版）」（中村尚司／著），日本評論社，1998
2) 「リハビリテーション国際協力入門」（久野研二，中西由紀子／著），三輪出版，2004
3) 「適正技術と国際協力」（NGO活動推進センター／著），NGO活動推進センター，1990

参考図書

- 「Disabled Village Children」（David Werner／ed），The Hesperian Foundation，1934
- 「世界を変えるデザイン」（シンシア・スミス／著，槌屋詩野／監，北村陽子／訳），英治出版，2009

コラム：生活支援技術の具体例

　ここでは各国で行われた実際の生活支援例を紹介する．現地語や共通語でつくるイラストや写真つきのマニュアルは，広く技術を共有するのに有効であり積極的に利用したい．

1）食べる

◾ すくいやすい皿（フードガード）と作成マニュアル

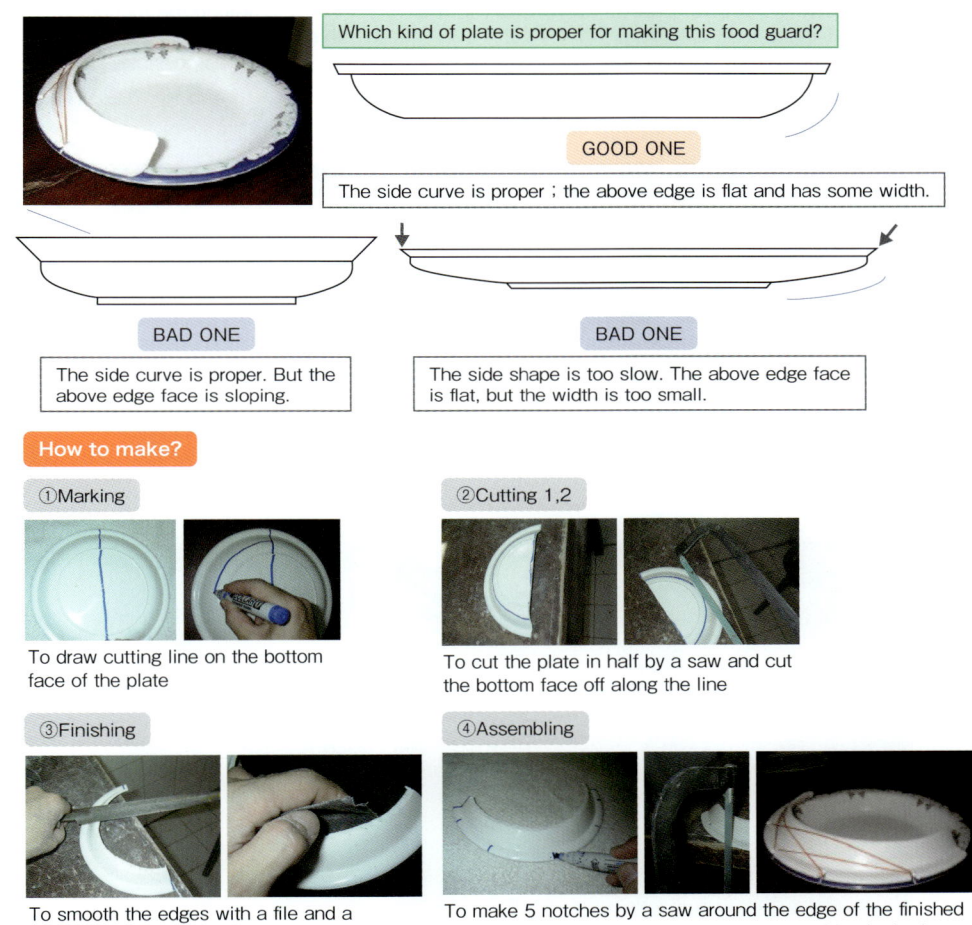

Which kind of plate is proper for making this food guard?

GOOD ONE
The side curve is proper ; the above edge is flat and has some width.

BAD ONE
The side curve is proper. But the above edge face is sloping.

BAD ONE
The side shape is too slow. The above edge face is flat, but the width is too small.

How to make?

①Marking
To draw cutting line on the bottom face of the plate

②Cutting 1,2
To cut the plate in half by a saw and cut the bottom face off along the line

③Finishing
To smooth the edges with a file and a sandpaper

④Assembling
To make 5 notches by a saw around the edge of the finished plate and another complete one. And to combine both plates with rubber bands through the notches like above picture.

　この食器はスプーンでの食事の自立度を向上させるだけでなく，ナンをカレーにつけて手で食べる際に，皿の縁をより利用しやすくする効果もあった．大きめの布やバスタオルを皿の下に敷き，滑り止めとすることでさらに使用しやすくなる例も多い．このマニュアルは現地のCBRワークショップで実際に使われたもの．さらに現地語で作成できれば，より多くの参加者に作成方法を伝えることができる．パキスタン（2005）．

❷ 曲げられるスプーン（フレキシブルスプーンハンドル）と作成マニュアル

A

①Cutting

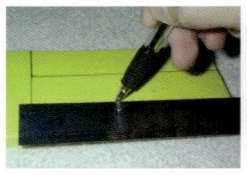

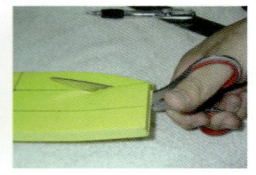

To cut out two rubber pieces (Length 5 inches -Width 1 inch)
To cut out two or three thick wires (Length 4 inches)

②Winding

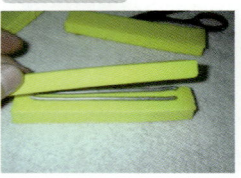

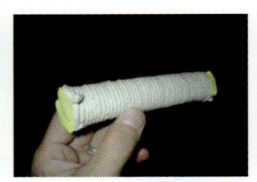

To wind around the rubber and the wire with a little thick string tightly. The pressure of every turn must be as same as possible.

③Taping

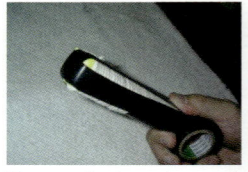

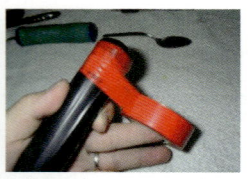

To tape both ends carefully. After that, to tape from one end to another. Tight taping is essential for this handle to be tough and washable.

④Adjusting

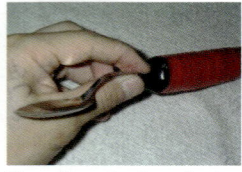

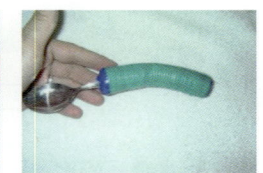

To adjust the handle for spoon user. This handle is flexible, and if you choose any thin spoon, it is also flexible a little. Then you can much more easily adjust the spoon for each user.

B

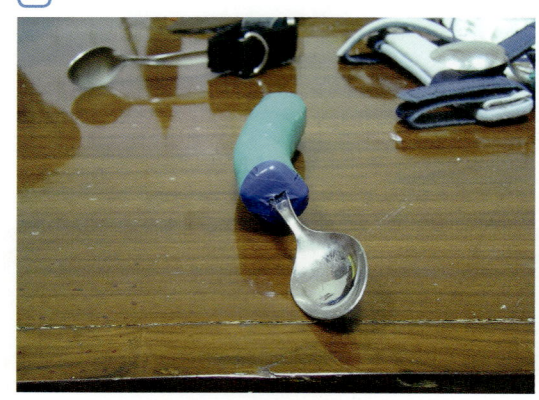

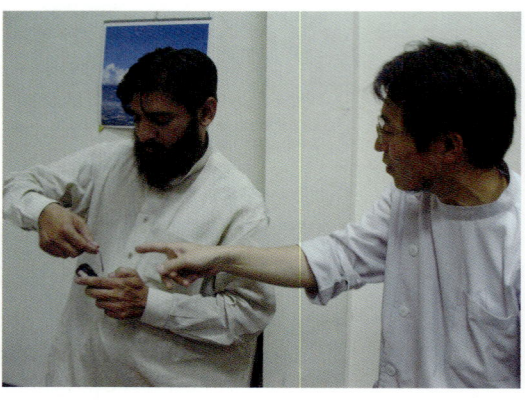

適切な食器がないために，介助量が増える，または皿に直接口をつけるという場面が増える．**A)** 写真にある道具は，バザールで販売されている品質が低めの薄いスプーンを使うことで柄を曲げられる自由度が大きくなり，食事動作の自立度が上がる例がみられた．**B)** 現地のワークショップで多くの参加者が作成．細いタイプをつくり，その場でペンホルダーに転用した参加者もいた．パキスタン（2005）．

3 スプーンホルダー

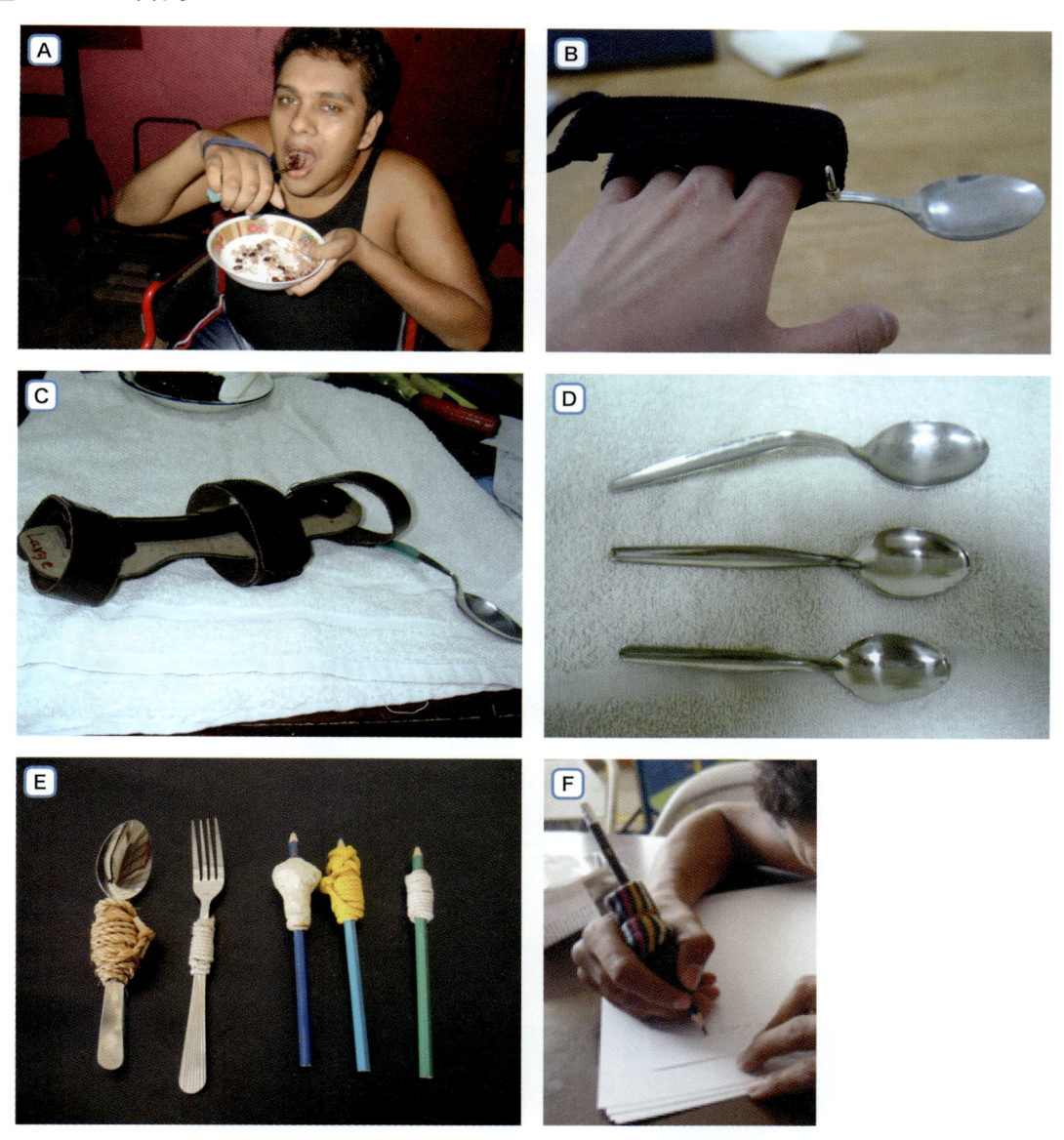

A) 食事全介助の脊髄損傷男性の例．マジックテープと曲げたスプーンを使用．装着は家人へ指導．初回訪問アプローチ時の写真．食事ができている（ニカラグア 2012）．B) 慢性期の片麻痺者．このケースは低下している手指の機能を補う形で使用されている（モンゴル 2014）．C) 手関節の安定に課題があるケースに使用．スプーンを差し込む部分，本体を手や前腕に固定する部分の工夫が必要となる（パキスタン 2005）．D) バザールなどで材料を調達する場合，値段や品質のばらつきが大きい．その地域で無理なく調達できる材料のなかから，用途に合う材料をみつけることが必要．1番上のスプーンは品質が低く薄く，曲がりやすい．中・下段のスプーンは品質が高いものの曲げにくくなるため，生活支援技術で使用するときには自由に曲げやすい品質の低いものを利用することが多かった．値段も安い（パキスタン 2006）．E) 現地で容易に安価で入手できる材料は地域によって異なる．まずは身の周りの材料を，当事者・家族や現地スタッフといろいろ試しながら技術をともにつくりたい．F) 試行錯誤の末，古い靴下をゴムで巻いたペンホルダーが実用された例（ニカラグア 2012）．

2）座る

◾️ 子ども用カットテーブルと座位保持具，それらのマニュアル

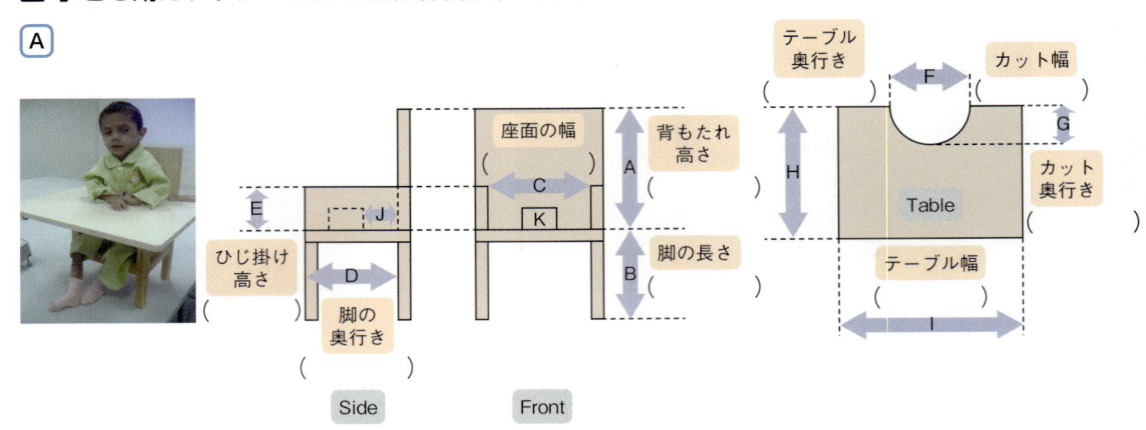

A

（テーブル奥行き／カット幅／座面の幅／背もたれ高さ／H／カット奥行き／ひじ掛け高さ／E／J／D／K／脚の長さ／B／テーブル幅／I／脚の奥行き）

Side　Front

B

Measure body parts of the child from "a" to "b" below.

Fill out the right table and take the paper to a carpenter for making a special chair.

A	a	
B	b	
C	c＋6 cm	
D	d	
E	e	
F	f＋2 cm	
G	g＋2 cm	
H	d＋20 cm	
I	c＋30 cm	
J	If necessary	
K	If necessary	

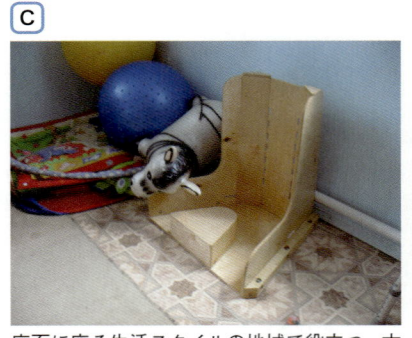

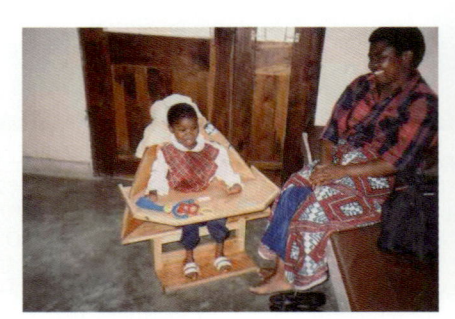

C

床面に座る生活スタイルの地域で役立つ．木製，ウズベキスタン2011．

ウズベキスタン2001．

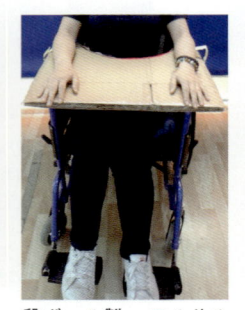

段ボール製，エルサルバドル2015．

A）実際に現地のCBRワーカーの女性たちに使われていたものである．ウズベク語とロシア語でマニュアルがつくられ，CBRワーカーはこの方式で椅子をつくる実習に参加した．その結果，写真にある子ども用のテーブルと椅子がいくつも作成され，そして使用された経緯がある．（　）に現地語を書きいれると，より理解されやすくスムーズな作成につながる．B）図を参考に対象児の各部位の長さを計測する．値を表の指示にそって該当する欄に書き込む．そのまま大工や家具工房にもって行くと，図面に従って障害児向けの椅子をつくってもらえるというもの（ウズベキスタン2010）．右の表に実際に数値を書き込み作成してみよう．C）その他の座位保持具・カットテーブルの例．

3) 住まい

◪ アプローチ・スロープ

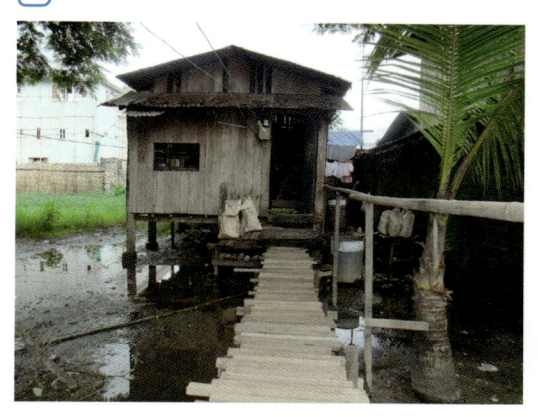

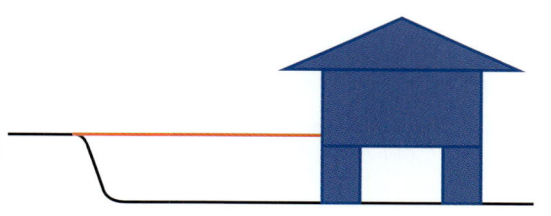

A

B

The slope for moving by oneself — Less than 1/12〜1/15 is appropriate slope (as angle：about 5〜7°).

The slope for using with assistants — Less than 1/6 is easy to assist moving wheel chair (as angle：about 10°).

A) 湿地の高床式住居．もともとあった入口の階段をとり除き，土手から橋を用いて入口へのアプローチがつくられた．手づくりの歩行器を用いて利用．対麻痺の妻のために夫が作成した例（ミャンマー 2012）．B) スロープについては完成したものの，用途に合っていないということがしばしば起こる．車椅子が方向転換する場所の有無や，スロープの角度は作成前に十分検討しておきたい．図のようなイラストを現地の言葉で準備すると説明が容易．

◪ 住まいへのアプローチ（高床）

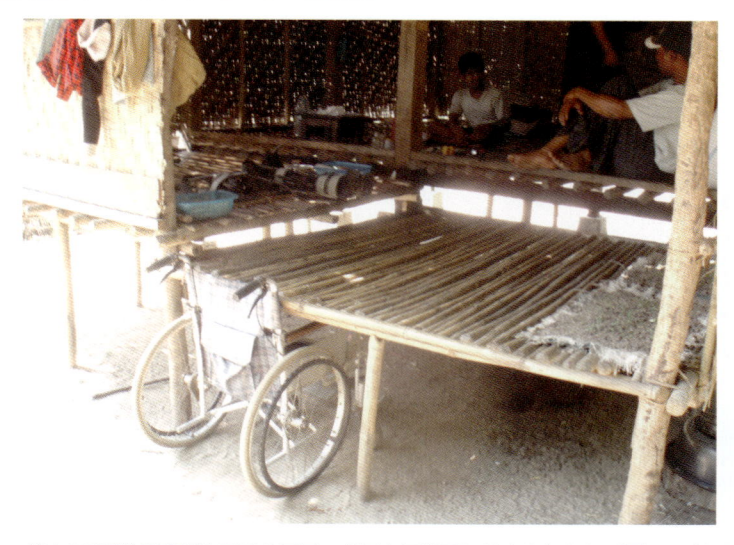

ポリオで下肢麻痺がある男の子用．地面と居住面には大きな高さの隔たりがある．この段差を解消しつつも，車椅子からの乗り移り動作が困難にならないよう工夫されている．居住面まですべてフラットにするのではなく，よじ登る動作を基本に入口段差の改修が行われている（ミャンマー 2012）．

4）トイレ動作

◼ 立ち上がり手すり

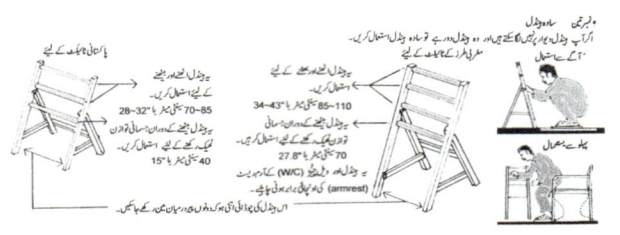

伝統的なトイレの他に洋式トイレが併用されている地域．それぞれのサイズで置き型手すりが検討された．現地語による寸法説明書（パキスタン2004）．

2 補高便座

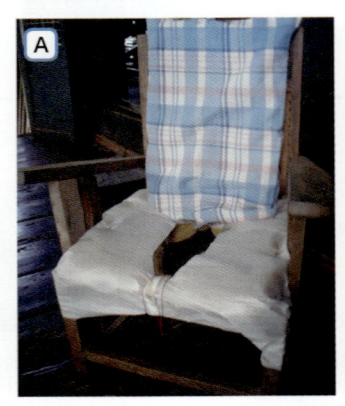

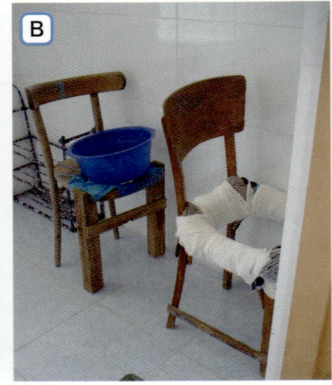

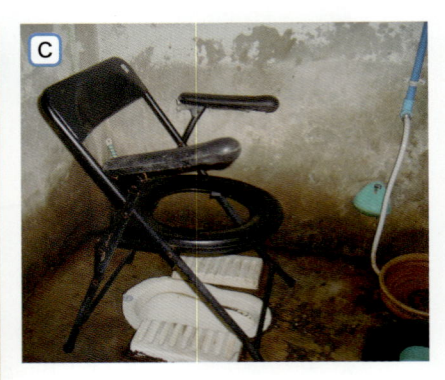

現地ではしゃがむタイプのトイレを使用する地域も多い．下肢の麻痺や変形，ひざなどの痛みがあるとトイレ動作が非常に困難となる．身の回りにある椅子を加工して便座の作成を行うことも多い．**A）** 木の椅子の座面部分を切り抜き，背と座面を布で覆う．膝に痛みをもつ高齢者が使用（ミャンマー2012）．**B）** トイレについてはさまざまなタイプの補高便座を，その環境でできるだけ無理のない形で試行錯誤する必要がある（ウズベキスタン2013）．**C）** 歩行可能な軽度対麻痺者が使用した例（ミャンマー2012）．

5）移動する

◼ サイドケイン

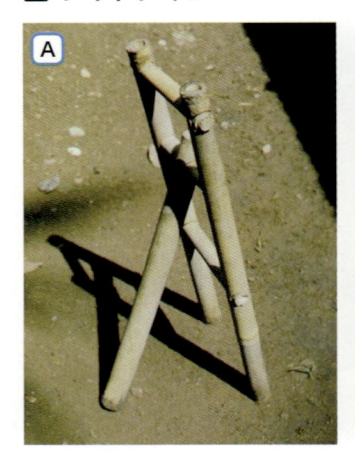

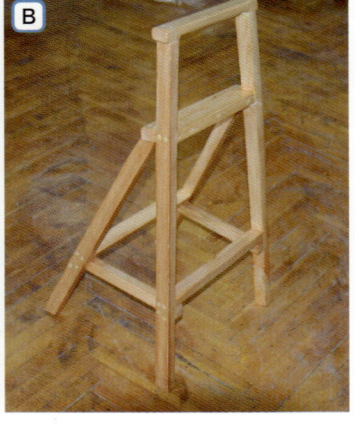

現地で入手が容易で加工技術が確立されている材料を選ぶと，その地域では受け入れられやすく，修理もしやすい．**A）** 竹製のサイドケイン（インドネシア1997）．**B）** 急性期の重度脳卒中患者の歩行練習で使用された木製のサイドケイン．支持性が高く，重度者の歩行練習が可能だった（モンゴル2014）．

❷ サンダルの義足

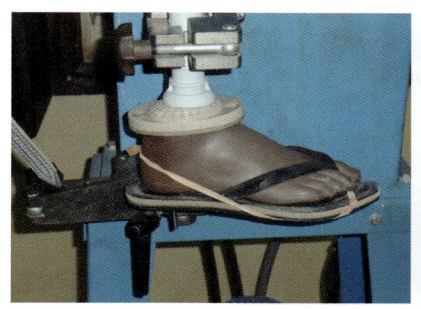

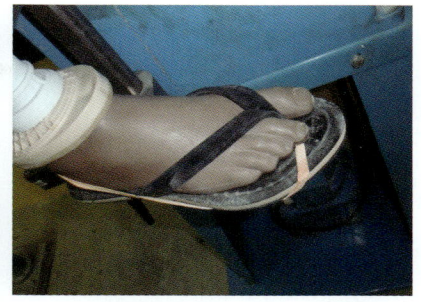

現地の文化に合わせてサンダルを履けるサッチ足を作成．標準的なミャンマーの肌色に合わせている（ミャンマー2012）．

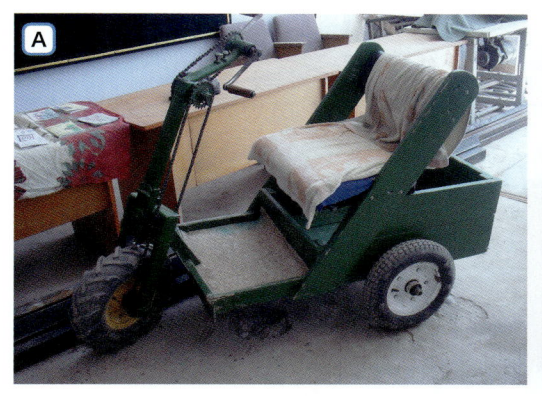

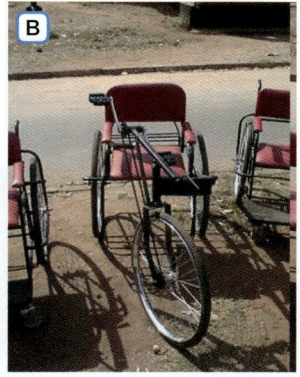

❸ 手動式車椅子

手で前輪を駆動するタイプの車椅子．**A)** 工場内の移動や運搬にも使われていた．頑丈にできている（タジキスタン2010）．**B)** 現地は未舗装路が多く，一般的な車椅子では前輪が埋まりやすい．また道は平たんではなく，走行中に車体はくり返したわみ，容易に歪みやすい．どちらの写真もポリオの後遺症により下肢麻痺と変形があるケースで屋外の移動に用いられた例（マラウイ2001）．

❹ モーターサイクル

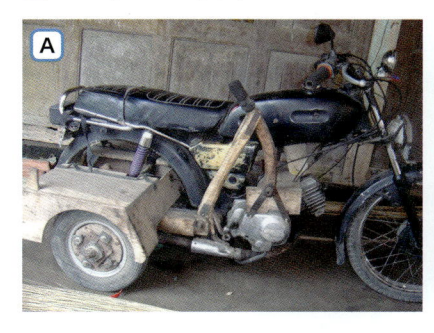

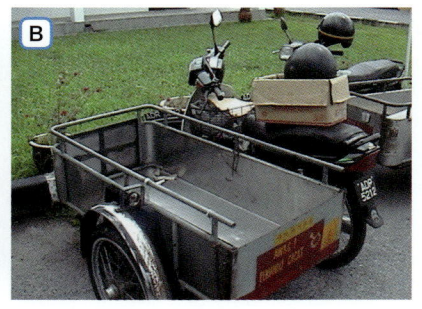

A) バイクは村落部で，通常は車椅子を使用する両下肢に麻痺と変形があるポリオの青年が使用．ギア操作は延長された棒で行う．活動が飛躍的に広がる（インドネシア2009）．**B)** サイドカーの後ろは開閉でき，車椅子使用の当事者が自分でその車椅子を載せ，バイクに移り運転する．クラッチから棒が出ており，ギアーチェンジは手で行う．移動先で車椅子に乗り換えることができ，活動をより多様に組み立てることができる（マレーシア2008）．

5 下垂足防止スリング

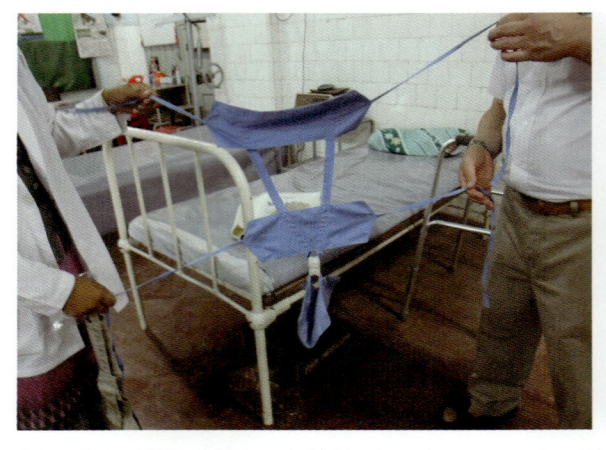

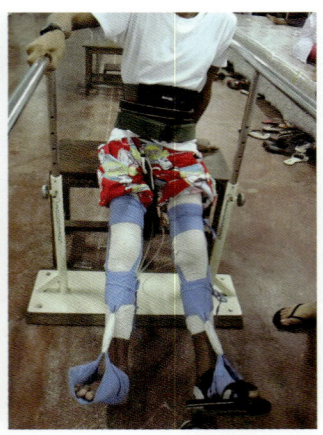

布製の装具．材料は安価で入手が容易．軽い（ミャンマー2010）．

6）着る

1 楽しみながら更衣イメージの練習

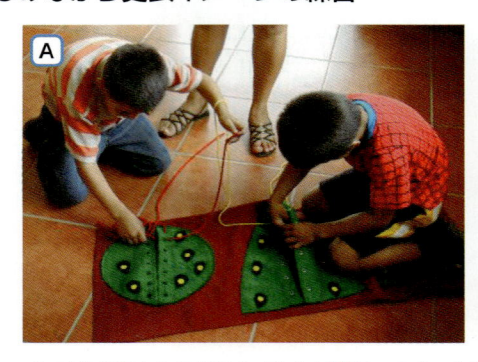

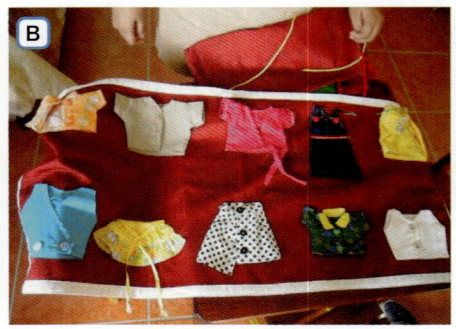

A）手芸が好きな母親が作成した練習具．2人で楽しみながら，時に遊びながら練習をしている（ニカラグア2012）．B）家族がつくった例．好きな服の色や形も選べる（ニカラグア2012）．色彩豊かな現地の服装がそのまま活かされている．

2 市販品を身の回りの材料で代用

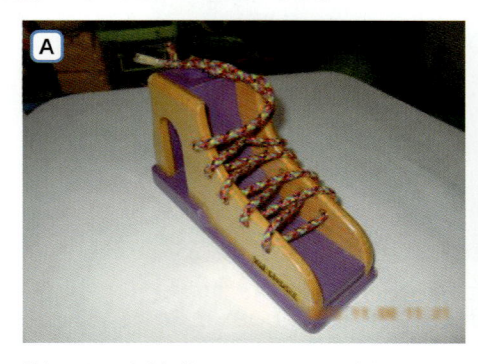

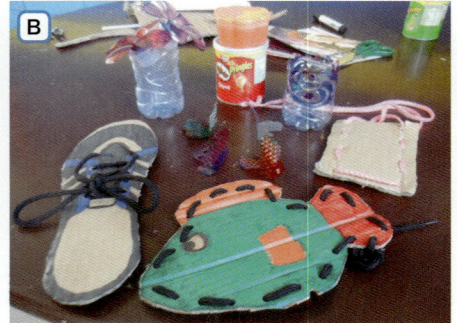

首都にある障害児施設にあった器具（A）を参考に，段ボールを用い，より楽しみながら手軽に使える訓練用具（B）をつくった例（ニカラグア2012）．

第2章 国際リハビリテーションの実際

4 適正技術：管理運営技術

学習のポイント
- 患者記録の記載事項や情報の集積方法を理解する
- 会議運営の目的やケースカンファレンスの方法を理解する
- 病棟との連携構築の目的や方法を理解する
- 物品管理を中心とした5Sの考え方を理解する

1 リハビリテーション部門の管理運営における注意点

- **管理運営**において重要なことは，個人をよくする視点から，**集団をよくする**という視点をもつことである．
- 国や地域により異なる部分もあるが，途上国の病院をはじめとしたリハビリテーション部門は，日本で所属していた病院やクリニックのリハビリテーション部門より管理体制が不十分であることが多い．また**習慣**や**文化的背景**などの違いにも考慮し運営をしていく必要がある．
- ここでは管理運営技術について，2 情報管理，3 会議運営，4 連携構築，5 物品管理の4項目に分けて説明をする（図1）．
- なお，病院のリハビリテーション部門を想定した内容が多いが，管理運営のポイントは福祉施設や学校など他の施設でも応用が可能である．

2 情報管理

1）問題点と目的

- 配属先のリハビリテーション部門に派遣されてまず知りたいことは，対象としている**患者の情報**についてである．しかし，途上国の現場では情報が整理されていないことが多い．
- 原因の多くは，診療のみを行い，**カルテ**の記載や患者情報のデータ収集をしていないことによる．
- 情報を収集することで，患者の状態や属性を把握でき，診療内容から時間配分までも考慮することができる．

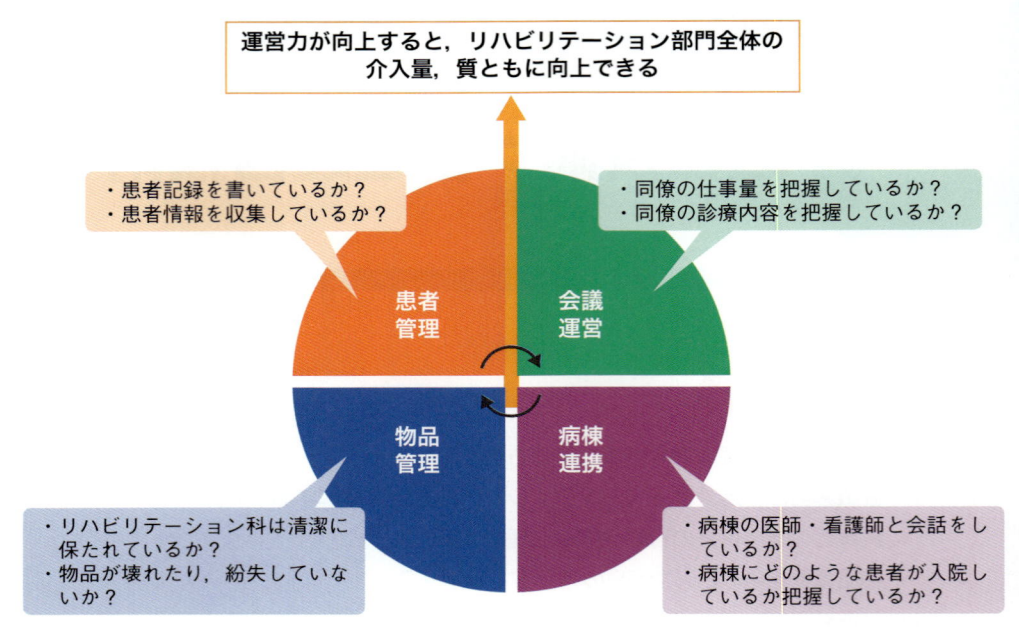

運営力が向上すると，リハビリテーション部門全体の
介入量，質ともに向上できる

・患者記録を書いているか？
・患者情報を収集しているか？

・同僚の仕事量を把握しているか？
・同僚の診療内容を把握しているか？

患者管理　会議運営

物品管理　病棟連携

・リハビリテーション科は清潔に保たれているか？
・物品が壊れたり，紛失していないか？

・病棟の医師・看護師と会話をしているか？
・病棟にどのような患者が入院しているか把握しているか？

図1　リハビリテーション部門の運営ポイント

2) 評価表・カルテについて

- 評価表・カルテの作成の目的はさまざまであると思うが，記録をとる習慣のない場所では，大まかな患者情報の収集や，診療時間，診療内容を**簡単に記録**することを心がける．
- 日本ではあたり前に収集している情報や記録している内容でも，習慣のない地域で実行するのは難しい場合が多い．そのため，最初は必要最低限の情報に絞り，情報収集や記録を行っていく．

3) 作成のポイント

- 実際に記録するとなると，評価表やカルテの**フォーマットを作成する**ことから開始しなければならないことが多い．もともと習慣がない地域ではそもそもの記録のフォーマットが存在しない．
- 作成する際には一方的にフォーマットなどを与えるのではなく，必ずカウンターパートや同僚と一緒に作成する．時間を要するかもしれないが，話し合いを通して記録するうえで必要な情報を考えなくてはならない．主体性がなく作成されたものは継続されない場合が多いためである．
- 図2の評価表，カルテ作成のフローチャートにそって，現状を分析し，実際に作成してみる．
- 評価表・カルテに最低限必要な情報としては，性別，年齢，居住地などの基礎情報や，現病歴，既往歴に関する情報，簡単なリハビリテーション評価などがあげられる（図3）．

4) 記述のポイント

- 記述において，自由記載の項目が多いと，現地語を理解できない段階でスタートした場合，読解が非常に難しくなる．導入初期は，抽象的な表現を少なくし，**具体的な内容を記載する**．

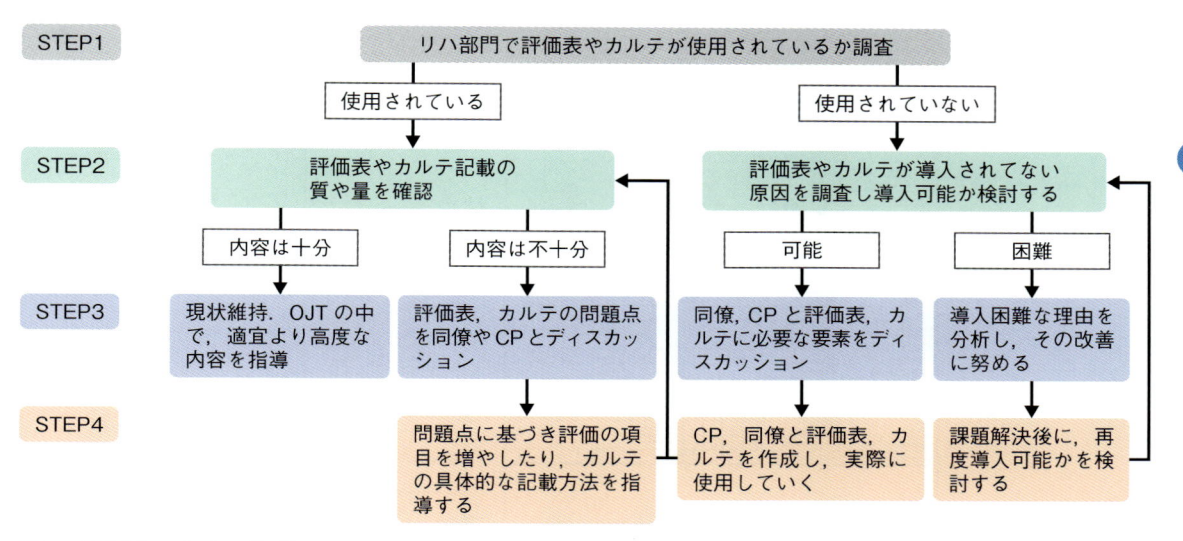

図2 評価表・カルテ作成のフローチャート
CP：カウンターパート．

図3 評価表例（A）とカルテ例（B）

- ポイントとしては**数値化**できる共通の指標を記載していくとよい．自由記載のものに関しては，まずは端的に書いていくとわかりやすい．
- 情報が不足していると思うかもしれないが，まずは記録の**習慣**を身につけさせることや，

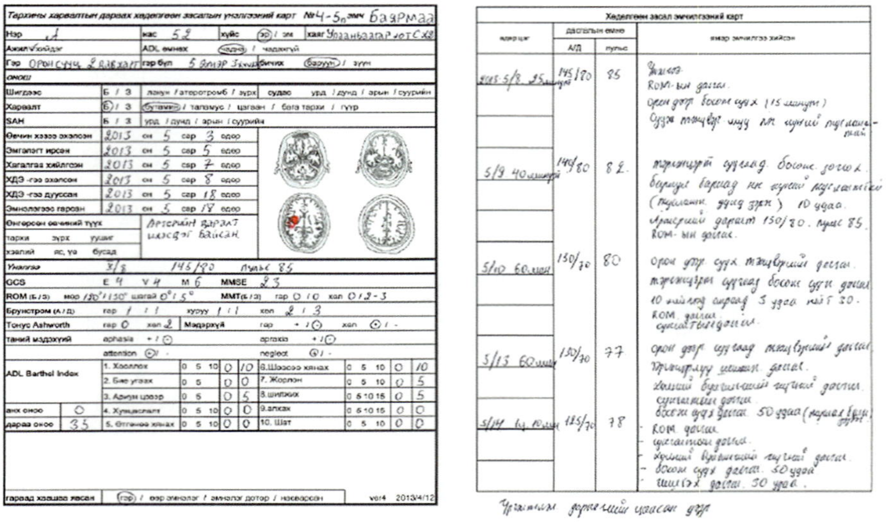

図4 評価表，カルテ記述例（モンゴル語）

- **情報共有**を確実にすることが重要である．そのため，少ない情報から開始し，徐々に項目を増やしていくとよい．
- カウンターパートは，専門知識は少ないかもしれないが現地語を自由に操れ，日本人セラピストは，専門知識は多いかもしれないが現地語を自由に操れないため，現実的に情報共有できる範囲から記録を開始していくと挫折せず継続性を生む（図4）．

5）情報集積のポイント

- カルテ記載を開始し，患者情報を収集するようになったら，今度は情報を集積しまとめていく．
- 情報をまとめていくと患者全体の傾向や，季節による患者動態の特徴などを把握することができる．
- 傾向や動態がわかることで優先的に必要な診療技術や，指導内容が明確となる．情報集積のポイントはパソコンがあれば**表計算ソフト**で管理しておくと便利だ．なければノートなどで**台帳**を作成していく．項目としては疾患名，発症日，介入期間，転帰先などをまとめておくとよい．

3 会議運営

1）問題点と目的

- 情報管理と並んで重要なことは，会議運営である．日本の現場では業務前後などに部門内で会議を行うことはあたり前であるが，途上国の臨床現場では行われないことも多い．また，逆に会議が多い場合もあるが，なかには患者には直接関係のない会議が多い場合もある．
- 会議の目的は大まかに**業務管理**と**ケースカンファレンス**の2つに大別される．

- 患者の診療内容ばかりに着目されがちであるが，業務管理を行うことで，診療時間が確保され，診療内容も改善することがある．

2) 業務管理のポイント

- 事前に業務内容の確認や時間の管理を行うだけで，診療患者数の増加や1人あたりの診療時間の適正化につながる．
- 診療以外の業務が多い場合もあるため事前把握が重要となる．突如，カウンターパートや同僚が診療時間内に別の業務をはじめたりすることも少なくはない．診療に同行しようとしたら，他の業務で同行できないこともある．よく予定を変更したりするのも途上国ならではの特徴である．
- 最も重要な業務を同僚と確認し，それだけは必ず遂行できるようにしておく．業務管理導入時は，1時間ごとのタイムスケジュールを把握する程度にとどめておき，徐々に患者数や重症度に応じて業務の時間配分を変えていくとよい（図5）．

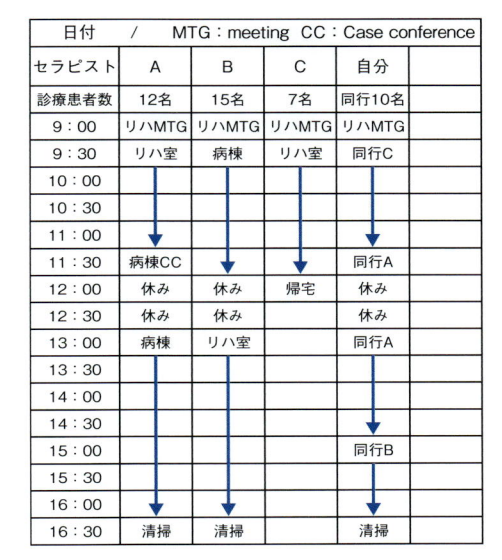

日付	/	MTG：meeting CC：Case conference			
セラピスト		A	B	C	自分
診療患者数		12名	15名	7名	同行10名
9：00		リハMTG	リハMTG	リハMTG	リハMTG
9：30		リハ室	病棟	リハ室	同行C
10：00					
10：30					
11：00					
11：30		病棟CC			同行A
12：00		休み	休み	帰宅	休み
12：30		休み	休み		休み
13：00		病棟	リハ室		同行A
13：30					
14：00					
14：30					
15：00					同行B
15：30					
16：00					
16：30		清掃	清掃		清掃

図5　業務管理表例

- 日本のように1人あたりの診療時間が決まっていない場合や，重症度に応じて1人あたりの診療時間に差異がなく，一律で時間が決まっている場合もある．国や地域により差があるため一概にはいえないが，制度としての決まりでなければ，改善できる可能性がある．
- 特に軽症患者も重症患者も，一律の時間で診療を行い，後者の重症患者の診療時間が十分に確保されていない場合は，**重症度**に応じた診療時間の設定が必要となる．

3) ケースカンファレンスのポイント（図6）

- 会議のなかで患者情報を共有する必要がある．カウンターパートや同僚のすべての患者に同行し，診療内容を確認できるわけではないので会議で確認しておく．
- 患者数にもよるが，最初のうちは全患者の情報を共有するようにした方がよい．カウンターパートや同僚の考え方が把握できない間は，重要とするポイントに相違が生じる可能性があるためだ．

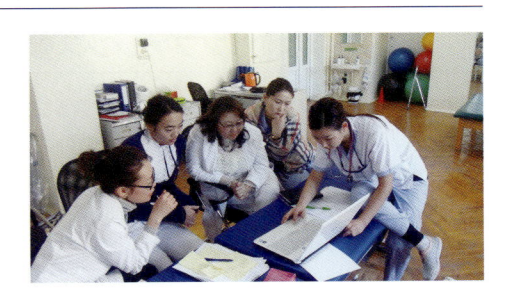

図6　パソコンを使ったケースカンファレンスの様子（モンゴル）

- 会議の運営は，会話だけではなく，カルテなどを用いて**視覚**でも確認できるような形で行うと正確に，かつ，効率よく情報共有が可能となる．
- ケースカンファレンスでは，1人の患者に対してすべての情報を共有できれば理想だが，時間の問題もあり情報を選ぶ必要がある．また，話し合いの手順も決めておくと**効率化**につながる．

- 情報としては，特に**障害像**ならびに**重症度**の把握と，介入期間から想定される**目標設定**の確認が重要である．重症度や介入期間で診療内容や目標が大きく変化する．

4 連携構築

1）問題点と目的

- 途上国においても，病棟や各関係部門との連携は非常に重要である．連携については国の**文化**などに非常に左右されることが多いが，連携がないと，包括的な介入が行えないことや，リハビリテーション適応患者の多くを見逃す危険性もある．
- 病院の例では，病棟に適応患者がたくさんいるにもかかわらず，リハビリテーション部門と病棟の連携が図れていないがゆえに，主治医からリハビリテーションの処方がされないということがある．
- リハビリテーションが根づいていない国や地域では，医師がリハビリテーションの適応患者を認識できないことも少なくない．
- 回診や病棟カンファレンスへの参加は他科の医師や看護師に対してリハビリテーションの役割をアピールできる非常に重要な機会なので，積極的に参加するとよい．
- ここでは回診や病棟カンファレンスに参加した際の情報収集や情報共有のポイントをあげる．

2）病棟回診の参加ポイント

- 回診のある病院ではカウンターパートや同僚と毎回参加するようにし，疾患の情報の確認をする．
- 病態，重症度，発症日などの情報はその場で医師から聞けるようにしておき，リハビリテーションの適応であればその場で処方の依頼をするとよい．後で依頼をしようと思っても，病棟で医師がみつからない場合もある．

3）病棟カンファレンス参加のポイント（図7）

- 病棟のカンファレンスがあれば必ず参加するようにし，情報収集のみならず，リハビリテーションのかかわりについても積極的に報告する．これがリハビリテーションの**啓発**につながる．
- カンファレンスではリハビリテーションの診療内容の報告，ならびに，今後の治療方針や転帰についても相談しておく．特に転帰については十分確認しておかないと，気づかないうちに退院をしてしまっている場合もある．
- 長期的にリハビリテーションを提供できることが少なく，家族指導が重要となるため，退院日にあわせて診療スケジュールを考える必要がある．

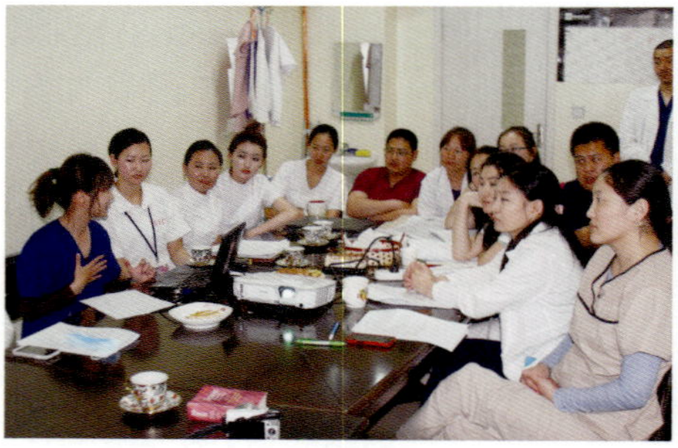

図7 病棟カンファレンスへの参加（モンゴル）

5 物品管理

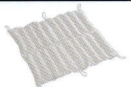

1）問題点と目的

- 物品管理の日本独自の手法として5Sというものがある．5SとはSeiri（整理），Seiton（整頓），Seisou（清掃），Seiketsu（清潔），Shitsuke（しつけ）の頭文字のSをとったものである．途上国においても5Sの概念は非常に重要であり，看護分野などではよく指導されている．よく生じる問題点としては物品の紛失や管理不足があげられることが多い．
- 5Sを通じて業務を改善し，リハビリテーション部門の診療の質を向上できる可能性もある．
- ここでは5Sに基づき物品管理のポイントを考えていく．表の5S管理シートにそって情報を整理すると共有がしやすい（341頁巻末付録）．

表　5S管理シートの記載例

	Problem	Solution	Practitioner
Seiri	リハ室に壊れた物理療法器具が点在している	病院の廃棄倉庫にしまう	同僚のPT2名
Seiton	毎日，リハ用具が違う場所に置かれている	棚を作成し，さらに棚と物品にマーキングをし，置き場を決める	棚の作成は用務担当の職員，実際の整頓は全セラピスト
Seisou	物理療法器具や，装具の定期的なアルコール消毒がされていない	アルコールの入手と，消毒担当の職員を決める	リハ部門の看護師
Seiketsu	清潔を毎日は維持できず，日によってばらつきがある	清掃，整理，整頓を週替わりの担当制にし，さらにマニュアルにそって実施する	全職員
Shitsuke	そもそもの管理の役割が明確化されていない	既存スタッフのなかから管理者を育成し，管理マニュアルを作成する	支援者と管理者

2）Seiri：整理のポイント

- 物品の整理がされず，使えないものや古いものがいつまでも放置されていたりすることがある．
- 整理を行うためにも物品の使用目的，使用状況，破損状況などを確認し，物品の説明から管理までの方法を**可視化**するようにしておくとよい．図8はホットパックの注意事項が書かれたポスターであるが，使用方法から禁忌事項まで明記されている．

図8　物理療法器具（ホットパック）の使用説明書（タイ）

3) Seiton：整頓のポイント

- 物品が整頓されず，結果として紛失してまったり，管理がずさんになり破損してしまうことも少なくない．
- 物品と物品の置き場所に**ラベル**を貼り，各物品の置き場所がわかるようにしておく．この一致させる作業は重要であり，片一方だと守られないことも少なくない．使用後にラベルが一致する位置に戻す習慣をつけさせることが重要である．

4) Seisou：清掃のポイント

- 清掃は業務前か業務後の習慣として実施するとよい．医療機器はアルコールでの消毒が必要な物品もあるはずだが，**感染対策**の習慣がない場合もあるので，清掃レベルの状況を把握する必要がある．
- 汚物や感染の恐れのあるゴミの管理も行わなくてはならない．

5) Seiketsu：清潔のポイント

- 整理，整頓，清掃を継続し，清潔状態を維持していくためには，さまざまな工夫が必要となる．
- 例えば，清掃のタイミングで物品の整理や整頓もあわせて実施すると効率化が図れ，漏れがなくなる．また，全員で行うようにすると，主体性が醸成されやすい．

6) Shituke：しつけのポイント

- しつけにおいては，主体性を醸成するということが重要である．まず，間違いや失敗に気づいてもらうことからスタートする．不便と不利益を理解しないと，利便で利益のある行いを導入するという視点をもつことは難しい．
- トップダウンにしつけるのではなく，**ボトムアップ**に，丁寧に気づくきっかけを提供していくとよい．

第2章 国際リハビリテーションの実際

5 適正技術：家族支援

学習のポイント
- 患者・障害者の家族が抱える問題を理解する
- 家族支援の方法を理解する
- 支援を実施するうえで注意すべき点を理解する

1 家族支援の意義

- 患者・障害者本人が社会参加をめざす過程で，家族のあり方1つで社会参加が進む場合は多い．その一方で，本人が意欲的で，かつ機能的に十分であっても，**家族の反対で社会参加が果たせない場合も多い**．
- 特に途上国の場合，本人だけでなく家族も何らかの問題（特に貧困，家庭内暴力，差別など）を抱えていることで，セラピストが本人にアプローチできないこともある．途上国では公的支援が乏しい分，リハビリテーションにおける家族の役割が大きいことから，**家族全体にアプローチすることは重要**である．

2 家族が直面する問題

- 以下，患者・障害者や家族が直面する問題とその引き金になっているものを紹介する（表1）．

1）家族の理解不足

- 夫，父親，妻，母親が障害者（児）を外に出すのを嫌い，社会参加を阻む場合や，他の家族メンバーからの差別や虐待がある場合がある．これらは，家族が障害に対して**正しい知識をもっていないこと**，**介助の身体的・精神的負担が大きいこと**，**親族や近隣住民からの差別**などが原因となっていることが多い．
- 理解について**家族内でギャップがある**場合も多い．例えば，障害児のいる家族の場合，父親が子どもの社会参加のネックになっていることがある．母親は訓練や療育を通してセラピストや他の専門職から知識を得る機会があるのに対し，父親は普段働いているため，正しい知識を得る機会が限られるからである[1]．

表1 家族の抱える問題

	問題	支援（例）
母親	子育て・介助による身体的・精神的疲労	傾聴，ピアグループ，介助負担軽減
	子どもの将来の心配	傾聴，ピアグループ，制度へのつなぎ
	家族（特に夫）の無理解	夫を育児に巻き込む，研修会への参加
	家計の悩み	制度へのつなぎ，ピアグループ，家族への説明
父親	障害についての情報不足	育児に巻き込む，研修会への参加
兄弟，姉妹	障害児が優先になることの悩み，疎外感	兄弟，姉妹に名前で声掛け，一緒に遊ぶ，ほめる
	介助の担い手にされることによる教育機会の欠如（特に姉妹）	介助負担軽減，役割分散

2）家族の介助力不足

- 単なる技術不足だけでなく，高齢になって介助が困難，他の家族の世話に追われる，生活のために働かなければならない，などの理由で，家族が介助の担い手になれない場合もみられる．
- なかには暴れて介助ができないという理由で障害児の手足を拘束したり，昼間は家族が働きに出るので障害児を家に閉じ込めておくというケースもある．前者の場合は**家族が正しい介助方法を知らないこと**が原因で起きたものであり，後者は**家族以外に介助のマンパワーがないこと**によるものであった．
- いずれにしても，介助力不足は障害者（児）本人のQOLや社会参加を直接阻害する大きな要因となる．

3）親族や近隣住民からの差別

- 家族が障害者（児）を外に出したい，学校に行かせたい，働かせたいと希望しても，親族，近隣住民，学校や職場からの反対で断念する場合がある．
- 原因としては障害に関する**知識の不足**，**偏見**，**慣習に基づく差別**のほか，障害者（児）への**支援が原因で家族全体が嫉妬の対象**になっている場合もある．
- こうした差別がもとで障害者（児）の家族が地域で孤立したり，未婚の家族が結婚できないこともある．

4）家族内のジェンダー意識

- 障害者（児）のいる家庭の場合，一般的には妻，息子の嫁，母親，娘など**女性家族が介助者となる**ことが多い．特に貧困家庭の場合，両親が働きに出るため学齢期の娘が学校を辞めて障害者（児）の介助にあたることも多い．
- 読み書き能力が不十分な状態で成長し結婚することで，**貧困や健康問題が次世代にもくり返される**こととなる．

3 家族支援の目的

- 家族支援のゴールは、「家族の障害を理解し、障害をもつ家族がいる生活が安心して送れるようになる」ことである。そのために**だれのための家族支援か**を意識してプログラムを設定する必要がある。

1) 本人のため

- 患者・障害者本人のQOL向上や社会参加実現のために、**家族がよき理解者・支援者になることを支援する**。特に夫や父親などの**男性家族を巻き込む**ことが大切である。これは患者・障害者本人へのメリットだけでなく、女性家族の負担軽減のためにも重要だ。

2) 家族メンバーのため

- **家族が障害者（児）のいる生活で感じる困難を軽減することを目的とする**。これは単に家族の介助負担を軽減するだけではなく、収入向上や家族に障害者（児）がいることで受ける差別を解消する、といったものも含まれる。
- マンパワー確保の名目で近隣住民を巻き込んだり、障害に関する知識の啓発・普及がこれにあてはまる。

4 家族支援の実際

- 以下は実際に途上国でみられる家族支援の例である。なかには日本ではセラピスト以外の職種が実施しているものも含まれているが、専門職が充実していない途上国ではセラピストが複数の役割を担うことも多いので、必要なときにはできるようにしておいてもらいたい。

1) 介助方法の指導

- ADLなどの介助方法を、**実際に介助にあたる家族に指導する**。このとき、家庭、学校、職場など、可能な限り実際の**生活場面**で、**動線にそって実際にやってみせる**ことが重要である。また、介助者が確実にできるようくり返し指導したり、指導どおりにできているかどうか確認することも必要である。
- さらに、家にあるもので介助量軽減に活かせるものがあれば、それらを積極的に用いることも考えよう。途上国では福祉用具を入手できない場合も多いので、使えるものは何でも使ってみることが大切だ。どの家庭にもある道具を使うことにより、**手軽な介助方法が口コミで広がるメリットもある**（図1）。

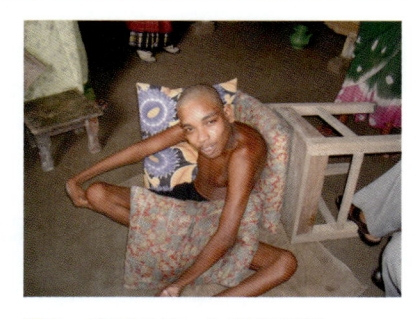

図1 椅子を使った姿勢保持

15歳の脳性麻痺児。成長して母親が抱えられなくなったため、いつもは家の床で寝かせている。本人は座って外をみたがっていた。そこで、コーナーチェアの代わりに、椅子を倒して座面と背もたれの間に座らせることにした。木製の椅子は重いので、体幹保持に十分耐えうる。家にあるものを使ったので、他の障害者家族もみて真似するようになった（バングラデシュ）。

2）訓練方法の指導

- 訓練指導については，これも**実際に訓練にあたる家族に**，直接指導することが望ましい．介助は母親，訓練実施は父親と役割分担させる手もある．男性家族を訓練に巻き込むことで，女性家族に負担が集中することを避けられるだけでなく，男性家族の障害理解も進められる（図2）．
- 内容は**家族が家で続けられる程度のもの**を，方法は**手順を示して具体的に**を念頭におく．途上国では日本以上に仕事や家事に時間がかかる．そのため，特に女性家族が訓練も担う場合，**家での訓練内容は必要最小限**で，できれば確実にできるもののうち1つか2つにとどめれば，家族も安心して訓練に取り組める．
- 指導にあたっては**手順・程度・回数を具体的に示し**，目の前で実際にやってみせ，いったとおりに訓練させフィードバックすることが重要である．
- 例えば，障害児の親に椅子からの起立訓練をさせる場合，「低い椅子から立ち上がらせなさい．ふらつかないように介助しましょう」というのではなく，「○○ちゃんの膝の高さくらいの椅子に座らせて，両方の腰をもって前に傾けながら立たせなさい．10回くり返しましょう」というように，具体的に指導することが重要である（図3）．
- 介助と同様で，できれば訓練も自宅など実際の実施場所で指導できればベストである．

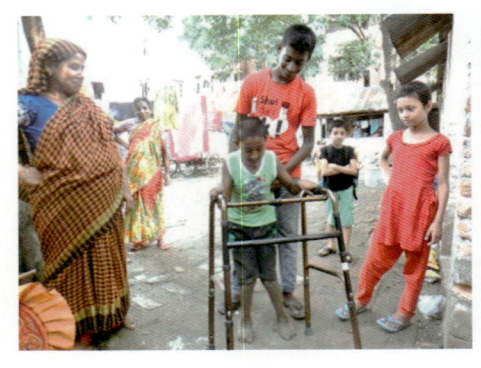

図2　訓練指導の様子
10歳の脳性麻痺児への歩行訓練の様子．母親は働きに出ているため，本人を可愛がっている隣家の従兄弟が，家での歩行訓練を引き受けてくれた．訓練時の歩行距離は本人の家から隣家まで，回数は1日2往復．本人のペースで歩かせ，介助者は後方で軽く体幹保持し足底接地を促す声掛けをするよう指導した．セラピストは定期的に自宅を訪問し，訓練の様子を観察するとともに，訓練回数や介助ポイントの修正をした（バングラデシュ）．

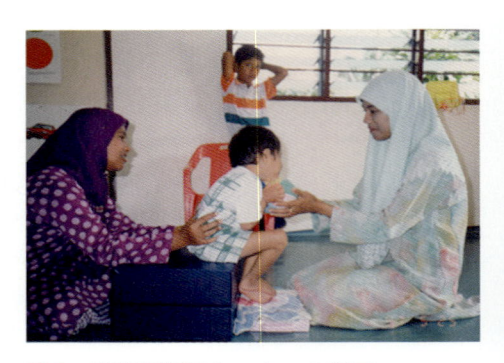

図3　障害児通園センターの様子
現地スタッフが児童の訓練をするときに，母親も参加させる．子どもへの声掛けや，介助ポイントを指導．褒めると子どもが上手にできることを感じてもらい，家でも褒めるよう促した．後ろでみている兄も参加させた（マレーシア）．

3）家族が参加できるイベントの開催

- 遠足，バザー，季節や宗教のイベントなど患者・対象者だけでなく家族も参加できる，あるいは**家族が参加することで成立するイベントを企画・実施する**．
- 父親や夫など男性家族の場合，イベント参加で他の男性家族と出会う機会にもなり，イベント参加がきっかけで家族への態度が変わることもよくあることだ．企画段階から家族に入ってもらうのもよい手である（図4）．

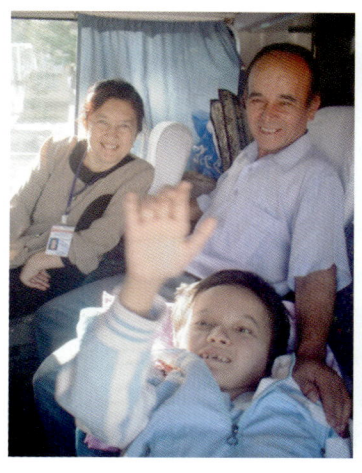

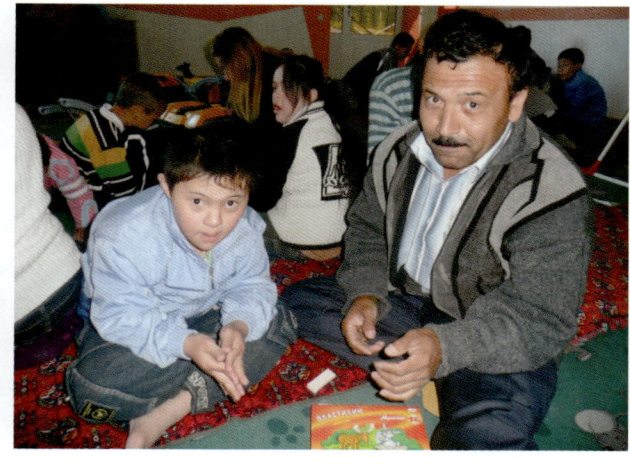

図4 遠足の様子
行事や研修会は父親など男性家族を巻き込むきっかけになる（ウズベキスタン）．

4）ピアグループづくり

- 一般的にピアグループというと患者・障害者のグループをさすが，この場合は**患者・障害者のいる家族**の集まりである．途上国の場合，障害者のいる家族は**2**で述べた問題により孤立していることが多い．「障害者を抱えているのは自分だけ」と思いがちである．そんな家族にとって，自分たち以外の家族に出会うと，「悩んでいるのは自分だけじゃなかった」と思え，悩みを打ち明けることができる．それが心の支えや介助の活力にもなる．
- グループづくりの方法として，家族会を組織することも重要だが，より手軽なのは病院の訓練室やデイケアセンターなどで**他の家族との出会いを演出**し，話し合える場を提供することだ．
- 例えば，同じ障害程度の子どもたちと親を集めてグループ訓練をする，子どもたちだけで遊ぶ間，親たちは別室で待機させる，などは簡単にできるだろう．
- 悩みを共有したり情報交換できるインフォーマルな場から，家族会（母親会，父親会）へと進化したり，**より積極的に活動するグループが生まれる**こともある．例として，ある障害児デイケアセンターでは貧困家庭の母親が多かったため，家計の悩みから内職グループが生まれている（図5）．

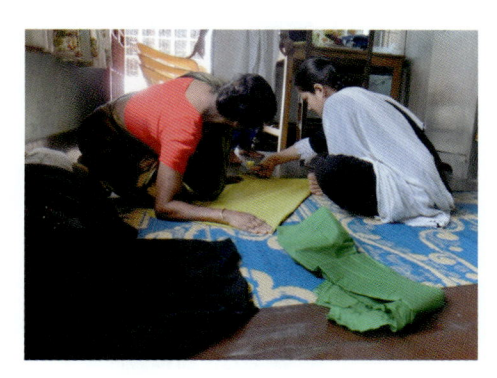

図5 ピアグループの様子
障害児デイケアセンターで生まれた，母親による内職グループ．自分たちで品物を近所の店に卸し，売上金を分配している．セラピー室の片隅でやっている（バングラデシュ）．

5）各種講習会

- 講習会開催は**知識，技術を多人数に一度に伝達**することができるだけでなく，講習会を使って家族同士の**出会いを演出**したり，他の**家族メンバーを巻き込む**ことにも使える．特に男性家族の場合，講習会のようなフォーマルな場の方が参加しやすいという人も多い．

表2 家族向け講習会のテーマ（例）

テーマ	講師（内容）
薬の飲ませ方	看護師（薬の知識）
	ST/OT/PT（飲ませるときの姿勢）
料理教室	看護師・栄養士（栄養について）
	ST/OT/PT（フィーディング，食具，姿勢）
問題行動への対応	OT（行動のもつ意味，対応方法）
制度について	SW（障害者支援制度の説明，アクセス先）
障害について	宗教指導者（宗教の視点から）
	医師／保健師（障害の発生機序）
	障害者（当事者の立場から）

他：男性家族向け講習会．性に関すること．SW：社会福祉士．

- 講習会のテーマ選びはセラピストが家族に伝えたいと思う内容から選ぶほか，ピアグループや家族会からの要望に応える方法もある．現地の人では話しにくい内容も「外国人がいるから行ってみよう」という感覚で参加してもらえることもある．テーマによっては看護，福祉，教育など他専門職と連携し，家族のニーズにそった内容を選ぶことが重要である．実際の例を表2に示した．

5 家族支援で注意すべきこと

1）実際にする人に，実際の場面で，具体的に，継続できるものを

- 方法，回数，頻度などを極力**具体的に示す**ことが重要である．紙に書いて伝えることもときには必要だが，より有効なのはリアルな状況，つまり**その場で直接指導する**ことである．病院など限られた環境でしか指導できない場合もあるだろうが，できるだけリアルさを意識して伝える．

2）ジェンダーへの配慮

- 宗教や慣習によっては，家族以外の異性が1つの部屋に同席したり，家に入るのを嫌う地域がある．特に男性セラピストの場合，子どもと母親のプライバシーを尊重するがあまり，よかれと思って個室の訓練室で2人きり（実際は3人だが）になったがためにあらぬ誤解を受け，セラピストと母親が変な噂を立てられた，という話も実際にあるので，注意が必要である．
- 実際の対応例は以下である．
  - ▶部屋の扉を開けておくなど，廊下や家の外からなかがみえる状態にしておく．
  - ▶たとえ患者・障害者とその家族であっても異性と2人きりにはならない．病院やセンターではスタッフを，家庭訪問時は家族や親族を同席させる．できれば家庭訪問も現地スタッフと一緒に訪問する．

■ 文献

1）「障害者自立支援法と人間らしく生きる権利」（障害者生活支援システム研究会/著），かもがわ出版，2007

コラム：日本の文化を広めよう

　国際リハ・セラピストが足を運ぶ，途上国とよばれる国のことをあなたはどれくらい知っているだろうか？

　タンザニア，パキスタン，パプアニューギニア，フィジー，ニカラグア，タジキスタン…などなど，本書にも多くの国々が登場している．

　これらの国はアジアかアフリカか中南米か？ それとも聞いたことのないようなもっと違う場所にあるのだろうか？ そもそも，あなたはそれらの国の名前を聞いたことがあるだろうか？ 聞いたこともないし，危険な地域じゃないかと想像してしまう国名もあるかもしれない．

　国際リハ・セラピストたちも，実際その国へたどり着くまでその国について，ほとんど知らないことはよくある（そもそも調べてもほとんど情報がないような国もある）．

　われわれが途上国の人々のことをあまり知らないように，途上国の人もわれわれ日本のこと，日本人のことをよく知らない．「日本は中国の一部だと思っている」というのも国際リハあるある事例の1つである．

　そんな途上国における国際リハ・セラピストの活動はリハに関することだけではない．

　折り紙，けん玉，お手玉などの日本の伝統的な遊びから，習字，浴衣の試着，お箸の使い方などなど，自分の生まれ育った国である日本のこともぜひ知ってもらおうと奮闘する．

　顔立ちや体型，言葉も文化も違う大人や子どもや高齢者たちが，四苦八苦しながら日本の文化を体験している姿はとても微笑ましい．

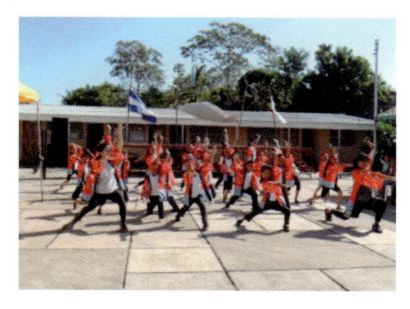

　国際リハ・セラピストとその国の人々はお互いの交流を通じて，得体の知れなかったそれぞれの国のこと，そして，知っているようで実はよく知らなかった自分の国の文化を知る．

　あなたなら，日本の何を外国人へ伝えたいだろうか？

ニカラグア人が踊るソーラン節．

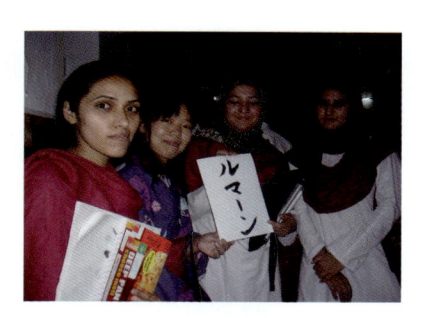

海外では「日本語で名前を書いて！」とよく頼まれる（パキスタン）．

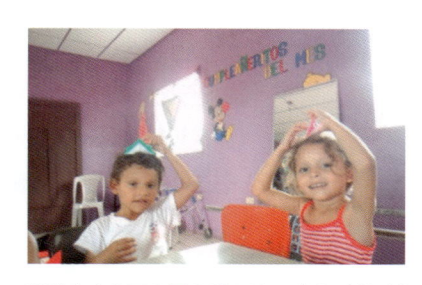

脳性麻痺の男の子の手のリハビリで折り紙を実施（ニカラグア）．

第2章 国際リハビリテーションの実際

6 現地での教育・研修

学習のポイント

- 卒後教育・研修における課題を理解する
- 研修企画のポイントを理解する
- 目的や期間に配慮した研修企画を理解する
- 適切な研修プログラムを理解する

1 現地での教育・研修における課題

- 途上国のリハビリテーション分野の卒後教育・研修における課題を，研修の受容側（受益者）の問題と，供給側（供給者）の問題に分けて考えていく．

1）受容側の問題

① 教育の違い

- カウンターパートや同僚の現在までに受けてきた教育のレベルを考えなければならない．大学などの専門教育のみならず，**基礎教育**のレベルや特徴は，セラピストの**問題解決におけるプロセス**にも大きく影響する．
- モンゴルでは，初等教育から知識詰め込み型の教育を受けてきた人材が多く，現地のセラピストも分析をしたり，考察をしたりするというプロセスが苦手であった．

② モチベーションと報酬の関係

- 研修や教育におけるモチベーションを規定する要因として**報酬の問題があげられる**．途上国における公立病院の場合，セラピストを含めた医療従事者の賃金は決して恵まれているとはいえない．
- 途上国では，研修の主催者が参加者に対して日当や交通費などの手当て，また軽食なども用意することは珍しくない．日本のように参加者が学びたいから参加しているわけではなく，業務として参加しているという意識が強い．実際に手当てがなければ参加をしないというケースもあるほどだ．
- モチベーションを高める要因は賃金や手当てがすべてではないが，報酬に配慮することは忘れてはならない．

❸ 地域間による専門職の格差

- 国によってはPT，OT，STのすべてのセラピストが養成されているとも限らない．ウズベキスタンやタジキスタンなどの中央アジア圏では，セラピストが養成されていない国もいまだ多い．
- 都市部の病院にはセラピストが配属されていても，地方病院には配属されていないという場合もある．モンゴルの地方病院では**伝統医療**を学んだ看護師など，リハビリテーションを学んだことのない人材がリハビリテーションを実施していることが多かった．
- 地域や場所によっては，リハビリテーションに対する理解が不十分な人材を教育，研修する必要があるかもしれない．

2）供給側の問題

❶ 国内における指導者・機会不足

- 途上国においては，指導できる立場の人材が少なく，セラピスト協会や民間団体が行う研修会はおろか，職場の研修も実施されていないケースも珍しくない．
- アフリカ圏の途上国では，能力のある人材が，自国より経済発展をしているアフリカ圏内の国々や，ヨーロッパなどに流出してしまい，国内に人材が残らない問題もある．

❷ 国外支援者の課題

- 国外の支援者が現地で研修やセミナーなどを開催した場合，短期的なかかわりになり，指導した内容が現場で実践されているかどうかの確認を行わないで終了してしまう場合も少なくない．
- 外国人が行う研修はその場では参加者の反応がよく，一見成功したかのようにみえても，実際の現場では研修で学んだことが全く実践されていないことはよくある．
- トップダウンに知識を与えるような研修でおえるのではなく，**対話や実践を通して，研修で得た知識や技術を現場に反映できるようにする**までのかかわりが必要となる．
- 経験のない途上国の人々にとっては，得た知識や技術を現場に反映することが，より難しいことを忘れてはならない．

2 研修企画のポイント

- 研修を企画する際には**1）〜5）**のポイントにそって立案すると研修の全体像を共有しやすい．この順番は前後してもよい．決まっている事柄から上位にしていくと，**現実的な研修計画を立案できる**．
- 例えば，渡航期間や，研修期間があらかじめ決まっていれば，期間を最上位項目として，研修を企画していく必要がある．求められる要望や，実施したい内容がたくさんあったとしても，期間内でできる内容にすることが重要である．
- 研修企画シート（表1）と，後述する内容は研修計画の立案に役立つはずだ．

表1　研修企画シート

研修名		研修の目的が分かる名前とする
大項目	小項目	内容
目的	概要 導入期 習得期 利用期 定着期 普及期	研修目的の概要と，技術移転が目的であれば，技術移転の段階に分けて目的を細分化するとよい．
対象	対象数 配慮	対象となる職種や，その数を把握する．また対象者への配慮を決めておく．例えば専門性が低ければ，平易な表現を使う，積極性があればワークショップや質疑応答を充実させるなど，対象者の特徴に配慮する．
期間	日数 理由	現実的な研修期間を決めておく．研修期間が先に決まっていることも多い．その期間が決まった理由を明記しておく．渡航期間の都合上，クライアントからの希望など．
方法	導入期 習得期 利用期 定着期 普及期	どのような形式で行うのかを決めておく．技術移転の段階で方法を分けてもよいし，1日で研修を完結する場合などは，1つの方法で複数の段階を網羅してもよい．
目標	数値	それぞれのフェーズでもよいし，最終的な目標でもよいが，数値目標を立てる．
カリキュラム	内容 時間	研修のカリキュラムを明記する．○○の項目を□時間のように，箇条書きで記載する．大きいテーマ，また重要な項目から書くようにする．
スケジュール	日時 場所	日時と場所を記載する．
	研修プログラム	具体的な研修のプログラムを時系列にそって記載する．

1）目的

- 目的は現場のニーズにあわせる必要がある．よくあるケースとしては役職者などからトップダウンに特定の研修テーマが決められ，対象者の能力やニーズとずれが生じてしまう場合がある．可能であれば必ず対象者からニーズを調査しておくとよい．また，研修の目的を大まかに，**啓発か**，**技術移転かということを決めておく**とよい．啓発については第2章-7を参照されたい．
- 表2①〜⑤は技術移転を目的とした場合の目的設定のポイントである．このように細分化すると目的を明確にできる．なお，厳密には順番通りではなく，重なる部分も出てくる．

2）対象，期間

- 実際の研修では，目的よりも先に，対象者や期間が決まっていることが多い．
- 対象の数や職種により研修のレベルや内容を変えなくてはならない．講師と対象者の人数のバランスによっても目的は変わる．
- 研修期間と対象者の専門性や人数とのバランスも非常に重要となる．ここに差が生じると研修目的を果たせない．
- モンゴルで専門職，非専門職いずれに対しても長・短期間の研修を行ったが，対象者や期間に応じて，啓発と技術移転の目的は明確に分けて考えるようにしていた．
- 図1は対象者と期間から考えた研修目的の例である．

表2 技術移転のフェーズ別目的設定

①	導入期：新しい技術を習得するために知識や技術を知る段階

地域巡回で脳性麻痺児の生活リハを導入するためにカウンターパートに概要や方法論について教える．

②	習得期：その新しい技術を勉強や練習し習得する段階

生活リハ技術を身につけるための実技練習や具体的な管理方法についてカウンターパートに指導する．

③	利用期：実際に現場で新しい技術を利用してみる段階

地域巡回の訪問先でカウンターパートと実践をしながら，現場に即した指導をする．

④	定着期：現場で新しい技術を1週間，1カ月，1年と定着させていく段階

対象となる地域巡回先の脳性麻痺児の訪問を増やし定着させていく．

⑤	普及期：他のスタッフや他の施設などに普及していく段階

他のスタッフや，他のコミュニティセンターのPTなどに指導をする．

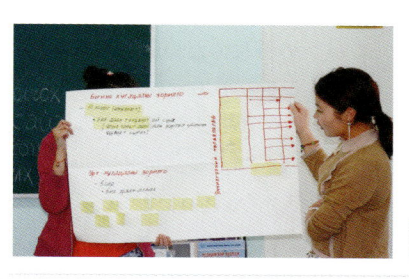

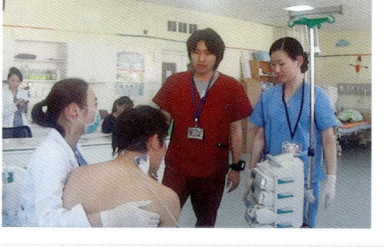

2-6 現地での教育・研修

例 PT協会で行ったICFに関するワークショップ

対象者の専門性が高く，人数の多い研修では講義やワークショップは行えても，技術移転をするには短期間では難しい．もし短期間に技術移転をするのであれば，指導者が複数名必要．

例 総合病院のリハビリテーション科で行った急性期脳卒中患者のリハビリテーション導入研修

期間も確保されており，対象者の専門性が高く，人数が少なければ，技術移転が可能であり，時間をかけることで業務のシステム化も図れる．

専門性の高い啓発　｜　専門性の高い技術移転

研修人数　多い　／　少ない
研修期間　短い　／　長い

専門性の低い啓発　｜　専門性の低い技術移転

対象者の専門性も低く，人数も多い研修で，かつ期間も短ければ，興味や関心をもってもらえるファーストステップの場とした啓発の場にすることが多い．

対象者の専門性が低く，人数が少ない場合，簡易な技術であれば，時間をかけて丁寧に指導すれば技術移転も可能である．

例 地域住民に対して行った認知症予防の啓発講座

例 非セラピストを対象とした関節可動域練習の研修

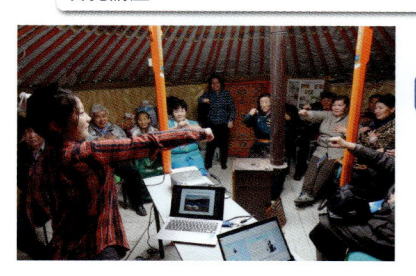

対象者の専門性　高い／低い

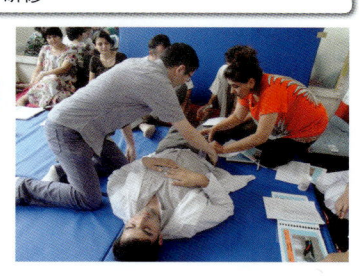

図1 対象者，期間別の研修内容の考え方の例

3) 方法

- 目的に応じて研修の方法も変わるが，ここでは3つの方法を紹介していく．

１ 講義・実技

- 講義のポイントとしては，**画像や動画などの紹介を交えて説明すると**，興味や関心をもってくれることが多い．
- 図2Aは，ネパールの精神科施設で使用したワークショップの資料である．紙芝居風にして，言語では伝えづらい部分も絵で表現する工夫をしている．
- モンゴルで，日本の実際のリハビリテーションの動画をカウンターパートや同僚に紹介したことがあったが，映像を通してイメージを共有することができた．

２ ワークショップ

- ワークショップにおいて重要なことは，参加者の主体性を引き出すことと，現場の問題点にそって課題解決を行うことである．
- 図2Bは，ニカラグアで小児リハビリテーションの普及のために，母親を対象におもちゃをつくるワークショップを行った事例である．おもちゃの不足という現場の問題点に対して，実際の作業を通して問題点を解決するだけでなく，母親の主体性も引き出されるように工夫がされている．
- ケーススタディもワークショップ形式で行うと活発な議論の場になる．

３ OJT

- OJT（On the job training）では知識や技術を，実際の現場で実践できるように指導することが重要である．現場での実技指導のみならず，**診療プロトコールやガイドラインをもとに指導すると**，一貫した指導を行える．モンゴルで，急性期脳卒中患者のリハビリテーションを，カウンターパートと作成した診療プロトコールをもとに実施しOJTを行った（図3）．

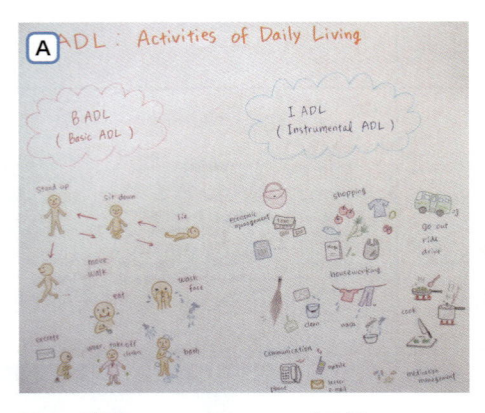

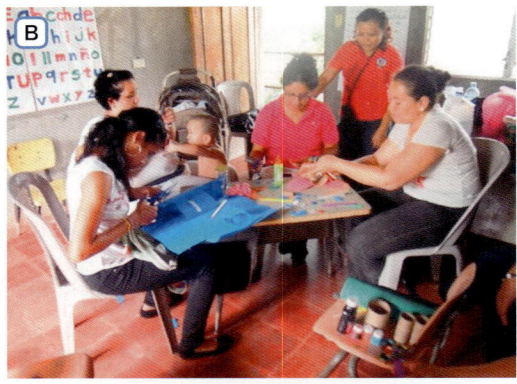

図2 講義，ワークショップの例
A）紙芝居風の講義資料（ネパール）．B）おもちゃづくりのワークショップ（ニカラグア）．

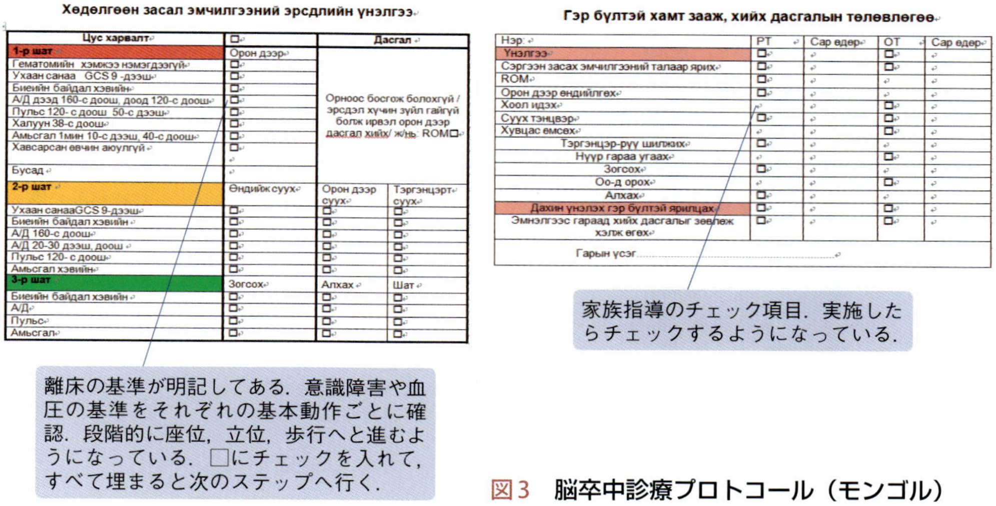

図中キャプション:
- 離床の基準が明記してある．意識障害や血圧の基準をそれぞれの基本動作ごとに確認．段階的に座位，立位，歩行へと進むようになっている．□にチェックを入れて，すべて埋まると次のステップへ行く．
- 家族指導のチェック項目．実施したらチェックするようになっている．

図3　脳卒中診療プロトコール（モンゴル）

4）目標

- 具体的に数値目標として設定するとわかりやすく，共有もしやすい．
- 表3はカンボジアのクリニックで実際に使用されたセラピストの能力チェックシートから一部抜粋したものである．このシートを用いることで，臨床のスキルを定期的に確認することができ，具体的な目標設定を行うことができる．

表3　カンボジアで使用されているセラピストのスキルシート

	臨床	1カ月	2カ月	3カ月
脳卒中	脳卒中患者に1人で介入し，適切な評価，治療を行う事ができる（3回以上，日本人がチェックして特に問題ないと判断した場合）			
	脳卒中患者に1人で介入できるが，評価，治療はまだ不十分（3回中1回以上，評価や治療立案の段階で修正が入る）			○
	脳卒中患者に対して日本人の監督のもと介入できる		○	
	脳卒中患者に介入できない	○		
自主練習	適切な自主トレーニングを考案し，エクササイズシートを作成，患者に指導することができる			
	サポートありでなら，ほとんど1人で適切な自主トレーニングを考案し，エクササイズシートを作成，患者に指導することができる（2割未満の修正）			○
	サポートありでなら，適切な自主トレーニングを考案し，エクササイズシートを作成，患者に指導することができる（5割未満の修正）		○	
	エクササイズシートの作成ができない	○		
情報収集	1人で適切に情報収集ができる			
	ほとんど1人で情報収集できるが不十分（2割未満，追加聴取が必要）			○
	サポートがあれば1人で情報収集ができるが不十分（5割未満，追加聴取が必要）		○	
	情報収集ができない	○		

一部抜粋．

●研修で参考になる目標設定の例を表4に示す．

表4　実際の研修と目標設定の例

研修名	一次救命法の技術習得	がんリハの講義	脳卒中患者の早期リハ実践
目的	技術移転，導入〜習得期	啓発	技術移転，導入〜定着期
対象	医師，看護師，PT（計20名）	看護師（計40名）	PT（3名）
期間	3時間	2時間	3カ月
方法	講義，実技	講義，ワークショップ	OJT
目標	実技試験とペーパーテストで一定の基準を満たされる	アンケートの感想などからがんリハへの興味や関心についての記載が得られる	8割以上の患者へのプロトコールの実践と，入院〜リハ開始日までの期間が短縮

5）カリキュラム，スケジュール

●研修のカリキュラムやスケジュールはあらかじめ決めておく．研修の**確認テストや，感想を聞く場など成果を確認する時間を設ける**ようにする．図4Aはミャンマーで行われた脳性麻痺や脳卒中のリハビリテーションの研修のカリキュラムからの抜粋である．最後に**ケーススタディやテストが設けられている．**

●スケジュールは時間通りに進まないことが多いため，余裕をもったスケジュールにしておき，可能ならば予備日もつくっておくとよい．図4Bはタジキスタンで行われた非専門職に対する関節可動域練習の研修のスケジュールである．詰め込みすぎず余裕をもったスケジュールになっている．

A

Training of Trainers Course on CP for PT

Management of the child with cerebral palsy for physiotherapist

Unit	Section	Hours	Format
Initial Assessment		1	examination
Concept of Rehabilitation for CP	Rehabilitation Team, Goal setting	1	lecture
	Overview of rehabilitation on CP in Myanmar	1	lecture
CP Medicine	Neuroanatomy	1	lecture
	Normal Motor Development	1	lecture
	Epidemiology	1	lecture
	Etiology	1	lecture
	Diagnosis:Assessment, Classification (By tone abnormalities:Spastic, Athetoid, Ataxic, Hypotonic, Mixed) (By body parts involved: Quadriplegia, Diplegia, Hemiplegia)	1	lecture
	Deficits: Feeding and speech impairments(drooling, dysphagia, dysarthria), visual and Hearing Impairment, Mental Retardation, Respiration	1	lecture
Final Assessment	Case Practice	9	group discussion and presentation
	Paper Test	1	examination
		19	

B

	Date and Timing			Contents	Remarks
1	12-Aug	Mon	10:00-12:00	Opening Ceremony / Lecture of ROM-ex	
			13:00-15:00	Practice of ROM-ex	Practice with other participants
2	13-Aug	Tue	10:00-12:00	Lecture of ROM-ex	
			13:00-15:00	Practice of ROM-ex	Practice with CWDs
3	14-Aug	Wed	10:00-12:00	Practice of teaching ROM-ex to mother	Practice with CWDs and their parents
			13:00-15:00	Practice of teaching ROM-ex to mother	Practice with CWDs and their parents
4	15-Aug	Thu	10:00-12:00	Practice of teaching ROM-ex to mother	Practice with CWDs and their parents
			13:00-15:00	Practice of teaching ROM-ex to mother	Practice with CWDs and their parents
5	16-Aug	Fri	10:00-12:00	Review of training	
			13:00-15:00	Closing Ceremony	

※ 12:00 – 13:00 Lunch Time

図4　カリキュラムの例（A）とスケジュールの例（B）

3 研修立案の実際

- 研修シートにそって研修企画を計画してみる．研修企画は研修シート（表1，342頁巻末付録）にそって計画すればよい．ここではタイに青年海外協力隊として派遣されていた日本人PTが行った，障害者施設における転倒予防の研修の事例を示す．
- 障害者施設は入所者数480名で施設棟は10棟あったが，介護スタッフは25名，リハビリテーションスタッフ3名（非専門職）という**マンパワーが非常に不足している**施設であった．
- この研修は，施設内で問題視されていた入所者の転倒を軽減するためのものであり，SIDEという簡便に実施できる転倒予防評価を，障害者施設内に移転，普及するためのものであった．
- 研修のポイントは，OJTを重視して，非専門職に対しても実際の理論からではなく，**実践をくり返して指導した点**と，**ポスターやコンパクトな評価表を作成し**，施設内でだれでもみられるように工夫し，簡単に確認ができるように継続性にも配慮した点である（表5，図5）．

表5 転倒予防に関する研修の企画シート（例）

研修名		障害者施設内での転倒評価法を確立するための研修
大項目	小項目	内容
目的	概要 導入～定着	施設内で起こる入所者の転倒を軽減するために，各入所者に対して転倒評価を行い，個人にあった対策を考案する．具体的には，まず，スタッフが転倒評価法を指導のもとで実施できるようになり，その後，自ら実施し，対応策まで提案できるようになること．
対象	対象数 配慮	リハスタッフ3名（資格なし），ならびに，施設管理者を対象とした．専門的な知識が不足しているため平易な表現を用いる配慮をした．
期間	日数 理由	半年～1年かけて実施．定着までには時間を要することが考えられたため．
方法	導入～定着	簡便に実施でき，かつ具体的対策もしやすいSIDEという評価法をスタッフに紹介し，理論からの指導ではなく，OJTで実践をくり返す．定着するように評価法のポスターやマニュアルを作成し，リハ室の目立つところへ置くことで，随時確認できるようにする．
目標	数値	棟における転倒回数の減少と，利用者に対する実施率の向上などを目標とした．
カリキュラム	内容 時間	導入時に講義を30分～1時間，あとはOJTで指導． 月に4名～5名新規の利用者が入所するため，そのタイミングで必ず個別に指導をする．
スケジュール	日時 場所	日時：業務時間内 場所：リハ室ならびに関心の高い施設棟
	研修プログラム	評価法にそった内容で，適宜，OJT主体の研修を行う．評価結果に基づく対策法については，現場に即した方法を検討していく．

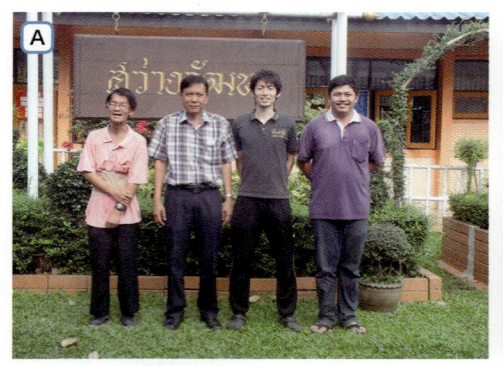

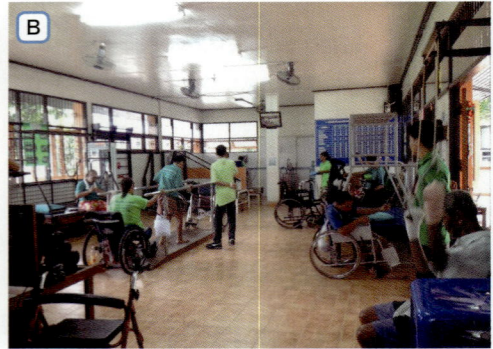

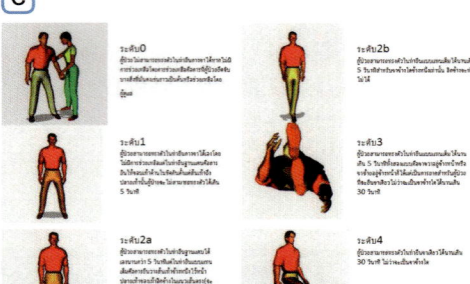

図5　配属先と評価表

A）日本人PTとカウンターパート．B）配属先のリハ室．C）SIDE評価表．

■ 参考図書

・綾部誠：日本福祉大学経済論集，32：201-213，2006
・「国際開発」（日本福祉大学通信教育学部／編），学校法人日本福祉大学，2009
・「国際保健医療協力ハンドブック」（国立国際医療センター／編著），国際開発ジャーナル，2001

第2章 国際リハビリテーションの実際

7 リハの普及・啓発

学習のポイント

- 住民への啓発方法について理解する
- 行政担当者への啓発方法について理解する
- 病院内の他科への啓発方法について理解する
- 啓発イベントの企画・準備・実施の手順を理解する

1 住民への啓発

1）障害に対する理解の低さ

- 途上国の住民の多くは障害に関する正しい知識が少なく，そのため**偏見や迷信による差別**がみられる．
  - 妊婦がタブーとされていることを行ったから障害児が生まれたと信じている人，脳性麻痺児と遊ぶと障害が感染するので，子どもを一緒に遊ばせないという親（インドネシア）．
- 障害者に対する社会からの偏見が強いと，障害者は外に出ることをためらい，適切な社会サービスを受けられなくなることがある．
- 障害者が安心して生活を送れる社会を築くために，そして，適切なリハビリテーションサービスなどにアクセスできるように，住民に対して障害の正しい知識を啓発することは必要である．

2）リハビリテーションに関する情報不足

- 多くの住民はリハビリテーションとは何か，だれが受けられるのか，どこで受けられるのか，などリハビリテーションに関する基本的な知識をもっていない．
- 都市部に比べて，地方にはリハビリテーションの情報がほとんど伝わってこない．これは，リハビリテーションサービスを提供している病院や施設が都市部に集中しているためである．
- 福祉用具の情報不足は，ADLの大きな阻害因子となっている．
  - 脳性麻痺児用の椅子を知らなかったため，子どもを20年間寝かせたままで育てていた親（マラウイ）．

3）地域で効果的な啓発活動を行うためのポイント

- 障害やリハビリテーションへの関心は一般的に低いので，人を惹きつけるようなイベントと組合わせると住民を集めることができる．例えば，演劇や紙芝居，映画など娯楽性のあるイベントと組合わせて，障害やリハビリテーションに関する啓発活動を行うと効果的である．
  - ▶伝統音楽（インドネシア），映画上映（マラウイ），伝統舞踊（ミャンマー）との組合わせ．
- 住民にとって馴染みのある場所で啓発活動を企画すると，人は集まってくる．
  - ▶人々が日常的に集まる場所として寺院や僧院（タイ，ミャンマー）でイベント（図1）．
- 村ですでに行われているPHCなどの地域活動を利用して，リハビリテーションの啓発を行うことは効果的である．
  - ▶母子保健活動のなかで子どもの発達障害について啓発（インドネシア，図2）．
- 青年団や婦人会，シルバー会など地域に既存の団体と協力して啓発活動を行うと，幅広い層への啓発が可能である．

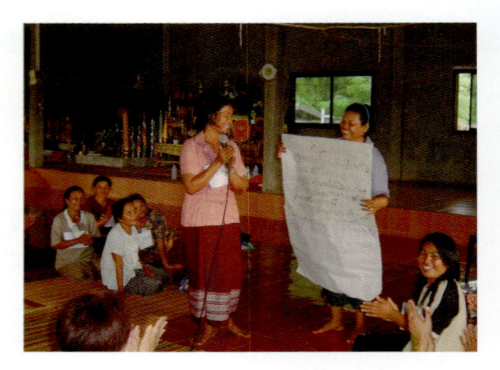

図1 寺院で行われた住民参加型のワークショップ
タイ．

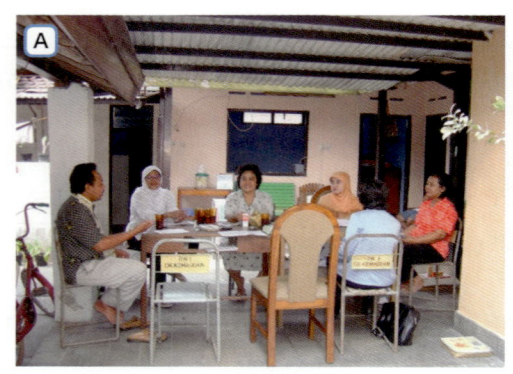

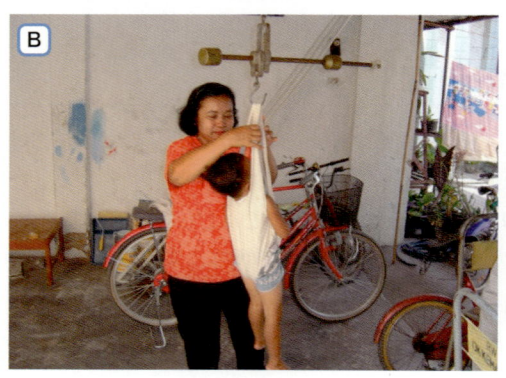

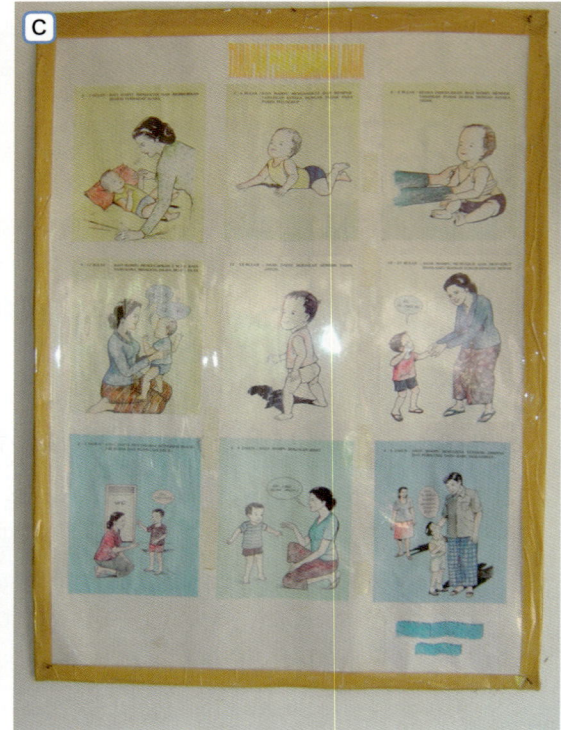

図2 母子保健活動での啓発
インドネシア．A）母子保健活動のスタッフに対する発達障害発見の啓発活動．B）体重測定に次いで発達状況を確認する．C）子どもの発達表を参照にしながら障害の早期発見を行う．

- 地域で啓発イベントを行う場合には，トラブルを避けるために村役場，村長，町内会長などの住民リーダーにあらかじめ伝えておく．村役場や住民リーダーの協力を得て，会報や地域集会などで周知してもらうと人を集めることができる．
  ▶ モスク（礼拝堂）のスピーカーから地域に情報を周知（インドネシア）．
- 主な啓発方法は表1の6点があげられる．

表1　啓発方法

ワークショップの開催	地域住民が積極的に参加できるので効果的である．住民参加型の啓発活動は，講義型の伝達方法と違い身につきやすく行動変容が期待できる．ワークショップの利点は，集団による相乗効果によって多くのことを発見できることである．また，文字の代わりにシンボルや絵などを使用することで，視覚的にわかりやすくなり，文字の読めない住民も参加できる．
学校での啓発活動	子どもたちに正しい知識を伝えられるので効果的である．加えて話を聞いた子どもからその兄弟，親などに話が伝わり，家族への啓発効果も期待できる．
テレビやラジオ，新聞での情報発信	広く住民の情報源となっているメディアを通して啓発活動を行うことは，大きな効果が期待できる．
ホームページやブログ，ソーシャル・ネットワーキング・サービス（SNS）を利用した啓発	国内外への幅広い情報発信になるだけでなく，障害問題やリハビリテーション関連のソーシャルネットワークを構築できる利点がある．ただしインターネットにアクセスできない人も多いので，他の啓発方法と併せて使用するなど配慮が必要である．
パンフレットや冊子の配布	何度も読み返すことができるので，継続的な啓発効果が期待できる．家に持ち帰ってもらえるので，家族や知人にも内容が伝わることが期待できる．人の集まるところに置いておくと，多くの人に読んでもらえるので効果的である．
啓発用のグッズの配布	Tシャツやバッグ，キーホルダー，カレンダーなど日常生活で使ってもらえそうなものに，障害やリハビリテーションの啓発につながるメッセージを加え，イベントなどで参加者に配る．使用してもらうことで周りへの啓発効果が期待できる．

4）パンフレット・冊子づくりのポイント

- 作成前に，**誰に**読んでもらうのかを特定し，**何を**伝えるのかを明確にする．
- 作成の過程で患者や家族，住民に読んでもらい理解されやすい文章にすること．学歴に大きな差がある地域では，平易な言葉を使用してだれにでも理解できる内容にすることが必要である．
- 写真やイラストを多く使ってわかりやすくする．
- パンフレットなどをコピーして継続的に使用する計画がある場合，イラストを用いた方がきれいにコピーできる（図3）．コピー機の状態が良くない場合，写真をコピーすると黒くつぶれる可能性があるので注意する．
- 日本のパンフレットなどを参考にして現地版を作成する場合，写真やイラストのモデルを現地の人にすると親しまれやすくなり利用してもらえる．
- パンフレットなどを日本語や英語から現地語に訳す場合には，誤訳を避けるため，でき上がった現地語のパンフレットを英語などに再翻訳してもらい，内容をチェックすることが必要である．

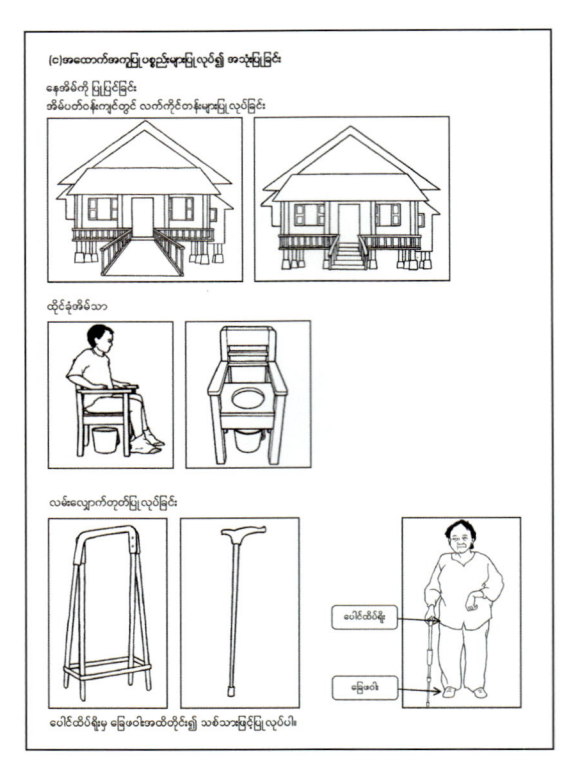

図3 脳卒中片麻痺に対する住環境，福祉用具の説明
現地のイラストレーターや絵の上手いスタッフに書いてもらうとよい．

2 行政担当者への啓発

1）優先順位の低いリハビリテーション政策

- リハビリテーション分野は内科や整形外科などの治療分野に比べて優先順位が低く，各国の保健省の作成する国家保健計画などに十分に反映されていないことがあり整備が遅れている．
- 障害問題はみえにくく，障害者やその家族からも問題提起が起きにくいため，村や区の行政担当者は障害問題に気づかないことが多く，関連政策の整備が進められていないことがある．
- 医療，福祉，教育にかかわる関係省庁以外では，障害者に関する政策が十分に進められていないことが多い．

2）障害者政策・リハビリテーション政策への提言ポイント

- フォーラム，ワークショップを開き，保健省関係者を招いて障害・リハビリテーションに関する意見交換を行う．ミャンマーでは保健省庁舎でフォーラムを開催し，関係者とリハビリテーション政策の議論を行った（図4）．
- **国家保健計画**には病気の予防（Prevention），健康増進（Promotion），治療（Treatment），リハビリテーション（Rehabilitation）の視点から包括的な計画を立てる重要性があることを伝える．

- 途上国にはPTはいるが，OTまたはSTがいないという国が多い．その場合，PTとの違いを関係者に説明し，OT，STを育成することの利点を伝える．
- リハビリテーションの政策としては，施設型リハビリテーションとCBR両方の整備が必要になることを伝える．
- 村や区レベルでは，地域の行政担当者や住民リーダーを巻き込んで，障害問題やリハビリテーションの啓発を行う．
  - ▶ 村長，区長，地域住民を交えて障害問題に関するワークショップを開催（インドネシア）．

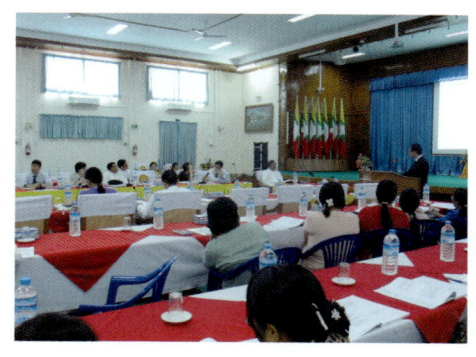

図4　保健省などの関係者に行ったフォーラム

ミャンマー．国家保健計画に対するリハビリテーションの提言を行う日本人セラピスト（右端）．

3）各省庁機関との連携強化のポイント

- 障害者政策やリハビリテーションにかかわる関係省庁との合同ワークショップを行い，各省庁での取り組みを共有することは，啓発効果だけではなく省庁間の連携構築にも有効である．
  - ▶ 保健省，社会福祉省，教育省，労働省，情報省，スポーツ省，障害関係NGOを招いてフォーラムを行い，各機関での取り組みの紹介と，連携体制の構築を目的としたワークショップを開催（ミャンマー）（図5）．
  - ▶ ワークショップでは問題点，方針，行動計画，実施者，実施期間を定め，具体的な活動へつながるように**ディスカッションシート**を工夫（表2）．

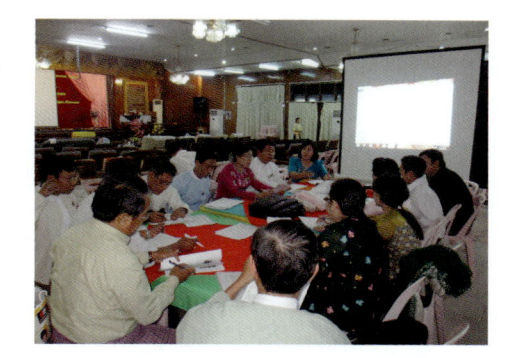

図5　省庁間の連携をテーマにしたワークショップ

ミャンマー．

- フォーラムやワークショップをきっかけに，連絡会などの定期会合へとつなげることで，継続的な活動に発展することが期待できる．
- 縦割り行政下では，各省庁管轄で実施されているサービスの情報が共有されていないことが多い．そのため，サービスをデータベース化することで，リファーラルシステムが構築でき省庁間の連携につながる．例えばリハビリテーション病院（保健省），特別支援学校（教育省），職業訓練所（労働省，社会福祉省），障害者団体やNGO（社会福祉省）などの情報をまとめて，各施設に配布する．

表2　連携構築をテーマにしたディスカッションシート

> **グループディスカッション**
>
> グループ1：障害者へのリハビリテーションサービスにおける多分野協力
> グループ2：リハビリテーションの情報へのアクセスと障害問題の啓発
> グループ3：病院から他機関のリハビリテーションサービスへのアクセス
> グループ4：障害者に対する物理的バリア

課題	展望／目標	行動	実施者／先導者	期間

課題：現在の問題．展望／目標：現在の課題を解決できるもの．行動：展望／目標を成し遂げることのできる活動．
実施者／先導者：活動に関わる人，活動をはじめる人．期間：活動をはじめる時期．

> **ディスカッションにおける提言**
> 1. ○○地域に焦点を絞って議論を進めることが望ましい
> 2. ○○国で実施可能な行動計画を提示すること

342頁巻末付録に英語訳あり．

3　病院内の他科への啓発

1）急性期リハビリテーションの未整備

- 急性期リハビリテーションの重要性は，他科（整形外科など）の医師から十分に理解されていないことが多い．
- そのため，整形外科や脳神経外科などで治療が終了すると，急性期や亜急性期の患者はリハビリテーションを受けずに退院してしまう．

2）病院内リファーラルシステムの構築のポイント

- 病院内で勉強会を開催し，他科の医師に早期リハビリテーションの利点を伝える．
- リファーラルシステムによる成功例を勉強会などで紹介し，他科からの理解を得る．

表3 啓発イベント開催の活動計画表（Plan of Operation for Enlightenment Event）

	作業項目	責任者	作業者	資料・機材	期限	経費	備考	スケジュール
準備								
当日								
後日								

文献1をもとに作成．343頁巻末付録に英語訳あり．

4 啓発イベントの企画・準備・実施のポイント

- 啓発イベントを企画する際には，**活動計画表**を作成する（表3）．
- 活動計画表の活用によってイベント準備，当日，終了後の各段階の計画と運用を管理することができる．
- 各作業項目の責任者，作業者，必要な資料・備品・機材，作業の期限を決め，必要な経費を確認する．
- 各作業の実施期間を活動計画表に記入し，全体の**スケジュール管理**を行う．
- 地域住民へのワークショップ開催（表4）と，行政担当者へのフォーラム開催（表5）の**工程表**の作成例を提示する．
- 文化や制度が日本と異なるので，予測していないことが起こりうる．早めに計画を立てることが重要である．
- イベントが終了したら会議を行い反省点などを共有し，次回の計画に経験を活かす．

表4 地域住民へのワークショップ開催の工程表（例）

	作業項目	資料・機材	ポイント	スケジュール 1年前	10カ月	8カ月	6カ月	4カ月	2カ月	2週		1カ月後
準備	計画立案		十分余裕をもって早めに計画立案	▬								
	住民リーダーへの説明と協力依頼		村長，区長などへの事前説明が必要		▬▬▬▬							
	開催日の調整		主要関係者との調整が必要		▬▬▬							
	会場の下調べと予約		収容人数と視聴覚機材などの設備を確認			▬▬						
	開会，閉会のあいさつ依頼		先方機関と主催者側から選出する				▬					
	案内状の作成		日時，会場，目的，スケジュールを記載					▬				
	案内状送付先の選定		テーマに適した地域住民や役人などを選定					▬				
	案内状送付（キーパーソン）	送付リスト	開催の2カ月前に案内を送付する						▬			
	出席表の作成（キーパーソン）		出欠を確認し出席表を作成							▬		
	一般地域住民への周知	チラシ，ポスターなど	地域集会での案内，回覧板，掲示板など利用					▬▬▬▬				
	ファシリテーターの段取り		ワークショップの内容を詰める					▬▬▬▬				
	アトラクションの段取り		ワークショップ前のアトラクションの準備				▬▬▬▬▬					
	啓発グッズの準備		パンフレット・グッズなどを準備する				▬▬▬▬▬					
	ワークショップの資材を購入		模造紙，付箋，マジック，ガムテープなど						▬			
	飲み物，食事などの手配		必要に応じて手配を行う						▬			
当日	会場設営	椅子，テーブル，視聴覚機材	前日に設営ができれば安心							▬		
	受付の設置	テーブル，出席表	イベント開始の1時間前に受付開始							▬		
	休憩，食事の準備	飲み物，軽食，食事など	必要に応じて準備							▬		
	参加者への啓発グッズ配布	パンフレット，グッズなど	受付に準備しておく							▬		
	会場運営（視聴覚機材）	マイク，スピーカー	マイクなどの動作確認をする							▬		
	会場運営（カメラ記録）	カメラ，ビデオ								▬		
	ファシリテーター	進行表								▬		
	イベント終了後の会場復元		会場は掃除をして元の状態に戻す							▬		
後日	ワークショップの事後会議	ワークショップの結果	結果などを関係者と1カ月以内に共有									▬
	関係者へのお礼の連絡		電話などでお礼を伝える									▬

表5 行政担当者へのフォーラム開催の工程表（例）

	作業項目	資料・機材	ポイント	スケジュール
				1年前　10カ月　8カ月　6カ月　4カ月　2カ月　2週　　　1カ月後
準備	計画立案		十分余裕をもって早めに計画立案	
	開催日の調整		主要関係者との調整が必要	
	会場の下調べと予約		収容人数と視聴覚機材などの設備を確認	
	発表者への依頼		電話で事前に承諾を得て，依頼文章を送付	
	発表者への資料提出の依頼		開催日の2週間前を提出の締め切りと伝える	
	配布資料の準備		スケジュールと発表資料を綴じる	
	開会，閉会のあいさつ依頼		先方機関と主催者側から選出する	
	案内状の作成		日時，会場，目的，スケジュールを記載	
	案内状送付先の選定		啓発のテーマに適した部署や役職から選定する	
	案内状送付	送付リスト	開催の2カ月前に案内状を送付する	
	出席表の作成		出欠を確認し出席表を作成	
	司会進行の段取り		司会進行表を作成する	
	飲み物，食事などの手配		必要に応じて手配を行う	
当日	会場設営	椅子，テーブル，視聴覚機材	前日に設営ができれば安心	
	受付の設置	テーブル，出席表	フォーラム開始の1時間前に受付開始	
	発表者との事前打ち合わせ		発表者には開始30分前に会場入りを依頼する	
	休憩，食事の準備	飲み物，軽食，食事など	必要に応じて準備	
	参加者への資料・アンケート配布	配布資料	受付に準備しておく	
	来賓者を席へ案内	座席表	必要であれば席を決めておく	
	会場運営（視聴覚機材）	パソコン，レーザーポイント	映写機，マイクなどの動作確認をする	
	会場運営（カメラ記録）	カメラ，ビデオ		
	会場運営（質問マイク係）	ワイヤレスマイク		
	司会進行	進行表		
	アンケートの回収	アンケート回収箱	フォーラム内容に関するアンケートを行う	
	イベント終了後の会場復元		会場は掃除をして元の状態に戻す	
後日	アンケート集計		終了後速やかに集計を行う	
	イベントの事後会議	アンケート結果	アンケート結果などを関係者と1カ月以内に共有	
	発表者，関係者へのお礼の連絡		電話などでお礼を伝える	

2-7　リハの普及・啓発

■ 文献

1）「事業マネジメントハンドブック」（国際協力機構国際協力総合研修所），国際協力機構国際協力総合研修所調査研究グループ，2007

コラム：現地オリジナルの治療法を活かせ！

海外の臨床現場に立つと，日本ではみたことのない治療法や治療器具にしばしば遭遇する．例えば，治療法としては日本でもみるが，器具としては日本でみることのない手動式腰椎牽引装置（図1）．また，治療機序も知らなければ装置としても初めてみる物理療法装置の数々（図2，図3）．さらに，使っているのは日本でもよくみる餃子だが，治療機序の分からない治療法（図4），などなど．枚挙にいとまがないとはこのことだ．

そんな現地オリジナルな治療法や治療装置をみて，たいていのセラピストが最初びっくりしてしまう．びっくりして思考が一瞬止まったり絶句したり，時には拒否的な気持ちを強くもってしまうこともあるかもしれない．

しかし，そんな治療場面を眺めていると，セラピストは程なく気づくことになる．開業前から列をなし，熱心に治療に取り組む利用者や，日本人セラピストの知らない治療技術を駆使して真面目に業務にいそしむセラピストたちの存在に．

そして，この現地オリジナルの治療法やそれを取り巻く環境をどう活かしてリハに取り入れようか，と前向きに考えはじめるあたりから，セラピストは国際リハ・セラピストへの一歩を歩み出す．

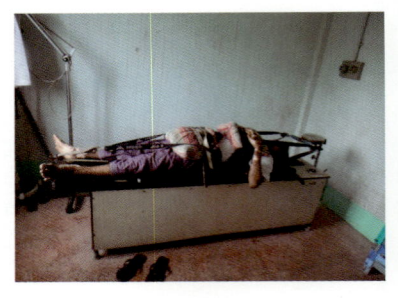

図1　ミャンマーにて

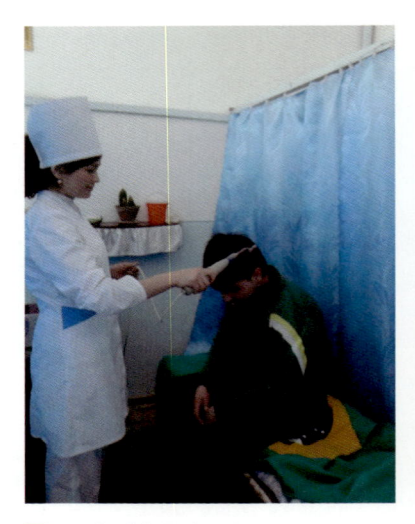

図2　タジキスタンにて

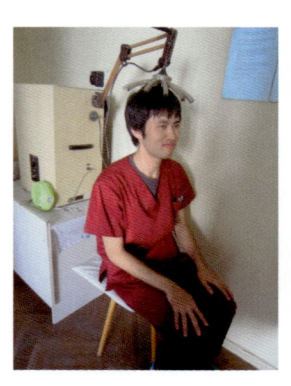

図3　モンゴルにて　　図4　モンゴルにて

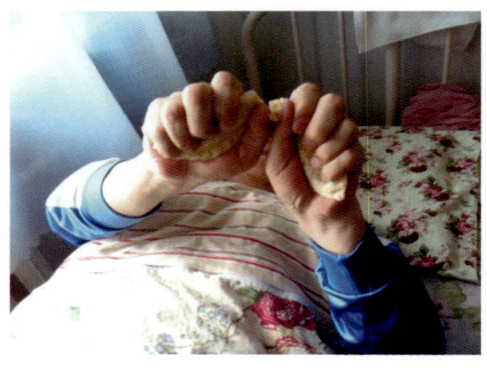

第2章 国際リハビリテーションの実際

8 CBR

2-8
CBR

学習のポイント
- CBRの理念と定義を理解する
- CBRを実施する方法を理解する
- 途上国のCBR実践例を理解する

1 CBRの理念と定義

1) CBRの理念と定義

- コミュニティ・ベースド・リハビリテーション（Community based rehabilitation：**CBR**）は，日本では，地域に根ざしたリハビリテーション，あるいは，地域住民参加型リハビリテーションと訳されている．このことは，地域社会の資源を最大限に活用するという点でセラピストによる訪問リハビリテーションサービスとは異なる，という啓発の意味を含んでいるように思われる．

- CBRは，プライマリ・ヘルスケア（PHC）を障害に特化させた形で，1980年代から取り組まれるようになった．PHCとは医療資源の乏しい国や地域で**住民参加を用いながら保健・医療の課題を解決する方法論**である（詳細は第3章-6参照）．リハビリテーション資源の乏しい国や地域では，このPHCと同じ手法が有効と当時は考えられたのである．

- しかし，**障害の早期発見と重度化の予防**を目的とした，当時のCBRでは，1981年の国際障害者年のテーマでもあった**完全参加と平等**の実現は難しいと考えられるようになった．それは，リハビリテーションが保健・医療分野に限定されるものではないため，CBRはPHCよりも幅広く多様な課題に対処する必要があったからであろう．

- そこで，WHO，国際連合教育科学文化機関（UNESCO），国際労働機関（ILO）では，2004年に**CBR**に関する合同指針の改訂版を公表し，CBRのあるべき姿を新たに打ち出すこととなった．

- 合同指針では，「CBRは，障害をもつすべての人々の**リハビリテーション**，**機会均等**，ソーシャル・インクルージョンのための**総合的な地域開発**のなかの戦略の1つ」と定義された．また，CBRは，**障害者自身**とその**家族**，**組織**や**地域社会**，そして関連する**政府**や民間のさまざまなサービスの協力によって実施される，と説明されている．これ以降，CBRは，単なる個別的なリハビリテーションサービスの供給方法ではなく，**障害者を含む地域社会全体で取り組む地域開発の一手法**ととらえられ，現在に至っている．

第2章-8　117

2）ソーシャル・インクルージョンとCBID

- PHCアプローチの応用で実施された初期のCBRは，障害者の支援に特化していたため，地域社会全体で取り組む課題とは認識されず，障害者やその家族とサービス提供団体などの支援者に限定された関係性のなかで行われていた．そのような状況では，地域社会の資源が有効に活用されず，障害者の機会均等やソーシャル・インクルージョンは達成されにくい．
- インクルージョンとは，除外するの反対語で，**包含，包摂**などと訳される．過去に，障害児教育が特殊教育とよばれ，養護学校で行われていた時代には，統合という用語が用いられた．これはサービスが障害の有無によって分けられていたので，統合が用いられたのに対し，新しい理念では，障害者を地域社会に包含するという目的を念頭において取り組むことが重要視されるようになった．なぜなら，障害問題が保健・医療分野単独の課題ではなく，地域社会の開発において障害者が取り残されない**分野横断的な取り組みが重要な課題だからである**．
- このように，CBRではインクルージョンをその目的および過程において，重要視しているので，現在では，**地域に根ざしたインクルーシブな開発**（Community based Inclusive Development：**CBID**）と同義的に用いられている．
- WHOは，2010年に**CBRマトリックス**と**CBRガイドライン**（**図**）を公表し，CBRが障害インクルーシブな開発としての戦略であると位置づけている．このうち，CBRマトリックスは地域社会の中でCBRが対象とする分野を網羅的に示しており，CBRガイドラインは対象分野ごとのCBRの実施方法を説明している．

2 CBRの運営組織と方法

1）運営主体

- CBRは世界各地でさまざまな方法で実施されている．政府によって国内全体にPHCと同様にCBRが普及している国もあれば，国際NGOの支援を受けている村落や障害関連団体もある．障害者へのサービスにかかわる団体には，自助団体として活動する障害当事者団体や障害者支援団体がある．
- 障害者支援団体についても障害当事者の意思や自己決定が尊重されることが当然のこととなりつつある．これは，2006年の国連総会において採択された**障害者の権利に関する条約に依るところが大きい**．2014年に日本は国連障害者権利条約を批准し，世界で141番目の締結国・機関となった．
- 途上国においても，欧米や日本で研修を受けた障害者が自国において自立生活センター（Center for Independent Living：CIL）を開設しさまざまな地域サービスを行うようになっている．

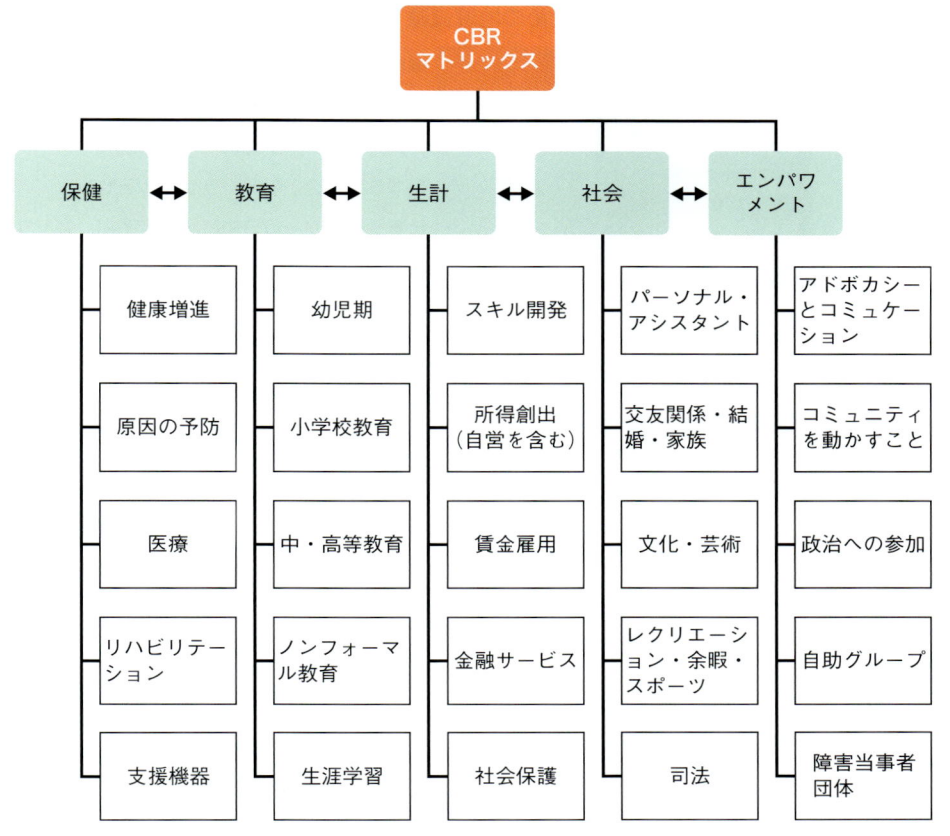

図　CBRマトリックス

```
                    CBR
                  マトリックス
    ┌─────┬──────┬──────┬─────┬──────┐
   保健 ↔ 教育 ↔ 生計 ↔ 社会 ↔ エンパワ
                                   メント
```

保健	教育	生計	社会	エンパワメント
健康増進	幼児期	スキル開発	パーソナル・アシスタント	アドボカシーとコミュニケーション
原因の予防	小学校教育	所得創出（自営を含む）	交友関係・結婚・家族	コミュニティを動かすこと
医療	中・高等教育	賃金雇用	文化・芸術	政治への参加
リハビリテーション	ノンフォーマル教育	金融サービス	レクリエーション・余暇・スポーツ	自助グループ
支援機器	生涯学習	社会保護	司法	障害当事者団体

文献1をもとに作成.

2）地域社会の資源

- 海外のNGOや政府からの助成金，セラピストなどの専門職はCBRの実施に役立つ資源である．しかし，実施されている地域社会に現存する資源が十分に活用されることが，オーナーシップや継続性などCBRプロジェクト成功のための重要な要因となる．
- CBRを実行するための地域資源を表1に示した．

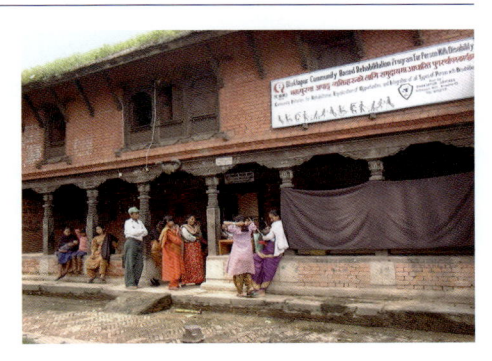

寺院の建物を，CBRの事務所として活用（バクタプールCBR）．

表1　CBRに活用するための地域資源

人的資源（ヒト）	障害当事者，家族，地域住民，ボランティア
物的資源（モノ）	障害者の自宅，公民館，学校，寺院
財政的資源（カネ）	会費，マイクロクレジット，助成金
情報伝達的資源（シラセ）	口コミ，会合，新聞・ラジオ・テレビ
時間的資源（トキ）	仕事や家事からの自由時間，農閑期，祭りなど地域の行事
社会関係資本（ネットワーク）	助け合い精神，血縁，地縁，婦人会，青年会，組合

マイクロクレジット：小規模信用貸しつけのことで，グループで貯蓄した金額内で貸しつけ，子ヤギや野菜の種などの購入に充て，事業で成功した後に返済する．

3）障害者の位置づけ

- 途上国においては，障害に対する偏見や差別から障害者が家のなかに隠されていたり，重度な精神障害や発達障害がある場合には国に対象とするサービスがないため，別室に保護されていたりする．疾病や外傷による中途障害が軽度で，日常生活や仕事を継続している場合，地域住民から障害者と認識されていないこともある．農業，教員，小売りなど障害が生じてからも仕事を継続し，程度はさまざまであるが家計に寄与していることも少なくない．
- そのような障害者のなかには，自宅などにおいて，貧困な子どもや女性のための識字教室，家畜や野菜栽培など収入向上のための指導，パソコン操作やパン製菓といった職業訓練などの地域開発のための活動を行い，地域社会のリーダーとして活躍している人もいる．
- 聴覚障害者が地域住民のため手話教室を開催したり，身体障害者や視覚障害者が自助団体を組織し，地域社会のユニバーサルデザインや障害啓発の活動などに主体的にかかわっていたりする．障害者は，サービスを受けるだけでなく提供者となっており，そのためには教育や研修などのエンパワメントが重要である．

4）CBRサービスとCBRワーカーの役割

- CBRサービスは，CBRマトリックスが示しているように，治療や医学的なリハビリテーションのみでなく，**保健・教育・生計・社会・エンパワメント**の5つの領域が含まれる．
- CBRは，地域社会の代表者からなる**CBR委員会**により組織され，障害当事者，家族，ヘルスポスト職員，教師，婦人会や青年会メンバー，宗教的・政治的リーダーなどから構成される[2]．CBR委員会では，地域住民のなかから**CBRワーカー**（フィールドワーカーなどCBRのプロジェクトによって名称は異なる）が選出される．

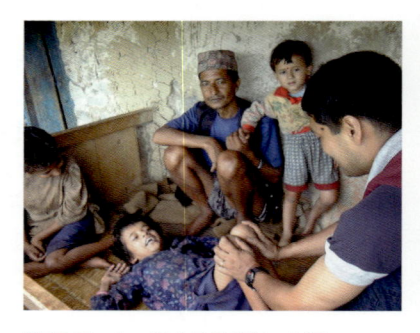

CBRワーカーによる訪問サービス．

- CBRワーカーは有償，またはボランティアで活動し，障害者や家族が担うこともある．CBRワーカーは，障害や開発についての研修を受け，まず，対象地域に住む障害者の登録を行う．障害にはさまざまな種類があり，それぞれに適したサービスが必要であることと障害者も地域開発のプログラムに参加することを地域住民に説明する．そしてCBRマトリックスの5つの領域を意識しながら，地域社会に現存する資源を確認し，それらの資源を結びつける調整を行う．

- CBRワーカーは定期的に障害者宅を訪問し，相談・指導などさまざまなサービスを提供する．

3　CBRの実践例と国際協力

1）ネパールのCBR

- ここで南アジアの途上国であるネパールのカスキ郡ディクールポカリ村のCBRを紹介する．ディクールポカリ村の住民のほとんどが農業に従事し，田植えや収穫では，住民が協同して農作業を行っている．観光都市ポカラに通じる道路にはバスも通り，重度の貧困ではなく，橋や公民館など公共の建物には村人が収入に応じて寄付を行っている．
- ディクーリポカリ村では，地区ごとに住民が組織されており，CBR委員会と連携している[3]．まず，地区ごとに住民が話し合いの場をもち，毎月の積立金の金額や集まった資金を用いた活動内容を決定する．地区ごとの住民組織のリーダーには，障害者や障害者の家族が選出されることもある．地区のリーダーとCBR委員会メンバーの話し合いの場があり，活動内容を地区で行う事業と村で行う事業に大別する（表2）．

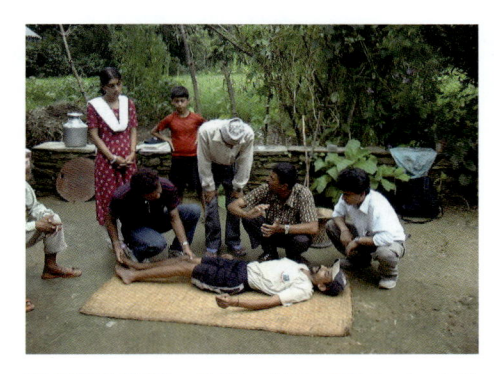

障害者宅を訪問，ROM訓練をCBRワーカーに指導．

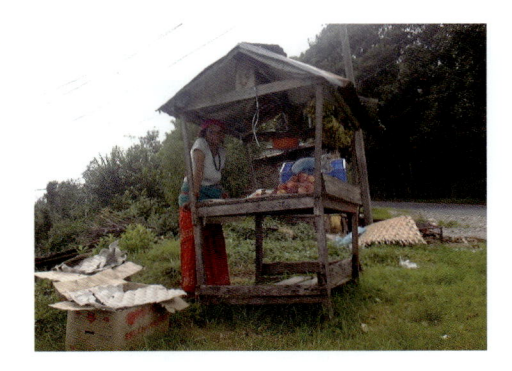

知的障害児の家族生計支援，野菜売り場の提供．

表2　CBRプログラム

地区ごとのCBRプログラム	村で行うCBRプログラム
毎月の決まった金額をグループで貯蓄	訪問サービス
	ヤギなどの家畜を飼う収入向上プログラム
	洋裁，造花，かご，チョークなどの職業訓練
マイクロクレジット	口蓋裂や心弁膜症など治療費援助
	首都にある3次医療機関へのリファーラル
地域ごとの会議	障害当事者の研修（インド）
	障害者の自助団体育成と支援
	奨学金（公立・私立とも10年生まで）
村全体のCBR会議への代表参加	募金活動
	障害とリハビリテーションに関する情報センターとしての機能

2) セラピストの役割

- 表3に，セラピストの役割を示す．
- CBRでセラピストが活動する場合，病院で行う医学的リハビリテーションの提供にはいくつかの留意事項がある．
- 村落には，病院と同じ設備がなく，また，高度な専門的知識を有する医療従事者も不足している．セラピストの知識・技術である安全かつ効果の高いリハビリテーションを地域住民にも理解できるように専門用語を使わずに伝達しなければならない．また，セラピストも障害当事者の意思を尊重することはいうまでもなく，日常的に障害者と接している家族やCBRワーカーの活動にも敬意を示し協力を得ることが大切である．
- ADL指導や簡単な運動療法を行う場合，セラピストだけで行うのではなく，家族やCBRワーカーの前でみせながら説明するとよい．またCBRワーカー，特に，外国人や民族が異なる場合などには，その地域社会の文化や習慣を尊重し**適性技術**を伝える必要がある．

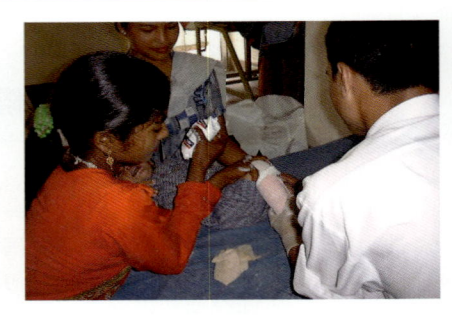

家族の目の前で，先天性内反足のギプス包帯を巻きながら，血流の確認の方法を指導する．

表3　CBRにおけるセラピストの役割

障害者個人とその家族へのサービス（適性技術の視点）	地域住民を対象としたプログラム
・障害者の発見とリハビリテーション評価 ・治療体操など医療サービス ・ADL指導 ・家屋調整と福祉用具 ・相談 ・専門機関へのリファーラル ・記録	・啓発，権利擁護活動 ・健康教育 ・予防活動（障害の原因の予防） ・健康増進 ・家族会，地域住民などへの研修 ・教材開発 ・パンフレット作成・配布

文献

1) WHO : CBR MATRIX (http://www.who.int/disabilities/cbr/cbr_matrix_11.10.pdf?ua=1)
2) 「リハビリテーション国際協力入門」（久野研二，中西由紀子/著），三輪書店，2004
3) 渡邊雅行：地域リハビリテーション，7：151-153，2012

第2章 国際リハビリテーションの実際

9 参加型開発

学習のポイント
- リハビリテーションにおける参加型開発の意義を理解する
- 参加型開発の手法を理解する
- 参加型開発を実施するうえでの注意点を理解する

1 リハビリテーションにおける参加型開発

1) 参加型開発とは

参加型開発とは，1990年代に途上国開発の分野で提唱された方法で，「開発の受益層自身が開発の意志決定プロセスに参加すること」を指す．これをリハビリテーションの文脈でいい換えると，受益者は患者や障害者などの当事者，開発はリハビリテーションのプログラム，意思決定プロセスとは問題点把握からプログラム・実施・評価の一連の流れを指す．つまりリハビリテーションにおける参加型開発とは，**当事者自身がプログラム全体に主体的担い手として参加することである**．

2) 参加型開発の利点

- 参加型開発の利点は①**有効性**，②**エンパワメント**[※1]，③**サスティナビリティ**の3点に集約される（表1）．
- リハビリテーションの分野で参加型開発の考え方が最も活かせるのは，障害者や高齢者を含むすべての地域住民が受益者となりうるプロジェクトである．なぜなら参加のプロセスを通して，障害者や高齢者と地域住民の考えの溝を埋めるとともに，その地域のことを一番よく

表1 参加型開発の利点

①有効性	プログラムの初期段階から当事者が中心的にかかわることで，当事者のニーズにそったアプローチができる．
②エンパワメント	自分たちの力で問題解決ができたことで，自分たちの力を再認識できる．参加型開発を経験し，その効果を実感できたら，他の問題を解決する力にもつながる．
③サスティナビリティ	持続可能性のことで，当事者が中心的に動くことで，無理なく継続できるプログラムとなりうる．

第2章-9　123

知る地域住民自身が，地域の特色や慣習を活かしつつ運営できる主体的かつ持続可能なものになるからである．

> **memo**
> ※1　エンパワメント
> その人自身が力をつけることで自らの状況の改善を図ることである．単に能力や機能を向上させるだけではなく，問題のありかとその要因をみつける，自分自身の能力を理解する，必要に応じて周囲の人や適当な機関にアプローチするなどの問題解決能力も含まれる．

2 参加の形態

- 参加の形態は表2の①〜⑥に分類できる．当事者の参加形態に対しての関係機関やセラピストなどの専門家の役割とあわせて理解されたい（表2，図1）．

表2　受益者の各参加形態における関係者の役割（例：町のバリアフリー化の場合）

①対象者として	実質的には参加が実現されていない状況．プログラムは他者によって決定，実施され，受益者は内容を説明される程度．情報の伝わり方も一方的．
②情報提供者として	他者の要請に応じて，プログラムに必要な情報を提供する．提供した結果については知らされない．
③相談相手として	プログラム立案や実施にあたり，受益者に意見表明や提案の機会がある状態の名目的参加．ただし，その意見が聞き入れられる保証はない．
④マンパワーとして	プログラムに対して手段の提供者として参加する．金銭の理由で動員されることもある．受動的参加．意見調整やプログラム修正にも貢献できるが，立場の弱い者は意見表明の機会が得られず，より立場の強い人の意見に押し切られることも多い．
⑤アクターとして	プログラムに対し，受益者を含む全関係者が対等の立場に立ち，当事者意識をもって問題分析，立案，実施の全過程に能動的に参加する．受益者はプログラムへの参加は権利であると理解している．
⑥オーナーとして	プログラムの計画段階からすべてにわたり受益者が主体となって決定し，実施する．

受益者（障害者・高齢者・地域住民）	行政・専門家
①対象者として バリアフリー化したことを説明される．	構想から計画，実施，運営のすべてに責任をもつ．
②情報提供者として 行政のアンケート調査などで，地域生活で困っている点を回答する．	計画，運営のすべてに責任をもつ．計画段階で受益者にニーズ調査する．
③相談相手として 行政が提示した計画に対し，公聴会などで意見や提案する．	計画，運営のすべてに責任をもつ．計画段階で受益者のニーズを調査する．計画立案段階で公聴会を開き，障害者や住民の意見を聞く．
④マンパワーとして 意見するとともに，バリア解消のための人手を提供する（介助要員，広報など）．	計画，運営のすべてに責任をもつ．計画段階から受益者の意見をとり入れ，実施，運営にも受益者を参加させる．
⑤アクターとして 構想段階から参加．問題分析・計画・運営・評価に，行政や専門家と同等の権限で取り組む．	構想段階から受益者と同じ立場で参加．必要に応じて情報提供，相談相手，議論のファシリテーターを務める．
⑥オーナーとして 構想から計画・実施・運営のすべてに責任をもつ．	受益者からの要請により情報提供者や相談相手になる．

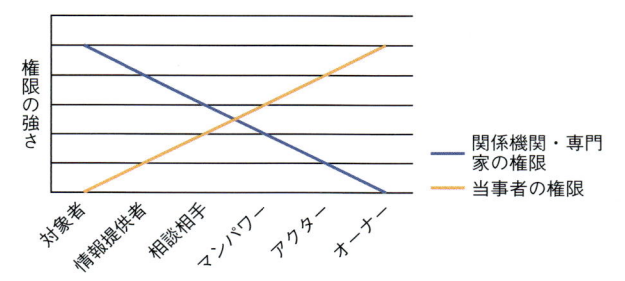

図1　参加の形態における当事者と関係機関・専門家の力関係

- 参加型開発がめざす当事者の参加形態は⑥オーナーとしての参加であるが，実際は④のマンパワーの段階に留まっていることも少なくない．自分がかかわるプログラムが患者・障害者にとってどのような参加形態になっているかを振り返ってみよう．

3 参加型開発の進め方

- 参加型開発を実施するにあたり，当事者が最初から主体的に進めることはまずない．はじめはセラピストらが主導権を握って情報提供者や相談相手としての参加を経験させることからはじめ，当事者が慣れてきたところで徐々にアクターやオーナーへのシフトをめざすとよい．
- 以下，参加を促すために有効なツールを紹介する．

1) 情報提供者，相談相手としての参加を促すツール

1 ステークホルダー分析

- ステークホルダー (stakeholder)，つまり当事者をとり巻く**人間関係**や，**当事者の生活に影響を与えそうな機関などをあげる**（詳細は第4章-3参照）．
- 当事者と一緒にはじめ，そこであがったものも巻き込んで徐々に広げることも可能だ．集会所を借りて行えば，好奇心旺盛な村人も自然に参加するだろう（図2A）．

2 問題分析

- 当事者のとり巻く状況を分析し，必要に応じて情報収集する．1とセットですることが多い（詳細は第4章-4参照）．
- どのように状況を変えたいのか，変えるためのどんな力を互いに有しているかを理解することもできる．
- 具体的な方法は参加型反省行動法[※2]や参加型学習行動法（Participatory Learning and Action：PLA）を参照のこと（図2B）[1) 2)]．

> **memo**　※2　参加型反省行動法
> Participatory Reflection and Action：PRA．元来は Participatory Rural Appraisal（参加型農村調査法）の略称で，途上国の農村開発を進める手法として開発されたが，農村開発以外の分野でも実践されるようになったため，しだいに Participatory Reflection and Action とよばれるようになってきた．本項では後者の意味で PRA を用いている．

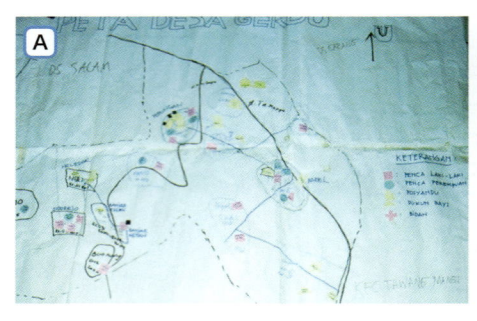

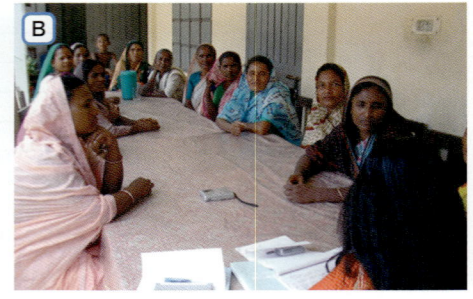

図2　情報提供者，相談相手としての参加を促すツール

A）住民総出で地図づくり．村の地図に障害者の家，保健施設などの社会資源を書き込んでいく（インドネシア）．B）村の女性グループのミーティングの様子．あるメンバーから，娘（知的障害）が学校で教員からネグレクトされている話を聞いている．この後，他にも同じような児童がいるかもしれないとの意見が出たので，メンバーが聞きとり調査し，グループ全員で教員に抗議することになった．右端の後姿の女性がファシリテーター（バングラデシュ）．

2）マンパワーとしての参加を促すツール

❶ イベントやキャンペーンへの動員

- 行政やリハビリテーションセンターでのイベントに，運営スタッフとしてかかわってもらう．
- 裏方仕事だけでなく，来賓としての挨拶，啓発キャンペーンの宣伝など，表舞台に立ってもらえば，プログラムへの帰属感も増すだろう．

❷ リソースとしての参加

- ❶が単発的な参加なのに対し，ここでは**日常のプログラムにかかわってもらうことを指す**．
- 例えば送迎の手伝いをする，昼食時にきて食事介助するなど，少しのかかわりならば負担も少なく，かつプログラムに親しみがもてるようになる（図3A）．

❸ 常駐スタッフとしての参加

- 当事者や家族をプログラム運営の常駐スタッフにする．

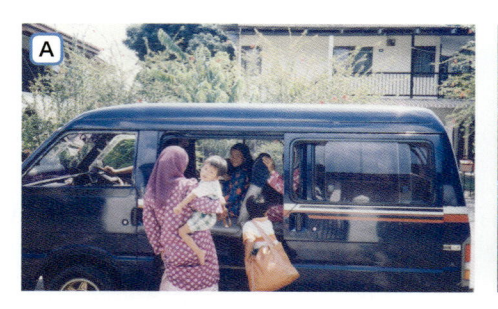

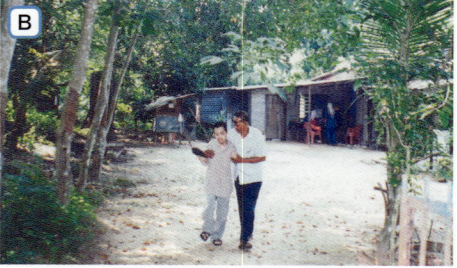

図3　マンパワーとしての参加を促すツール

A）デイケアセンターの送迎の様子．障害児デイケアセンターの近所にある工場の従業員用送迎車が，センター利用児童の送迎も担当している．従業員の子どもにセンター利用児がいることが機で，空き時間を利用してボランティアで送迎してくれている（マレーシア）．B）お父さんスタッフによる送迎．ダウン症男児とデイケアセンターの送迎スタッフ．このスタッフには障害をもつ娘があり，このセンターに通っていた．定年退職を機にセンターの送迎スタッフになった．貴重な男性スタッフとして，また，障害児の父として，他の父親のよき相談相手になっている（マレーシア）．

- 当事者ならではの意見も反映できるし，他の当事者への**ロールモデル**にもなる．何より，**本人のエンパワメント効果が大きい**（図3B）．

3）アクター，オーナーとしての参加を促すツール

1 プログラムづくり
- 当事者，専門家，行政などの**ステークホルダーの討議によって計画をつくる**．
- 専門家は必要に応じて情報提供や助言するか，討議が進むようファシリテートする．
- **社会的弱者のニーズは無視されないような配慮も必要である**．通常の集まりの場で話しにくそうなら，あえて別の場を設けることも考えよう．

2 運営委員会づくり
- 関係機関の代表者による委員会をつくる．プログラムが円滑に実施されているかをチェックするとともに関係機関の意見を集約し，場合によっては計画修正も検討する．
- セラピストは**オブザーバーとして参加**し，情報提供者や相談相手の役割を果たそう．

3 プログラムの評価
- 目標を達成できたかを評価する．
- これも**評価するのは当事者**で，専門家や関係機関は評価のためのアドバイスや情報提供に留めよう．

4 実施上の注意点

1）参加を阻害する要因をとり除こう

- 以下は受益者の参加を阻害する要因である．**セラピスト自身も要因となりうることを自覚しておこう**．

1 行政，外部機関，専門家のスタンス
- 公的な支援機関ほど主導権を手放さない傾向がある．
- これは「専門家は解決方法をあらかじめ知っている．対象者はその方法に従えばよい」という，**上意下達（トップダウン）の発想が根底にあるからだ**．
- これに対し，参加型開発の理念は「解決方法を一番よく知っているのは，その地に住み，困難を感じている人自身である」という，**ボトムアップ**の発想からくる．
- **専門家であるわれわれが，彼らのプログラムに参加する**というスタンスで取り組もう．

2 社会的障害
- 主体的参加を阻害する依存感情，沈黙の文化，地域エリートによる独占，ジェンダーの不平等，宗教的民族的葛藤が受益者の参加を阻害する場合がある．
- その地域の文化や彼らの立場を理解したうえで，**対立の火種にならないよう行動しつつ，少数派の意見が出やすいようにする**という立ち回り方が，セラピストには求められる．

2）時間がかかるのを覚悟しよう

- プロジェクトを実施するだけなら，行政や専門家主導のトップダウン型の方が断然早い．それに対し，参加型開発は異なる主義主張の人が一堂に会して議論し，皆のコンセンサスのもとに進めていく作業を伴うので時間がかかる．
- 当事者や専門家の意識や態度を変えるために，また，病院，行政の組織を当事者や住民の意見を十分反映させるものへと変化するために，長い目で見守る気持ちでかかわろう．

3）視覚化しよう

- 議論の過程やプログラムを**目で見える形**で残すのが望ましい．
- 目で見ながら議論した方が話が進み，また，目で見える成果物を共同でつくることでプログラムへの帰属感も増すからだ．途上国では読み書きが苦手な参加者も多いことも理由の1つだ（図2A）．

4）プロセスを大事にしよう

- 参加型開発を成功させるカギは，**多様性の容認**である．
- 目標は1つでも，それを実現する道のりは多岐にわたる．**助言者の立場だからこそすべての道のりがみえる**こともある．助言者ならではの役割を大切にしよう．

■ 文献

1）「参加型開発による地域づくりの方法 PRA実践ハンドブック」（ソメシュ・クマール/著，田中治彦/監訳，開発教育協会/企画協力），明石書店，2008

2）「参加型ワークショップ入門」（ロバート・チェンバース/著，野田直人/監訳），明石書店，2004

コラム：「今」がイチバン大事

表　途上国あるある話

- 仕事を簡単に遅刻・早退・欠勤する
- 公共交通機関の時刻表は機能していない（もしくは存在しない）
- 授業中や会議中でも携帯電話でおしゃべりをする
- 雨が降ったら学校も仕事も休む
- 昨日まで何事もなく一緒に働いていた人が次の日突然退職している
- 研修会・イベントなどの準備や計画をほとんどしない

　途上国で活動したことがある人は，表の話に身に覚えがあるだろうし，途上国での体験談などで，このような話を耳にしたことがある人も少なからずいるだろう．一般的に日本人は，時間に正確で，計画性があって，仕事に対して責任感があると評価されている．だから，これらのことに対して，責任感が欠如していると憤りを覚える日本人も多いと思う．筆者も途上国で活動をしていたころは，何度イライラし，同僚を怒ってしまったことかわからない．

　こんな経験がある．いつも「給料が安すぎるし，貧乏でお金がない」といっている同僚が，家庭訪問中や一緒に職場から帰る途中に，飲みものやらお菓子やらやたらと奢ってくれる．い

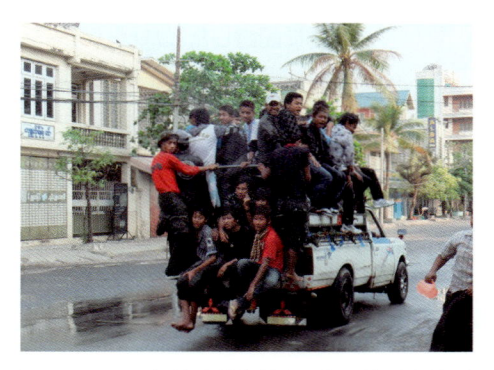

ミャンマー．バイクや荷台付きの車に「これ以上乗り切れないでしょう」というくらい人が乗っている．日本だったら，確実に警察に注意されるだろうが，途上国ではよく見る光景である．「危ない」かもしれないが，行きたいところに行きたい人が行きたい方法で行く．国際リハ・セラピストには，頭の柔軟性が必要である．

つもお金がないといっているし，家族も養わなければならないなかで，彼らに比べて収入が多くひとり身の筆者は当然恐縮して断るのだが，半ば強引に奢ってくれる．かと思えば，ある時期は，逆に「奢って奢って」とやたらとたかられる．そんなやりとりから同僚に給料が入ったかどうかを自動的に知ることになる．給料を貯蓄したり，計画的に使う気などはさらさらなく，毎月そんなことをくり返す．あればあるだけ使うし，たとえ使いはたしても，その場その場でなんとかする．

　またある日．リハに関する講習会を開こう！ という話になった．同僚も乗り気で，あれもやりたい，こういうのもいいかもしれないと話も盛り上がっていた．ところが，いざ準備しよう！ となると，重たいお尻がなかなかもち上がらない．国際リハ・セラピストは，そこをなんとか突破し，少しでも準備を進めようとあの手この手を試みるのだけれど，相手は一枚も二枚も上手である．そうして本番までヤキモキして過ごすのだが，本番は，なんだかんだ不思議とうまくいく．

　彼らの「いざ」となったときの爆発力には目をみはる．明日，いや次の瞬間だって，いつ何が起こるかだれにもわからない．ときには彼らの「今」を楽しみ自由に生きる姿を見習い，自分の気持ちに素直に生きてみるのもいいかもしれない．

第2章 国際リハビリテーションの実際

10 文化

> **学習のポイント**
> - 文化を理解し対処する能力の重要性を理解する
> - 文化に配慮したリハビリテーションを実施する際の留意点を理解する

1 文化とは

- **文化**とは，人間の生活様式や営みのすべてであり，「知識・信仰・芸術・法律・風習・その他，社会の成員としての人間に獲得された，あらゆる能力や習慣を含む複合体の全体である」[1] と定義される（図1）．
- あらゆる人間集団は，独自の文化をもつ可能性がある．
- 国や民族で共有されるマクロなレベルの文化，そして，近隣住民やコミュニティで共有されるミクロなレベルの文化があるだけでなく，マクロからミクロの間のさまざまなレベルの人間集団も独自の文化をもつ可能性がある（図2）．
- 対人援助分野では，**異文化看護**や**多文化間精神医学**など文化を越えたかかわりを専門的に扱う領域が存在する．
- 国際リハビリテーションも国境や民族の違いを越えて生活を扱うという点で文化への配慮が

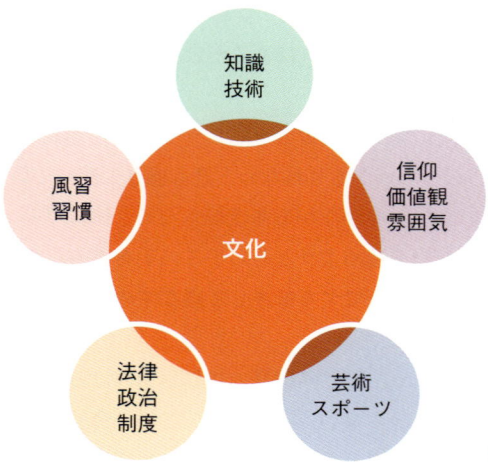

図1 文化とは

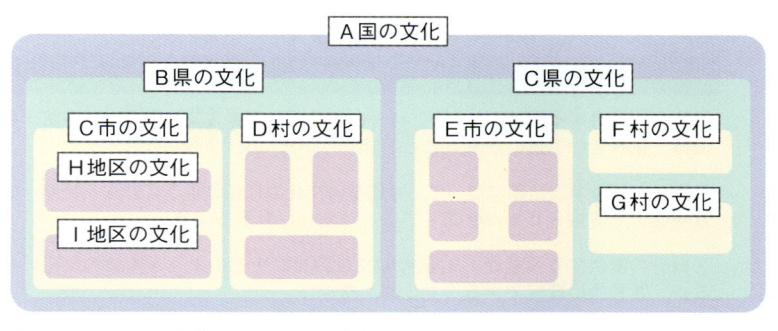

図2 マクロな文化〜ミクロな文化

不可欠な領域である．その際，国や民族レベルのマクロな文化だけでなく，より小さなレベルの人間集団がもつ文化も捉えて配慮する必要がある．

2 文化を理解し対処する能力

- 文化に配慮したリハビリテーションの実施には，セラピスト自身の**文化を理解し対処する能力**（cultural competence）が影響を与える．国際リハビリテーションに従事するセラピストは，自分自身の，文化を理解し対処する能力を意識し把握する必要がある．
- 文化を理解し対処する能力の構成要素として，例えば，精神医学の分野では**表1**に示す5つの要素があげられている[2]．これらはそのまま，国際リハビリテーションにおける文化を理解し対処する能力の構成要素と考えることができる．
- 国際リハビリテーションを実施する際，セラピスト自身がどの程度文化を理解し対処する能力をもっているか，あるいは，セラピストの活動がどの程度文化を理解し対処したものになっているか，セルフモニタリングをしながら活動を進める必要がある．
- セルフモニタリングにあたっては，文化を理解し対処する能力の5つの要素を評価のポイントとすることができる．

表1　文化を理解し対処する能力の5つの要素

要素	説明
① 文化的感受性	個人や集団にはさまざまな視点・考え方・ライフスタイルがあると認めること
② 文化に対する知識	それぞれの社会における，習慣・風習・信条・価値観などについての基本的な知識をもつこと
③ 文化的共感性	感情のレベルで対象者や対象地域の文化を理解すること
④ 文化的に適切な関係やかかわり合い	自分自身の文化的背景，対象者や対象地域の文化的背景，そして，その差異と相互作用をふまえてかかわり合うこと
⑤ 文化に即したガイダンス	文化に関する知識を利用しながら，治療や介入を促進していくこと

文献2をもとに作成．

表2 文化理解・対処度セルフチェック表

評価項目	1	2	3	4
①自分が提供する活動について，自分の文化と対象者の文化の間に，方法・手順・価値・意味合いで違いがあることを知っている（文化的感受性）				●
②自分が提供する活動について，対象者の文化ではどのような方法・手順・価値・意味合いで実施されるかを知っている（文化に対する知識）		●		
③自分の提供する活動が，対象者の文化のなかでどのような情緒的反応につながるか，共感的に理解できる（文化的共感性）			●	
④自分の文化と対象者の文化の違いや相互作用に配慮して，その活動を提供している（文化的に適切な関係やかかわり合い）				●
⑤活動実施中，文化に関する知識を活用しながら適切に介入ができている（文化に即したガイダンス）		●		

実施する活動について，評価項目①〜④で，「あてはまらない➡1」「あまりあてはまらない➡2」「ややあてはまる➡3」「あてはまる➡4」のスコアを表にプロットする．

- 表2は，セラピストが実施する活動の文化理解・対処度についてのセルフチェック表の例である．このようなものを用いて，活動の準備段階や終了後などに確認できるとよい（341頁巻末付録）．

3 制約・枠組み，動因・エネルギーとしての文化

- 文化はさまざまな性質をもつが，特にセラピストが留意すべき性質として，**制約・枠組みとしての文化**，**動因・エネルギーとしての文化**という2つの側面があげられる．

1）制約・枠組みとしての文化

- 制約・枠組みとしての文化とは，その文化を共有する集団にとって，文化が行動の制約や枠組みとしての役割をもつ，ということである．
- 例えば，ADL・IADLについて考えてみよう．世界のさまざまな文化の下で，ADL・IADLはそれぞれ，さまざまな違いをもって実施されている．
- 図3に示した調理場面の写真をみると，カンボジアの調理方法とネパールの調理方法では大きな違いがあることがわかる．そして，カンボジアの人々はカンボジアの方法で，ネパールの人々はネパールの方法で調理する必要があるという点で，文化の違いは，それぞれの国の調理を決定する制約・枠組みになっているといえる．
- 国際リハビリテーションでは，対象社会の制約・枠組みとしての文化を具体的に理解し，その文化に合ったスキル指導や支援方法の提供を心掛ける必要がある．
- ADL・IADLの指導・支援を行う場合，特に重要となるのは，評価の段階から文化に配慮した情報収集を行うことである．文化に配慮した情報収集では，①どのような材料や②道具を使うか，③どのような環境で行うか，④どのような方法・技術で遂行するか，⑤どのような価値観が伴っているか，などの知識を得ることが必要となる．
- 主食の調理について，カンボジアとネパールで①〜⑤の情報を対比したものを表3に示す．

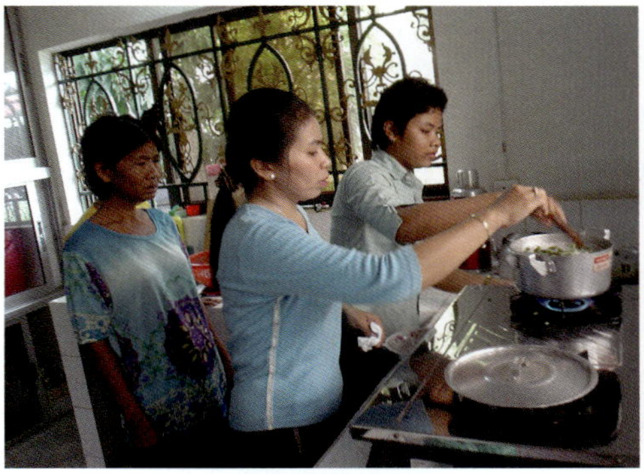

カンボジア 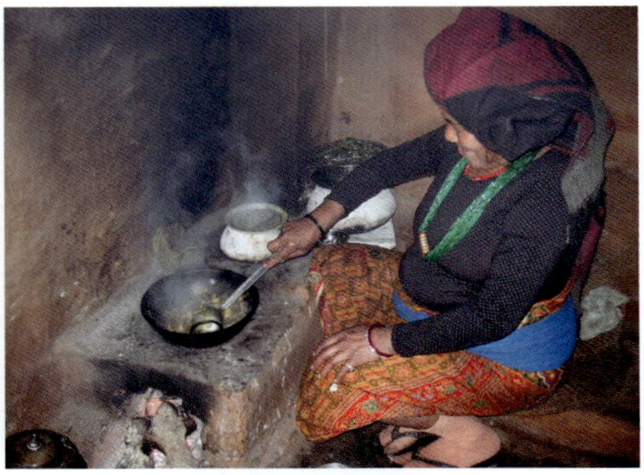　　　　　　　　　　　　　　ネパール

図3　文化によって異なる調理

表3　文化に配慮した情報収集の例

主食の調理の場合	カンボジア（ご飯）	ネパール（チャパティ）
①材料	米，水，プロパンガス	小麦粉，水，薪
②道具	鍋，しゃもじ，ガス台	チャパティを焼く道具，かまど
③環境	屋内，立位環境	屋内，しゃがみ位・座位環境
④方法・技術	ガス台を使える 水加減など炊飯技術	たき火を扱える， 小麦粉を練る・延ばすなどの技術
⑤価値観	なるべく米を食べたい	貧しい家庭の主食 来客にはご飯でもてなすことも

チャパティ：生地を薄くのばして焼いたパン．

- これらの情報を見比べると，同じ調理活動であっても，セラピストが提供すべき指導や支援の内容が両国間で大きく異なることが予想できるだろう．
- 必要な技術の中身によっては，セラピストの文化では経験機会がなく指導の難しい場合がある．このような場合，現地の同僚や対象者自身・その家族などのもつ知識・技術を活用して指導にあたる．
  - ▶例えば，ネパールで調理訓練を行う際，「薪を選ぶ」，「薪を適切な大きさにする」，「薪に火をつけて維持する」など日本のセラピストにとって難しいスキルについては，対象者のつき添い家族に教えてもらうなどしながら訓練を実施する．
- 日本とは遂行方法が違うADL・IADLだけではなく，日本では一般的でない，あるいは実施されないADL・IADLが存在する可能性にも留意が必要である．
  - ▶例えば，マラウイのADL評価表には「身体にオイルを塗る」という項目があった．

2）動因・エネルギーとしての文化

- 文化には制約・枠組みという強制性を伴い，人が受動的に従わざるを得ない側面だけではなく，人にとってモチベーションとなり，主体的にかかわりたくなる面があるのも事実である．それが，動因・エネルギーとしての文化である．
- 伝統的な祭り，宗教活動，文化・芸術活動などは動因・エネルギーとしての文化の代表的な例といえる．

- 国際リハビリテーションでは，対象となる地域や社会の人々にとっての動因・エネルギーとしての文化について情報収集することも重要である．それによって，現地の人にとってモチベーションとなる文化的活動をリハビリテーションの手段や目的として活用できる．

3）制約・枠組みと動因・エネルギーが表裏一体となった文化

- 最後に，国際リハビリテーションで文化を扱うにあたって，制約・枠組みとしての文化と動因・エネルギーとしての文化はしばしば表裏一体であることを指摘しておきたい．
    - 例えば，われわれ日本人にとって，箸で食事をしなくてはいけないことは制約・枠組みとしての文化であるが，一方で，まだ箸を使えない子どもが箸を使いたがる姿や上肢に麻痺をもった人がもう一度箸で食事できるよう訓練に励む姿をみると，箸で食事をするということが動因・エネルギーにもなることに気づかされる．
- 人々が主体的に参加を希望する祭りや宗教活動，文化活動には，さまざまなしきたりや風習といった制約・枠組みが伴うこともよく知られている．特に日本人は宗教への意識が薄くなりがちであり，現地では注意が必要である．
    - 例えば，仏教徒が寺院で，イスラム教徒がモスクで礼拝に参加する支援は対象者のモチベーションやアイデンティティにかかわるという点で重要な活動であるが，同時にそれぞれの宗教に応じた制約についての配慮も日々の活動のなかで不可欠である．
- 国際リハビリテーションに従事するセラピストにとっての文化を理解し対処する能力とは，制約・枠組みとしての文化と動因・エネルギーとしての文化の両面に配慮しつつ，文化の力を活用できることといえる．

■ 文献

1）「文化人類学入門」（祖父江孝男/著），中公新書，1997
2）ロバート・コーン，ロナルド・ウィントロブ：こころと文化，7：114-125，2008

コラム：現地の文化を活用する（ウズベキスタンのプロフづくり）

「プロフ（または，オシュ）」は肉や人参などと生米を油で炊いた料理である（図1）．中央アジア各国で広く食されるが，特にウズベキスタンでは国民食とよぶべき料理で，週1回「プロフの日」があるほか，結婚式などさまざまなイベントにつきものとなっている．

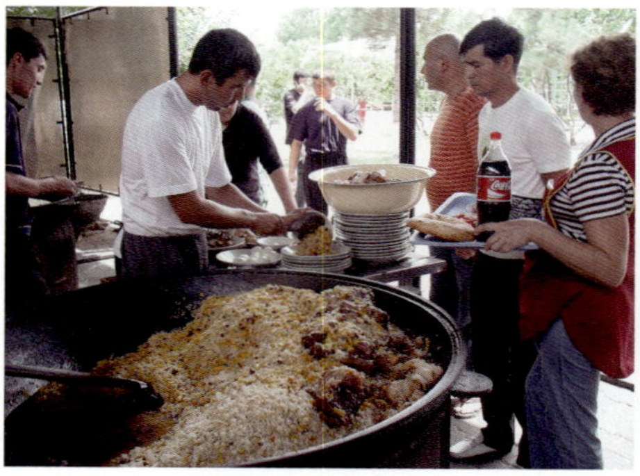

現地で障害児と健常児の交流イベントを企画した際，全国民が大好きなプロフを子どもたちで調理する活動は，現地文化がモチベーションにつながる点で最適と提案した．

活動では，プロフに入れる具材やサイドメニューを決めることから，市場での材料の買い出し，実際の調理，とすべての過程を子ども

図1　プロフ
ナショナル・プロフ・センターにて．

たち中心で実施してもらった．普段は家に閉じ込められて，何かを決定する機会や市場での買いものなどに参加させてもらえない障害児たちが積極的に発言し，健常児たちと分担しながら作業を進める姿をみると，「プロフ」という現地文化に根ざした活動の効果を実感した（図2）．

　満足する日本人セラピストや子どもたちの傍らに，眉間に深くしわを寄せ苦々しい顔をしている現地男性がいた．アドバイザーとして参加した「プロフマスター」とよばれる男性である．彼がいうには，「公につくるプロフとは，具材の切り方が形や大きさまでおおよそ決まっているなどしきたりの多い料理であるのに，今日のプロフはめちゃくちゃだ」とのこと．そんなプロフ料理に参加していることに不全感を感じていたのだ．

　動因・エネルギーとしての文化に配慮し活用したものの，制約・枠組みとしての文化について配慮が不充分だった例だろう（表）．

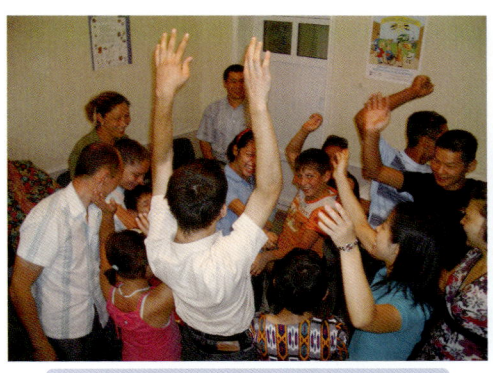

2-10 文化

プロフづくりが決まって喜ぶ子どもたち　　障害児も健常児も協力して料理に励む

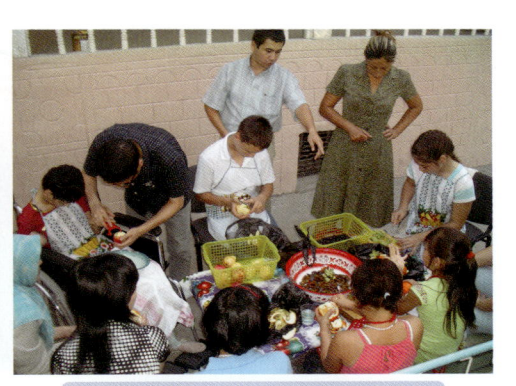

図2　活動場面

表　文化理解・対処度セルフチェック表：プロフ調理の事後チェック例

評価項目	1	2	3	4
①自分が提供する活動について，自分の文化と対象者の文化の間に，方法・手順・価値・意味合いで違いがあることを知っている（文化的感受性）				●
②自分が提供する活動について，対象者の文化ではどのような方法・手順・価値・意味合いで実施されるかを知っている（文化に対する知識）			●	
③自分の提供する活動が，対象者の文化のなかでどのような情緒的反応につながるか，共感的に理解できる（文化的共感性）			●	
④自分の文化と対象者の文化の違いや相互作用に配慮して，その活動を提供している（文化的に適切な関係やかかわり合い）			●	
⑤活動実施中，文化に関する知識を活用しながら適切に介入ができている（文化に即したガイダンス）		●		

第2章 国際リハビリテーションの実際

11 ICFの活用

学習のポイント

- ICFについて理解する
- 途上国の臨床場面におけるICFの活用について理解する
- 他職種理解におけるICFの活用について理解する

1 ICFとは

1) 概要

- ICF（国際生活機能分類）の正式名称はInternational Classification of Functioning, Disability and Health（生活機能・障害・健康の国際分類）である．
- 1980年にWHOによって発行された国際障害分類（ICIDH）[※1]の改定版であり，2001年の総会で採択された人間の**生活機能と障害の国際分類である**．健康とそれに関連する領域を説明するための，**共通言語と考え方の枠組みを提供する**．

> **memo** ※1 国際障害分類
> ICIDHは障害をImpairment（機能障害），Disability（能力障害），Handicap（社会的不利）の3レベルに分けたことは大きな功績であった．いくつかの批判や誤解がありICFへ改定された．

2) ICFモデル

- ICFモデルはそれぞれが相互に作用している点が重要である（図1）．**背景因子が加わった**ことはICIDHと異なる大きな特徴である．
- 各カテゴリーは表1のような大分類があり，さらに中分類，小分類と細かく分類される．
- **個人因子**は対象者個人の特徴からなる．あまりにも多様なため，現時点ではICFの分類としては含まれていない．しかし，他のどのカテゴリーとも関係しうるため，モデルとして重視すべきである．

3) ICFの利用

- 医療の評価，障害統計，教育，地域・国・国際レベルでの調査・研究といったさまざまな場

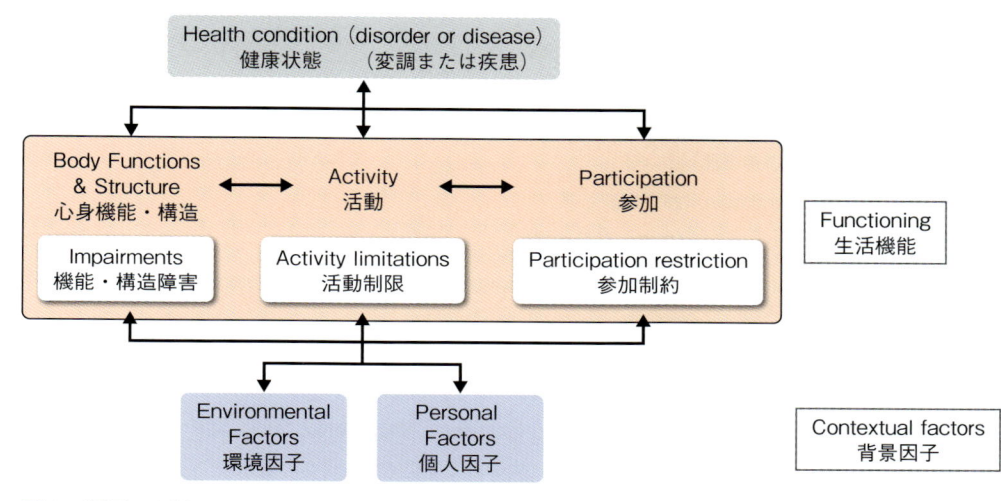

図1　ICFモデル

心身機能・構造，活動，参加の3つのカテゴリーを合わせて生活機能という．生活機能とは「人が生きること」の全体を示す．生活機能の否定的側面を機能・構造障害，活動制限，参加制約といい，これらを障害という．環境因子と個人因子を合わせて背景因子という．→が双方向で結ばれているのは，各カテゴリーが相互作用をもっていることを示す．

- 分類ではあるが，**分類することよりも対象者の障害像をどのようにとらえるのか**，という考え方が重要である．
- **障害**というマイナス面に注目するだけではなく，**生活機能**というプラス面にも注目する．
- 対象者の全体像を捉えるための**チェックリストとして利用できる**．
- 世界各国の専門家と障害当事者の協力によって作成されているため，それぞれの国，専門職種，対象者，時期などの違いを乗りこえられる**共通言語として利用できる**．

2 臨床場面におけるICFの活用

- 対象者の**評価**において，ICFを活用することができる．
- 途上国では人的資源が不足していることが多く，セラピストにはより広い視野が必要になる．そこで，ICFのチェックリストとしての特徴を活かし，対象者の全体像を偏りなく捉えられるようにする．
- ICFの考え方の枠組みとして，ICF整理シート（図2）を活用する．

1）評価におけるICFの活用

- 情報収集の際，最初は大分類（表1）で各項目のプラス面とマイナス面の有無を確認する．さらに詳細に確認すべき，と判断したものは中分類，小分類へと詳細に確認していく（コード番号を覚えておく必要はないが，その内容については小分類まで一度目を通しておくことを勧める）．見落としなく情報収集ができていることを確認することが目的である（コード化することが目的ではない）．

表1 各カテゴリーの大分類

Body functions（心身機能）	中分類：98　小分類：212	
1. Mental functions（精神機能）		☐
2. Sensory functions and pain（感覚機能と痛み）		☐
3. Voice and speech functions（音声と発話の機能）		☐
4. Functions of the cardiovascular, haematological, immunological and respiratory systems（心血管系・血液系・免疫系・呼吸器系の機能）		☐
5. Functions of the digestive, metabolic and endocrine systems（消化器系・代謝系・内分泌系の機能）		☐
6. Genitourinary and reproductive functions（泌尿・性・生殖の機能）		☐
7. Neuromusculoskeletal and movement-related functions（神経筋骨格と運動に関連する機能）		☐
8. Functions of the skin and related structures（皮膚および関連する構造の機能）		☐

Body structures（身体構造）	中分類：40　小分類：104	
1. Structures of the nervous system（神経系の構造）		☐
2. The eye, ear and related structures（目・耳および関連部位の構造）		☐
3. Structures involved in voice and speech（音声と発話に関わる構造）		☐
4. Structures of the cardiovascular, immunological and respiratory systems（心血管系・免疫系・呼吸器系の構造）		☐
5. Structures related to the digestive, metabolic and endocrine systems（消化器系・代謝系・内分泌系に関連した構造）		☐
6. Structures related to the genitourinary and reproductive systems（尿路性器系および生殖系に関連した構造）		☐
7. Structures related to movement（運動に関連した構造）		☐
8. Skin and related structures（皮膚および関連部位の構造）		☐

Activities and participation（活動と参加）	中分類：100　小分類：174	
1. Learning and applying knowledge（学習と知識の応用）		☐
2. General tasks and demands（一般的な課題と要求）		☐
3. Communication（コミュニケーション）		☐
4. Mobility（運動・移動）		☐
5. Self-care（セルフケア）		☐
6. Domestic life（家庭生活）		☐
7. Interpersonal interactions and relationships（対人関係）		☐
8. Major life areas（主要な生活領域）		☐
9. Community, social and civic life（コミュニティライフ・社会生活・市民生活）		☐

Environmental factors（環境因子）	中分類：64　小分類：103	
1. Products and technology（生産品と用具）		☐
2. Natural environment and human-made changes to environment（自然環境と人間がもたらした環境変化）		☐
3. Support and relationships（支援と関係）		☐
4. Attitudes（態度）		☐
5. Services, systems and policies（サービス・制度・政策）		☐

各分類の☐をチェックして，チェックリストとして使用してもよい．大分類でチェックすることで，大きな見落としはなくなる．必要な項目をさらに詳細にみていく．文献1をもとに作成．

```
                    Health condition
Name：              健康状態

                    disorder or disease
                    変調または疾患


Body Functions        Activity              Participation
心身機能         Capacity    Performance      参加
              できる活動   している活動

Impairments         Activity limitations    Participation restriction
機能・構造障害       活動制限                参加制約


      Environmental Factors        Personal Factors
      環境因子                      個人因子

      Inhibitor
      阻害因子
```

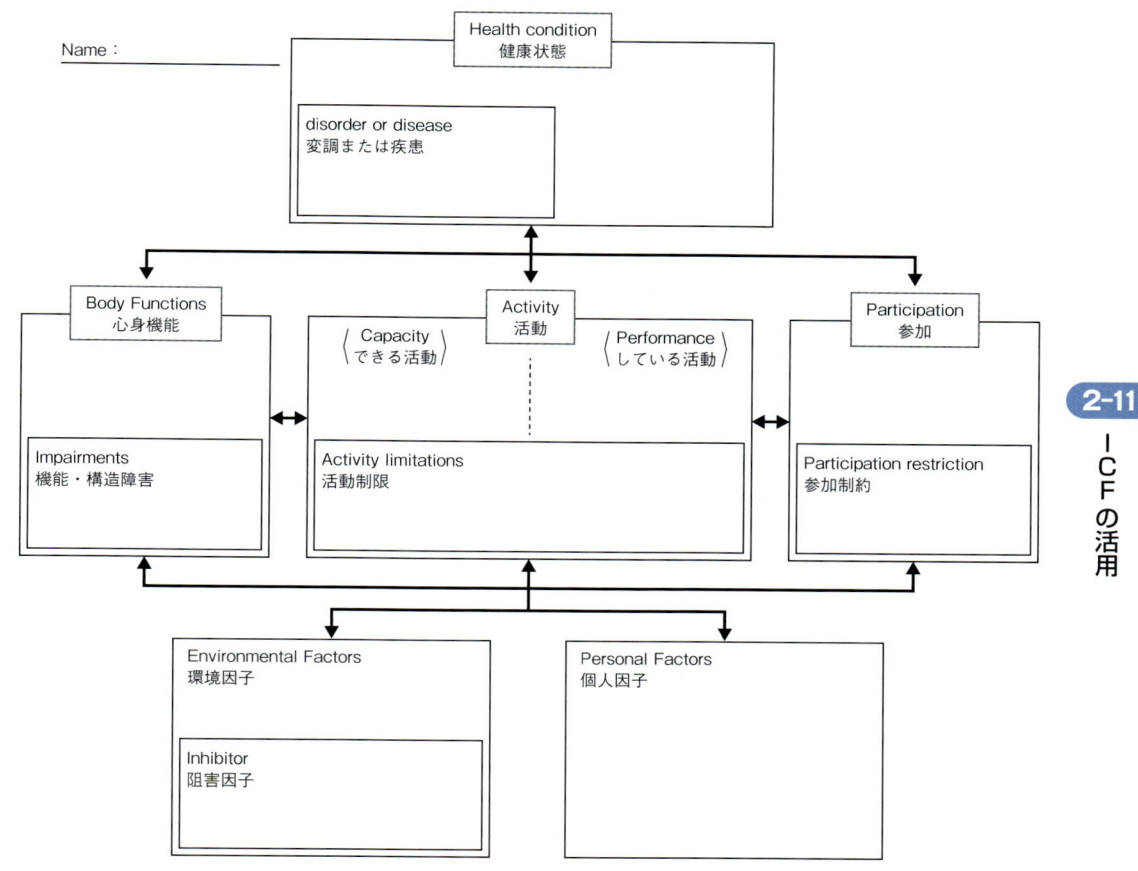

図2　ICF整理シート

文献2より一部改変の上転載．

- 日本との大きな違いが存在することの多い，**環境因子**と**参加**には特に注目すべきである．**個人因子**は分類表にはないが，ライフスタイル，信条，宗教観，価値観など，理解が難しいことがしばしばある．そのため，注意深く情報収集すべきである．
- 情報収集が完了したら，図2に記入する．得られた情報は，それ自体の価値と他との関連性について考え，優先度の高い順に必要最低限を記入する．
- シートに偏りがあった場合，不足しているカテゴリーの情報を再度収集する．
- シートをもとに，対象者の全体像を説明できるようにする（全体像の把握）．
- ゴール設定，介入プログラムの立案を行う．

2）環境因子への注目

- 途上国の環境は，日本と比較して大きく異なるだけではない．同じ国や地域においても対象者ごとの違いが大きいことが特徴である．
- 途上国（特に地方）では，対象者のリハビリテーションへの参加機会は非常に限られたものであることが多い．そのため，セラピストが直接介入していく方法は限定的となることがある．このような場合，環境に対するアプローチは非常に有効である．

3）参加への注目

- 社会構造やさまざまな概念（例えば，家族観や仕事観など）の違いが大きく，参加に注目すべきである．
- 宗教とスピリチュアリティやコミュニティライフなどは日本の感覚と大きく異なることがあるため，注意すべきである．

3 他職種理解におけるICFの活用

1）他職種理解の必要性

- 専門職の少ない途上国では，1つまたはごく少数の職種で対象者にかかわることが多い．そのため，対象者に対する評価や介入に偏りが生じることがある．また，より効率のよい連携が必要である．
- しかし，他職種への理解は乏しく，人材の活用や連携は非効率的になりやすい．他職種の視点や技術を学ぶことは，これらの解決に対して有効である．

2）症例検討におけるICFの活用

- 症例検討は実践的な学びの場となり，他職種の理解に対して有効である．症例検討は具体的であり，配属先で継続して行いやすい．実際の症例を目の前にして行う方法は効果的だが，準備のたいへんさや患者の負担などの問題もある．各職種が事前に収集した情報をもち寄って行う方法でもよい．
- ここでもICF整理シートを利用する．現場に合わせて，ICF整理シートを改変してもよい（例えば，配属先が病院で，医学モデルに偏っていると思われる場合に，あえて参加や環境因子の枠を大きくする，など）．実際にシートに記入することで，偏りは視覚的に捉えやすくなる．ICF整理シートが偏りなく埋まり，全員が共通の対象者像をもてるようになるまでディスカッションをする．
- 具体的なゴール設定を行う．ゴール達成のための各職種のアプローチ方法を紹介する．このような過程で他職種への理解は深まる．

4 実例紹介

- 青年海外協力隊，PT隊員の活動をもとに，ICF活用の実例を紹介する．

1）背景

- 期間は2010～'12年で活動先はパプアニューギニア（以下PNG）のブーゲンビル自治州だった．四国の半分ほどの大きさのエリアで，人口は約18万人であった．

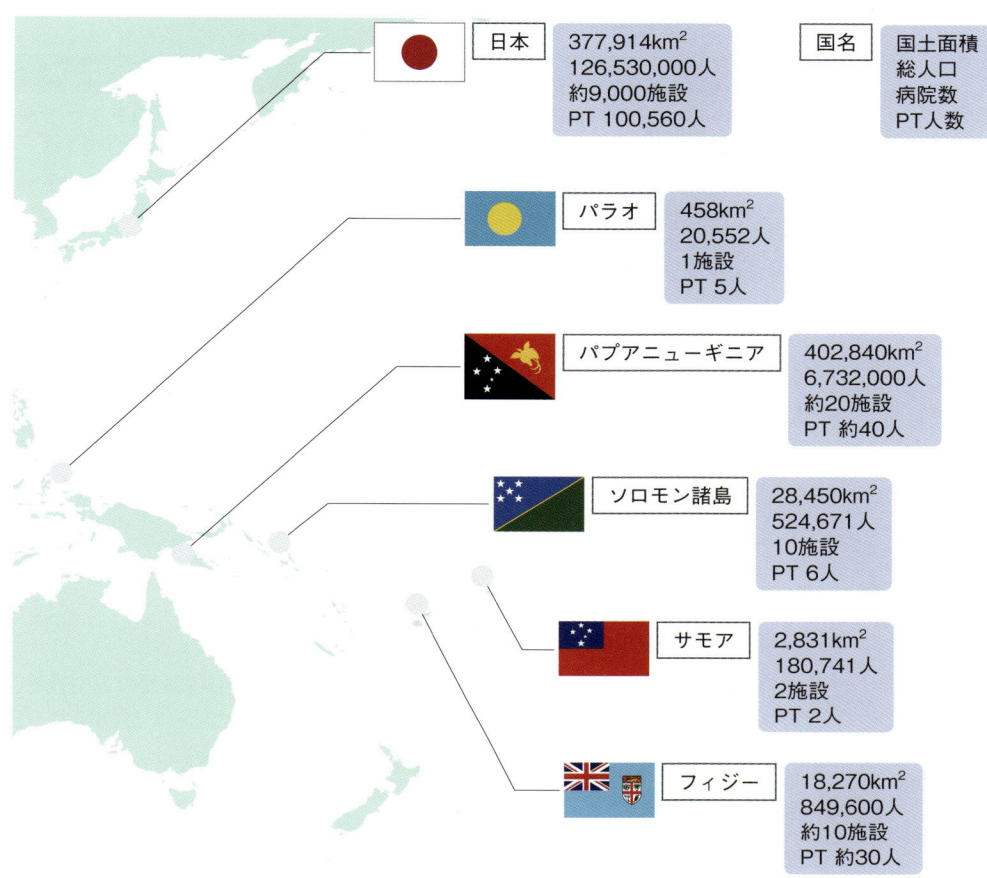

図3 広域研修の参加国PTの状況
大洋州の病院は日本の施設基準に準ずる．広域研修開催時の調査による．

国名	国土面積	総人口	病院数	PT人数
日本	377,914km²	126,530,000人	約9,000施設	PT 100,560人
パラオ	458km²	20,552人	1施設	PT 5人
パプアニューギニア	402,840km²	6,732,000人	約20施設	PT 約40人
ソロモン諸島	28,450km²	524,671人	10施設	PT 6人
サモア	2,831km²	180,741人	2施設	PT 2人
フィジー	18,270km²	849,600人	約10施設	PT 約30人

- 配属先は自治州唯一の病院であるブカ総合病院であり，院内のリハビリテーション関連職種は派遣されたPTとカウンターパートの現地人PTの2人だけだった．
- 地域には障害者（児）支援NGOのスタッフやCBRワーカーとよばれる人々がいたが，ほとんどは専門的な教育を受けておらず，経験則的に活動していた．
- PNGの他地域や，ソロモン諸島などの他大洋州の国々に派遣されていたPTやOTなどのリハビリテーション関連隊員も同様の状況だった（図3）．

2）大洋州リハビリテーション領域広域研修の開催

- ソロモン諸島とPNGで各1回，計2回の広域研修[※2]が開催された（表2）．

> memo
> ※2 広域研修
> 青年海外協力隊の自主的な企画運営により，複数国に派遣中の隊員とそのカウンターパートを対象とするJICA主催の研修会のことである．

表2　広域研修の概要

開催国	ソロモン諸島	パプアニューギニア
テーマ	他職種とのチームワークによる問題解決アプローチ	包括的なアプローチができるジェネラリストをめざして
参加職種	PT・ST・CBRワーカー・Ns 養護教員・ソロモン赤十字職員 JICA職員・JICA技術顧問 JICA大洋州担当	医師・PT・OT・CBRワーカー 看護教員・養護教員・PTS・ PT助手 障害者支援NGO職員 地域ヘルスワーカー 病院事務・州政府職員 JICA職員・JICA技術顧問 JICA大洋州担当
参加国	ソロモン・フィジー・パラオ パプアニューギニア・日本	パプアニューギニア・ソロモン サモア・日本
参加人数	27人（うち協力隊員9人）	37人（うち協力隊員11人）

1 内容（図4）

- 両研修ともに5日間のプログラムだった．
- 前半の3日間で，各国のリハビリテーションの状況の紹介や各職種の専門性を活かした参加型のワークショップを行い，後半の2日間で，ICFモデルにそった症例検討を行った．
- 実際に患者（4症例）にきてもらい，1症例あたり4～7職種で評価から介入を行った．

2 症例検討での経験

- 小児の症例に対して，PTが偏りなく評価したつもりでシートに記入すると，心身機能・構造と活動の基本動作が多く，次に物的環境の家屋構造や自宅周辺の状況が多かった．
- 看護師の評価の様子をみると，評価時間のほとんどを母親と会話をしていた．彼女がシートに記入したのは患者の家での役割や家族が期待することなど参加や個人因子，人的環境などの情報だった．
- その他の職種の評価でも同様のことを経験した．参加者全員で記入することで，シートは偏りなく埋まっていった．
- 症例を目の前にした場合，気をつけてはいても自分の専門に偏ってしまいがちである．

3）まとめ

- 大洋州でのリハビリテーションの問題に対してICFモデルにそった症例検討を行った実例より，①国，民族，職種，言語などの違いがあっても，ICFの共通言語としての特徴は有効であること，②ICF整理シートより，職種間の評価に偏りがあること，③他職種との協同作業により相互理解が深まり，対象者の全体像を偏りなく捉えられること，の3点がわかった．

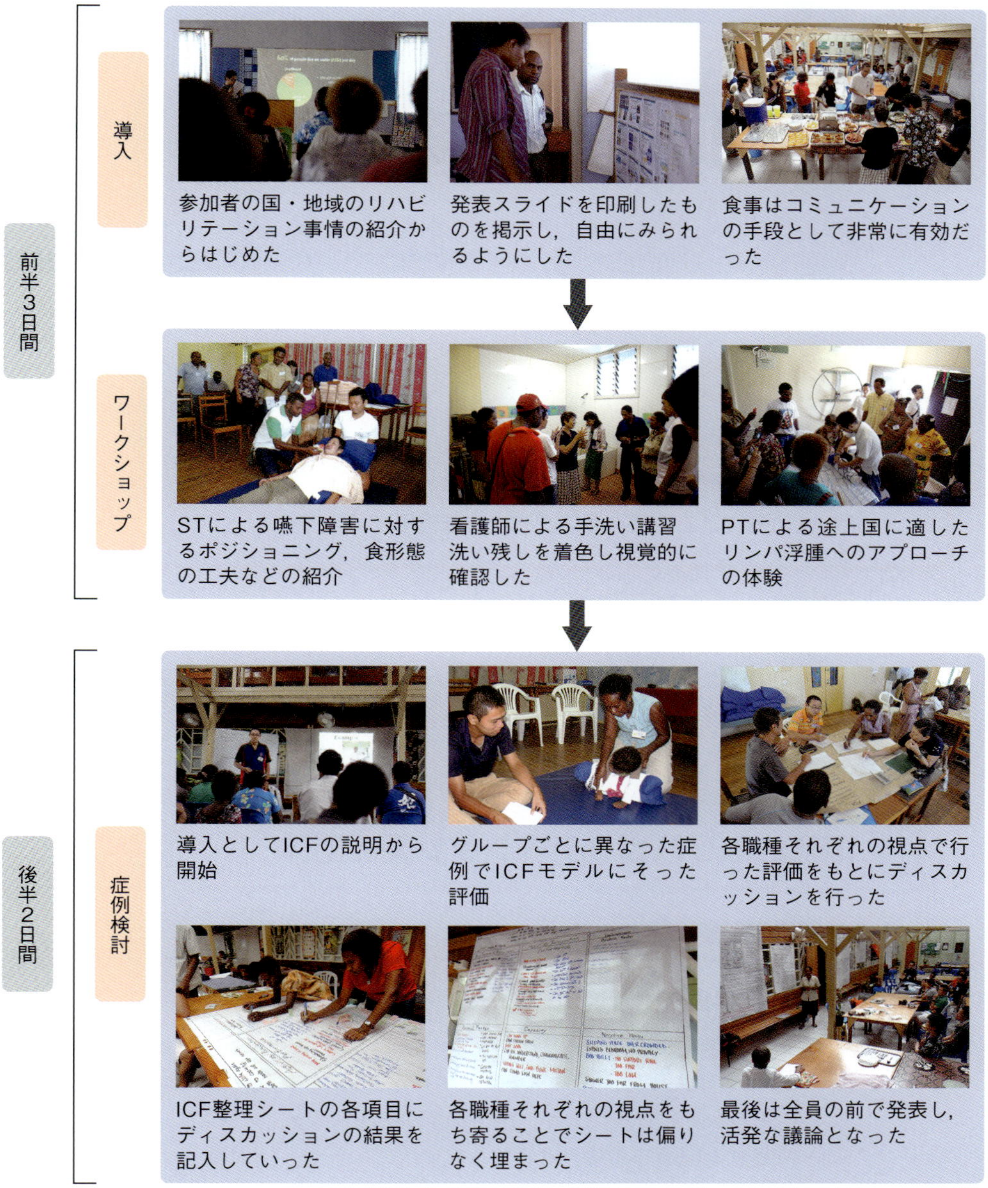

図4 広域研修の流れ

前半3日間

導入
- 参加者の国・地域のリハビリテーション事情の紹介からはじめた
- 発表スライドを印刷したものを掲示し,自由にみられるようにした
- 食事はコミュニケーションの手段として非常に有効だった

ワークショップ
- STによる嚥下障害に対するポジショニング,食形態の工夫などの紹介
- 看護師による手洗い講習 洗い残しを着色し視覚的に確認した
- PTによる途上国に適したリンパ浮腫へのアプローチの体験

後半2日間

症例検討
- 導入としてICFの説明から開始
- グループごとに異なった症例でICFモデルにそった評価
- 各職種それぞれの視点で行った評価をもとにディスカッションを行った
- ICF整理シートの各項目にディスカッションの結果を記入していった
- 各職種それぞれの視点をもち寄ることでシートは偏りなく埋まった
- 最後は全員の前で発表し,活発な議論となった

■ 文献

1) 「ICF 国際生活機能分類―国際障害分類改定版」(障害者福祉研究会/編),中央法規出版,2002
2) 「ICF(国際生活機能分類)の理解と活用」(上田敏/著),きょうされん,2005

第2章 国際リハビリテーションの実際

12 関連する国際組織

> **学習のポイント**
> - 各団体・組織の役割を理解する
> - 必要な情報を得るための手段を理解する
> - 活動する際にどこにアクセスすべきかを理解する

　本項では国際的なリハビリテーション職能団体や，リハビリテーション分野および障害者支援に関連する国際協力組織などを紹介する．どのような団体があるか理解し，情報収集，活動の際に活用してほしい（347頁巻末付録も参照されたい）．

1 国際的なリハビリテーション職能団体

1）理学療法分野

❶ 世界理学療法士連盟

- **世界理学療法士連盟**（World Confederation of Physical Therapy：WCPT）は1951年に11カ国のPT協会（オーストラリア，カナダ，デンマーク，フィンランド，イギリス，ニュージーランド，ノルウェー，南アフリカ，西ドイツ，スウェーデンおよびアメリカ）により設立された国際的非営利組織である．
- その主な役割は，理学療法分野の研究，教育，臨床における水準向上の促進，各地域や加盟国間のコミュニケーションや情報交換の支援，加盟国間および国際的な機関や組織との協力関係構築の支援などである．
- 日本は1974年に加盟．最近では110を超える協会が加盟，会員数は35万人以上である．WCPTの場合，各国それぞれのPT協会に入会すると，その国のPT協会がWCPTに加盟していれば，同時にWCPTの会員となる．
- 5つの地域（アジア太平洋地域，北アメリカカリブ地域，南アメリカ地域，ヨーロッパ地域，アフリカ地域）に分かれて組織されている．

❷ アジア理学療法連盟

- **アジア理学療法連盟**（Asian Confederation of Physical Therapy：ACPT）は❶のWCPTとは別組織で，1980年に設立された．3年ごとに学会を開催している．構成メンバーは7カ国

（日本，韓国，台湾，フィリピン，マレーシア，タイ，インドネシア）である．

2）作業療法分野

❶ 世界作業療法士連盟

- 世界作業療法士連盟（World Federation of Occupational Therapists：WFOT）は1952年に10カ国のOT協会（イギリス，カナダ，南アフリカ，スウェーデン，ニュージーランド，オーストラリア，イスラエル，インド，デンマーク）により設立された．その主な目的は作業療法の社会的地位・知名度促進のための公式国際組織としての役割を担うこと，各国のOT協会間や，他のセラピスト，関連団体との国際的協力関係の促進，作業療法の水準を高めること，国際交流や情報交換，教育の促進などである．
- 日本は1972年に加盟．2015年現在で84カ国の協会が加盟，加盟国総会員数約42万人のうち個人加盟会員数は2.9万人以上である．WFOTの場合，その会員になるためには加盟しているOT協会を通じて会員登録する必要がある．
- 7つの地域（アジア太平洋地域，カリブ地域，ラテンアメリカ地域，ヨーロッパ地域，アフリカ地域，アラブ地域，クエート）に分かれて組織されている．

3）言語聴覚分野

- 前述のWCPT，WFOTのような国際的職能団体は現時点ではないが，以下のような取り組みがなされている．

❶ 国際音声言語医学会

- 国際音声言語医学会（International Association Logopedics and Phoneatrics：IALP）はコミュニケーション，言語，聴覚，嚥下など言語聴覚領域の広範囲な専門家で構成されている．グローバルで多文化的な観点から科学的，教育的，専門的な問題を扱うことを目的とする．

❷ アジア太平洋言語聴覚協会

- アジア太平洋言語聴覚協会（Asia Pacific Society of Speech Language and Hearing：APSSLH）は❶のIALPとは別組織で，アジア環太平洋地域の国々で構成されている．

2 国際機関

1）国際連合諸機関

❶ 国際連合

- 国際連合（United Nations：UN）は1981年に国際障害者年の提言を行った．また2006年12月に国連で**障害者の権利に関する条約**が採択された．この条約は，すべての障害者によるあらゆる人権および基本的自由の完全かつ平等な享有を促進し，保護し，および確保することならびに障害者の固有の尊厳の尊重を促進することを目的とする．

❷ 世界保健機関

- 世界保健機関（World Health Organization：WHO）は国連システムのなかで保健問題を

統括する機関である．PHCにおける衛生環境の向上やそれに伴う障害発生の軽減を行っている．加えてCBRガイドラインや，1980年にICIDH，さらに2001年にICFの策定を行っている．

③ 国際連合児童基金

- 国際連合児童基金（United Nations Children's Fund：UNICEF〈ユニセフ〉）は子どもたちの権利の実現を世界的に推進する機関である．障害の予防や障害児の生活支援を行っている．また2013年発行の世界子供白書（The state of the world's children 2003）では「障がいのある子どもたち」という特集を組み，障害に対する啓発を行った．

④ 国際連合教育科学文化機関

- 国際連合教育科学文化機関（United Nations Educational, Scientific and Cultural Organization：UNESCO〈ユネスコ〉）は諸国民の教育，科学，文化の協力と交流を通じて，国際平和と人類の福祉の促進を目的とした国際連合の専門機関である．その活動の1つとして，教育の機会均等，インクルーシブ教育を推進しており，障害児の教育促進にも取り組んでいる．

2）アジア開発銀行

- アジア開発銀行（Asian Development Bank：ADB）はアジア・太平洋地域を対象とする国際開発金融機関として，同地域の生活向上のためのさまざまな支援を実施してきた．現在は世界最大の貧困人口を抱える同地域の貧困削減を図り，平等な経済成長を実現することを最重要課題としている．そして障害者も貧困削減の対象者として，障害者施策に取り組んでいる．

3 日本の政府開発援助機関

- 国際協力機構（Japan International Cooperation Agency：JICA〈ジャイカ〉）は日本の政府開発援助（ODA）を一元的に行う実施機関として，途上国への国際協力を行っている．また人間の安全保障の理念に立脚する事業の一環として，特に脆弱な立場にある子ども，女性，障害者，高齢者，難民・国内避難民，少数民族などに焦点をあてた国際協力を展開している．
- 加えて，青年海外協力隊やシニア海外ボランティアなどでセラピストの派遣を行っている（図）．

4 非政府組織

- リハビリテーション分野の国際協力に関連する非政府組織（Non-Governmental Organizations：NGO）は多種多様であるが，その一部を紹介する．

1）国際協力を直接行っている組織

① ハンディキャップインターナショナル

- ハンディキャップインターナショナル（Handicap International：HI）は障害者の生活環

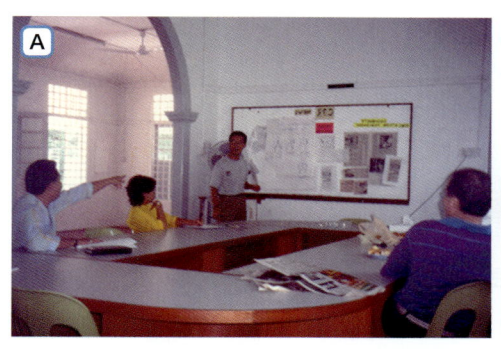

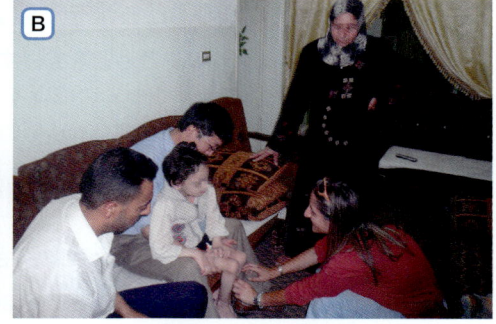

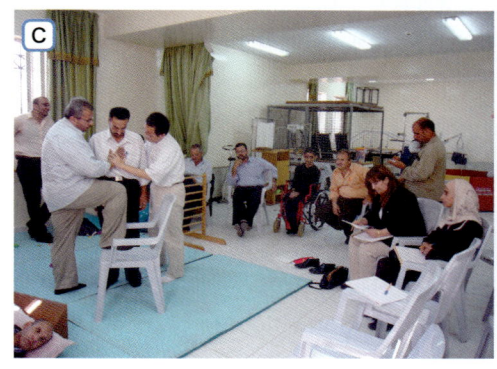

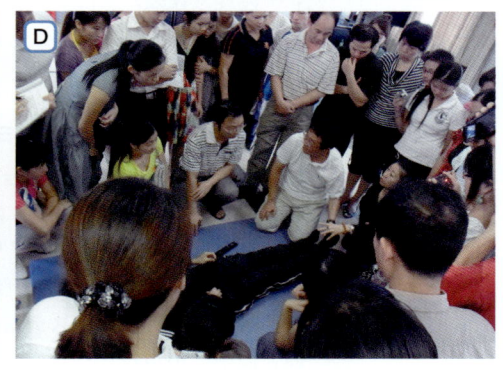

図　JICAでの活動の様子

A）青年海外協力隊としての活動の様子（マレーシア）．B）JICA専門家としての活動の様子（ヨルダン）．C）ヨルダン．D）中国．

境改善，権利や尊厳の向上，インクルージョンや，緊急援助など障害者問題全般に対して支援を行っている国際組織である．

2 アジアの障害者活動を支援する会

- アジアの障害者活動を支援する会（Asian Development with the Disabled Persons：ADDP）は障害者スポーツや就労サポート主体に，ラオスの障害者支援を行っている．

3 シャプラニール＝市民による海外協力の会

- シャプラニール＝市民による海外協力の会（Shapla Neer = Citizens' Committee in Japan for Overseas Support）は主に南アジア地域において，貧困対策，防災と災害復興支援，修学・就労支援に加え，障害者のエンパワメントなど，幅広い活動を展開している．

4 難民を助ける会

- 難民を助ける会（Association for Aid and Relief Japan：AAR Japan）は難民支援だけでなく，災害支援や感染症対策に加え，リハビリテーション分野においてCBRや地雷被害者への車椅子などの支援，職業訓練校の運営などを行っている．

5 日本キリスト教海外医療協力会

- 日本キリスト教海外医療協力会（Japan Overseas Christian Medical Cooperative Service：JOCS）は社会的弱者や貧困層への保健医療協力と，人材育成を行っている．リハビリテーション分野においてはPTの派遣などを行い，リハビリテーションの実施と，現地技士の育成などを行っている．

2-12 関連する国際組織

第2章－12　147

6 ベトナムの子ども達を支援する会

- ベトナムの子ども達を支援する会（The Support of Vietnam Children Association：SVCA）はベトナムの障害者（児）への教育，リハビリテーション，母子保健を中心に活動しており，CBR事業も積極的に展開している．

2）ネットワーク構築や，情報発信，研修などを主な目的としている組織

1 国際リハビリテーション協会

- 国際リハビリテーション協会（Rehabilitation International：RI）は障害者の人権を確立し，経済・社会における機会の均等をめざすNGOのネットワークである．世界各地で開かれる障害者に関するイベント・会議の情報や，障害者支援についてのレポート等を提供している．

2 日本障害者リハビリテーション協会

- 日本障害者リハビリテーション協会（Japanese Society for Rehabilitation of Persons with Disabilities：JSRPD）は国際リハビリテーション協会の日本の窓口としての役割を果たしながら，障害者のリハビリテーションに関する調査研究と国際的連携のもとに障害者のリハビリテーション事業を振興することを目的としている．本組織の提供する情報サイト〔障害保健福祉研究情報システム（Disability Information Resources：DINF）〕は障害者の保健と福祉にかかわる研究を支援するために，国内外から広く関連する情報を収集し，提供している．

3 障害分野NGO連絡会

- 障害分野NGO連絡会（Japan NGO Network on Disabilities：JANNET（ジャネット））は本組織自体が直接リハビリテーション関連の国際協力活動を行っているわけではないが，障害分野の国際協力機構のネットワーク構築を行っており，ホームページなどから各援助機関の情報などを得ることができる．またCBR関連の研修会など，さまざまな情報提供を行っている．

4 アジア保健研究所

- アジア保健研究所（Asian Health Institute：AHI）はアジア各地の村々で人々の健康を守るために活動する現地の保健ワーカー（ヘルスボランティア，メディカルスタッフなど）を育成している．

コラム：必要なものは必要なときに用意する

　アフリカのサバンナ草原で暮らすマサイ族が携帯電話を使っていたり，家の床が土で冷蔵庫や洗濯機などの生活家電はもっていない家庭にパソコンや携帯ゲーム機はあるなど，途上国で活動していると手に入れるものの順番が逆なんじゃないかと驚くことがある．日本では，書店のレシピ本のコーナーには「つくり置き」の本がずらりと並び，冷蔵庫の冷凍庫部分の割合も大きくなっている．途上国の暑い国では特に，冷蔵庫がなかったら，食品がすぐに傷んでしまうのではないかと心配になる．しかし，冷蔵庫は使われていない家庭も多い．実際の彼らの生活に目を向けてみると，朝・昼・晩といる人が必要な分だけその都度材料を買ってきて，料理をして，食べている．

ニカラグア．

　なるほど，そういう生活だったら，冷蔵庫のあるなしはさほど重要なことではないかもしれない．そもそも，野菜も肉も魚も，いかに新鮮に保存しておくかを一生懸命考えるより，新鮮なうちに食べてしまった方がおいしいに決まっている．それよりも，余暇時間を自分が心地よく，楽しく過ごす時間にできるような携帯電話やテレビやパソコンがあった方が絶対いい．己の価値観に捉われず「人々の生活の背景を探る」視点の重要性は，国内外を問わず共通である．

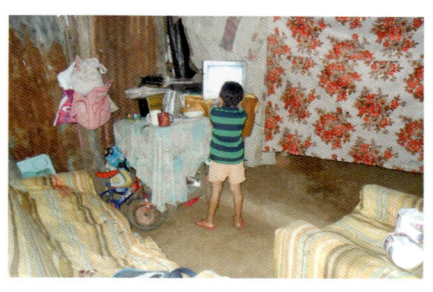

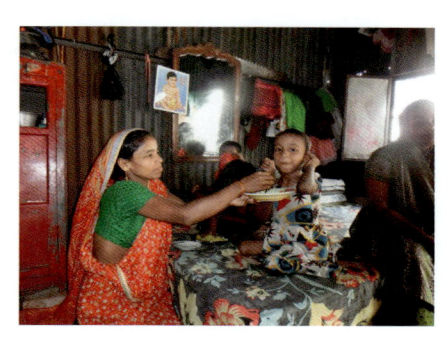

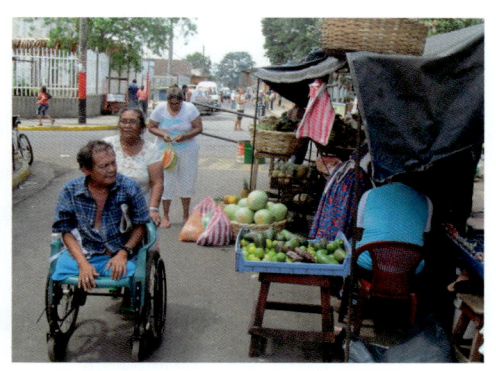

バングラデシュ．

バングラデシュ．

ニカラグア．

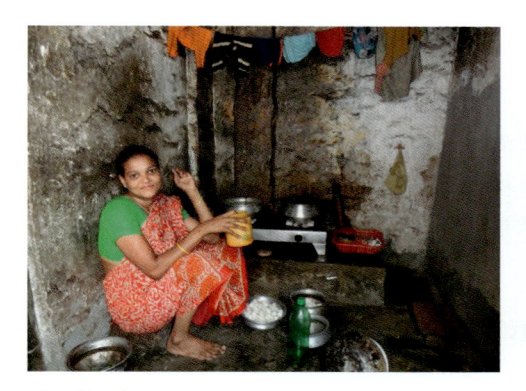

第2章 国際リハビリテーションの実際

13 災害リハビリテーション

> **学習のポイント**
> - 災害時のセラピストの役割を理解する
> - 災害リハトリアージを理解する

1 医療からみた災害とは

- 医療からみた**災害**とは，被災により「増大した医療需要に対し，平時の医療レベルを維持するための医療資源の供給が不足し，防ぎえた死を少なくするために迅速な調整と非被災地からの支援が必要な状態」[1]である（表1）．
- 災害が起きると被災者が最初の対応者となり，非被災国からの応援が必要な状況となる[2]．
- 日本の**ODA**の災害支援では紛争に起因する災害は**自衛隊**の派遣が，他の災害へは**国際緊急援助隊**（JDR）の派遣が行われている．また，さまざまな**NGO団体**が支援を行っている．
- 災害の被害は防災・減災の事前対策で軽減することができるが，途上国では十分な事前対策は行われておらず，被害の程度は先進国と比較し非常に深刻である．
- 特に被害は**災害時要援護者**（災害弱者：CWAP）（表2）に集中する[1]．

表1 災害の種類

自然災害	地震，台風，竜巻，津波，洪水，旱ばつ，疫病，飢餓など
人為災害	火災，爆発物，交通事故，建造物崩壊など
人道的緊急事態	戦争，紛争，難民

文献2をもとに作成．

表2 災害時要援護者（災害弱者）

CWAP	
C（Child）	子ども
W（Woman）	女性，妊婦
A（Aged People）	高齢者
P（Poor or Patient）	貧困者，病人，障害者，外国人

文献1をもとに作成．

2 災害サイクルとセラピストの役割

- 災害発生から状況は刻々と変化する．この変化を**災害サイクル**という（図1）．
- セラピストは災害サイクルの変化に応じて現地のニーズをくみとりながら活動する．
- 長期的な支援の継続には現地の人的資源を活かすことが重要である．

1）第1期：発災～72時間（被災混乱期）

1 状況
- 多数の傷病者が発生し，現場は混乱する．
- 大規模災害発生の発令により，警察，消防，救急が現地に入り，**現地対策本部**を設立する．

2 対応
- 医療者は情報収集を行い安全を確保しつつ（自分，現場，生存者），前線や救護所でトリアージ，治療，搬送（TTT）を行う（表3）[2]．また，災害時要援護者の避難誘導，介助を行う．

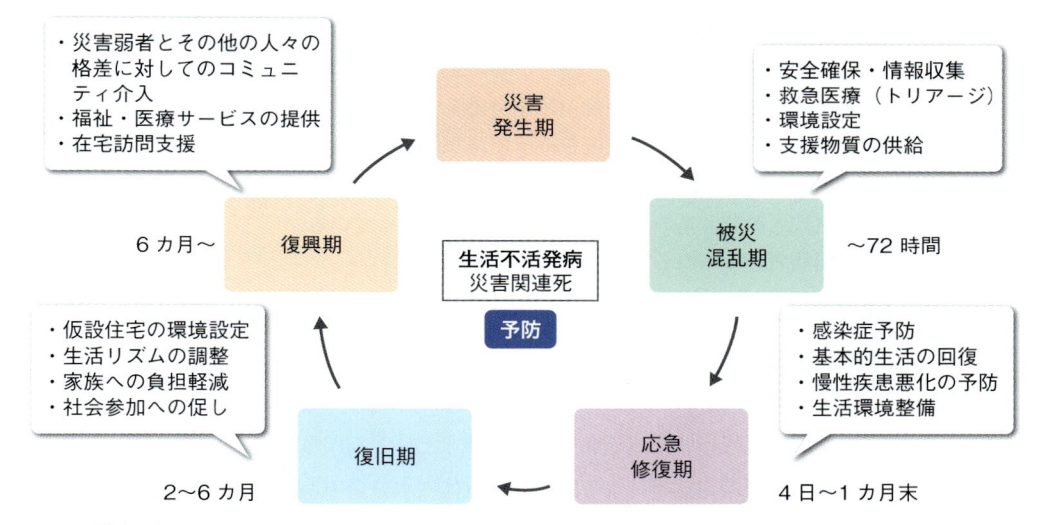

図1 災害サイクル
文献3をもとに作成．

表3 管理と支援における優先順位

C : Command	指揮
S : Safety	安全
C : Communication	情報伝達
A : Assessment	評価
T : Triage	トリアージ
T : Treatment	治療
T : Transport	搬送

文献2をもとに作成．

- **人命救助，苦痛軽減**を目的に治療を行い，救急車両を用いての医療施設への搬送が可能な状態にすることが現場での目標となる．
- 避難所やテント設営の場所は導線，安全面などに考慮して決定する．

> **memo** 事例：パキスタン北部大地震（2015年10月発生）①
> 北部の町は医療施設も少なく，また町も壊滅的であったため，多くの傷病者はヘリコプターなどで首都イスラマバードの基幹病院に搬送された．病院の敷地内にテントが張られ，廊下は傷病者やその家族であふれた．テントには上肢や下肢をギプス固定されたまま，いつ再度診療を受ければよいのかもわからない子どもたちがいた．松葉杖もなく移動が困難なうえに他の関節も動かさずに過ごしていたことによって拘縮がみられた．

2）第2期：4日〜1カ月末（応急修復期）

1 状況
- 病院の敷地内もしくは避難所のテント生活がはじまるが，食料や衣服など生活に必要な物品が不足している状態である．
- 多くの国や国際機関より援助団体が入り，医療活動や配給活動が行われる．
- 患者の多くが病気の理解が不十分であり，ベッド上やテント内で動かず回復を待っており，家族の介助負担も大きい．
- 気持ちの落ち込みが大きく生きる気力を失っている傷病者がみられる．

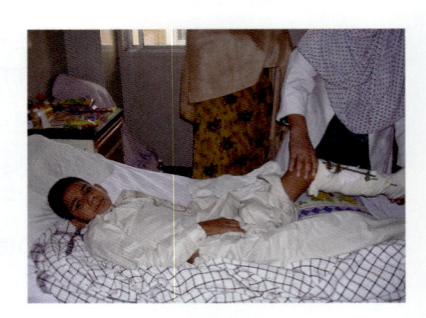

図2　傷病者への介入

2 対応
- 一次的および，二次的障害への予防や治療介入を行う．
  - 傷病者（骨折，外傷，脊髄損傷，他）への介入（図2）．
  - 慢性疾患の悪化（不動や服薬困難などによる）の予防．
  - 水分摂取量低下による脱水症状（体内水分量10％以上の低下は危険）の予防．
  - 衛生状態の悪化による感染症蔓延の予防．
  - 心身の疲労，栄養不足，不眠，運動不足，気温の変化による体調不良の予防．
- 傷病者，障害者，高齢者に対して福祉用具の配布や生活環境の設定，介助者の選定依頼を行う[4]．

3）第3期：2〜6カ月（復旧期）

1 状況
- 医療機関より施設など，生活の場が変化する．
- 生活の場の変化により周囲の人々との関係性の変化や孤立状態などが生じやすい．
- 生活が落ちつき，精神的な高揚感から幻滅へと変化する（図3）．

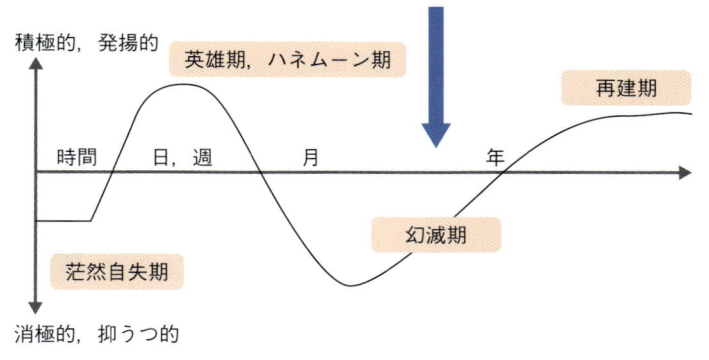

図3 災害と心の回復の時間的経過
災害発生後数ヵ月から1年余の幻滅期は長期化するストレスにより，エネルギーが消耗し，極度の疲労感，憂うつ感が増強する時期である．

2 対応

- 生活不活発病予防．
- 環境設定：避難所，仮設テント，住宅の環境を生活しやすいように整える（図4）．
- 家族などの介護者の負担軽減に対する取り組み．
- 健康維持活動に自主的に参加するように促す．
- 心のケア，社会参加の促し．
- 役割をもってもらうことで自分の存在意義を感じてもらう．
- コミュニティを再建し，助け合いの心を育てる．

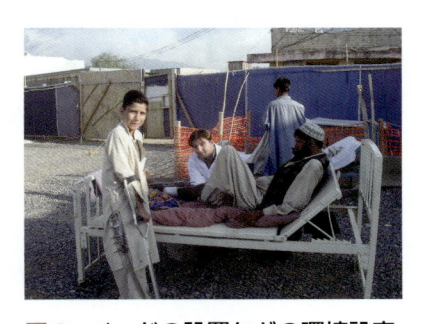

図4 ベッドの設置などの環境設定

> **memo 事例：パキスタン北部大地震②**
> 北部の家は石を積み上げたものが多く，倒壊により多くの脊髄損傷者が発生した．震災から2ヵ月後に脊髄損傷者収容施設ができ，約300人の患者が収容され，震災以前から活動していた脊髄損傷当事者団体NGOが自主トレーニング方法などの指導に赴いた．PT・OTもボランティアで入り，現地の医師と相談しながら介入を行った．

4）第4期：6ヵ月以降（復興期）

1 状況

- 一部の避難住民はテントや病院での生活から自宅や親せき宅での生活になる．
- 仕事をみつけて働き出す避難住民も多くみられる．
- 入院患者は数日の外泊を行うことが増えるが，感染症や車椅子の故障などの問題が生じる．
- 障害が残存する患者の一部は離婚などで行き場を失うものもいる．

2 対応

- 福祉医療サービスの提供．
- 医療介護施設などとの連携，引き継ぎ．

- 生活の場の提供，確保．
- コミュニティへの介入，活発化．
- 介護福祉を継続的に担う人材の育成（図5）．

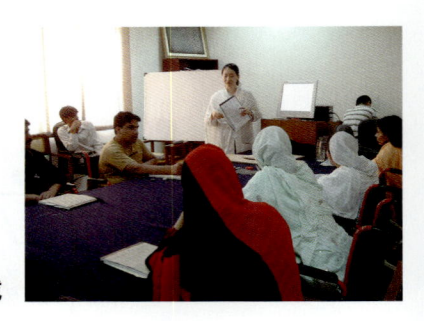

図5　コミュニティワーカーの人材育成

> **memo　事例：パキスタン北部大地震③**
> 病院に収容された脊髄損傷者とその家族のなかから意欲のあるメンバーを集め，帰村後を想定したCBRの講習会が行われた．

3　リハトリアージとは

- リハトリアージは，多数の生存被災者に対し，適切な**生活環境と介助を提供できるように**，限られた人数で迅速かつ的確に優先順位を決定できるツールである（図6）．対象者を一定の基準にそって分配しリストバンドの色により明確化させることで，その色によって支援活動を容易にする．
- 災害時に，特に途上国では福祉避難所の設立や介護の提供量に限りがある．
- 要援護者（災害弱者）を中心に災害関連死や生活不活発病を予防するために災害発生早期から適切な環境で，介護を受けられるよう定期的に振り分けることがリハトリアージの目的である．
- 医療的処置がおわってもフォローが必要な対象者に対してはリストバンドを目安にケアすることができ，拘縮などの廃用性症候群など二次的障害の予防につながる．
- リハトリアージでは紫，緑，黄，赤，銀のリストバンドを使用する（図7）．

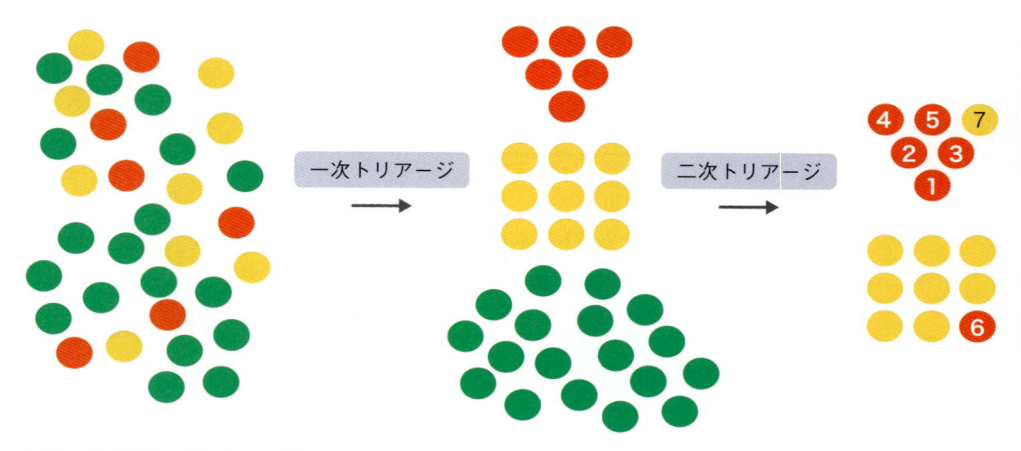

図6　トリアージイメージ
○は被災住民を示す．一次トリアージにより福祉避難所など介助を要する人が選別され，二次トリアージではそのような場で生活するにあたり必要な介助量の決定がされる．文献1をもとに作成．

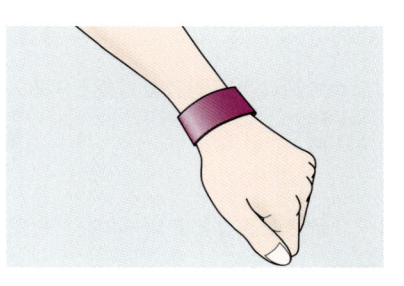

図7　リストバンド

1）一次リハトリアージ（図8）

■1 実施目的
- 心身面の状況に合った生活場所を決定する．
- 生活場所は医療施設，福祉避難所，一般避難所の3カ所とする．

■2 実施時期・タイミング
- 災害フェーズ第2期（4日〜1カ月末）の応急修復期より開始する．
- 第2期は3日おき，第3期は1〜2週間おき，第4期は1カ月おきに再トリアージを実施する．

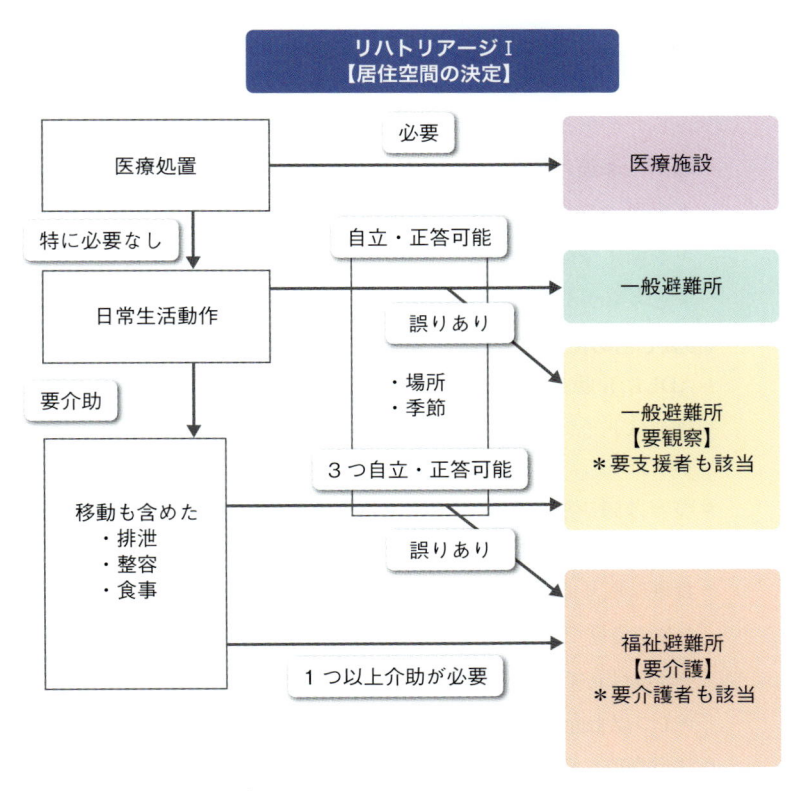

図8　一次トリアージ
346頁巻末付録に英語訳あり．

3 対象者
- 被災住民のなかで特に災害弱者を対象とする．

4 実施者
- セラピスト．
- リハトリアージ研修受講などトレーニングを受けたもの．

5 段階別判断基準

〈医療処置〉
- 気道，呼吸循環の異常を呼吸数，脈拍で判断する．脈拍の代わりに毛細血管再充満時間（CRT）も使用できる（図9）．
- 呼吸数30回／分以上または10回／分未満は救急処置を行い医療施設に搬送する（紫）．
- 脈拍数120回／分以上の場合も救急処置後，医療施設へ搬送する（紫）．
- 脈拍が測れない場合は爪床を圧迫しピンクにもどる時間を観察する．2秒以上は救急処置後に医療施設へ搬送する（紫）．

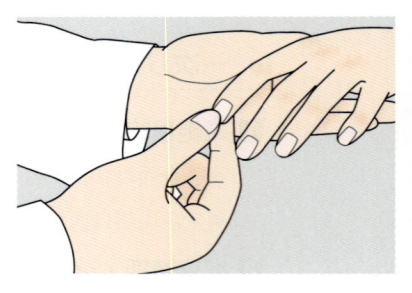

図9　CRT

〈ADL〉
- 寝返り，起き上がり，座位保持，立ち上がり，立位保持，歩行，階段昇降のADLのなかで介助が必要ない場合は一般避難所での生活を継続する（緑）．
- ふらつきがあり，転倒の危険性がある場合は要介護と判断し，次の設問に移る．
- 場所・季節の質問に対する答えで要観察の必要性を判断する．
  - ▶場所：ここはどこか？（避難所，テントなど）．
  - ▶季節：今の季節は？（春夏秋冬）．
  - ▶どちらか1つでも誤りがある場合：一般避難所でも要観察（黄）．

〈移動も含めた排泄・整容・食事〉
- ADLに介助を要した場合，移動もふくめた排泄・整容・食事で介助の必要性を評価する．
- 排泄はトイレまでの歩行，着衣の上げ下げ，座位，立ち上がり，手洗いのすべての動作を示す．
- 整容は櫛や鏡，石鹸，タオルなどの準備，洗顔動作，結髪動作，移動のすべての動作を示す．
- 食事は取りに行く，すわって食べる，片づけるのすべての動作を示す．
  - ▶3つ自立で「場所・季節」が正答：一般避難所で要観察（黄）．
  - ▶3つ自立で「場所・季節」で誤りあり：福祉避難所で要介護（赤）．
  - ▶1つ以上介助が必要：福祉避難所で要介護（赤）．
- 注意事項：日本のように介護保険などで要支援や要介護の認定をもつ対象者はそれぞれ後述の通り分類する．
  - ▶要支援者：一般避難所で要観察（黄）．

▶ 要介護者：福祉避難所で要介護（赤）．

2）二次リハトリアージ（図10）

❶ 実施目的
- 福祉避難所等，援助を受けられる施設内においての支援の優先度を決定する．
- 支援の優先度は銀，赤，黄，緑の4つに分類する．

❷ 実施時期・タイミング
- 災害フェーズ第2期（4日〜1カ月末）の応急修復期より開始する．
- 第2期は3日おき，第3期は1〜2週間おき，第4期は1カ月おきに再トリアージを実施する．

❸ 対象者
- 一次リハトリアージで福祉避難所対象者（赤）となったものを対象とする．

リハトリアージⅡ【介助量の決定】

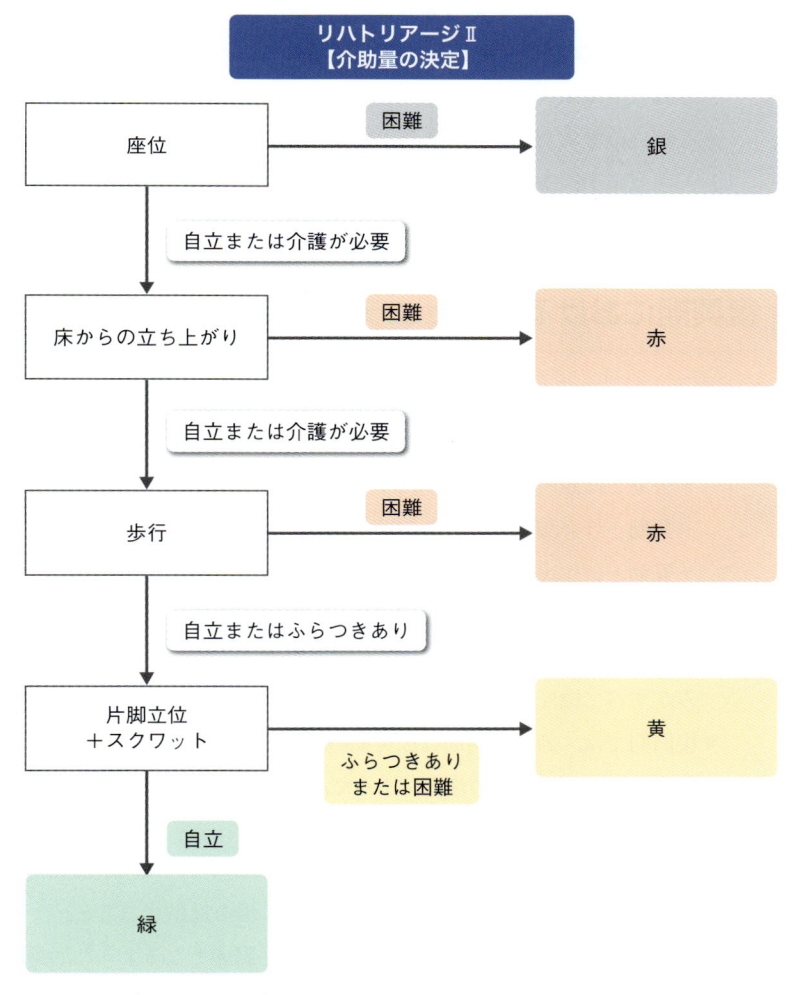

座位 →（困難）→ 銀
↓ 自立または介護が必要
床からの立ち上がり →（困難）→ 赤
↓ 自立または介護が必要
歩行 →（困難）→ 赤
↓ 自立またはふらつきあり
片脚立位＋スクワット →（ふらつきありまたは困難）→ 黄
↓ 自立
緑

図10　二次トリアージ
346頁巻末付録に英語訳あり．

4 実施者

- セラピスト．
- リハトリアージ研修受講などトレーニングを受けたもの．

5 段階別判断基準

〈座位〉
- 座位保持が困難：軽度介助（銀）．
- 座位が自立もしくは介助で可能：〈床からの立ち上がり〉へ．

〈床からの立ち上がり〉
- 床からの立ち上がりが困難：重度介助（赤）．
- 床からの立ち上がりが自立または介助で可能：〈歩行〉へ．

〈歩行〉
- 歩行が困難：重度介助（赤）．
- 歩行が自立またはふらつきあり：〈片脚立位でスクワット〉へ．

〈片脚立位でスクワット〉
- 片脚立位でスクワットの際，困難またはふらつきあり：中等度介助（黄）．
- 片脚立位でスクワットが自立：見守りもしくは準備のみ介助（緑）．
  - ▶注意事項：指示が入らない，もしくは疼痛により困難な場合はその動作は困難とする．

4 復興期におけるコミュニティへの働きかけ

- コミュニティにおける支援のしくみには，**自助**，**公助**，**共助**，**互助**の4つがある．（図11）
  - ▶ **自助**とは自分で自分を助けること．
  - ▶ **公助**とは政府や行政機関による支援．
  - ▶ **共助**とは介護保険や社会保険のような保険のしくみ．
  - ▶ **互助**とは住民同士が相互に助け合うこと．
- 大規模災害の後では，コミュニティにおける支援のしくみがうまく機能しなくなる．
- 災害直後には，被災によるインフラの破壊や社会システムの混乱により，4つの支援のしくみがすべて機能不全に陥る．
- 復旧期では，公助や共助は被災前の状態に戻るが互助のしくみは充分に機能しなくなる．
- 災害後のセラピストの活動によって，コミュニティを再建・活性化し，互助の機能を強化することができる．
- 小集団活動を定期的に実施することで，住民相互の交流が活発化し，互助が強化される．
  - ▶活動を核として，定期的に住民が集まる場を提供すること．
  - ▶住民が集まっている場で，共通の話題や課題となるような活動を提供すること（図12）
- 住民同士が交流を深め，結果としてコミュニティの互助の機能が強化されるような支援をセラピストは提供できる．

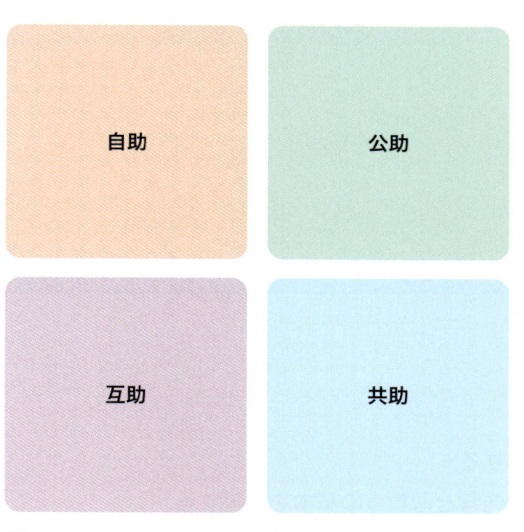

図11　コミュニティの支援のしくみ
大規模災害の後ではコミュニティにおけるこの4つの支援のしくみがうまく機能しなくなる.

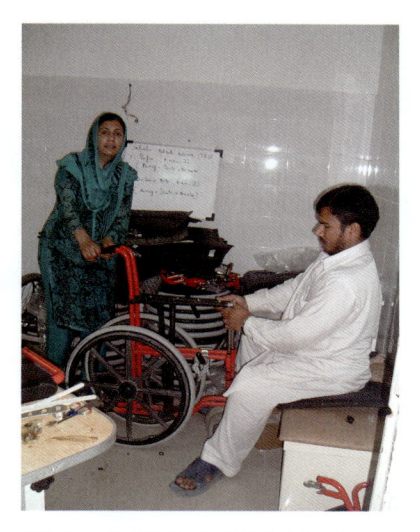

図12　患者家族のボランティア

文献

1) 「DMAT標準テキスト」（日本集団災害医学会/編），へるす出版，2012
2) 「MIMMS 大事故災害への医療対応」（Advanced Life Support Group/著，MIMMS日本委員会/訳），永井書店，2013
3) 「大規模災害リハビリテーション対応マニュアル」（東日本大震災リハビリテーション支援関連10団体『大規模災害リハビリテーション対応マニュアル』作成ワーキンググループ/編），医歯薬出版株式会社，2012
4) 浅野直也，他：理学療法ジャーナル，49：197-204，2015

第2章 国際リハビリテーションの実際

14 学術交流

学習のポイント
- セラピストの学術交流の手段を理解する
- 学術集会を企画・運営する際の仕事内容と留意点の基本を理解する

1 はじめに

- セラピストの学術交流には，**学会・学術集会・研究会**などにおける発表や参加，専門誌（ジャーナル）への論文投稿や専門誌を読むことによる情報収集などがある．

- 哲学者といわれる人たちは，ギリシャ・ローマの時代から，集い，対話することで，例えば自然現象や政治・経済についての自らの考えを深めてきた．それが専門分化されながらも脈々と引き継がれてきたのが，現代の学会・学術集会・研究会であり，それが文字化されたものが専門誌である．

- 新しい研究や実践のヒントを得て，また，自分の行っている研究や実践を他者との対話によってより深めるために，セラピストには学術交流が必要である．

- 国内のみならず国際的な，そして幅広い分野における学術交流がこれからのセラピストには必要である．例えばSociety for NeuroscienceのAnnual Meetingは，参加者数3万人程度の神経科学分野では世界最大の学会である．広い会場を埋め尽くすポスターの列とそこで熱心に議論する多数の研究者をみると，膨大な知のエネルギーに圧倒される※．

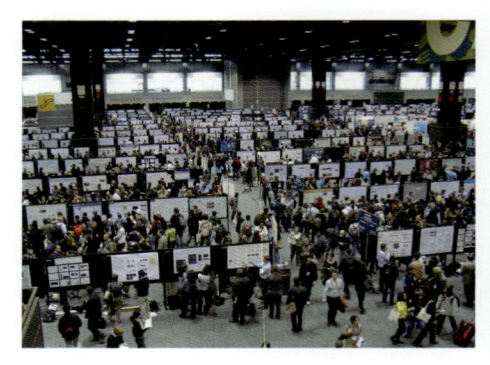

Society for NeuroscienceのAnnual Meetingのポスター会場．2009年，シカゴ．

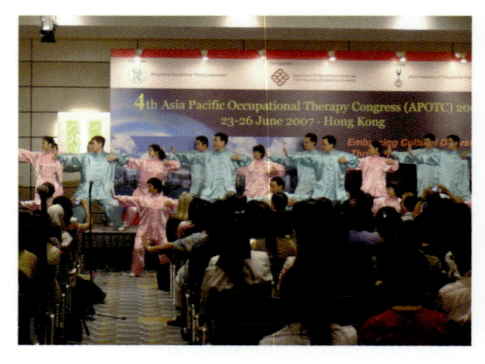

4th Asia Pacific Occupational Therapy Congress（2007年，香港）の開会式．

- 特に国際リハビリテーションに携わるセラピストは，**国際学会**や**国際誌**に触れる必要がある．またセラピストの専門国際学会や専門誌のみならず，国際保健・医療やその近接領域など幅広い分野との学術交流がダイナミックな仕事につながると思われる．
- 本項では，学会・学術集会・研究会については，PT・OT・STの国際学会，国際保健関連の国内および国際学会に分け，専門誌についてはPT・OT・STの国際雑誌，国際保健関連の国内および国際雑誌に分け紹介する．また，学術集会を企画・運営する際の仕事内容と留意点の基本を紹介する．

> **memo** ※ 国際学会のもつエネルギー
> 自然科学のなかの医学のなかの神経科学という狭い領域にもかかわらずこれだけのエネルギーを感じるのだから，人が生産するすべての知を集積するとどれだけの量と質になるのかは想像を絶する．ぜひ国際学会に参加し，このエネルギーを感じてほしい．

2 学会・学術集会・研究会・専門誌（表1～5）

- 日本語の学会という単語は，**学術団体**という意味と，学術団体が主催する**定例の学術集会**という意味の両者で使用されている．表1～4では，congressを説明する場合，学会という単語を使用したが，それは「定例の学術集会」を意味する．

表1 PTの国際学会

名称	URL	備考
WCPT Congress	http://www.wcpt.org/congress	WCPT（第2章-12, 144頁参照）が主催，PTにおける世界最大規模の学会
Asia-Western Pacific Regional Congress of the World Confederation for Physical Therapy（WCPT-AWP）	http://www.wcpt.org/awp	WCPTのアジア・西太平洋地域組織が主催する学会
European Congress of the European Region of the World Confederation for Physical Therapy（ER-WCPT）	http://www.wcpt.org/europe	WCPTのヨーロッパ地域組織が主催する学会
WCPT Africa Region Conference	http://www.wcptafrica.org/en/	WCPTのアフリカ地域組織が主催するカンファレンス

表2 OTの国際学会

名称	URL	備考
International Congress of the World Federation of Occupational Therapists（WFOT Congress）	http://www.wfot.org/Congress.aspx	WFOT（第2章-12, 145頁参照）が主催する，OTにおける世界最大規模の学会．4年に1度開催
Asia Pacific Occupational Therapy Congress	https://www.facebook.com/Asia-Pacific-Occupational-Therapy-Regional-Group-207138752678095/	WFOTのアジア・太平洋地域組織が主催する学会
ACOT Biennial Scientific Conference	http://caribbeanot.com/index2.html	WFOTのカリブ地域組織が主催するカンファレンス
The biennial international congress of OTARG	http://www.otarg.org.za/congresses.html	WFOTのアフリカ地域組織が主催する学会．2年に1度開催

表3　STの国際学会

名称	URL	備考
IALP Congress	http://ialp.info/	IALP（第2章-12, 145頁参照）が主催する学会
Biennial Conference of the APSSLH	http://apsslh.org/	APSSLH（第2章-12, 145頁参照）が主催するカンファレンス
ASHA Convention	http://www.asha.org/events/convention/	The American Speech-Language-Hearing Association（ASHA）が主催する学会

表4　国際保健に関する学会・雑誌

	名称	URL	備考
国内学会・雑誌	日本国際保健医療学会（JAIH）	http://jaih.jp/	年に1回の総会，東日本地方会，西日本地方会を開催し，学会誌「国際保健医療」（https://www.jstage.jst.go.jp/browse/jaih/-char/ja）を発刊
	日本公衆衛生学会	http://www.jsph.jp/	年に1回総会を開催し，学会誌「日本公衆衛生雑誌」を発刊
	日本熱帯医学会	http://www.tm.nagasaki-u.ac.jp/society/jstm/	年次大会を開催し，学術誌「Tropical Medicine and Health」（http://tropmedhealth.biomedcentral.com/）を発刊
	日本渡航医学会	http://www.tramedjsth.jp/	年に1回学術集会を開催し，学会誌「日本渡航医学会誌」を発刊
	多文化間精神医学会	http://www.jstp.net/	年に1回，学術総会とワークショップを開催し，学会誌「こころと文化」（http://www.jstp.net/Magazine.htm）を年2回発刊
	国際開発学会	https://www.jasid.org/	年に1回，全国大会と特別研究集会を開催し，学会誌「国際開発研究」（https://www.jasid.org/journal/journal_backnumber）を発刊
	国際ボランティア学会	http://isvs.hus.osaka-u.ac.jp/index.html	年に1回大会を開催し，学会誌「ボランティア学研究」を発刊
	国際看護研究会	http://www.jsin.jp/	学術集会，講演会を開催
国際学会・雑誌	The Society for Public Health Education（SOPHE）	http://www.sophe.org/	公衆衛生教育を促すための学会．Annual Meetingを開催
	Federation of European Societies for Tropical Medicine and International Health（FESTMIH）	http://www.festmih.eu/Page/WebObjects/PageFestE.woa/wa/displayPage?name=Home	熱帯医学に関するヨーロッパの学会である．学術集会を行い，Tropical Medicine & International Health（http://onlinelibrary.wiley.com/journal/10.1111/(ISSN)1365-3156）を発刊
	The International Society of Travel Medicine	http://www.istm.org/	渡航医学に関する国際学会である．学術集会を開催し，The Journal of Travel Medicineを発刊
	The Society for the Study of Psychiatry & Culture（SSPC）	https://psychiatryandculture.org/#!event-list	文化と精神医学に関する国際学会である．Annual Meetingを開催し，Transcultural Psychiatry（http://tps.sagepub.com/）を発刊

	CBR World Congress		CBR Global Network（http://www.cbrglobal.org/）が主催しているCBRに関する国際的な学術集会
	CBR Africa Network (CAN) Conferences	http://afri-can.org/conferences.html	CBR Africa Network（http://afri-can.org/index.html）が主催しているCBRに関するカンファレンス
	Asia-Pacific CBR Congress	http://cbrasiapacific.net/congress1st2nd	CBR Asia-Pacific Network（http://www.cbrasiapacific.net/）が主催しているCBRに関するアジア・パシフィックにおける学術集会
	International Collaboration for Community Health Nursing Research（ICCHNR）：国際地域看護学会	http://www.icchnr.org/	地域看護学における国際学会，学術集会を開催

表5　専門誌

	名称	URL	備考
PTの国際雑誌	European Journal of Physiotherapy	http://www.tandfonline.com/loi/iejp19#.VkG1xnnou44	ヨーロッパ地域におけるPT専門誌
	Indian Journal of Physical Therapy	http://indianjournalofphysicaltherapy.in/ojs/	インド地域におけるPT専門誌
	International Journal of Physiotherapy	http://ijphy.org/	オープンアクセスのPT専門誌
OTの国際雑誌	WFOT紀要	http://www.wfot.org/bulletin.aspx	WFOTの公式刊行物
	Asian Journal of Occupational Therapy	https://www.jstage.jst.go.jp/browse/asiajot	アジア地域におけるOT専門誌
	The South African Journal of Occupational Therapy（SAJOT）	http://www.sajot.co.za/index.php/sajot/about/submissions#authorGuidelines	北アフリカ地域におけるOT専門誌
STの国際雑誌	Speech, Language and Hearing	http://apsslh.org/04/pub01.php	APSSLHが発刊
	Journal of Speech, Language, and Hearing Research	http://jslhr.pubs.asha.org/	American Speech-Language-Hearing Associationが発刊
	International Journal of Language and Communication Disorders	http://onlinelibrary.wiley.com/journal/10.1111/(ISSN)1460-6984	Royal College of Speech and Language Therapistsが発刊
リハビリテーションおよび国際保健関連の国際雑誌（既出は除く）	International Journal of Therapies and Rehabilitation Research	http://www.scopemed.org/?mno=19333	理学・作業・言語聴覚療法やリハビリテーションに関する専門誌
	Journal of Epidemiology & Community Health	http://jech.bmj.com/content/early/2015/10/05/jech-2015-205959.long	疫学と地域保健に関する専門誌
	International Health	http://inthealth.oxfordjournals.org/	The Royal Society of Tropical Medicine and Hygieneの公式雑誌
	DisabilityWorld	http://www.disabilityworld.org/	世界の障害者事情を紹介し情報交換の場を提供するwebマガジン

3 学術集会を企画・運営する際の仕事内容と留意点

● セラピストとして国際リハビリテーションに関する仕事をしていると，すでに例年行われている**学術集会**を企画・運営する委員に選ばれたり，今までなかった学術集会を新たに立ち上げることがありうる．その際の仕事内容と留意点を表6に示した．表6の内容は国際・国内ともに同様である．第2章-7表5も同時に参照するとよい．

表6 学術集会を企画・運営する際の仕事内容と留意点

仕事内容	中心となる委員会	留意点	時期
学術集会長および中心となるメンバーを決める．そのメンバーで企画委員会を立ち上げる	企画	学術集会の学術領域の実績や集会運営への意欲，事務能力などを勘案し決める	1年半前
予算を立てる	企画	①規模などが近い他の学術集会の予算書・決算書をみせてもらい参考にする ②参加者数は少なめに見積もる ③参加費は他の学術集会を参考にする ④黒字金の処理，赤字の場合の処理方法を検討する	
開催期日を決める	企画	参加者が重なる可能性の高い他の学術集会や専門職団体の催しなどとは日をずらす	
会場を決める	企画	予想参加者数や会場賃貸料，交通の便，などを勘案する	
テーマを決める	企画	学術領域の状況や社会情勢などを勘案する	
趣意書を作成する	企画	この趣意書が，講師・一般参加者・専門職団体・企業・行政などに本学術集会について説明する際の核となる文書となる	
テーマにそった講演・シンポジウム内容を決める．その内容にそった講師・シンポジストを決め，依頼する	企画	①できるだけ広い視野に立って内容や候補者を考える．ときには企画委員会以外の有識者に相談する ②依頼する際は，趣意書をもとに，企画意図などを説明する．日にちは確定しておく必要がある．時間は大まかで構わない場合もある．謝金・交通費なども伝える ③名前の似た他者に依頼しないよう気をつける	
運営委託業者を決める．その業者との役割分担を決める	企画	業者の視聴覚機材設定や操作の能力を確認する	
企画委員会から運営実行する組織に，組織を改める．各委員長は企画委員会メンバーから選ぶ			1年半〜1年前
・事務局		内容：全体統括，公文書管理	
・財務委員会		内容：予算書改訂，予算執行状況確認，決算書作成，金銭管理（支払い・収益の管理）	
・演題採否委員会		内容：一般演題の採否を決める．研究倫理に則っているか，新しい知見はあるか，文章表現に問題はないか，などを判断する必要がある．ある程度の研究実績・経験のある者に委員を委託する	
・プログラム委員会		内容：①一般演題の投稿規定を決め，募集する．②抄録集作成（企業広告・展示募集含め）	
・会場運営委員会		内容：会場運営全般	
一般演題の発表方法（口演・ポスター）を決める．投稿規定を決め，募集する	プログラム	①一般演題の募集をできるだけ広く周知できるように工夫する ②募集期間は1カ月以上取る ③応募が少ない場合は，募集期間を延長する	1年〜8カ月前
一般演題の採否を決める	演題採否	修正依頼をして採用する場合もある．教育的な意味も含め，できるだけ採用できるように配慮する	8〜6カ月前
内諾を得た講師・シンポジストに依頼公文書を発送し，承諾書を返送してもらう	事務局	公文書の内容は他の学術集会のものを参考にする	

業務	担当	備考	時期
内諾を得た講師・シンポジストに会い，依頼趣旨を説明し，内容を相談する	学術集会長	1度直接会うことが重要である	8〜6カ月前
講演・シンポジウム・一般演題などの日時・部屋を決める	プログラム	メインの部屋，サブの部屋などを決める．各プログラムの参加者数を予想し，部屋を決める	
開会式・閉会式・懇親会などの日時・部屋を決める	プログラム	開会式・閉会式はメインの部屋で行う	
講演・シンポジウムの司会，一般演題の座長，開会式・閉会式の来賓などを決め，依頼文書を送る	事務局 / プログラム	司会・座長は，その学術領域に知識・経験のある者から選ぶ	6〜4カ月前
専門職団体などの後援を依頼する	事務局	できれば広く依頼する	
協賛企業，抄録集への企業広告，企業展示などを募集し，決める	事務局	できれば広く依頼する	
宣伝をする：ホームページ作成，ちらし作成・配布，公共配布物への掲載	事務局	できるだけ広く宣伝する	
抄録集作成・配付方法確定	プログラム	①印刷業者の見積もりは複数取る ②印刷部数は余裕ある数にする．参加者数が予想より多い，関連団体などへの配付などが予想より多い，などが起こりうる	4カ月前
会場運営方法を決める	会場運営	できるだけ詳細に詰める	4〜2カ月前

- 部屋ごとの人員配置：部屋責任者，部屋設営係，アナウンス，マイク係など
- 受付運営方法：参加者，講師・シンポジスト，一般演題発表者
- 垂れ幕，会場案内表示，道案内
- 講師・シンポジスト・司会の当日打合せ方法
- 視聴覚機材，会場進行アナウンス
- 前日ミーティングの時間・場所
- 会場の下見をする

業務	担当	備考	時期
運営ボランティア募集	事務局	交通費・昼食代などを決めておく	2カ月前
講師・シンポジスト・運営実行組織委員の昼食・飲物・菓子などを発注する	事務局	少し多めに発注する．数の調整は直前まで可能なように業者と交渉する	
懇親会の詳細を決め，周知する：日時，場所，内容（挨拶，乾杯，余興：依頼する），司会，予算，参加費，申込方法など	事務局	①学術集会とは別予算・別会計となる ②抄録集に案内を載せる場合は，抄録集印刷までに，日時・場所・参加費・申込方法などを決める必要がある	4〜2カ月前
全業務の詳細を詰める	全員	できるだけ詳細に詰める	2カ月前〜前日
当日のマニュアルを作成する	事務局 / 会場運営	できるだけ詳細に詰める．緊急時の避難方法なども確認する	
会場設営（全員）	会場運営	足りない物に気がついたら補充する	前日
前日ミーティング（会場設営終了後，全員）	事務局 / 会場運営	全ての業務確認をする	
全体の運営状況を確認する．必要に応じて人員配置の修正などを行う	事務局 / 会場運営	中心メンバーは連絡を密に取る	当日
講師・シンポジスト・司会の当日打合せ，謝金・交通費を渡す	事務局	謝金：予算書作成の段階で，税金の処理をどのようにするか決めておく	
写真撮影：会場・受付の様子，講師・シンポジスト（承諾必要）	会場運営	できれば2人で撮っておく	
気がついた反省点は，その都度メモにしておく	全員	後日，各自から報告してもらい，次回担当者に伝える	
決算書作成	財務	決めておいた黒字金の処理や赤字の時の対応を行う	1カ月後まで
礼状発送：講師・シンポジスト・司会・座長，関連諸機関・企業など	事務局	迅速に対応する	
次回への引継ぎ	事務局	全ての資料をまとめておく	

コラム：途上国の人々に魅せられる

　貧困，病気，戦争，飢餓，災害，児童労働，人身売買．ゴミだらけの道を今にも壊れそうな車が走り，その傍らではボロボロのTシャツを着たストリートチルドレンが車の窓拭きをしてドライバーにお金を乞う．「途上国」と聞くと，可哀そうで恵まれない，助けてあげなければならない人がたくさんいるような国というイメージを持つ人が多いだろう．

　実際に途上国へ足を運んでみると，確かにそういう側面も存在するが，水がない家庭では，子どもも大人も一緒に川で洗濯，水浴びをしていたり（図1），高齢者や障害者が，家族やご近所さんに付き添われながら地域の活動に参加していたり（図2），病院にエレベーターがなければ車椅子ごと，みんなで担いで運んだり（図3），お互いに助け合いながら，明るくたくましく生活する人々の笑顔もあふれている．

　日本人は，お隣さんの名前も顔も知らない人も多く，孤独死が社会問題になっている．鶏や豚のさばき方も知らず，薪から火を起こしたり，鍋で米を炊くことすらできない人がほとんどだろう．

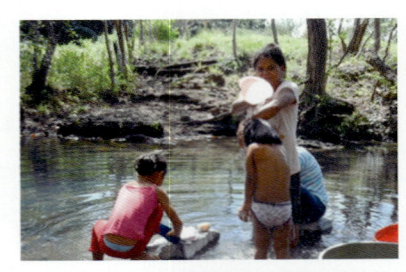

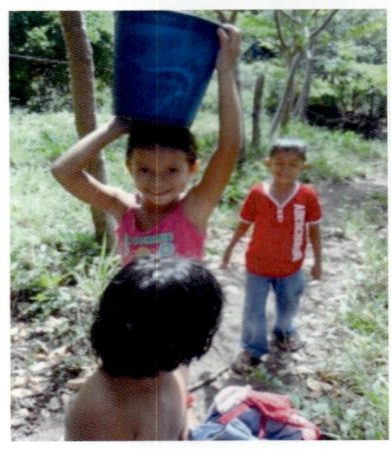

図1　ニカラグア

　途上国の人々の生活に触れると，人々が支え合うことの素晴らしさを感じるし，いくら立派な知識や専門技術をもっていたとしても，彼らの生きていくために必要な知恵には到底かなわないとつくづく感じる．人の幸せを経済指標や教育水準では計ることは決してできない．

　国際リハ・セラピストは，そんな途上国の人々の姿に魅了されながら，日常のささいな事に楽しみをみつける力，ちょっとしたことには動じないたくましい心を身につけていく．

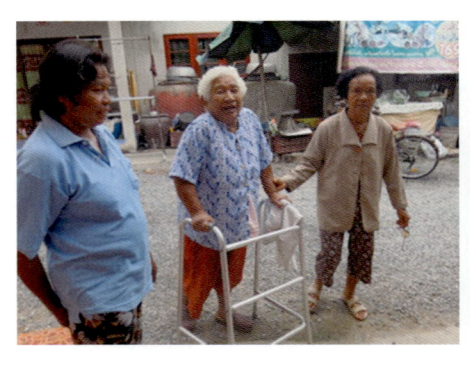

図2　タイ

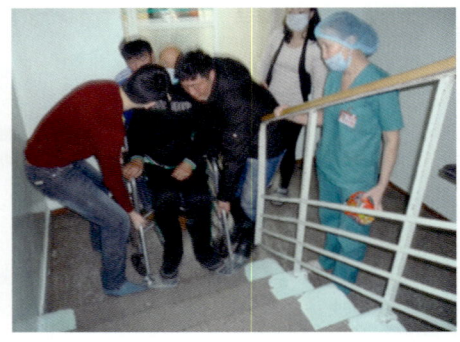

図3　モンゴル

第2章 国際リハビリテーションの実際

15 キャリアパス

> **学習のポイント**
> - 国際リハビリテーション分野におけるキャリアパスを理解する
> - 国際リハビリテーション分野において求められるスキル，専門性について理解する

1 キャリアパスとは

- キャリアパスとは**希望する職務・職位に就くための過程のことである**（図1）．セラピストの養成校に進学するのもセラピストになるためのキャリアパスといい換えることができる．
- 国際リハビリテーション分野では**臨床で培ったセラピストとしての専門性を活かし，途上国の保健・医療などの開発課題の解決に取り組むことが求められる**．ここでは，将来，国際リハビリテーション分野で仕事をするためにどのような能力を身につけ経験を積んでいけばよいのか，その道筋を具体的に示す．

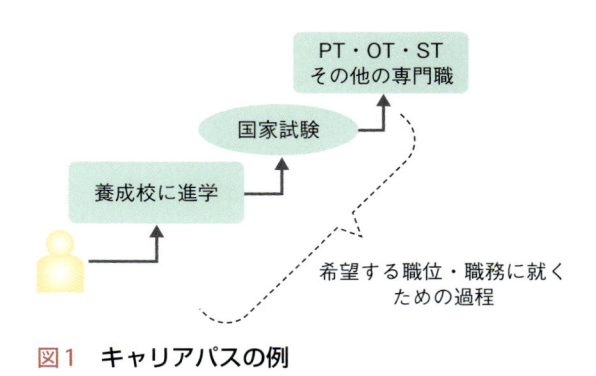

図1 キャリアパスの例

2 想定される活動の場

- 開発課題とはその国が抱える解決すべき大きな問題であり，その解決までにはクリアすべき小さな問題がいくつも含まれている．そのため，開発課題の解決には国際機関や自治体，民間企業などの組織や個人がそれぞれの立場から取り組んでいる．

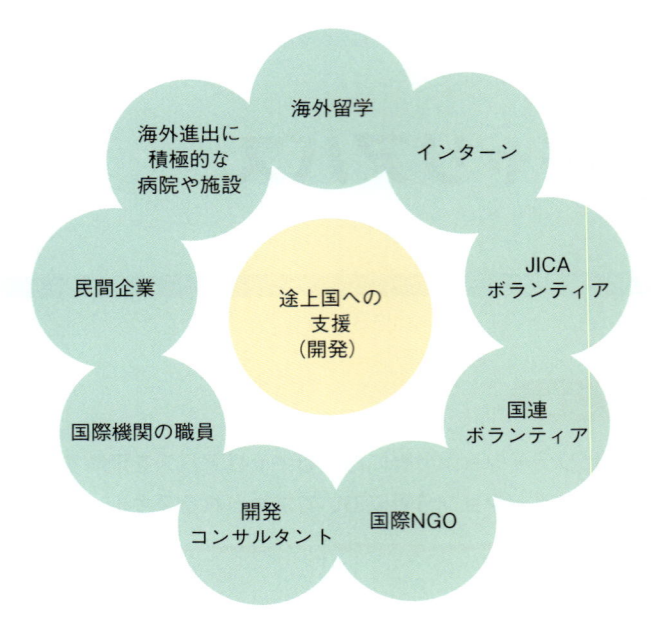

図2 国際リハビリテーション分野で想定される活動の場
文献1をもとに作成．

- 国際リハビリテーション分野においてもWHOなどの国際機関，国際NGOなどの市民団体，民間企業などさまざまな活動の場が想定される（図2）．各立場の詳細は**3**で解説する．

3 キャリアパスにおける選択肢

- 臨床経験に加えて，語学力や海外での業務・留学経験があるとよりスムーズに国際リハビリテーション分野で働くことができる．以下の選択肢を参考にしつつ，自分のキャリアパスについて考えてみてはどうだろうか．もちろん，ここに記載していない選択肢もたくさんある．**自分自身の専門性，興味，強み，弱みなどを考慮して目標やキャリアパスを明確化することは，自らの能力の向上にもつながる．**

1) 海外留学

- 日本の大学または，大学院に在籍しながら海外の大学に留学し，学ぶ．語学力を含むコミュニケーション力，海外での適応能力などを養うことができる．また，留学によって人脈をつくっておくことはその後の仕事やキャリアアップにつながる．

2) インターン

- 国際機関や民間企業，NGOなどさまざまな団体がインターンを受けつけている．最近ではインターンへの参加を単位として認める大学や大学院が増えており，学生のうちに国際的な組織でインターンをしておくことは将来の国際リハビリテーション分野を含む開発業界への就職につながる．コミュニケーション能力や社会人としての基本的なマナーなどを卒業前に学ぶことができる．

3）JICA ボランティア

- JICAが実施するボランティア派遣事業．応募書類による一次選考，面接による二次選考，健康診断を経て派遣される．年4回派遣されており，派遣前には1カ月程度の派遣前訓練が行われる．
- 各国からの要請にそって病院や学校などに派遣され，セラピストへのニーズは高い．
- 応募には一定の臨床経験や語学能力が必要であるが，退職せずに参加できる現職参加制度や短期派遣制度など，さまざまなタイプがある．派遣中の支援制度も充実しており，キャリアパスの選択肢として活用することができる．

4）国連ボランティア

- 国連が派遣するボランティア．インターネットを通じて登録した情報をもとに，ボランティア派遣のオファーがくるシステム．インターネットを使った面接（主に英語）によって選考が行われる．登録は無料でだれでも行うことができるが，オファーは国連ボランティア事務局によって行われるため，オファーされるためにはある程度の学歴と職歴が必要となる．
- 派遣される国や担当業務，給与は各オファーによって異なる．
- 国連ボランティアが国際公務員になるきっかけになったという人もおり，その後のキャリアの幅を広げる選択肢の1つである．

5）国際NGO

- 国際NGOで活動するのも，海外経験を積む1つの選択肢となる．NGOは主に寄付や助成金によって運営されていることから，雇用形態や給与は団体によって異なる．
- 現地の人々との距離が近く現地のニーズにそった活動を展開している点で開発の面白さを実感できる．また，少ない人数でプロジェクトを運営することが多いため，事業の管理や現地職員の雇用といった多岐にわたる業務を経験することができる．
- 国際NGOでは就職後，即戦力となることが期待されている場合が多いため，JICAボランティアやインターンを経験してから，国際NGO職員をめざす場合が多い．

6）開発コンサルタント

- JICAやアジア開発銀行などの業務を行うコンサルタント．国際リハビリテーション分野においては，開発コンサルタントとしてリハビリテーション施設や学校などのバリアフリー建築やリハビリテーション医療器材の検討，技術協力プロジェクトの専門家といったさまざまな立場で開発に携わることが想定される．
- 開発コンサルタントでは一定の語学力や海外経験を募集の要件としている企業が多く，JICAボランティアや国連ボランティアなどの経験者が多く在籍している．

7）国際機関の職員

- 国際リハビリテーション分野に関係する国際機関として，WHOやUNICEFなどがある．最近では日本人の国際機関職員を増やすことを目的としてJPO[※1]やYPP[※2]といった制度が設けられている．

- 国際公務員はPT・OT・STといった臨床業務ではなく，各国や地域における開発課題の調査や分析，報告書の作成といった業務を担当することになるため，デスクワークや会議への出席，報告書の作成などの業務を遂行するための能力が必要となる．

> **memo**
> ※1　JPO派遣制度[2)]
> 将来的に国際機関で正規職員として勤務することを志望する若手邦人を対象に，日本政府が派遣にかかる経費を負担して一定期間（原則2年間）各国際機関で職員として勤務することで，国際機関の正規職員となるために必要な知識・経験を積む機会を提供することを目的とした派遣制度．

> **memo**
> ※2　YPP[3)]
> 国連事務局ヤング・プロフェッショナル・プログラム．国連事務局若手職員を採用するための試験．年に一度試験が行われ，試験に合格しポストをオファーされた者は2年間の勤務の後，勤務中の成績が優秀であれば引き続き採用され，新たな任地で勤務となる．最初の5年間で少なくとも2つの任地および分野を経験することになる．

8）民間企業

- 最近では日本式医療の海外展開として，日本の医療機器メーカーや医療法人の海外進出が活発化している．
- キャリアを検討する際に，海外進出に積極的な企業を選択することで，業務の一環として海外に赴任し仕事をする機会を得ることができる．また，臨床業務や専門に近い業務を行うことができるため，キャリアアップのパスとして有用である．
- 一般企業の場合，現地の医療機関や患者との協議を通じ，コミュニケーション能力やプレゼンテーション能力を養うことができる．

9）海外進出に積極的な病院や施設

- 最近では海外に医療施設をもつ日本の医療法人も増加している．将来的に海外勤務となる可能性があるだけでなく，海外での臨床業務に携わることで日本式医療の普及にも貢献できることから魅力的な選択肢の1つである．

4　想定される業務

- 開発課題の解決にはたくさんの方法がある．そのため，国際リハビリテーション分野においても医療施設での臨床業務，学校などの教育機関での技術指導，相手国政府の保健政策に関するアドバイザー業務など非常に幅広い業務が想定される（表1）．

表1 想定される業務の例

講義・技術指導	セラピストを対象とした講義・技術指導
	養成校の学生を対象とした講義・技術指導
	介助者，障害者の親を対象とした講義・技術指導
	行政機関（保健省や社会福祉省など）を対象とした講義・技術指導
調査	障害者や患者の生活環境などの把握を目的とした調査
	国の障害者政策，社会保障政策の把握を目的とした調査
	市民の社会福祉への関心，生活の状況を把握するための調査
	民間組織（NGOやNPO）の活動の状況の把握を目的とした調査
	特定の病院や施設の利用状況の把握を目的とした調査
ミーティング・プレゼンテーション	保健省，社会福祉省，援助機関などとの会議
	病院や学校関係者との会議
	NGOやNPOとの会議
企画・立案	保健政策検討・立案
	プロジェクトの企画・立案
	プロジェクトのなかで行う活動内容の検討・立案
管理業務	事業資金の管理
	現地職員の管理

5 求められる資質や能力

- 国際リハビリテーション分野で想定される業務には，事業の立案・運営に関する資料の作成，会議への出席・発表，資金管理など日本での臨床業務では馴染みのない業務も含まれる．これら業務に対応するには，**臨床経験に加え途上国の現場で仕事をするためのさまざまな能力**が求められる．
- JICAは国際協力人材に求められる資質や能力として表2の6つをあげている．これらの能力

表2 求められる資質や能力

分野・課題専門力	特定分野，「**課題などの専門知識・経験**」，適正技術・知識選択（開発）経験・スキル
問題発見・調査分析力	問題解決の方向性を提示し，解決していく力，案件・業務を運営管理する力，人材育成や組織強化を実現する力
援助関連知識・経験	問題の発見力，「**情報収集・分析力**」，案件発掘・形成能力
地域関連知識・経験	「**語学力**」，「**プレゼンテーション能力**」，交渉力，「**社会性・協調性・共感力**」
総合マネジメント力	援助手法（参加型開発など），評価方法，世界の援助の潮流などに関する知識，開発援助の現場，援助機関などにおける援助実務経験
コミュニケーション力	特定国・地域の法制度，社会風習，援助受入体制などの知識，特定国・地域における実務経験

事前に身につけておくべき能力を「**太字**」とする．文献4をもとに作成．

のなかには実際の業務経験を通じて身についていくものも含まれており，必ずしも事前にすべての能力を身につけておく必要はない．一方で協調性，プレゼンテーション能力などは日本における臨床業務のなかでも十分に養うことができる．

6 キャリアパスを考える前に押さえておくべきポイント

1）キャリアパスは「目標」によって大きく変わる

- 大きな目標の達成にはより多くの時間を要し，目標達成までに多くの小さな課題をクリアすることが必要となるため，複雑なキャリアパスとなる．小さな目標の場合には短期間でシンプルなキャリアパスを描くことができる．
- キャリアパスはキャリアアップにつながる大切な道筋であり，結婚，出産などのライフイベントにも考慮して検討する必要がある．

2）目標を立てる前に情報を集める

- 目標に近いことを行っている人の話を聞く，インターネットから情報を集める，勉強会や研修会に参加するなどの情報収集は目標の明確化に必須である．そうすることで，目標がより具体的になり**目標到達時の自分を明確にイメージする**ことができる．

7 キャリアパスの例

- ここでは1人の日本人OT（男性）のキャリアパスの例を示す（図3）．1つの例ではあるが自分のキャリアパスを考える際に参考にしてほしい．

2-15 キャリアパス

キャリアパス

22歳	養成校を卒業し無事に国家試験に合格．OT免許を取得し回復期病院に就職．
27歳	回復期の病院に5年間勤務．近々，主任に昇進する予定であったが途上国の人々のために専門性を活かしてみたいという強い思いから，昇進を辞退しJICAボランティア（2年間）に参加．
29歳	JICAボランティアの任期終了に伴い帰国．帰国後すぐに訪問リハビリテーション事業所に就職．また，大学院修士課程に進学しJICAボランティアの経験をもとに海外の障害者支援についての修士論文を執筆．同時期にJICAボランティア経験者の女性と結婚．
34歳	訪問リハビリテーション事業所での勤務は充実していたが，就職して5年経ったのを区切りとして，再び海外の現場で国際協力にかかわりたいと思い立ち退職．海外で障害者支援を行っている国際NGOに就職し，海外事務所の駐在員として海外勤務．英語での業務，書類の作成など不慣れな仕事も多かったが，OTの専門性を活かしつつ，途上国の人の役に立てることに大きなやり甲斐を感じる．
37歳	NGO海外事務所で勤務（3年間）の後，開発コンサルタントとしてJICA事業を担当．博士課程にも進学し，NGO駐在員としての経験をテーマにした博士論文を執筆．コンサルタントとして海外と日本を行き来する生活は体力的に苦しいときもあるが，途上国での仕事は常に新しい発見や驚きがあり，やはり楽しい．コンサルタントとして複数の国での保健医療案件に携わる．
45歳	JICA専門家として途上国の保健省に派遣される．OTとしての臨床経験と海外経験が相手国政府から高く評価され，保健省障害者支援室の障害者支援アドバイザーとして国レベルの障害者支援に関する新制度の構築に携わる．
語学（英語）について	もともと英語は苦手であったがJICAボランティア，NGO海外駐在員になるためにコツコツと勉強した．年に2〜3回は定期的にTOEICテストを受験し，30代になってようやく700点台をとることができた．

図3 国際リハビリテーション分野におけるキャリアパスの例

■ 文献

1) JICA partner (http://partner.jica.go.jp/ContentViewer?prm=AboutField1)
2) JPO派遣制度 (http://www.mofa-irc.go.jp/jpo/seido.html)
3) 国連事務局ヤング・プロフェッショナル・プログラム (http://www.mofa-irc.go.jp/apply/ypp.html)
4) 国際協力人材に求められる6つの資質や能力 (http://partner.jica.go.jp/resource/shigoto/6abi.html)

コラム：そして，国際リハ・セラピストは故郷に帰る

現地での活動がどんなに葛藤を伴う辛いものであっても，逆に，どんなにやりがいのある充実したものであったとしても，ほとんどの国際リハ・セラピストは，遅かれ早かれ，日本に帰る．矛盾したいい方だが，日本に帰ってこない国際リハ・セラピストの活動はもはや国際リハとはよべない，とさえいえるかもしれない．

帰国した後，セラピスト個人個人によって，「途上国での経験で価値観が変わった」という人もいるだろうし，あるいは，「行く前と価値観は変わらない」という人もいるだろう．ただ，多くのセラピストたちの行動や態度が，途上国へ赴く前と変わってしまうのも事実のようだ．人によって，行く前に比べてフットワークよく活動的になる場合もあれば，日本での勤務経験しかないときに比べて柔軟な発想や行動ができるようになる場合もある．何よりも，まず現場に飛び込んで行動しはじめ，行動しながら考える，という態度を身につける人は多い．

そんな行動や態度の変化は，東日本大震災の被災者支援に多くの国際リハ経験者が参加したように，日本の社会に確実に還元されていくものだ（図1〜3）．

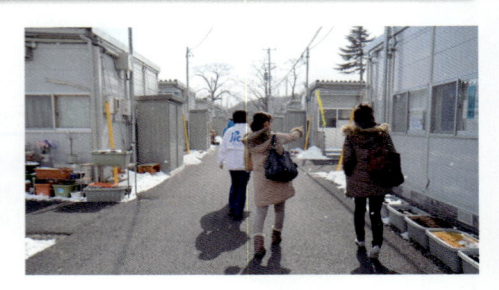

図1 福島の応急仮設団地にて

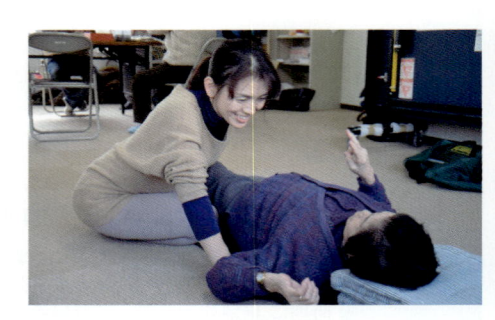

図2 被災者支援の場面から①

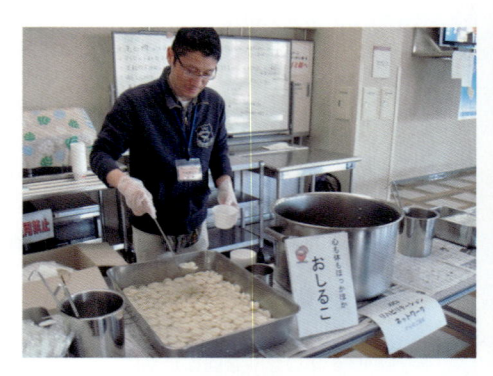

図3 被災者支援の場面から②

第3章
より深く理解するための10の関連領域

1. 開発協力 ……………………………………………… 176
2. グローバルヘルス …………………………………… 181
3. 途上国の健康問題 …………………………………… 186
4. 途上国のメンタルヘルス …………………………… 192
5. 途上国の高齢化 ……………………………………… 197
6. プライマリ・ヘルスケア（PHC）…………………… 201
7. 世界における障害者の実情 ………………………… 207
8. 国際的な障害者支援の動向 ………………………… 210
9. 途上国の障害者と教育 ……………………………… 215
10. 途上国の障害者と就労 ……………………………… 221

第3章 より深く理解するための10の関連領域

1 開発協力

> **学習のポイント**
> - 国際協力における開発について理解する
> - 開発における課題を理解する
> - 障害と開発について理解する
> - 開発協力における国際的な枠組みについて理解する

1 国際協力における開発

1）開発と発展の意味

- **開発**と発展は，どちらも国際協力分野の用語で，英語のDevelopmentの訳である．
- 発展とは，インフラストラクチャーが整備され，経済的に豊かになり栄える，という意味である．その一方，開発とは，発展の意味に加えてさまざまな資源，または，知恵や能力を活用させることや新しい技術などを生み出すという意味も含んでいる．
- developing countryは**途上国**と訳され，日本の公的機関においては，財務省や経済産業省で**発展途上国**，外務省で**開発途上国**という2つの用語が用いられてきた．
- なお，本書では「途上国」の用語を用いている（第1章-1 memo 参照）．

2）開発と国際連合

- 国際連合（国連）では，**国連開発計画**（United Nations Development Programme：UNDP）などの機関が開発を担っている．国連は，さまざまな側面から開発に取り組んできた．社会開発，地域開発，そしてUNDPが人間中心の開発を提唱（**人間開発**）し，開発協力の理念の1つとされている．
- 人間開発は，単に所得の向上だけでなく，人間の尊厳にふさわしい生活を送るための支援を指す．

3）人間開発への取り組み

- 1990年にUNDPは，人間開発の概念を生み出し発展させてきた．人間開発では，人間が自らの意思に基づいて自分の人生の選択と機会の幅を拡大させることを目的とし，そのためには，健康で長生きすること，知的欲求が満たされること，一定水準の生活に必要な経済手段

が確保できることが必要だとしている[1]．そして人間開発の度合いを測るものさしとして，**人間開発指数**（Human Development Index：HDI）を提唱した．

2 開発における課題

1）後発開発途上国とは

- 国連は，①1人あたり国民総所得（Gross National Income：GNI），②人的資源指標，③経済的脆弱性指標の3つから，**後発開発途上国**（Least Developed Country：LDC）を認定している．これは途上国の中でも特に開発が進んでいない国という意味合いでとらえてよい．
- 3年ごとに基準を見直しており，2012年の基準では，1人あたりのGNIが992米ドル以下とされ，49カ国がリストにあがっている．その内訳は，アフリカ34カ国，アジア9カ国，大洋州5カ国，中南米1カ国となっている．

2）開発におけるさまざまな課題

- 後発開発途上国の課題は，開発における課題という視点で考えると理解しやすい．開発における課題の例を表1に示す．後発開発途上国では，衣食住や保健，医療，教育などベーシック・ヒューマン・ニーズ（Basic Human Needs：BHN）が課題となっている．
- 図は，1980年代後半に撮影したネパールの寺院の横を流れる川である．川の水で食器を洗ったり，洗濯をしたりする．課題としては①安全な水とはいえず，下痢やA型肝炎で死亡することもあった，②病気の原因についての知識も不足していた，などがあげられた．

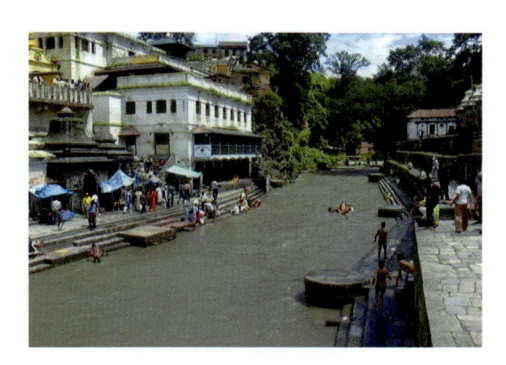

図　パシュパティナート寺院とバグマティ川

表1　開発における課題の例

①天然資源がないために貧困になる
②干ばつなど気候の影響で農作物の収穫が不足し飢餓に苦しんだり，栄養失調になったりする
③発電や送電がなく産業が振興せず，道路や鉄道が普及していないために市場が近くになく経済的に発展しない
④近隣に学校がなく，あっても授業料が払えず教育を受けられない
⑤専門職の養成には経済的に費用がかかり長い時間も要するので，医療機関が少ない．その結果，貧しい人々にとって医療機関を受診することは容易ではない

3 障害と開発

1）障害の考え方

- 障害は外傷や疾病の帰結として生じ，障害者は生活場面においていくつもの課題を抱えている．医師やセラピストによる医療的なアプローチだけでは解決につながらないが，途上国では医療の専門職が不足しているために，リハビリテーションの理念や知識・技術自体は有用である．しかし，2001年にWHOによる**ICF**が社会モデルも採用したように，障害は多側面を横断する課題である．障害が原因で貧困を生み，偏見や差別，あるいは教育や就労といった複数の分野にまたがっている．

2）複線アプローチ

- 障害は医療という単一分野の課題ではないので，障害者へのリハビリテーションは，個人に対する治療，教育，職業訓練や研修などによって障害者の能力を向上させるだけでは社会参加は達成できない．障害者をとり巻く住民や同級生，同僚などの意識改革も必要となる．前者を**エンパワメント**といい，後者を障害の**メインストリーム**という．国際協力においては，これが両輪となる**複線アプローチ**（ツイントラック・アプローチ）の重要性が強調されている．
- 農業，教育，職業訓練などの開発協力において，たとえ意図的でなくとも障害者が排除されていないかどうか，国際リハビリテーションの立場から，吟味する必要がある．

4 開発協力における国際的な枠組み

1）政府開発援助と開発援助委員会

- 1954年に日本は，途上国援助の国際機関の1つのコロンボ・プランに加盟し，**政府開発援助**（ODA）を開始した．ODAは，政府または政府の実施機関によって，途上国の経済・社会の発展や福祉の向上のために行う資金・技術提供による協力のことで，2014年に60周年を迎えた．
- 現在では，1961年に34カ国の先進国で発足した経済協力開発機構（Organization for Economic Co-operation and Development：OECD）の下部組織である開発援助委員会（Development Assistance Committee：DAC）が開発協力で大きな役割を果たしている．DACは，国際協力の評価に表2のような5つの基準を提示している．

表2 国際協力の評価の基準

①妥当性（relevance）
②有効性（effectiveness）
③効率性（efficiency）
④インパクト（impact）
⑤持続性（sustainability）

2）持続可能な開発目標とミレニアム開発目標

- 2015年9月，国連サミットにおいて，2016〜'30年までの目標として持続可能な開発のための2030アジェンダが採択された．2030アジェンダは，貧困を撲滅し，持続可能な世界を実現するために，17のゴール，169のターゲットからなる**持続可能な開発目標**（Sustainable Development Goals：SDGs，表3）をかかげ，誰一人としてとり残さないことを誓っている．これは，2001年に策定され'15年12月31日に達成期限を迎えた**ミレニアム開発目標**（MDGs，表4）の後継となる国際目標である．
- 2030アジェンダではその宣言のなかで脆弱な人々は能力強化がされなければならないとし，脆弱な人々として**障害者，HIV/AIDSとともに生きる人々，高齢者**を含むと明言した．
- これらの人々はまさに国際リハビリテーションが対象とする人々であり，2030年へ向けた世界的な課題の解決には国際リハビリテーションが重要な役割をおっているといえる．

表3　持続可能な開発目標（SDGs）

目標①	貧困をなくす	あらゆる場所のあらゆる形態の貧困をおわらせる
目標②	飢餓をなくす	飢餓を終わらせ，食料安全保障および栄養改善を実現し，持続可能な農業を促進する
目標③	健康と福祉	あらゆる年齢のすべての人々の健康的な生活を確保し，福祉を促進する
目標④	質の高い教育	すべての人に包摂的かつ公正な質の高い教育を確保し，生涯学習の機会を促進する
目標⑤	ジェンダー平等	ジェンダー平等を達成し，すべての女性および女児の能力強化を行う
目標⑥	きれいな水と衛生	すべての人々の水と衛生の利用可能性と持続可能な管理を確保する
目標⑦	誰もが使えるエネルギー	すべての人々の，安価かつ信頼できる持続可能な近代的エネルギーへのアクセスを確保する
目標⑧	ディーセント・ワークと経済成長	包摂的かつ持続可能な経済成長およびすべての人々の完全かつ生産的な雇用と働きがいのある人間らしい雇用（ディーセント・ワーク）を促進する
目標⑨	産業，技術革新，社会基盤	強靭（レジリエント）なインフラ構築，包摂的かつ持続可能な産業化の促進およびイノベーションの推進を図る
目標⑩	格差の是正	各国内および各国間の不平等を是正する
目標⑪	持続可能なまちづくり	包摂的で安全かつ強靭（レジリエント）で持続可能な都市および人間居住を実現する
目標⑫	持続可能な経費と生産	持続可能な生産消費形態を確保する
目標⑬	気候変動へのアクション	気候変動およびその影響を軽減するための緊急対策を講じる
目標⑭	海洋資源	持続可能な開発のために海洋・海洋資源を保全し，持続可能な形で利用する
目標⑮	陸上の資源	陸域生態系の保護，回復，持続可能な利用の推進，持続可能な森林の経営，砂漠化への対処，ならびに土地の劣化の阻止・回復および生物多様性の損失を阻止する
目標⑯	平和，正義，有効な制度	持続可能な開発のための平和で包摂的な社会を促進し，すべての人々に司法へのアクセスを提供し，あらゆるレベルにおいて効果的で説明責任のある包摂的な制度を構築する
目標⑰	目標達成に向けたパートナーシップ	持続可能な開発のための実施手段を強化し，グローバル・パートナーシップを活性化する

文献2，3をもとに作成．

表4 ミレニアム開発目標（MDGs）

ミレニアム開発目標（MDGs）Millennium Development Goals	
①極度の貧困と飢餓の撲滅 ・1日1.25米ドル未満で生活する人口の割合を半減させる ・飢餓に苦しむ人口の割合を半減させる	⑤妊産婦の健康の改善 ・妊産婦の死亡率を4分の1に削減する
②初等教育の完全普及の達成 ・すべての子どもが男女の区別なく初等教育の全課程を修了できるようにする	⑥HIV/AIDS，マラリア，その他の疾病の蔓延の防止 ・HIV/AIDSの蔓延を阻止し，その後減少させる
③ジェンダー平等推進と女性の地位向上 ・すべての教育レベルにおける男女格差を解消する	⑦環境の持続可能性確保 ・安全な飲料水と衛生施設を利用できない人口の割合を半減させる
④乳幼児死亡率の削減 ・5歳未満児の死亡率を3分の1に削減する	⑧開発のためのグローバルなパートナーシップの推進 ・民間部門と協力し，情報・通信分野の新技術による利益が得られるようにする

文献4をもとに作成．

5 日本の開発協力：開発協力大綱と基本方針

- 2015年2月にODA大綱が見直され，**開発協力大綱**が閣議決定された．
- 開発協力大綱では政府および政府関係機関が推進する開発協力における3つの基本方針[5]が示された（表5）．

表5 3つの基本方針

①非軍事的協力による平和と繁栄への貢献
②人間の安全保障の推進
③自助努力支援と日本の経験と知見をふまえた対話・協働による自立的発展に向けた協力

文献

1) 国連開発計画（UNDP）：人間開発ってなに？（http://www.undp.or.jp/publications/pdf/whats_hd200702.pdf）
2) 世界を変えるための17の目標（http://www.unic.or.jp/files/SDGs-New-JP.pdf）
3) 「我々の世界を変革する：持続可能な開発のための2030アジェンダ（仮訳）」外務省，2015（http://www.mofa.go.jp/mofaj/files/000101402.pdf）
4) 日本の国際協力：ミレニアム開発目標（MDGs）とポスト2015年開発アジェンダ（http://www.mofa.go.jp/mofaj/gaiko/oda/shiryo/hakusyo/13_hakusho/mdgs.html）
5) 外務省：開発協力大綱について（http://www.mofa.go.jp/mofaj/gaiko/oda/files/000072774.pdf）

第3章 より深く理解するための10の関連領域

2 グローバルヘルス

学習のポイント
- グローバルヘルスとは何か理解する
- 国内でも取り組むべき課題があることを理解する

1 グローバルヘルスとは

- 最近では，グローバルヘルス（Global Health）という言葉が定着しつつあるが，インターナショナルヘルス（International Health：国際保健），パブリックヘルス（Public health：公衆衛生）などの言葉と区別がついていない場合も多いのが現状である（表1）．
- 現代社会において，ヒト・モノ・カネが国境を越え，健康問題にもその波は押し寄せている．これまでは，2カ国間で対応できた問題が，新型インフルエンザ，SARS（重症急性呼吸器症候群），MARS（中東呼吸症候群）などのウイルス性感染症など国境の概念を越えて，地球規模で対応しなければならない健康問題が増えている．
- こうした国境の枠を越えた健康課題は，もはやこれまでの国と国の間で行われるインターナショナルヘルスの枠組みでは対応できないものになってきた．このような背景から，2000年代にグローバルヘルスが提唱されるようになっている．なお，パブリックヘルスは，個人，集団および特定の国や地域レベルの疾病を予防し，寿命を延長し，健康を増進する科学であり技術である．

表1 グローバルヘルス，インターナショナルヘルス，パブリックヘルスの比較

	地理的範囲	協力の度合い	個人か集団	健康へのアクセス	領域の範囲
グローバルヘルス	全世界	全世界規模の課題における開発と実施	全世界の個人と集団の予防と臨床ケア	全世界の健康平等	高い専門性で幅広い学問領域
インターナショナルヘルス	2カ国間（特に途上国）	2カ国間の課題における開発と実施	2カ国間の個人と集団の予防と臨床ケア	他国の人々を援助	狭い学問領域
パブリックヘルス	特定の国や地域	特定の国や地域における開発と実施	集団に対する予防	特定の国や地域における健康平等	幅広い学問領域（特に健康学と社会学）

文献1，2をもとに作成．

2 グローバルヘルスに対してセラピストにできること

- MDGsでは2015年までに達成すべき8つの目標を掲げていた．この8項目のなかの3項目（目標④〜⑥）が健康に関する目標であった（第3章-1参照）．
- 2016年1月からの新たな国際目標であるSDGsでは目標③に，「あらゆる年齢のすべての人々の健康的な生活を確保し，福祉を促進する」とあり，MDGsから引き継いだ，乳幼児，妊産婦，感染症の問題の他に，メンタルヘルス，交通事故，薬物，公害などの問題がとり上げられている（表2）．
- 昨今，日本では毎年1万人以上のセラピスト（PT・OT・ST）が誕生していることを考えれば，われわれは，SDGs目標③にあるような世界の健康問題に貢献していかなければならないはずである．
- セラピストが直接的にかかわれることは少ないかもしれないが，今後は，途上国でもがん，糖尿病，高血圧，心疾患，脳血管疾患といった生活習慣病や非感染性疾患が注意すべき病気としてあげられているため，多くのセラピストが日本で担当している疾患が途上国でも増えていくことが予想される．
- さらに，アジア諸国では高齢化が進んでおり，日本の高齢者に対するリハビリテーションにも関心は高まっている．われわれの日頃の臨床業務や研究活動が，世界とつながっていることをセラピスト一人ひとりが意識すべきである．そして，この分野は国外にいる人だけの問題ではない．国内にいながらできることを考える必要がある．

表2 SDGs目標③「健康と福祉」に含まれるターゲット

1	妊産婦死亡率	2	新生児死亡率，5歳以下死亡率	3	AIDS，結核，マラリアなど感染症
4	非感染性疾患，精神保健福祉	5	物質乱用	6	交通事故
7	リプロダクティブヘルス	8	ユニバーサルヘルスカバレッジ	9	大気・水質・土壌の汚染

文献3をもとに作成．

1）国内

■1 外国人と関わる機会は増えていく

- 日本理学療法士協会の倫理規程では，基本精神1条に，「理学療法士は，国籍，人種，民族，宗教，文化，思想，信条，門地，社会的地位，年齢，性別などのいかんにかかわらず，平等に接しなければならない」とある．つまり，「外国人は，担当したくない」，「英語ができないから無理だ」などは倫理上，問題である．在留外国人も210万人を超え（全人口の1.7%以上），EPA（経済連携協定）により，外国人看護師，介護士がすでに日本の病院などに就労している（図1）．これにより異なる宗教，文化をもつ外国人と働くことや接する機会は今後も増えていくことが予想される[※1]．

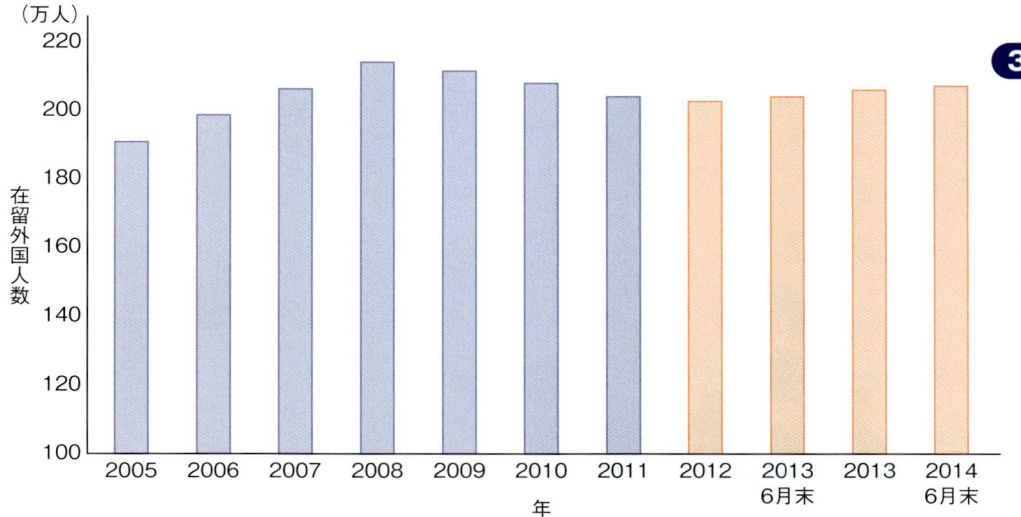

図1　在留外国人数の推移
文献4をもとに作成.

> **memo　※1　異文化理解を深める教育**
> 病院勤務において，外国人スタッフと仕事をする際は，言葉の問題から会話だけで精一杯になってしまうことが多い．セラピストの養成校では，異文化理解を深める授業を実施しているところは限られているが，これからは，卒前・卒後教育のなかでも力をいれて取り組むべき分野である．

2 日本のセラピスト数は世界トップクラス

- 日本理学療法士協会の会員は，WCPTの会員である．世界各国のPT数をみると，アメリカの198,686人が最も多く，続いてドイツの136,000人，そして第3位が日本の100,560人（2013年推定値）であり，対人口比率からみても，日本は世界有数のPTが活躍している国といえる（図2，WCPTの会員に限れば，日本人の割愛が1番大きい）．

- それにもかかわらず，日本のPTは，他国の理学療法に関する関心は，低いのではないだろうか．英語などの語学能力の壁は高いが，一人ひとりが毎日の仕事のなかにも，世界を意識しながら活動を続けなければならないのである[※2]．

> **memo　※2　国内にいる外国人にもっと関心をもとう**
> これからは，在留外国人の健康状況についても，考えていかなければならない．例えば，在留外国人は言葉の問題や医療保険などのシステムがわからず，受診が遅れてしまうケースがある．また日本人では受けられる医療扶助を外国人は受けられないなどの問題もある．もし外国で病気にかかり，病院に行ったときの不安感を考えてみてほしい．本書をみた皆さんが，ぜひ，自分から笑顔で声をかけてあげて，不安をとり除いてあげてほしい．

ヨーロッパ	日本	北アメリカ-カリビアン地区
人口10万人あたり **89.5人**	人口10万人あたり **79.1人**	人口10万人あたり **57.8人**
PT：588,587人 人口：6億5,700万人	PT：100,560人 人口：1億2,700万人	PT：217,800人 人口：3億7,700万人

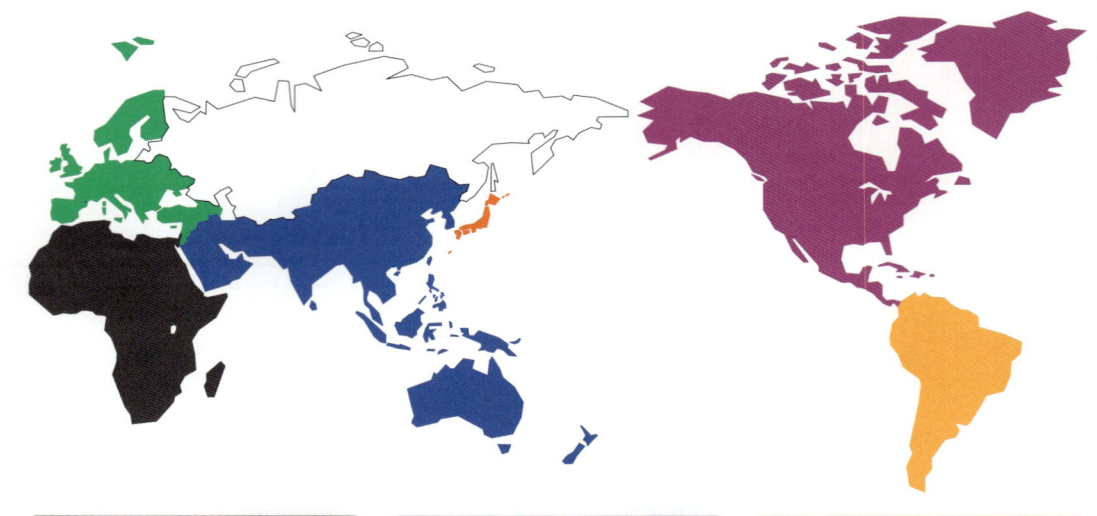

アフリカ	アジア-西太平洋地区	南アメリカ地区
人口10万人あたり **2.3人**	人口10万人あたり **10.1人**	人口10万人あたり **15.0人**
PT：13,573人 人口：6億700万人	PT：239,599人 人口：23億7,800万人	PT：77,331人 人口：5億1,700万人

図2 対人口割合の国際比較
文献5をもとに作成.

2）国外

◼ 医療観光（メディカルツーリズム）

- タイでは，**医療観光（メディカルツーリズム）** を推進していた．アジア諸国ではタイ，シンガポール，インドなどが中心であり，患者は，自国ではできない手術や，より安価で質の高い医療サービスを求めて国境を越えてやってくるのである[6]．

- 病院は主にJCI（国際医療機関認証）を取得した病院で，タイでは45病院となり日本の13病院と比較しても多い．病院内には，さまざまな国の患者がおり，各国の通訳者も配置され，リハビリテーション室にも最新のロボット装置がみられた（図3）．

- タイの場合は年々，在留日本人は増えており，6万人を超えている．当然，人が増えれば病気になる人も増え，JCIを取得した病院を受診していることもあり，これらの病院では，日本人の医療スタッフの需要は増えつつある（免許取得にはタイ語での国家試験に受からなければならない）．

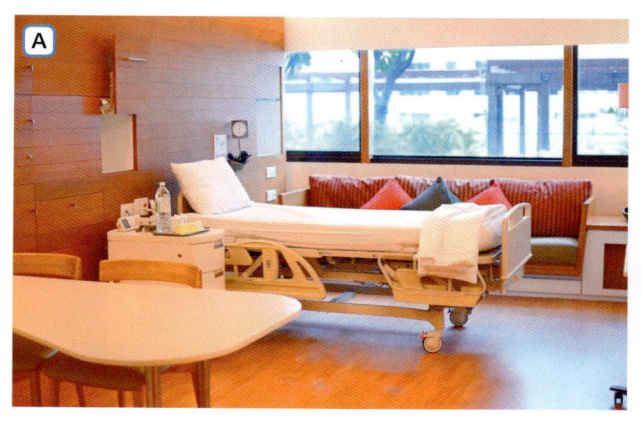

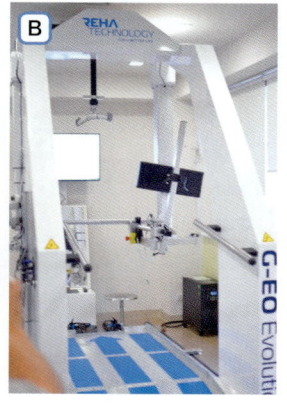

図3 タイの病院
A）タイの私立病院の病室．B）最新のロボット装置．

2 スタディーツアー

- 海外の医療・福祉事情に興味のある場合は，まずは，スタディーツアーに参加してみる方法がある．
- リハビリテーション分野だけ取り扱っているツアーは少ないが，現地の保健医療分野で活動しているNGO・NPOの活動をみることで，日本とは異なる問題をみることができたり，現地の人々との交流がきっかけで，語学の勉強に力をいれる参加者も多い．

文献

1) Koplan JP, et al：Lancet, 373：1993-1995, 2009
2) IFMSA：Public Health（http://ifmsa.org/public-health/）
3) 我々の世界を変革する：持続可能な開発のための2030アジェンダ，外務省，2015（http://www.mofa.go.jp/mofaj/files/000101402.pdf）
4) 法務省：在留外国人数の推移（http://www.moj.go.jp/content/001127994.pdf）
5) 日本理学療法士協会：対人口割合の国際比較（http://50th.japanpt.or.jp/trend/）
6) 岩田研二：PTジャーナル，49：299-305, 2015

第3章 より深く理解するための10の関連領域

3 途上国の健康問題

> **学習のポイント**
> - 世界の健康問題を理解する
> - 途上国の主要な健康問題に関してより深く理解する

1 途上国の健康問題と国際リハビリテーションの関係

1）感染症から非感染性疾患，死亡から障害の時代

- 病気やケガ，そして自殺や事故，犯罪などがどれだけ社会にダメージを与えているかを測る指標として**DALYs**（Disability-Adjusted Life Years）がある．
- 先進国と途上国で上位10疾病を比較してみると，先進国では，**非感染性疾患**，特に抑うつ障害，アルツハイマー病を含む認知症などがあげられ，途上国ではHIV/AIDS，マラリア，下痢症などの感染性疾患が多いことがわかる．近年は，途上国でも**非感染性疾患の占める割合が増えてきている**現状にある（表）．
- これにより，死亡による損失が減る一方で，障害による損失が増加している傾向にある．途

表 先進国と途上国のDALYs上位10位疾病

	全世界	先進国	途上国
1	虚血性心疾患	虚血性心疾患	虚血性心疾患
2	下気道感染症	頸背部痛	下気道感染症
3	脳卒中	脳卒中	脳卒中
4	頸背部痛	気管支がん，肺がん	頸背部痛
5	交通事故	抑うつ障害	下痢症
6	下痢症	慢性閉塞性肺疾患	早産合併症
7	慢性閉塞性肺疾患	感覚器系疾患	HIV/AIDS
8	早産合併症	糖尿病	交通事故
9	HIV/AIDS	アルツハイマー病含む認知症	マラリア
10	マラリア	転倒・転落	慢性閉塞性肺疾患

2013年．文献1をもとに作成．

上国でもこれからは，疾病予防や，健康増進，介護予防などが重要となってくるはずである．
- 国際リハ・セラピストは，途上国の健康問題に対して大きな役割を果たしている．途上国では，セラピストを含め，医療スタッフが不足している場合が多い．さらに，人々の7割以上が農村部に居住しており，リハビリテーションが行き届いていないなか，障害者の自立や社会参加に向けた医療面からの助言や指導が求められている（各国の事例は第5章を参照）．
- これからの可能性としては例えば，**WCPTの究極の任務**は，**理学療法を通じて，全世界の健康に寄与する**ことである．今後，疾病予防や，健康増進，介護予防分野などで，われわれの役割はより重要となる．

2）セラピストも知っておかなければならない問題

- 西アフリカでエボラ出血熱が流行した際に，WCPTでは，感染症の予防と管理に関して方針を出している[2]．
- 日本国憲法の前文には，「自国のことのみに専念して他国を無視してはならない」と国際協力の軸が書かれており，途上国の問題は，先進国の問題であるという自覚がセラピストにも必要である．

2 世界の平均寿命

- 世界の**平均寿命**を図1に示す．WHOのデータでは，日本の平均寿命は，84歳（男性80歳，女性87歳）である．世界全体の平均は71歳（男性69歳，女性74歳）であり，1990年と比較すると，男女ともに約6歳延びている．
- 一方，寿命が最も短い国は，アフリカ西部シエラレオネの46歳で，日本と比較すると38歳の開きがある．先進国の平均寿命は男性75.50歳，女性81.82歳，途上国の平均寿命は，男

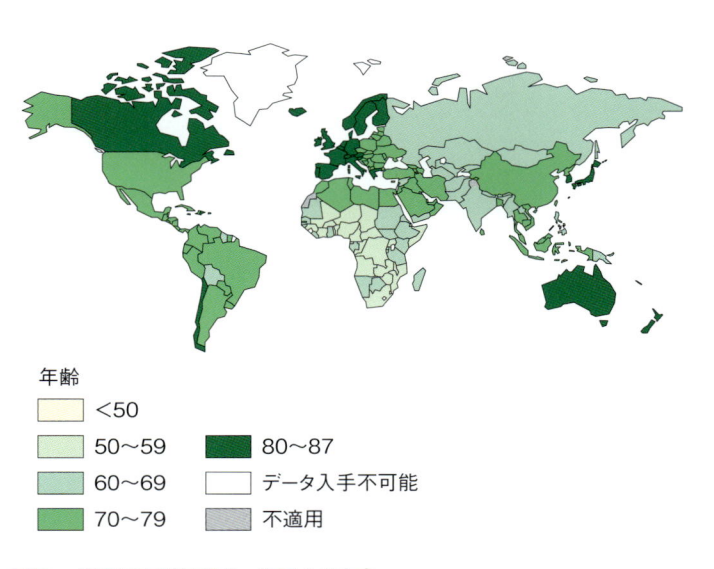

図1 世界の平均寿命（2012年）
文献3をもとに作成．

性67.30歳，女性72.28歳である．
- これだけ先進国と途上国で平均寿命に差がある原因としては，途上国では，感染症や，寄生虫，妊娠・出産時における死亡が多いのに対して，先進国では，乳児死亡率が低く，悪性腫瘍，心疾患，肺炎などの非感染性疾患が多いことが考えられる．このことからも，途上国では，感染性疾患対策に取り組めば，平均寿命が大きく延びる可能性があるということだ．

3 途上国の主要な健康問題[4]

- 世界では，日本で馴染みのない病気が蔓延している．MDGsで，特に保健分野と関連して取り組まれた目標④～⑥（第3章-1参照）の結果の検証を中心に，途上国の主要な健康問題としてあげられる❶子ども，❷妊産婦，❸感染症について述べていく．
- これらの健康課題については引き続きSDGsでも目標が設定され，世界的な取り組みが続けられる．

1）ミレニアム開発目標（MDGs）達成に対する最終評価

❶ 子ども

〈目標④：乳幼児死亡率（5歳未満）の削減〉
- 1990年と比較して5歳未満児の死亡率を2015年までに3分の1に削減する．

〈結果と補足〉
- 世界の5歳未満児死亡率を図2に示す．MDGsで目標であった乳幼児死亡率（5歳未満）の引き下げに関しては1990年の1,000人あたり90人から2015年には43人へと半分以下に減少しており，目標を達成している．

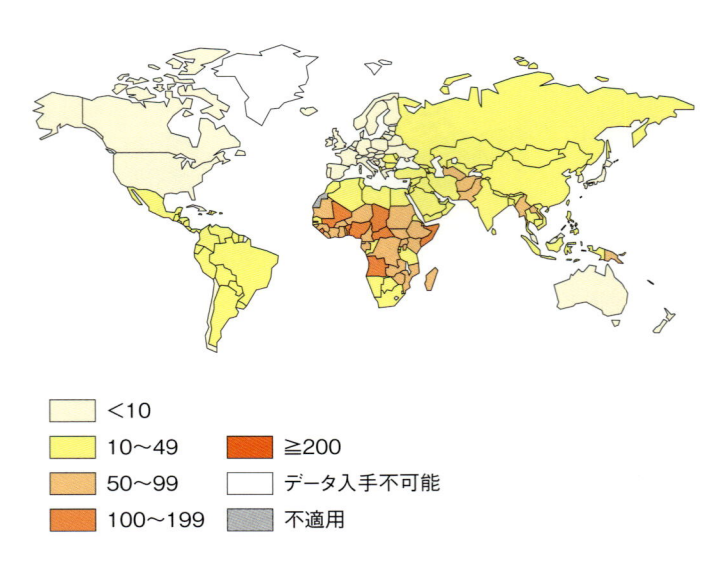

図2 5歳未満児の死亡率
1,000人あたり，2015年．文献3をもとに作成．

- はしかの予防接種の効果は大きく，2000～'13年の間に，1,560万人の命を救ったことになる．5歳未満児の死亡の原因としては，急性呼吸器疾患15％，下痢症9％，新生児敗血症7％，マラリア7％，麻疹2％などの感染性疾患が原因の場合が多い．
- さらに貧困と乳幼児死亡率との関係も強く，人口比で比較しても感染性疾患で死亡するリスクは10倍以上の差がある．日本の幼児死亡率は，1,000人あたり約3人であるが，アフリカでは1,000人あたり150人以上の国もあり，7人に1人は5歳まで生きられない計算となる．
- 貧困になると，食料が買えず，栄養不良となり，病気にかかりやすくなる．しかしお金がないので治療することができないのである．いまだに世界では5歳未満児が毎日約17,000人亡くなっていることに，先進国にいるわれわれは，関心をもたなくてはならない．

❷ 妊産婦

〈目標⑤：妊産婦の健康の改善〉
- 1990年と比較して妊産婦の死亡率を2015年までに4分の1に削減する．
- 2015年までにリプロダクティブ・ヘルス（性と生殖に関する健康）への普遍的アクセス（必要とする人が利用できる機会を有する状態）を実現する．

〈結果と補足〉
- 目標であった妊産婦の健康状態の改善だが，1990年以降，妊産婦の死亡率は45％減少した（図3）．
- 妊産婦の死亡原因としては，妊娠や出産による合併症がほとんどである．大量出血（27％），妊娠高血圧症候群（14％），敗血症（11％）などが大部分を占める．
- 2014年には世界の71％以上の出産は，医療従事者の立会いのもとに行われているが，1990年は59％であった．アフリカではいまだに51％であり，全世界でみても4人に1人は医療従事者の立会いの下での出産が行われていない．
- WHOは，妊婦健診に関して，妊娠初期1回，妊娠中期1回，妊娠後期に2回の合計4回を推奨している．北アフリカでは，1990年の50％から2014年には89％の妊婦が4回以上健

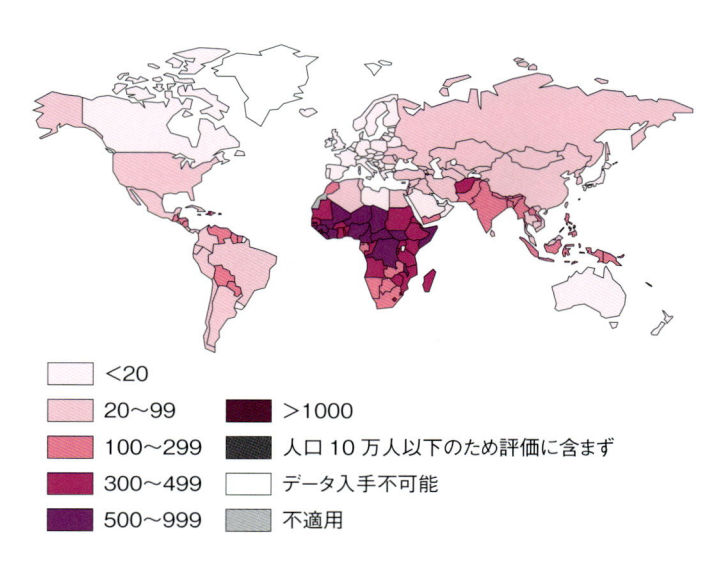

凡例：
- <20
- 20～99
- 100～299
- 300～499
- 500～999
- >1000
- 人口10万人以下のため評価に含まず
- データ入手不可能
- 不適用

図3　妊産婦死亡率
100,000人あたり．2013年．文献3をもとに作成．

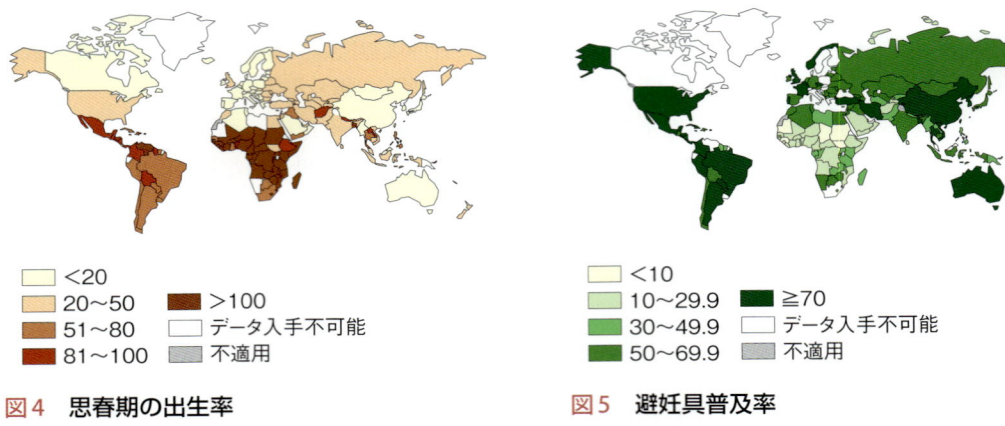

□ <20
□ 20〜50
■ 51〜80
■ 81〜100
■ >100
□ データ入手不可能
■ 不適用

図4　思春期の出生率
15〜19歳の女性1,000人あたり．文献3をもとに作成．

□ <10
□ 10〜29.9
□ 30〜49.9
■ 50〜69.9
■ ≧70
□ データ入手不可能
■ 不適用

図5　避妊具普及率
文献3をもとに作成．

診を受けることができるようになった．

- その他，15〜19歳の思春期の女性の妊娠・出産は，死亡率が高いこともあり，妊娠間隔を調整したり，望まない妊娠を減らしていかなければならない（図4）．
- 避妊具普及率は徐々に増えてきてはいるが，アフリカではいまだに低いことがわかる（図5）．

3 感染症

〈目標⑥：HIV/AIDS，マラリア，その他の疾病の蔓延の防止〉

- HIV/AIDSの蔓延を2015年までに阻止し，その後減少させる．
- 2010年までにHIV/AIDSの治療への普遍的アクセスを実現する．
- マラリアおよびその他の主要な疾病の蔓延を2015年までに阻止し，その後減少させる．

〈結果と補足〉

HIV/AIDS

- HIV（ヒト免疫不全ウイルス）に感染し，治療をせずにいると，免疫力が弱くなり，数年〜10年で健康な人であれば何ともない菌やウイルスでさまざまな病気が起こる．
- 1981年にはじめてHIVが確認され，2014年のデータでは，HIV感染者が3,690万人いると報告されている．そのなかの約90%は途上国に住んでいる．2000年以降，約3,890万人がHIVに感染し2,530万人がAIDSに関連する原因により死亡した（図6）．
- それでも，2000〜'13年の間で新たな感染者数は約40%低下し，1年あたりの新規感染者数も約350万人から210万人へ減少した．
- '15年3月には1,500万人が抗HIV治療を受けており，'03年の80万人から飛躍的な進歩を遂げた．そのおかげで，1995〜2013年までの間に760万人がHIVによる死を免れたことになる．

マラリア

- マラリアは，ハマダラカという種類の蚊に刺されることによってマラリア原虫が体内に侵入してかかる病気である（図7）．
- ヒトが感染するマラリアには，熱帯熱，三日熱，卵形，四日熱の4種類があり，このうち，短期間のうちに重症化し，ときには死亡にいたる可能性があるのは熱帯熱マラリアである．

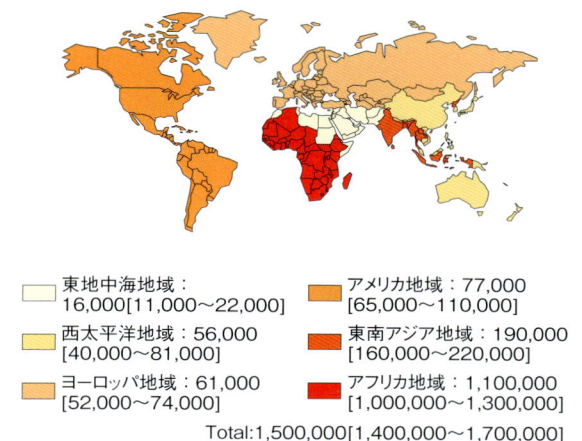

□ 東地中海地域：16,000 [11,000〜22,000]
■ アメリカ地域：77,000 [65,000〜110,000]
□ 西太平洋地域：56,000 [40,000〜81,000]
■ 東南アジア地域：190,000 [160,000〜220,000]
■ ヨーロッパ地域：61,000 [52,000〜74,000]
■ アフリカ地域：1,100,000 [1,000,000〜1,300,000]

Total：1,500,000 [1,400,000〜1,700,000]

図6　AIDSによる推定死亡者数
2013年．文献3をもとに作成．

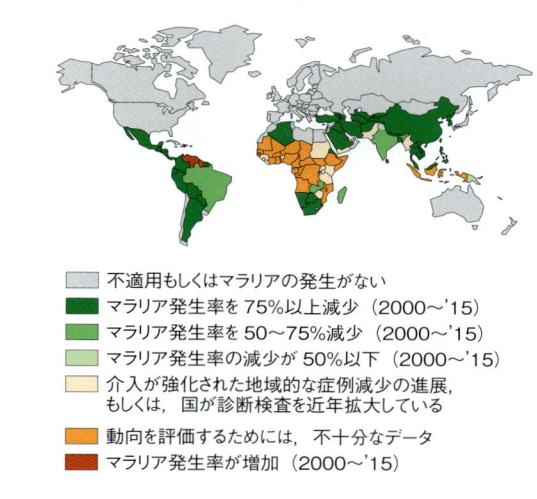

□ 不適用もしくはマラリアの発生がない
■ マラリア発生率を75％以上減少（2000〜'15）
■ マラリア発生率を50〜75％減少（2000〜'15）
■ マラリア発生率の減少が50％以下（2000〜'15）
□ 介入が強化された地域的な症例減少の進展，もしくは，国が診断検査を近年拡大している
■ 動向を評価するためには，不十分なデータ
■ マラリア発生率が増加（2000〜'15）

図7　マラリアの発生している国
2000〜'12年．文献3をもとに作成．

- 2015年のマラリア患者数は，約2億1,400万人で，推計43万8,000人が死亡した．
- それでも，マラリアによる死亡者は，2000年以降，世界で58％減少した．特に5歳未満の子どもの死亡者数が減少した．その背景には，9億以上もの殺虫剤処理された蚊帳が配布されたためである．

文献

1） GBD 2013 DALYs and HALE Collaborators：THE LANCET, 386：2145-2191, 2015
2） World Health Organization：WORLD HEALTH STATISTICS 2015, 2015
3） http://gamapserver.who.int/mapLibrary/
4） UNITED NATIONS：The Milennium Development Goals Report 2015, 2015

第3章 より深く理解するための10の関連領域

4 途上国のメンタルヘルス

> **学習のポイント**
> - 途上国における精神疾患・精神障害の発生状況を理解する
> - 途上国におけるメンタルヘルスサービスの供給状況を理解する
> - メンタルヘルス分野における国際リハビリテーションの役割を理解する

1 途上国のメンタルヘルスニーズ

- WHOによると，世界の疾病負担※の約14％は精神・神経障害や薬物依存が原因であるという．また，精神・神経障害の約4分の3は途上国で起こっている[1]．
- メンタルヘルスの向上は世界的な課題であるが，特に国際リハビリテーションが対象とすることの多い途上国において，より大きな課題であるといえるだろう．
- メンタルヘルスは単に医学的な問題ではなく，社会の発展に深くかかわる問題である．特に，貧困や貧困に関連する因子がメンタルヘルス上の問題を引き起こす危険性については以前から指摘されている[1]．
- ここでいう**貧困に関連する因子**とは，暴力，失業，低い教育水準，社会的孤立，コミュニティ内の不平等，生活の不安定さ，などである[1,2]．
- 国際リハビリテーションが対象とすることの多い途上国では，日本などの先進国に比べ，相対的に貧困状態にある人口が多いことは容易に想像がつくだろう．これはつまり，メンタルヘルス上の問題を抱える危険性の高さにつながると考えられる．
- メンタルヘルス上の問題を引き起こす可能性のあるその他の因子として，**急激な都市化など社会の変化**，**内戦・紛争を含めた治安**，**移民・難民**，**災害**もあげられる[2]．
- 急激な都市化，内戦・紛争，移民・難民という状況は，途上国で比較的多くみられる．災害は，経済状況にかかわらず，どの国でも発生しうるが，その社会的影響は途上国で強く，長く続くことが予測される．
- 以上の点でも，国際リハビリテーションが対象とする国々では，メンタルヘルス上の課題を多く抱える可能性がある．

> **memo**
> ※ 疾病負担
> Burden of Disease．ある疾患が原因となって社会がこうむる影響をさまざまな指標を使って数値化したものが疾病負担である．WHOでは，DALY（Disability Adjusted Life Years）を指標として世界の疾病負担（Global Burden of Disease：GBD）を算出している．DALYは，ある疾患によって短くなった余命年数と，ある疾患によって生じた障害とともに生活する年数から構成される．

2 途上国のメンタルヘルス資源

- 世界の疾病負担の約14％をメンタルヘルスの問題が占める一方で，メンタルヘルス分野の従事者は，全世界の保健分野従事者の1％に過ぎないといわれている．特に，世界の約45％の国では人口10万あたりの精神科医の数が1人以下である[3)4)]．

- メンタルヘルス分野の従事者は，先進国で人口10万あたり50人を超えているのに対し，途上国では1人以下となっており，経済的発展状況の違いによる格差が著しい[4)]．メンタルヘルス分野の従事者数が国によって偏っているという状況は，年数が経過しても大きな変化がないことも特徴の1つである（図1）．

- 政府レベルの取り組みでは，WHO加盟国の68％がメンタルヘルスの政策や計画をもっている[3)]．

- 一方，財政面では，国家予算から支出される年間1人あたりのメンタルヘルス対策費は，先進国で約50米ドルであるのに対し，途上国では2米ドルに過ぎない（いずれも中央値）[3)]．このような財政面での状況が，途上国でのメンタルヘルス政策の実現を妨げ，メンタルヘルス分野の従事者数を限定し，結果として，この分野での需要と供給のギャップを大きくする一因になっていると考えられる．

- このようなメンタルヘルス面の需要と供給のギャップを埋める役割を果たしているのが，一部の途上国で発展している伝統医療（非西洋医学系医療）である．

2001年 → **2011年**

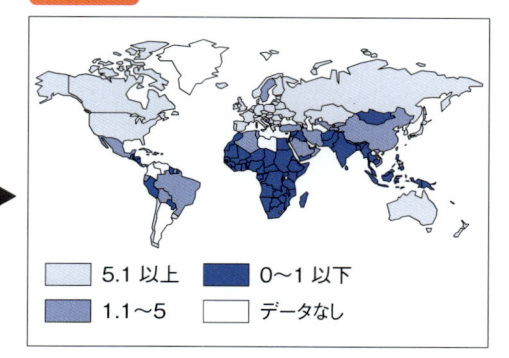

凡例：5.1以上／1.1～5／0～1（0～1以下）／データなし

図1 人口10万あたり精神科医数：2001年から2011年の変化
人口10万あたり精神科医の数が1人以下の国を，■で示している．東南アジア・南アジア・アフリカでは変化がないことが分かる．文献5，6をもとに作成．

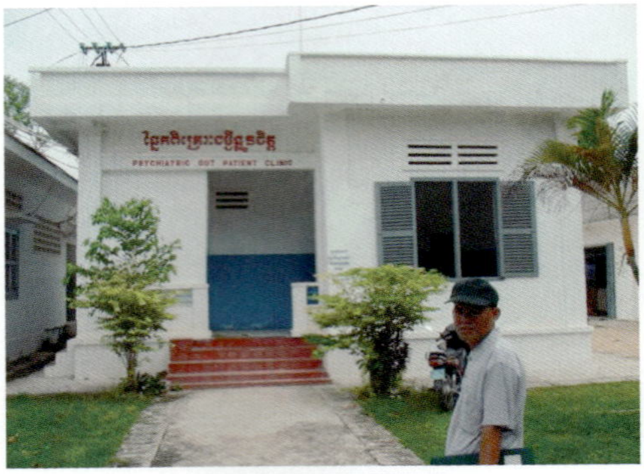

州病院精神科外来 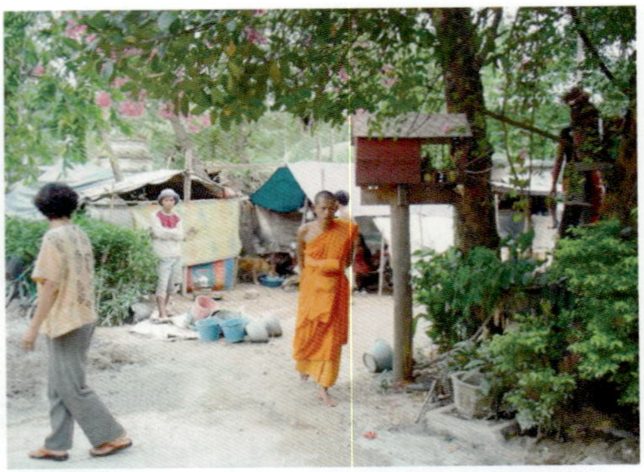　　　　　　　僧医が活動する寺院（背景は患者居住区画）

図2　カンボジアにおけるメンタルヘルス資源

- ▶例えばアフリカでは，広範囲にわたって，ウィッチドクター（呪医）とよばれる伝統医療者が今も利用されている．
- ▶カンボジアの例では，クルクメール（カンボジア古来の伝統治療師），僧医（仏教に基づいた医療を提供する僧），霊媒など，さまざまな形で伝統医療が提供されている（図2）．
- 伝統医療は身体疾患でも利用されるが，特に精神疾患で利用される傾向が強い．精神病症状には無効だが，一部の神経症症状や抑うつ症状には有効性があるといわれている[6]．
- 日本のセラピストはしばしば，伝統医療を迷信として片づけがちである．しかし，国によっては，伝統医療関係者は貴重な有識者層であり，人的資源としての活用を期待できる．
  - ▶伝統医療関係者の活用方法として，例えば，伝統治療師に精神医学の研修を提供し，精神疾患が疑われる患者が受診した場合，近隣の西洋医学系の病院に紹介するリファーラルシステムをつくることなどが行われている．

3　メンタルヘルス分野における国際リハビリテーション

- 「国や地域の違いによる，リハビリテーションサービスの格差や不平等を是正する」という国際リハビリテーションの目的は，当然メンタルヘルス分野でも適用されるものである．
- 数として多くはないが，これまで，JICAボランティアやNGOなどによって，メンタルヘルス分野での国際リハビリテーションが取り組まれてきた．
- この分野で取り組まれる活動の3つの枠組みがあげられる．以下では，それぞれの具体的な活動を例示する．

1）精神障害・精神疾患の当事者への直接的なリハビリテーションサービスの提供

- 基本的に，日本の精神科リハビリテーションで行われている活動と同じサービスの提供を考えることができる．
- 1つには，**家庭訪問による相談・支援**である．日本の精神科医療における訪問リハビリテーション・訪問看護と同様に，服薬指導，生活上の課題への支援などを実施する（図3）．

図3　患者宅訪問
農村部では車が入れない道を行くことも　　ある患者宅にて
カンボジア．

- 地域生活を送る当事者には**デイケア**を通して，施設生活・病院生活を送る当事者には**作業療法**を通して，リハビリテーションを提供することも考えられる（図4A）．この場合，専門職でない現地スタッフとの連携が必要になるため，デイケアや作業療法の目的・役割・考え方などを共有することが日本以上に重要となる．
- **職業訓練・職場適応支援**など社会参加の支援も直接的なリハビリテーションの提供の1つである．
- 社会参加では，対象となる国や地域の文化によっては，宗教活動への参加の支援もリハビリテーションの目的になりうることを忘れてはいけない．

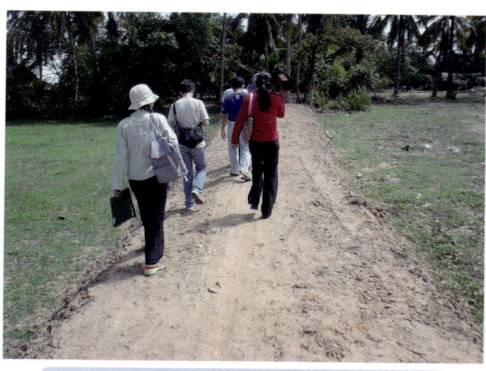

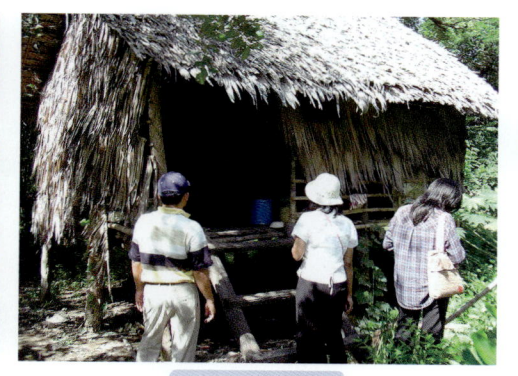

2）メンタルヘルス専門家の養成

- 既存の大学などにOTなど専門職の養成課程を設置することが方法の1つである．
- 正式な養成課程を設置するには長期間を要す，あるいは困難が多い場合，他分野で活動している既存の専門職（医師，看護師，ソーシャルワーカーなど）に卒後教育を提供しメンタルヘルスの専門家として養成することも選択肢の1つである（図4B）．

3）地域社会や関係者の啓発・教育

- **一般住民へのメンタルヘルス啓発イベント**，**患者や障害者の家族への心理教育**など，日本国内で行われるメンタルヘルスの活動は当然実施が考えられる．
- 日本では一般的でないかもしれないが，コミュニティの鍵となる人物や有識者を集めた，**キーパーソンミーティング**もしばしば実施される．これは，住民リーダー，学校教員，宗教指導者などを集めて，メンタルヘルスに関する基本的な講義を提供したり，コミュニティ内のメンタルヘルスの課題について話し合ったりするものである．2で述べた伝統医療関係者をこのミーティングに加えることも多い（図4C）．

3-4 途上国のメンタルヘルス

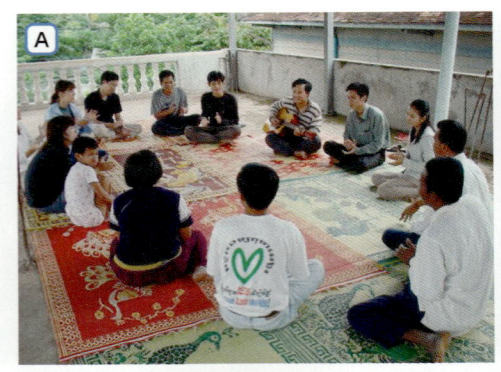

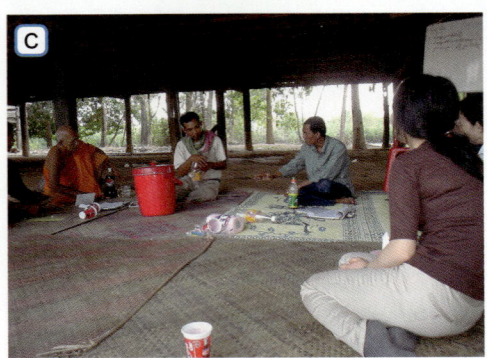

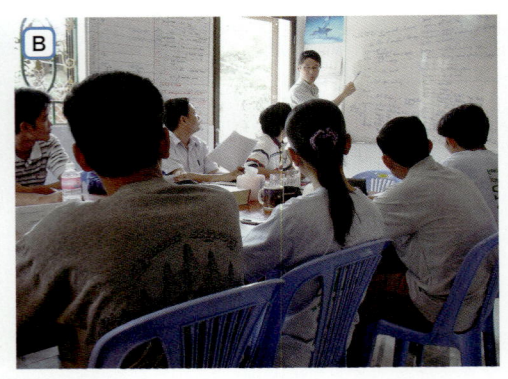

図4 メンタルヘルス分野における国際リハビリテーション

A) デイケア活動（カンボジア）．統合失調症，精神遅滞などが対象．B) メンタルヘルス専門家養成研修（カンボジア）．受講者は医師，心理士，ソーシャルワーカーなど．C) ある日のキーパーソンミーティング（カンボジアの農村にて）．場所：お寺の床下．参加者：僧侶，小学校教員，伝統治療師，患者の家族．プログラム：①自己紹介・近況報告（10分），②ミニ講義「精神科の薬について」（30分），③ティーブレイク（15分），④村のメンタルヘルス課題の話し合い（30分），⑤次回の予定決めとおわりの挨拶（5分）．

■ 文献

1) Scaling up care for mental, neurological, and substance use disorders, World Health Organization, 2008
2) 「World Mental Health-Problems and priorities in Low-Income Countries」(Desjarlais R, et al, eds), Oxford University Press, 1995
3) Grobal Mental Health, World Health Organization, 2015
4) Mental Health Atlas 2014, World Health Organization, 2015
5) Mental Health Atlas 2001, World Health Organization, 2001
6) Mental Health Atlas 2011, World Health Organization, 2011
7) 栗原稔之：こころと文化，13：109-115，2014

第3章 より深く理解するための10の関連領域

5 途上国の高齢化

> **学習のポイント**
> - 世界の高齢化について理解する
> - 高齢化への対応を理解する

1 世界の高齢化

- **高齢化は世界規模で進行している**．60歳以上人口をみると，1980年には8.5％だったものが2015年には12.3％に上昇し，'50年には21.5％になると推定されている．'50年には60歳以上人口は9億10万人から20億人に増加すると推定されている（図1）．
- 高齢になると，働いて収入を得ることが困難になり，**貧困のリスクが高まる**．
- **高齢者のみの世帯は増加しており**，現在，高齢者の40％は1人または配偶者と2人で暮らしている．60歳以上人口の54％，80歳以上人口の61％は女性である．
- 高齢化が進むと，国レベルでは税収の減少，医療費の増加が生じる．国の借金を増やさず高齢者を支えられるような社会全体のしくみが，世界で求められている．

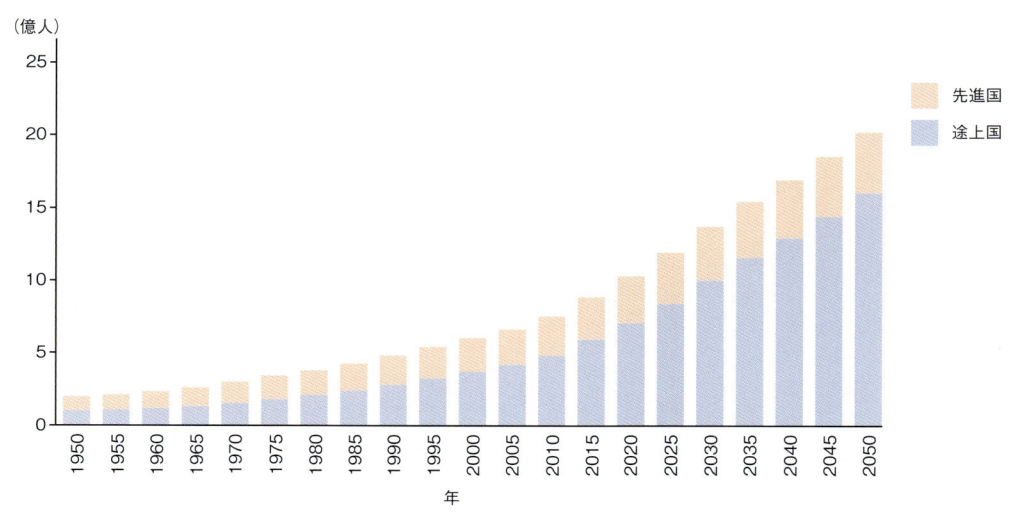

図1 60歳以上の人口：世界，先進国，途上国（1950〜2050年）
文献1をもとに作成．

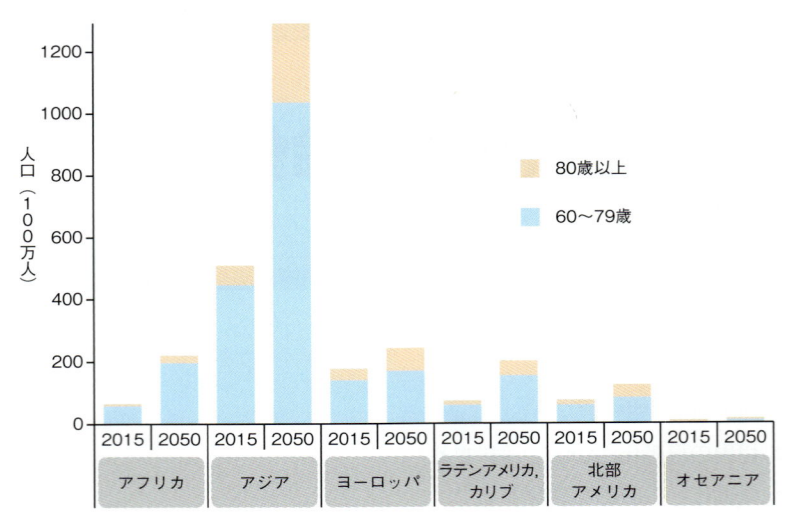

図2　2015，2050年の高齢者人口推計
文献2をもとに作成．

- 高齢化が急速に進むのは，アフリカ，アジアとラテンアメリカとカリブ地域である（図2）．今後，途上国でも高齢化が進展すると推計されている．

2 高齢化の要因

- 高齢化は**出生率の減少**と**平均寿命の延び**が主因である．
- 出生率（人口千対）をみると，世界全体では2010～'15年に19.6であるものが'50～'55年には14.4に減少，特に東部アジアは12.0から8.5になると推計されており，アジアの少子化が進んでいる（表）[3]．
- 平均寿命は1990～2013年の間に世界で6年延びており，長寿化は先進国，途上国ともに認められる傾向である[4]．
- もう1つの要因として移民などの社会移動がある．移民の流出入はOECD諸国※において増加しており，永住型移民は430万人に達している[6]．難民の問題もあり，今後，人口動態は変化するかもしれない[7]．

> memo
> ※ **OECD**
> Organisation for Economic Co-operation and Developmentの略で，経済協力開発機構と訳される．現在，OECDの加盟国は34カ国で，EU加盟国（21カ国，イギリス，ドイツ，フランス，イタリア，オランダ，ベルギー，ルクセンブルク，フィンランド，スウェーデン，オーストリア，デンマーク，スペイン，ポルトガル，ギリシャ，アイルランド，チェコ，ハンガリー，ポーランド，スロヴァキア，エストニア，スロベニア）と，その他（13カ国，日本，アメリカ，カナダ，メキシコ，オーストラリア，ニュージーランド，スイス，ノルウェー，アイスランド，トルコ，韓国，チリ，イスラエル）から構成されている．OECDは，先進国間の自由な意見交換・情報交換を通じて，①経済成長，②貿易自由化，③途上国支援（これを「OECDの三大目的」という）に貢献することを目的としている[5]．

表 世界の主要地域別出生率（crude birth rate）：1950〜2100年

地域	出生率（千人あたり）			
	1950〜55	2010〜15	2050〜55	2095〜100
世界全域	36.9	19.6	14.4	11.8
先進地域*	22.4	11.1	10.3	10.1
発展途上地域**	43.6	21.4	15.0	12.0
アフリカ	48.1	35.8	23.0	15.0
アジア	41.8	17.8	11.5	9.8
東部アジア	39.5	12.0	8.5	8.7
中央アジア	37.6	24.2	14.2	11.2
南部アジア	44.0	21.5	12.5	9.7
南東部アジア	43.7	19.3	12.5	10.5
西部アジア	47.1	22.8	14.8	11.7
ヨーロッパ	21.5	10.8	10.0	9.8
ラテンアメリカ***	42.8	17.8	10.8	9.2
北部アメリカ	24.6	12.4	11.5	10.7
オセアニア	27.5	17.3	13.3	10.7

*ヨーロッパ，北部アメリカ，日本，オーストラリアおよびニュージーランドからなる地域．**先進地域以外の地域．***カリブ海諸国，中央アメリカおよび南アメリカを含む．United Nations, World Population Prospects：The 2015 Revision（中位推計）による．文献3をもとに作成．

3 途上国の高齢化と国際リハビリテーション

- 今後，途上国で急速に高齢者が増えることが予測されており，**超高齢社会**を経験している日本は，経験を活かした支援が可能だろう．すでに高齢化が進むタイのJICA技術協力プロジェクトでは，日本の介護保険の経験を活かしたアセスメントやサービスを開発している．

- 介護保険は社会の変化に適応するよう5年に1度制度改正があり，介護予防を行うこと，さらに地域包括ケアシステムとして各地域で自助・互助・共助・公助で高齢者を支えるしくみへと変わってきている．これは一種の社会開発であり，CBRと共通する点も多い．高齢者だけをみるのではなく，家族，地域，国のリソースを評価し活かしていくことが必要であろう．

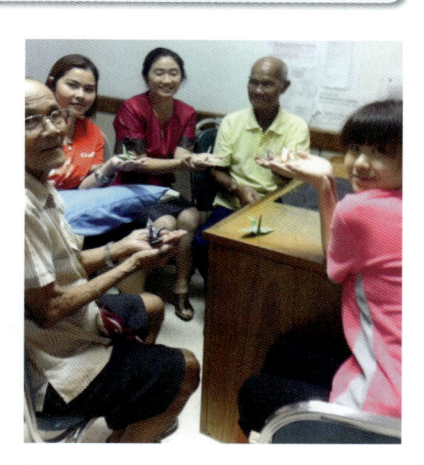

折り鶴作成．写真提供：菅原万喜．

- 現在，世界の死因の3分の2は**非感染性疾患**である．男性の25%は高血圧，女性の15%は肥満であり，成人男性の3分の1が喫煙している[4]．現代では，生活習慣を改善することが健康寿命を延ばすことにつながる．リハビリテーションは，心身機能・身体構造，活動，参加，さまざまなレベルで健康に寄与することができる．高齢者だけではなく，子どもから労働者まで広く対応することが，長期的な社会の発展につながるだろう．

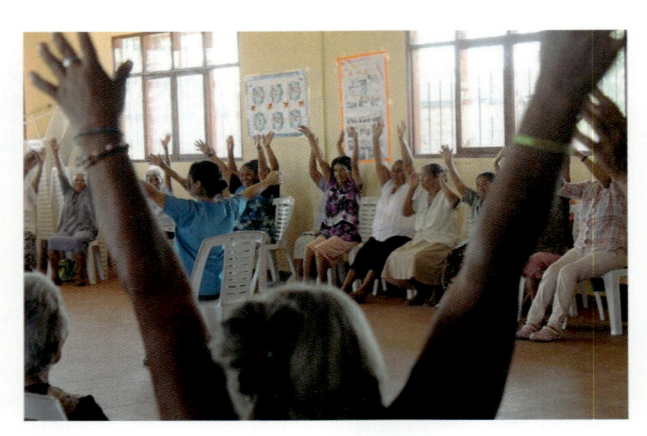

高齢者の集団体操．写真提供：菊池真美子．

■ 文献

1) 国連人口基金（2012）報告書「21世紀の高齢化：祝福すべき成果と直面する課題」(http://www.unfpa.or.jp/cmsdesigner/data/entry/publications/publications.00034.00000007.pdf)
2) Population Facts No.2014/4, August 2014–Population ageing and sustainable development (http://www.un.org/en/development/desa/population/publications/pdf/popfacts/PopFacts_2014-4Rev1.pdf)
3) United Nations, Department of Economic and Social Affairs, Population Division (2015). World Population Prospects：The 2015 Revision, custom data acquired via website
4) World Health Statistics 2015 (http://apps.who.int/iris/bitstream/10665/170250/1/9789240694439_eng.pdf?ua=1&ua=1)
5) 経済産業省OECD (http://www.meti.go.jp/policy/trade_policy/oecd/html/)
6) Top 50 countries of origin of new immigrants to the OECD, 2007, 2009, and 2011-13 OECD (http://www.keepeek.com/Digital-Asset-Management/oecd/social-issues-migration-health/international-migration-outlook-2015/top-50-countries-of-origin-of-new-immigrants-to-the-oecd-2007-2009-and-2011-13_migr_outlook-2015-table16-en#page1)
7) 国際移民アウトルック2015 (http://www.keepeek.com/Digital-Asset-Management/oecd/social-issues-migration-health/international-migration-outlook-2015/japan_migr_outlook-2015-24-en#page1)

■ 参考図書

- 「人口高齢化と労働政策」（小﨑敏男，永瀬伸子/編著），原書房，2014
- 「老いてゆくアジア」（大泉啓一郎/著），中央公論新社，2007

第3章　より深く理解するための10の関連領域

6 プライマリ・ヘルスケア（PHC）

学習のポイント

- PHCの概要とアルマ・アタ宣言について理解する
- 途上国における今後のPHCの役割と考え方について理解する
- PHCにおけるセラピストの役割について理解する

　プライマリ・ヘルスケア（PHC）はセラピストにとってはあまり馴染みがない言葉である．しかし最近，日本においても地域リハビリテーション需要の高まりから，PHCの一環としてセラピストが地域で障害のない住民を対象に予防的活動を行うことが期待されている．途上国においても先進国と同様，糖尿病などの生活習慣病患者が急激に増えており，地域全体を対象とするPHC活動の需要が高まっている．

1 PHCの理念

- WHOは1977年の総会において「西暦2000年までにすべての人々が社会的，経済的に生産的生活を送ることのできるレベルの健康を手に入れること」（アルマ・アタ宣言第5章）を各国政府および国際機関の目標とする**西暦2000年までにすべての人々に健康を**（Health for All by the Year 2000：HFA）が採択された．HFA目標はこれ以降WHOの世界保健政策の柱となり，現在では途上国を中心にほとんどの国に浸透している[1]．
- HFA目標が採択された翌年には旧ソ連のアルマ・アタ（現カザフスタン共和国）で開催されたWHOとUNICEF共催による「プライマリ・ヘルスケアに関する国際会議」に147カ国の政府代表と67の機関が参加し，そこで**アルマ・アタ宣言**が採択された[2]．そのなかにPHCの定義が示されている（表1）．
- 従来，疾病対策中心の医療と欧米型保健・医療システムの導入が，途上国においては富裕層を中心としたごく一部の人々の利益にしかつながらず，かえって国内での健康格差を広げ，低所得層に属する国民の大多数はその恩恵を享受することができなかった．そのため，PHCはこの反省に立ち，基本的な保健・医療をコミュニティレベルで統合し，すべての地域，社会階層の人々に提供することをめざしている．その根底には平等と公平，人権，社会正義などの思想が息づいている[1,4]．なお，1998年のWHO総会ではHFA目標の目標値の評価をふまえ，新たにHFA21が採択されることとなり，アルマ・アタ宣言のPHCの理念は21世紀

においても引き継がれていくこととなった．

表1　プライマリ・ヘルスケアの定義

プライマリ・ヘルスケア（PHC）とは，必須のヘルスケアであり，実践的かつ科学的で，その社会に受け入れられる方法や技術を用い，地域に暮らす個人や家族が利用可能なヘルスケアである．PHCは住民の十分な参加と，その地域や国家がその発展のどの段階においても維持可能な費用で実施されるもので，住民の自律と自己決定の精神に則っている．

アルマ・アタ宣言第6章．文献3をもとに作成．

2　PHCの基本活動項目

- PHCのサービス内容は，健康増進，予防，治療，リハビリテーションまでの一連の保健・医療サービスであり，コミュニティにおける主要な健康問題を対象とするものである．
- PHCの具体的な展開方法は国や地域の経済状態，価値観などによって多様であるがアルマ・アタ宣言のなかには以下の基本活動8項目（表2）があげられている[5]（アルマ・アタ宣言第7章1978）．

表2　基本活動8項目

① 健康問題とその予防対策に関する健康教育
② 食糧供給と栄養改善
③ 安全な水と基本的な衛生設備（トイレ）の的確な供給
④ 家族計画を含む母子保健
⑤ 主要感染症に対する予防接種
⑥ 風土病の予防と対策
⑦ まん延疾病と外傷の適切な治療
⑧ 必須医薬品の供給

3　コミュニティにおけるPHC活動の基本理念

- 一般的に施設では，セラピストが対象者をミクロな視点から評価し，その人の問題点を抽出していくのに対し，PHCではコミュニティという一定の地域について，マクロな視点から評価し，生活習慣や環境といったあらゆる側面からその**地域で共通した問題点を抽出**していく作業が必要となる．そのため，住民からの聞きとりやフィールド調査によって情報を収集・分析することで，地域住民のニーズを把握し，その優先順位を考慮しつつ事業化していくことになる．
- この際，セラピストは直接調査を実施し，それを住民に返す方法が基本であるが，調査その

ものに住民が参加する形をとれば，より現実に即した実態把握とプロジェクト計画が可能となり，住民のエンパワメントにもつながることになる．
- なおコミュニティにおけるPHC活動を実施していくうえでの基本的な考え方は表3の6項目である[1]．

表3 コミュニティにおけるPHC活動の考え方

①住民が活動の主体であり，専門家と住民の関係は対等なパートナーである．
②専門家が分析したニーズを優先するのではなく，まず住民自身が感じているニーズに着目する．
③コミュニティがもっている知識，人材，伝統，組織などの地域資源を活用する．
④農業，畜産，食品，産業，教育，住宅，公共事業，交通通信などの他分野とも協働し実施する．
⑤提供する技術レベルやコスト負担は，その地域で持続可能なものにする．
⑥住民の健康に対する「awareness（気づき）」を促すことをきっかけに，住民の主体性とつながりを高め，よりよいコミュニティ構築をめざしていく．

4 途上国における今後のPHCのあり方

- 近年，人口の高齢化が世界規模で進展し，先進国に多いとされていた**慢性疾患や生活習慣病は途上国にとっても深刻な問題となり**，これらの問題への対処が国の保健政策の大きな柱になりつつある（図1）[6]．
- 実際に医療の対象となる心疾患や脳卒中の患者の割合は氷山の一角にすぎず，その原因となる生活習慣病のリスクを抱えた人々は世界に20億人以上も存在するとみられている（図2）[8]．
- そのため途上国におけるPHCにおいてもセラピストや看護師を中心とするメディカルスタッフが中心となり，個人，家族，地域を対象に予防事業を目的としたヘルスプロモーションを展開していくことが期待されている．

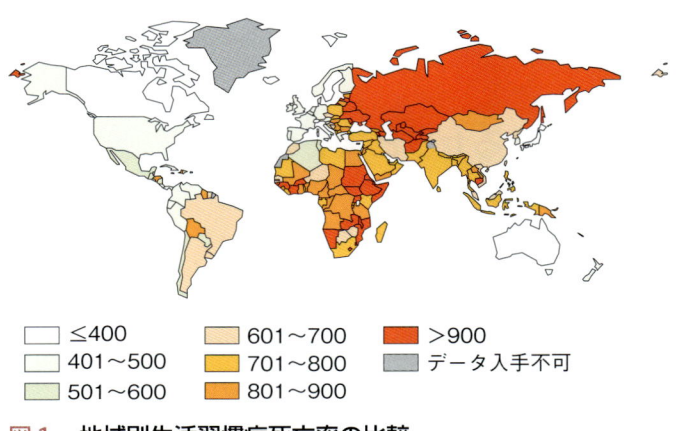

図1 地域別生活習慣病死亡率の比較
生活習慣病死亡者数（10万人）．文献7をもとに作成．

凡例: ≤400, 401〜500, 501〜600, 601〜700, 701〜800, 801〜900, >900, データ入手不可

悪性新生物，心疾患，脳血管疾患は氷山の一角に過ぎない

原因となる潜在的な生活習慣病のリスク要因

肥満	高脂血症
運動不足	高血圧
不健康な食事	大気汚染
喫煙	貧困
高血糖	

20億人以上

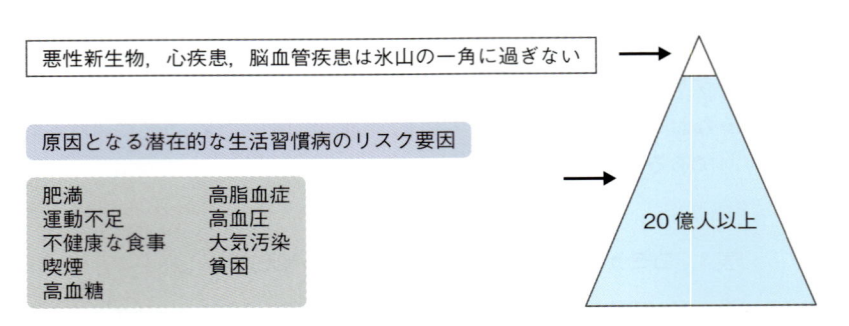

図2　潜在的な生活習慣病患者の割合
文献7をもとに作成．

5　PHCによる問題を上流から解決する視点

「岸辺を歩いていると，助けて！ という声が聞こえます．誰かが溺れかけているのです．そこで私は飛び込み，その人を岸にひきずりあげます．」

「心臓マッサージをして，呼吸を確保して，一命をとりとめてホッとするのもつかの間，また助けを呼ぶ声がするのです．」

「私はその声を聞いてまた川に飛び込み，患者を岸までひっぱり，緊急処置を施します．するとまた声が聞こえてきます．次々と声が聞こえてくるのです．」

「気がつくと私は常に川に飛び込んで，人の命を救ってばかりいるのですが，一体誰が上流でこれだけの人を川に突き落としているのか，見に行く時間が一切ないのです．」

- これはジョン・マッキンリーが医療の現状を表現したものである．この比喩は病気になった人を治療するのに必死になっている医師の様子を川の下流に例え，川の上流で起きていること，つまり病気の根本的な原因を探ることを見落としている現状をあらわしている[9]．

- **PHCに求められている役割は，まさにこの川の上流から問題解決を図り，溺れることを未然に予防していくことである．** 具体的には国の疾患に対する予防政策や地域の健康教室，退院後の生活ケアの充実など地域の人々が健康な生活を送るための土台づくりがこれにあたる．

6　PHCにおけるセラピストの役割

- 国際協力を行うセラピストがPHCにおいて果たす役割は大きく2つある．1つは住民や患者に対し直接PHCを提供する役割であり，もう1つは相手国のセラピストのPHCを提供する能力を向上させるための支援をする役割である．2つの役割のうち，どちらの比重が大きいかは対象となる国・地域や施設・組織の状況によって異なる．

- マンパワーとしての活動が主である場合は前者の比重が大きく，指導・教育的立場で活動する場合は後者が主な役割となる．ここではこの2つのPHCの役割に加え，セラピストが勤務する機会が多い途上国の病院におけるPHCの考え方について述べる．

1）住民をカウンターパートとするPHC活動

- 相手国のセラピストを介さず住民を直接のカウンターパート（対象者）とする場合のセラピストの主な役割は，地域のファシリテーターとコーディネーターである．すなわち住民が自らの問題に気づき，その問題を解決するためのプロジェクトを計画・実施・評価するため地域のさまざまな資源・人材・組織をネットワーク化し，協調して活動できるような環境を整える調整役である．ここではセラピストはあくまで脇役に徹する覚悟が求められる．
- カウンターパートについてはセラピストに限らず地域のなかで影響力をもった**キーパーソンを見極め**，そこへ働きかけていくことが大切である．そのため地域の看護職やヘルスボランティア，宗教組織，学校教師，村役人などその地域に根ざした幅広い人材とのネットワークを構築していくことが重要となる．
- 日本における地域の医療職の役割は，①直接的なサービス提供，②地域の健康問題を総合的に捉え，地域のニーズを把握し活動へと発展させる，③行政と住民との接点となり協力関係を築く，④活動を継続させ治療，予防，地区活動へと発展させていくことである[10]．
- これらはそのまま途上国で求められるセラピストのPHC活動にもあてはまるため，もし日本での同様の経験があれば，文化や社会の違いを越えて国際協力の現場で応用していくことも可能であろう．

2）セラピストをカウンターパートとするPHC活動

- 診療所や病院などに拠点を置き，そこに勤務するセラピストとともに活動する場合もPHCの原則は変わらない．ここで重要なことは自分がPHC活動を直接展開することよりも，カウンターパートがPHC活動の知識と技術を習得し，われわれが帰国した後も活動を継続できるよう支援することである．そのため1）住民をカウンターパートとする活動で，セラピストに求められている役割をカウンターパートが果たせるようにすることが求められる．
- われわれ外国人医療職は，相手国医療職よりも政治家や権力者に接触しやすい立場にある．そのため相手国のカウンターパートが申請しても通らなかった機材や物品が，外国人医療職が仲介することで受けとることができたり，その国が抱えている問題点を直訴できたりすることもある．このような立場を利用し，地域の保健・医療システムが滞りなく機能するよう働きかけることも重要な役割の1つである．

3）病院におけるPHC活動

- 病院でのPHCのあり方も基本的にはコミュニティと同じである．病院でのPHC活動では**今入院している患者が自宅へ戻ったとき，どのように生活するのであろうか**という視点をもつことからはじまる．
- たとえ病院が近代化され，高度で専門的な治療を受けられたとしても，患者が退院した後，また同じような生活習慣，不衛生な環境，あるいは事故など危険が多い地域に戻るのでは，数カ月後に同じ状況で再入院してくることになってしまう．そのため，治療方法，生活指導，栄養指導などあらゆる観点から実際の患者の生活に即した総合的支援をしていくことが必要であり，そのためには病院に勤務するセラピストにも地域の人々と同じ目線で，**住民らの生活をよりよく理解**することが求められる．

■ 文献

1) 「国際看護学入門」（国際看護研究会/編），医学書院，1999
2) 「国際看護学」（田村やよひ/編），メジカルフレンド社，2015
3) 「国際看護学 看護の統合と実践（開発途上国への看護実践を踏まえて）」（柳沢理子/著），ピラールプレス，2015
4) 「国際保健医療学 第3版」（日本国際保健医療学会/編），杏林書院，2013
5) The basis for health system strengthening : Frequency asked questions. India, World Health Organization, 2010
6) The World Health Report : Primary Health Care Now More Than Ever, Switzerland, World Health Organization, 2008
7) Global states report on non-communicable diseases 2010, World Health Organization, 2010
8) Global Atlas on cardiovascular disease prevention and control, World Health Organization, 2011
9) 「命の格差は止められるか：ハーバード日本人教授の世界が注目する授業」（イチロー・カワチ/著），小学館，2013
10) 森口育子，兵井伸行：公衆衛生研究，42：229-239，1993

第3章 より深く理解するための10の関連領域

7 世界における障害者の実情

学習のポイント
- 障害者の数や置かれている環境を理解する
- 障害による差別や不平等を改善する方法を理解する

1 障害者の数

- **障害者**は，人口の高齢化や慢性疾患の増加などにより増加している．2010年の推計人口をもとにすると，世界人口の約15％である10億人以上が何らかの障害とともに生きており，そのうち，15歳以上の2.2～3.8％が，重い機能障害をもっていると推定されている[1]．
- **障害者の約80％は途上国に住んでおり**，教育，保健，労働など多岐にわたる分野で障害者の参加を阻む障壁がある[2]．

Pakistan NWFP Mansehra special children school．来訪した両親と脳性麻痺児に対する理学療法場面．写真提供：林寿恵．

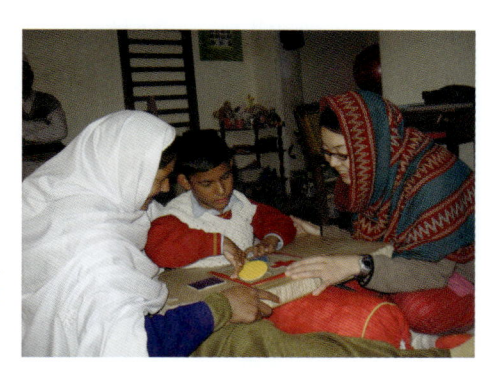

2 障害者の教育，就労

- 障害のある子どもの**就学率は低い**．平均就学年数も，障害のある人々の方が，ない人々よりも低い．世界健康調査で分析対象となった51カ国で小学校卒業状況を比較すると，障害のない男性は61.3％，障害のある男性は50.6％，障害のない女性は52.9％，障害のある女性は41.7％であった[1]．
- 先進国でも，障害のある人々の**労働参加率は低い**．障害のない労働年齢の人々の場合，経済活動を行っていないのは20％であるのに対し，障害のある労働年齢の人々の場合は49％である[1]．
  ▶2008年に行われた，生計に関するフィリピンのマニラ首都圏障害調査（n=403）による

と，8％が全く教育を受けたことがなく，小学校卒業に至っていないのは24％である一方，25％が高等教育（大学中退・卒業，修士以上）を受けていた．自己雇用を含めた雇用割合は男性57％，女性40％で，所得の約半分は賃金であるが，その次に大きいのが家族・友人からの移転所得23％であった．また，マニラ首都圏全体の貧困人口比率は10.4％であるのに対し，本標本では40.8％と高率であり，その貧困状況には大きなばらつきがあった[3]．このように障害者の教育，就労には多様性がある．

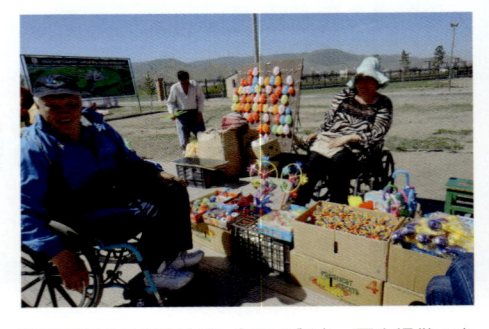

障害者による販売事業（モンゴル）．写真提供：小泉裕一．

3 障害とジェンダー

- 性別によって家庭や社会での役割が異なる**性別役割分業**は，途上国でより強くみられる現象である．女性は家事労働や介護などの家庭内労働を行うため，収入を得る機会は男性より少ない．例えば，インドの男性労働力率は62％であるのに対し，女性の労働力率は25％にとどまっている[4]．

- 女性を家庭内労働や持参金をもたらす「経済的手段」として扱う場合，「人間」として尊重されず，家庭内暴力を受けやすい．さらに女性障害者はより暴力被害を受けやすく，障害のない者に比べ1.5倍被害者になる可能性が高い．

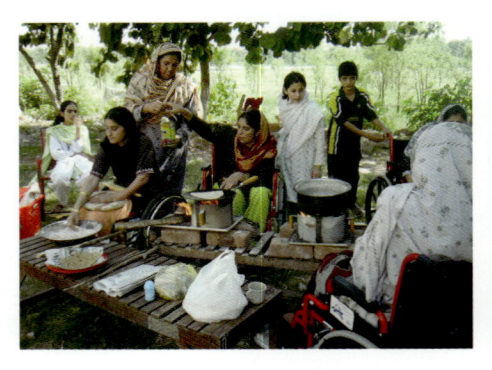

パキスタン北部地震による女性脊髄損傷患者に対する調理実習．写真提供：古郡恵．

▶ 中国では25年近くにわたって，障害児の就学率の改善，障害者の就労環境整備などを行い，多くの成果を生み出した．しかし，女性障害者に対する方針は乏しく，2013年の調査によると，女性障害者の政治参加率はきわめて低く，全国レベル以上の党と政府の幹部クラスの女性障害者は0であった．女性障害者は男性障害者より多くの家事労働を行っており，このことも女性障害者の社会参加を困難にしている．家庭内暴力にあっている女性障害者は，黒竜江省の都市で18.3％，農村で19.1％であった[5]．障害のない女性においても認められている障壁は，障害をもつ女性でより顕著に認められている．

4 障害当事者団体

- **障害当事者団体**は，同じ困難をもつ者同士による情報共有やカウンセリング機能，経済活動機能をもっている．また，権利擁護運動も行っている団体もある．

- 障害者の問題解決にあたり，国連は1981年に国際障害者年，'83〜'92年には国連障害者の10年を実施した．さらに障害当事者団体の働きかけもあり，アジア地域では独自に第1次アジア太平洋障害者の10年（'93〜2002年）が行われた．この影響は世界におよび，アフリカ（'00〜'09年），アラブ（'04〜'13年），米州（'06〜'16年）の取り組みのきっかけとなった．さらに，第2次アジア太平洋障害者の10年（'03〜'12年）が実施され，'03年バンコクにおいて，**障害者の権利条約の草案がまとめられた**[6]．

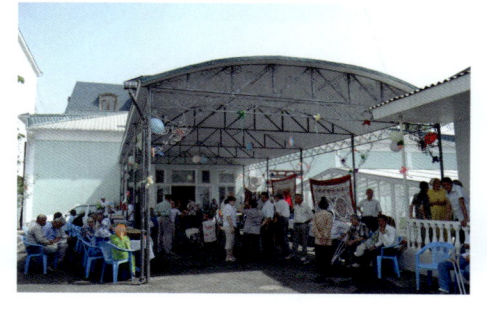

タジキスタンの障害当事者団体が開催したミニバザール．作品の販売の機会であると同時に，障害に関する地域住民の啓発の機会となっている．写真提供：河野眞．

- 2006年には，国連で**障害者の権利に関する条約**が採択され，150を超える国と欧州連合が締結し，各国内の法制度等整備が進みつつある．日本では2013年に**障害を理由とする差別の解消の推進に関する法律**（通称：障害者差別解消法）が公布された．

5 障害と国際リハビリテーション

- 直接的な機能障害の改善を求める医学モデルだけではなく，社会モデルの視点をもち環境因子に働きかけることが必要である．
- 障害による差別と不平等の撤廃のために，すべての開発プロジェクトで障害者の視点をもつ必要がある．このためには，ツイントラック・アプローチが必要である．これは，**障害の主流化**と**障害に特化した取り組み**を並行して実施するアプローチである．障害の主流化は開発におけるすべての取り組みにおいて障害の視点を反映し，障害者が受益者あるいは参加者として計画策定や活動実施など一連のプロセスに参加することを保障するために必要な配慮をすることを指し，障害に特化した取り組みは障害者やその家族を主たる受益者とし，そのエンパワメントおよびリハビリテーションや，職業訓練を含む機能や能力の向上に対する取り組みを行うことである．

文献

1) 「世界障害報告書」（アラナ・オフィサー，他/編，長瀬修/監訳，石川ミカ/訳），明石書店，2013
2) 国際協力機構：課題別指針「障害と開発」（http://gwweb.jica.go.jp/km/FSubject0601.nsf/ff4eb182720efa0f49256bc20018fd25/6de82b04d77d23b0492579d400283a2d/$FILE/課題別指針（障害と開発）2015.pdf）
3) 「途上国障害者の貧困削減」（森壮也/編），岩波書店，2010
4) 労働政策研究・研修機構：基礎情報，インド，2013年（http://www.jil.go.jp/foreign/basic_information/india/2013/ind-1.html）
5) 「世界の社会福祉年鑑 2014」（宇佐見耕一，他/編），旬報社，2014
6) 「アジアの人権ガバナンス」（勝間靖/編），勁草書房，2011

第3章 より深く理解するための10の関連領域

8 国際的な障害者支援の動向

> **学習のポイント**
> - 国際的な障害者支援の動向を理解する
> - 国際的な障害者支援の動向をふまえ，セラピストとしてのかかわり方を理解する

1 途上国における障害者の現状

- 途上国では多くの人々が貧困で苦しんでおり，そのなかでも**障害者は障害による不平等や不利益により，貧困に陥るリスクが高い**（図）．途上国の障害者に関する課題はその他の問題（教育，就労，貧困など）と相互に関連していることを理解しておく必要がある．

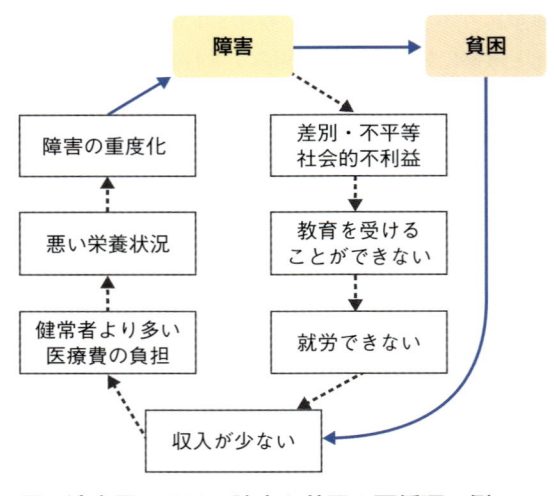

図　途上国における障害と貧困の悪循環の例

2 障害者支援における障害のとらえ方の変化

- 途上国への支援（以下，開発）は第二次世界大戦後の1950年代から本格化した．

- 当初，開発では経済成長が優先課題とされていたため，障害者は開発の枠組みから排除され，支援の恩恵を受けることができなかった．その後，途上国支援において人や地域を中心とした**社会開発**が優先されるようになるとともに，障害のとらえ方は変わってきた．
- 以前の障害者支援では障害を個人の機能的な問題とする**障害の医学モデル**が主流であった．しかし，社会開発の考えが広がるにつれ，障害を医学的側面だけではなく社会的側面からとらえる**障害の社会モデル**が発展した．これにより，途上国の障害者支援も医療分野だけではなく，あらゆる分野（教育，ジェンダー，平和構築，農業，社会保障など）に含まれる課題として認識されるようになってきている（第1章-4も参照）．

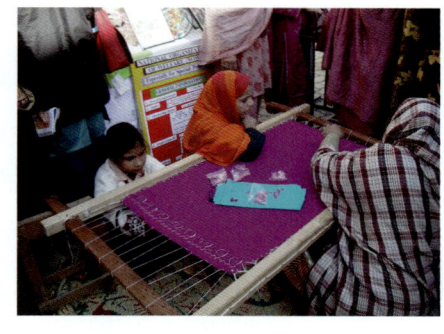

障害者の職業訓練の様子（パキスタン）．就労は社会参加の重要な要素である．

3 インクルーシブな開発をめざして

- 現在では多くの国や援助機関において，障害者が開発の枠組みから排除されない**障害インクルーシブ※な開発**への取り組みが進められている．
- この障害インクルーシブな開発に関連する国際的な出来事として1）障害者の権利に関する条約，2）障害者の権利実現のためのインチョン戦略，3）持続可能な開発目標について述べる．

> memo ※ 障害インクルーシブな開発
> 障害者の社会参加と権利の実現に向けて，障害者を直接の対象とした取り組みだけでなく，あらゆる分野における開発のプロセスにおいて，障害者が活動の受益者あるいは実施者として参加することを保障すること，すなわち，開発において「障害の主流化」を実現していくこと[1]．

1）障害者の権利に関する条約（障害者権利条約）

- 2006年12月に国連によって採択された国際的な権利条約である．
- 障害者権利条約は障害者の人権および基本的自由や尊厳の自由を確保すること目的としている．日本は2014年1月に同条約を批准．現在では150を超える国が批准している．
- 障害者権利条約により障害者の権利や障害者への**合理的な配慮**（表2）の必要性が明確化されたことは，障害インクルーシブな開発を進めるうえで非常に重要である．
- 障害者権利条約ではリハビリテーションはさまざまな分野から構成される包括的（総合的）なものとしてその重要性が記載されている（表3）．
- 国際協力についても，**障害者はその全過程（企画・立案，実施，モニタリング・評価）にかかわるべきである**と述べられていることから，国際リハビリテーション分野の重要性は今後ますます高まるものと推測される．

表2　合理的配慮とその例

合理的配慮とは

障害者が他の者と平等にすべての人権および基本的自由を享有し，または行使することを確保するための必要かつ適当な変更および調整

例）学校における合理的配慮

- バリアフリー・ユニバーサルデザインの観点をふまえた障害の状態に応じた適切な施設整備
- 移動や日常生活の介助および学習面を支援する人材の配置
- 点字，手話，デジタル教材などのコミュニケーション手段を確保
- 一人ひとりの状態に応じた教材などの確保（デジタル教材，ICT機器などの利用）

文献2をもとに作成．写真は屋外で白杖を使った移動の練習（ニカラグア）．

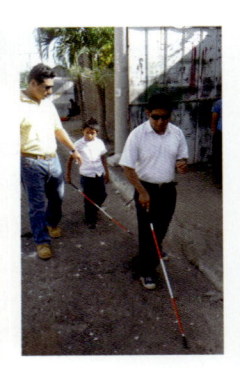

表3　第26条リハビリテーション

1. 締約国は，障害者が，最大限の自立ならびに十分な身体的，精神的，社会的および職業的な能力を達成し，および維持し，ならびに生活のあらゆる側面に完全に受け入れられ，および参加することを達成し，および維持することを可能とするための効果的かつ適当な措置（障害者相互による支援を通じたものを含む．）をとる．このため，締約国は，特に，保健，雇用，教育および社会にかかわるサービスの分野において，包括的なリハビリテーションのサービスおよびプログラムを企画し，強化し，および拡張する．この場合において，これらのサービスおよびプログラムは，次のようなものとなる．
    (a) 可能な限り初期の段階において開始し，ならびに個人のニーズおよび長所に関する総合的な評価を基礎とすること．
    (b) 地域社会および社会のあらゆる側面への参加および受入れを支援し，自発的なものとし，ならびに障害者自身が属する地域社会（農村を含む）の可能なかぎり近くにおいて利用可能なものとすること．
2. 締約国は，リハビリテーションのサービスに従事する専門家および職員に対する初期研修および継続的な研修の充実を促進する．
3. 締約国は，障害者のために設計された支援装置および支援技術であって，リハビリテーションに関連するものの利用可能性，知識および使用を促進する．

文献3をもとに作成．

- 最近ではJICAが実施する国際協力事業において，障害当事者が専門家やボランティアとして途上国に派遣される機会が増えており，障害者が**支援を受ける側から実施する側へと変化している**ことを示している．

2）障害者の権利実現のためのインチョン戦略

- 国連アジア太平洋経済社会委員会（ESCAP）において，2012年に採択されたアジア太平洋障害者の十年（'13〜'22年）の行動計画である．
- 貧困削減やジェンダー，社会保障などの開発課題の解決に向けた取り組みに関する10の目標と指標が設定された（**表4**）．

3）持続可能な開発目標（SDGs）

- 2015年に国連で採択されたSDGsではターゲットに障害者に関する記載も含まれており，障害インクルーシブな開発を行ううえでの具体的な指針となる．このため，国際リハ・セラピストにもSDGsの知識は必要である（詳細は第3章−1参照）．

表4 障害者の権利実現のためのインチョン戦略

障害者の権利実現のためのインチョン戦略
1. 貧困を削減し，雇用の機会を高めること
2. 政治プロセスおよび政策決定への参加を促進すること
3. 物理的環境，公共交通，知識，情報・コミュニケーションへのアクセスを高めること
4. 社会保障を強化すること
5. 障害のある子どもへの早期介入と早期教育を広めること
6. 性（ジェンダー）の平等と女性の視点のインクルージョンを保障すること
7. 災害への準備および対応に障害の視点のインクルージョンを保障すること
8. 障害に関するデータの信頼性および比較可能性を向上させること
9. 障害者権利条約の批准および実施を推進し，各国の法制度を権利条約と整合させること
10. 小地域，地域内および地域間協力を推進すること

文献4をもとに作成．写真は障害者自立生活センターの様子（ベトナム）．

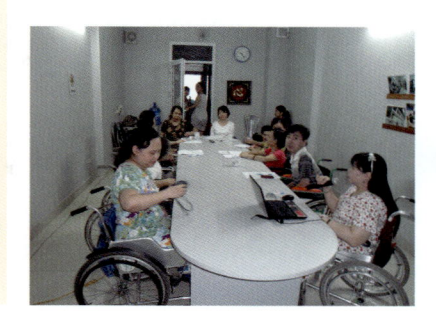

4 国際的な障害者支援の動向と国際リハビリテーション

- 障害者支援は国際社会の変化とともに医療分野だけではなく，その他の開発課題とも密接にかかわる**分野横断的課題**として認識されるようになってきた．これにより障害はジェンダーや環境社会配慮と同様にすべての開発課題に関係するものとして各国政府および，援助機関が取り組むべき課題となってきている．

- このような変化に伴い，国際リハビリテーション分野においても旧来の医学モデルにそくした医療支援だけではなく，**社会モデルの視点をもち，開発課題の解決に障害者が主体的に参画するための配慮や支援を行うとともに，持続的なしくみづくりへの貢献が期待されている**．今後，われわれはセラピストとして医学的な知識・技術の向上はもちろんのこと，国際的な障害者支援の動向を常に把握し，時代に適ったスキルを身につけることで障害インクルーシブな開発の適切な実施者になっていかなくてはならない．

- リハビリテーションと聞くと機能訓練を連想しがちだが，途上国の障害者は医療だけではなく教育や就労，社会的な差別や偏見といった多くの困難に直面している．もし，それに気づかずに機能訓練だけで解決しようとすれば，何の解決にもならないばかりか，対象者の経済的負担や健康状態の悪化を引き起こしてしまう．国際リハビリテーション分野では**人間の権利や生活を再獲得するという広義の「リハビリテーション」**に立ち返ったうえで，対象者の理解に努めることが求められる．

- くり返しになるが，途上国の障害者が直面する課題は医療だけではない．そして，開発における障害者への支援はこれからも変化していくことから，広い視点と柔軟な姿勢で障害インクルーシブな開発の推進に貢献していくことが望まれる．

■ 文献

1）JICA課題別指針（http://gwweb.jica.go.jp/km/FSubject0601.nsf/03a114c1448e2ca449256f2b003e6f57/a4031643d0f07f21492575c100258885/$FILE/%E8%AA%B2%E9%A1%8C%E5%88%A5%E6%8C%87%E9%87%9D%EF%BC%88%E9%9A%9C%E5%AE%B3%E3%81%A8%E9%96%8B%E7%99%BA%EF%BC%892015.pdf）

2）文部科学省（http://www.mext.go.jp/b_menu/shingi/chukyo/chukyo3/044/attach/1297380.htm）

3）障害者権利条約（http://www.dinf.ne.jp/doc/japanese/rights/adhoc8/convention.html）

4）障害保健福祉研究機構システム（http://www.dinf.ne.jp/doc/japanese/twg/escap/incheon_strategy121123_j.html）

第3章 より深く理解するための10の関連領域

9 途上国の障害者と教育

学習のポイント
- 教育の重要性を理解する
- 途上国の障害児教育の現状を理解する

1 開発における教育の重要性

- 途上国では教育不足により6人に1人は読み書きができない（非識字者）といわれている（図1）．
- 日本の高い識字率は経済成長を遂げた要因の1つといわれていることからもわかるように，教育は国の経済・文化の発展においても重要である．また，教育不足は就労機会の制限や低い労働所得とも相互に関係しており，途上国の貧困にも影響を及ぼしている．

2 障害児教育の現状

- 国連によると世界の総人口は約73億人，そのうち15歳以下の人口は約18億人（総人口の約4分の1）といわれている．
- 世界の障害者（児）に関する正確なデータは把握されていないが，各国際機関のデータをも

教育を受けられない
世界の成人のおよそ6人に1人は読み書きができない（非識字）

↓

読み書き計算ができない（生活の基礎知識が不足）

↓

安定した職業に就けない

↓

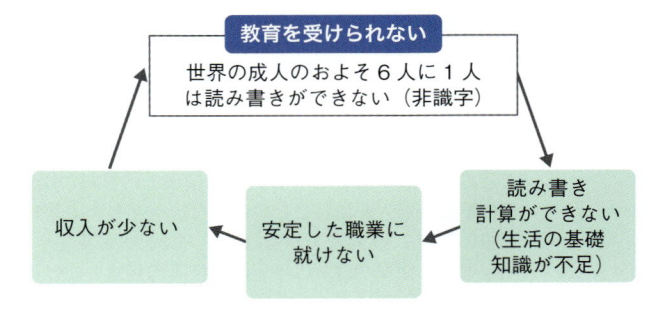

収入が少ない

↑（循環）

図1 成人の非識字の割合と教育と貧困の悪循環の図

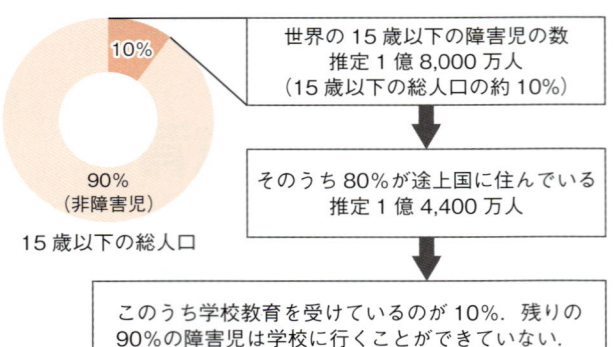

図2 学校で教育を受けることができない途上国の障害児（15歳以下）の数

- 世界の15歳以下の障害児の数　推定1億8,000万人（15歳以下の総人口の約10％）
- そのうち80％が途上国に住んでいる　推定1億4,400万人
- このうち学校教育を受けているのが10％．残りの90％の障害児は学校に行くことができていない．
- 学校で教育を受けることができない障害児の数　推定1億2,690万人
- 15歳以下の総人口：10％（障害児），90％（非障害児）

とに「学校で教育を受けることができていない障害児」の数を計算すると，その数は推定1億2,690万人（図2）にものぼる．

3　各段階における障害児教育の現状

1）就学前教育

- 就学前教育は読み書きの基礎を学ぶだけではなく，ADLを習慣化するうえで重要である．また，コミュニケーションを通じ人との信頼関係や協調性，我慢強さといった情緒的な成長も育む．
- 途上国においても幼稚園・保育園などで就学前教育が行われるが，障害児は物理的・心理的バリア[※1]によってその機会が制限されている．また，就学前障害児教育では医師・保健師などによって子どもの障害の状態が適切に把握され，その結果をもとに教育や遊びが提供されることが期待される．しかし，途上国では医療人材の不足，障害に関する教育不足により，障害児は適切な治療や診断を受けられない場合が多い．
- 子どもの医療にかかわる制度，医療人材に関する問題も障害児の教育の機会を制限する要因の1つとなっている．

> **memo**
> ※1　物理的・心理的バリア
> 物理的バリアとは道路やトイレ，バスなどのものや施設に関するバリアのことで，移動の際に顕著になる．特に途上国では障害者に配慮された建物や移動手段は少なく，通学，買いものなどの日常生活を妨げる原因となる．主な例：足の不自由な人が上がることが困難な歩道の段差，車椅子が通れない狭い出入り口，手の不自由な人や子どもには押すことのできない高さのボタン，車椅子での移動が困難な舗装されていないガタガタ道，足の不自由な人が使うことのできないトイレ．心理的バリアとはバリアフリーに対する認識の不足，高齢者・障害のある人などへの無関心・偏見といった心のバリアのこと．障害者への偏見や理解の不足は障害者の自立を妨げる要因になっている．主な例：障害のある方をみて「かわいそう」，「気の毒」と思うこと，障害者用駐車スペースへの迷惑駐車，点字ブロックの上の自転車．

2) 初等・中等教育（図3）

- 学校教育は人間形成の基礎の習得と個性と社会性の発達を支援するものとして，いずれの国においても将来の社会生活の基本となっている．そのため，**学校教育からの除外は社会生活から除外されるリスクの増加にもつながる**．
- 途上国の障害児の学校教育は**障害者と非障害者を別々の学校で行う**ことが多く，障害の種類によって学校を分ける**障害種別学校制度**や学校に併設された宿舎に住みながら学校に通う**寄宿舎学校制度**が主流となっている（表1）．
- 非障害者と障害者を分ける教育制度は障害の特性にあったカリキュラムや教授法により教育が提供されるというメリットがある一方で，図4のような問題点が指摘されている．

3) 職業訓練・高等教育

- 職業訓練は特定の職業に就くために必要な技能習得を目的とし，職業訓練校などで行われる．
- 高等教育は中等教育終了後，大学などの教育機関において実施される教育・訓練・研究指導である．

■1 職業訓練校

- 障害者を対象とした職業訓練は就労への直接的な支援として以前から行われている．
- 訓練の内容は服飾，木工，パソコン，機械修理などさまざまで，その国や地域のニーズにそった訓練が実施されている．しかし，職業訓練を修了し就職できたとしても，通勤ができない，職場環境に対応できないなど本人をとり巻く環境や心理的負担を理由に早期に離職してしまうケースもあり，継続的な就労支援が必要となる．

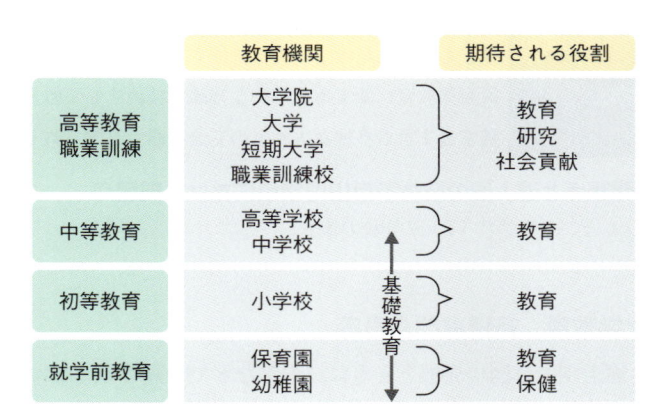

図3 教育段階と役割
開発課題に対する効果的アプローチ〈地方行政〉．

表1 障害児の主な学校教育制度

障害種別学校	視覚，聴覚，知的，肢体不自由といった障害種別ごとに分けられた学校で教育を受ける制度
寄宿舎学校	学校（障害種別学校）に併設される宿舎に住みながら学校に通う制度

途上国で実際に経験した問題（肢体不自由児の学校の例）			
●学校が町はずれの不便な場所にある．通学路は悪路が多く，坂道も多いため通学や送迎が大変． ●学校の年間予算が限られており，施設の改修，教材の更新，スタッフの増員ができない．	学校の立地条件が悪い	予算が限られている	教育環境の問題
	劣悪な教育環境	教材不足	
●入学時の医師の診断が間違っていたため肢体不自由児の学校に障害の異なる児童が誤って入学している． ●保健室がない．また，定期的な健康診断など児童の健康状態を把握する取り組みがなされていない．	医師の知識不足		学校保健・医療の問題
	学校保健体制が不十分		
●スタッフのモチベーションが低く，人手も不足している． ●PTや看護師による機能訓練の内容が適当でない場合がある． ●トイレや食事に関する介助者がおらず，教室やトイレは常に不衛生．	人材の育成	人材の質が低い	教育制度・人材の問題
	人材育成の問題	低い給与	

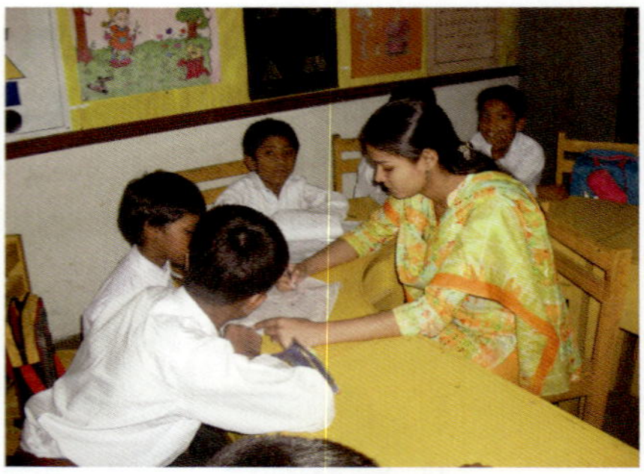

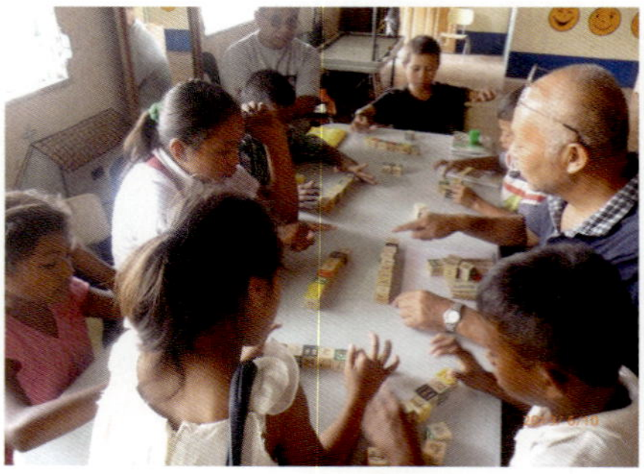

コストの問題	普通学校とは別に学校を建設しなくてはならず，建設や運営に経費がかかる．
入学時の診断などの医療の問題	入学の際に適切な診断がなされないため，障害種の異なる学校に入学させられてしまう．子どもの障害特性を適切に把握することができる医療スタッフがいない．
教師などの人材の問題	障害児教育に関する専門的な知識・技術をもつ教員が不足．
社会参加の制限	健常者を含む多様な人々との交流の機会が限られる．

図4　教育制度の問題点と途上国の肢体不自由児学校における問題点
写真はパキスタン（上）とニカラグア（下）の学校の様子．

2 大学教育，各種専門教育等

- 途上国では国の発展とともに，大学などでの高等教育のニーズが高まっている．
- 高等教育では各分野におけるリーダーなどの人材育成や社会全体の知的水準向上を目的とした教育が提供されており，障害者が高等教育を受けることは社会参加を実現するうえで重要である．しかし，高等教育を受けている障害者は非常に少ない．その理由として表2のようなものが考えられる．

表2 高等教育を受けている障害者が少ない理由

①入学試験において適切な配慮が受けられない

障害の特性により入学試験受験時に支援が必要となるが途上国ではこのような支援を受けることができない場合が多い．そのため，障害者は学力にかかわらず入学試験すら受験することができない場合がある．

②学費・通学の負担

高等教育は義務教育と比べ学費が高い場合が多く，教育にかかる出費は障害者やその家族の経済的負担となる．また，段差や悪路が多い途上国において通学は心身の負担ともなることから，教育を継続するための経済的・身体的な負担は健常者に比べて大きくなっている．

③脆弱な学習支援体制

障害者は学習するうえで点字サポート，ノートテイク，代筆，代読といった障害の特性に応じた支援が必要となるが，途上国の教育施設ではそのような支援を受けることができない場合が多い．そのため，さまざまな情報や知識の習得にかかる負担が大きくなっている．適切な学習支援が受けられないことで，学ぶことをあきらめてしまうケースもある．

④職業訓練が優先される

途上国では学歴よりも「手に職をつける」事が優先される場合が多く，障害者は特に本人の意思ではなく周囲の人々の決定（親や親族，学校の先生）により大学等の高等教育機関ではなく職業訓練校に入学することを余儀なくされてしまう場合がある．

4 活動の際に役立つ知識

1) 教育の型（フォーマル，ノンフォーマル，インフォーマル教育）

- 教育は学校のみで行われるものではないということを理解しておく．特に障害児教育においては，教育不足を補うためにインフォーマル教育やノンフォーマル教育[※2]がとり入れられていることも多い．これらは，学習内容や教授法，対象者などを自由に設定することができることから，障害児のもつニーズに対応する方法として有用である．

> **memo ※2 フォーマル，インフォーマル，ノンフォーマル教育**
> フォーマル教育：制度化された学校教育システム内での教育．インフォーマル教育：日常の経験などに基づく，組織的ではない生涯にわたる教育．例えば家庭での教育など．ノンフォーマル教育：さまざまな目的をもって組織される学校教育システム外の教育．例えばフリースクールなど．

2) インクルーシブ教育

- インクルーシブ教育は1990年頃から新しい教育理念として広がってきた．その定義や起源には諸説あるが，代表的なものとして'94年のサラマンカ宣言があげられる．
- サラマンカ宣言においてインクルーシブ教育の定義として「障害を特別なニーズとして捉えることで，これまで一般教育とは別々に考えられてきた障害児・者への教育を通常学校で行う」と述べられたことは，それまでの障害児教育の概念を大きく変えるきっかけとなった．

- 国連障害者権利条約では障害児の教育は原則インクルーシブ教育で行われることと規定されている．
- 今後，先進国のみならず途上国においてもインクルーシブ教育が推進されていくであろう．

5 国際リハビリテーションにおける教育支援

- 教育は障害の有無にかかわらず，人の成長と社会の発展に必要不可欠である．
- 国際リハビリテーション分野では障害者（児）の心身機能を把握し，関係者との協働を通じて教育への参加を妨げるバリアをとり除くことが期待される．
- そのためには，対象者の住む国や地域の教育制度を理解し，直面する課題について医療，教育，行政といった関連分野の人々と連携しながらその改善について考えていく必要がある．
- さらに，教育は長期間にわたる成長の過程であり，その後の就労や貧困とも関係していることから，支援の内容だけではなく持続性についても十分に検討することが重要である．

第3章 より深く理解するための10の関連領域

10 途上国の障害者と就労

学習のポイント
- 途上国における障害者の就労の現状を理解する
- 就労機会を阻害する要因を理解する
- 途上国での就労支援の取り組みを知り，国際リハビリテーションにおける就労支援の意義を理解する

1 途上国における障害者の就労

1）就労の現状

- 国際労働機関（ILO）は現在，ディーセント・ワークを活動の主目標としている．これは「働きがいのある人間らしい仕事」のことであり，障害者の就労を考える際もディーセント・ワークの視点は不可欠である．
- 一般に障害者の就業率は非障害者のそれよりも有意に低く，賃金も低い[1]．就業率は障害の種別によって大きく異なるが，精神障害または知的障害のある人々の就業率が最も低い．また，転職をくり返すことも多いが，その原因として職場での人間関係，不当な扱い，虐待，などがある．
- 賃金の低さは不当な賃金設定だけでなく，条件つき雇用やパートタイム就労など賃金の低い雇用形態が多いことにもよる．雇用主からすると，障害者が働くにあたり，環境整備，職場教育，通勤，健康上の問題に対処するため，労働時間やその他の面で柔軟な対応が必要だからである．
- 国連障害者権利条約[※1]に批准している国では障害者差別を禁止する法律もあるが，自営や小規模の職場で働く労働者が多いため，実際は機能していないことがほとんどである．

> **memo** ※1 国連障害者の権利条約
> 国連障害者の権利条約第27条では，「障害のある人に対し，他の者との平等を基礎として，労働についての権利を認める．この権利には，障害のある人にとって開かれ，インクルーシブで，かつアクセシブルな労働市場および労働環境において，障害のある人が自由に選択しまたは引き受けた労働を通じて生計を立てる機会についての権利を含む」と定めている．さらに同条約は，雇用に関するあらゆる差別の禁止，職業訓練へのアクセス促進，自営機会の促進，職場における合理的配慮を求めている．同条約は近年，150を超える国と地域で批准されている．批准国には障害者の差別解消に関する何らかの国

> 内法があるはずなので，自分が活動する国が同条約の批准国かどうか，批准国ならば障害者関連の国内法について調べておくと，企業や行政との交渉時に役立つかもしれない．

2）就労の場所

- 農業，漁業，小売店などの自営の他，企業，NGO，行政などがある．日本でいうところの福祉的雇用や作業所はNGOや**障害者団体**（Disabled People's Organization：DPO）で実施されていることが多い．
- 途上国では一般的に自営業の割合が高いが，身体障害者は農業や漁業に就くことが困難だし，知的障害者は小売店の仕事では敬遠されがちである．ただし，障害分野のNGOや先進国外資系の企業では障害者の雇用がみられ，また，大企業に障害者の雇用義務を課している国も増えていることから，就労の場所は徐々に広がってきている．

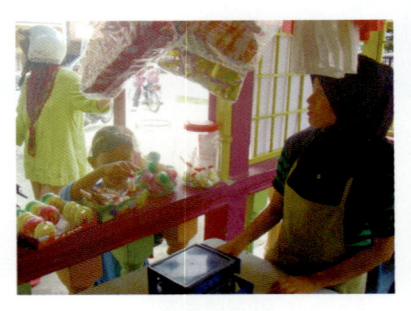

子ども向け雑貨屋の様子．右の女性は知的障害者．脳性麻痺の女性と2人で地域の幼稚園横で子ども向けの雑貨屋を営んでいる．知的障害の女性が接客し，脳性麻痺の女性が計算をするよう分担している．女性ならではの明るい接客が子どもやその母親にも受けている（マレーシア）．

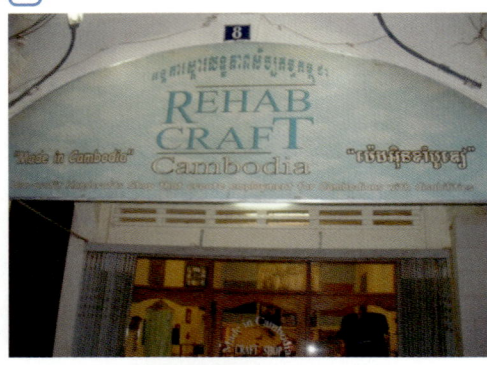

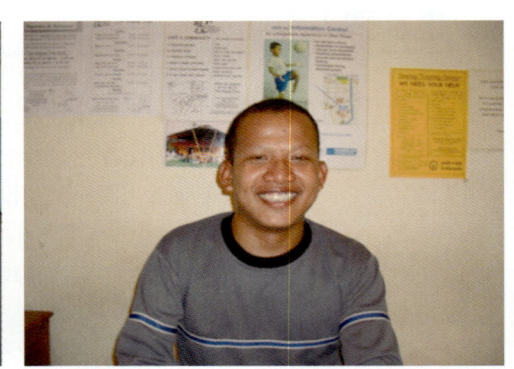

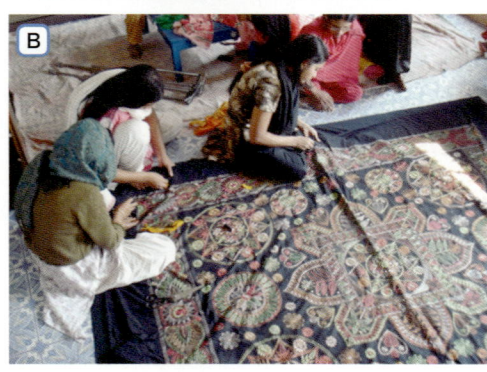

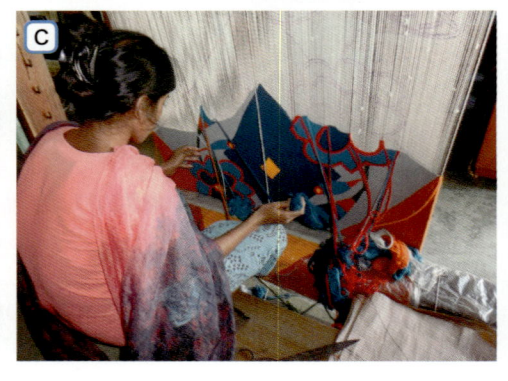

A）観光地にある土産物屋（左）とそこの店員（右）．職業リハビリテーションセンターでつくられた製品を外国人観光客向けに販売している．店員はポリオの男性．得意の英語を活かして接客している（カンボジア）．B）女性障害者による作業所．刺繍入りのベッドカバーを製作している．ここに写っている女性のほとんどは聴覚障害をもつ．バングラデシュの農村部では障害をもつ女性が仕事を得るのは困難で，作業所が仕事の提供だけでなく，作品販売のショップも運営していることが多い（バングラデシュ）．C）作業所でカーペットを製作中の女性．製作しているのは下肢に障害のある女性．彼女は作業所の管理運営やマーケティングにも携わっている．客の要望に合わせてオーダーメードもするので付加価値が高い（バングラデシュ）．

個人的利益
自己効力感向上
家族内での地位向上
社会の一員としての役割
生活の安定

社会的利益
労働人口の増加
雇用機会の創出
偏見・差別の解消
多様性社会の実現

図　就労の効果

3）就労の意義

- 途上国に限らず，**障害者が働くことは障害者個人のみならず，社会にとっても有益である**．
- 収入を得ることで生活が楽になるだけでなく，家族の見る目が変化したり，地域住民の**偏見を解消する**ことが可能となるからである．また，障害者の就労は新たな雇用機会を生み出すので，いずれは**社会全体の貧困削減にもつながる**（図）．

2　就労を阻む障壁

1）アクセスの欠如

❶ 教育機会へのアクセス

- ほとんどの仕事には，前提となる教育レベルや職場研修が存在する．しかし，途上国の障害者は学校教育や自らの技能を磨く機会へのアクセスが得られないことが多い．

❷ 就労場所へのアクセス

- 障害者の職場へのアクセスを困難にする障壁が存在する．物理的環境のバリアだけでなく，通勤のためのバス代を払えない，就職活動イベントについての情報が得られない，障害を理由に就職試験が受けられない（門前払いされる，情報保障[※2]がない，など）も含まれる．

> **memo　※2　情報保障**
> 心身の障害により情報収集が困難な人に対し，代替手段を用いて情報を提供することで，知る権利を保障するものである．ろう者に対する要約筆記，盲者に対する音声ガイドなどは手軽にできる情報保障の例である．

❸ 資金調達へのアクセス

- 自営や起業を望む人にとっては開業資金や運転資金の調達が必要不可欠である．
- 障害者，特に女性は担保がないことも多いので，銀行からの融資が受けられない．資金調達

のために高利で貸す金融会社を利用せざるを得ない．また，借りるときの保証人がみつからないこともある．

2）障害に関する誤解

❶ 偏見や誤解

- 障害者は非障害者よりも生産性が低い，という考えに基づき雇用や昇進から排除される．特に精神障害や発達障害に関する無知，偏見は重大である．
- 雇用主だけでなく，障害者家族にも誤解がある．家族が「働けるわけがない」と思いこみ，就労機会から遠ざける場合もみられる．

❷ 差別

- 雇用主や従業員が，障害に関する偏見や誤解から，障害者を不当に差別することもある．例えば同じ内容の仕事や能力でも，賃金格差がある，正職員になれない，昇進しない，などがある．また，立場が弱いことを利用して身体的，精神的虐待に及ぶ場合もある．

3 途上国での就労支援と国際リハビリテーション

- 以下，障害者の就労を支援する取り組みについて紹介する．必要なのは，障害者個人への介入だけではない．雇用側や社会など，**非障害者への働きかけを同時に行うことが不可欠**である．

1）障害者個人への介入

❶ 職業訓練

- 途上国では都市部に職業リハビリテーションセンターがあり，そこで職業訓練を受けられることが多い．
- 利用者はセンターに通所や入所できる者のみ，提供される職業技能も限定されるため，障害者の機能や時代のニーズに対応できない施設も散見される．また，せっかく技能を習得してもそれを活かす場が得られない人も多い．**職業訓練終了後のフォローアップが必要**である．

❷ OJT

- OJTは**現場で行う職業訓練**である．障害者が指導員とともに職場に行き，実際の仕事の流れを体験しながら，その職場に必要な技能を獲得する．
- 実際は苦手なものを訓練して克服するよりも，**本人の特性が活かせる作業を探し**，その作業が無理なく**遂行できるよう環境調整する**ほうがうまくいくことが多い．
- 実際の仕事の流れとして技能を身につけることができるほか，仕事の様子や配慮が必要な点を上司や同僚に理解させることができる．体験就業や就職後のフォローアップにも有効だ．

❸ 職業紹介，人材派遣

- 職業紹介，職場とのマッチング，職場開拓，就労に関する情報提供などを，職業リハビリテーションセンター，DPO，障害分野のNGOが実施している国が多い．
- 南アフリカでは障害者が障害者専門の人材派遣会社を経営し，企業紹介からOJTのための

指導員派遣まで行っているケースもある．

4 開業（自営）支援

- 身につけた技能をもとに自分で開業したり，親の家業を引き継ぐための支援．情報提供や環境調整の他，資金調達のアドバイス，銀行からの借り入れ時の保証，マイクロファイナンス※3 など少額融資へのアクセス支援なども含まれる．職業リハビリテーションセンターやDPOのほか，障害，女性，保健分野のNGOが支援するケースもある．

> **memo**
> ※3 マイクロファイナンス
> 小規模ビジネス起業や運転資金などのための小口融資．地域住民や志をともにする者がグループをつくり，毎月少額のお金を積み立てる．メンバーのだれかが必要になったときに，積立金を低金利で貸すしくみ．途上国の貧困層の女性向けにはじまったが，現在はDPOや障害分野NGOを中心に，障害者やその家族をメンバーにしたマイクロファイナンスもみられる．

2）会社，社会への介入

1 環境調整

- 障害者が自身の能力を最大限発揮できるよう，物理的・人的環境を整える．作業手順を変える，効率のよい作業環境にする，適宜休憩をとる，などの方法は非障害者にとってもありがたい．
- 障害者に優しい労働環境は全体的な生産能力向上にもつながることを雇用主に提言しよう．

2 職員教育

- 障害に対する雇用主や同僚の偏見をとり除く．OJTを通して気がつかせる方法のほか，職員全体に障害について考え，差別解消に向けた行動を起こすよう働きかけることも必要である．
- **障害平等研修**※4 も手段として有効である．

> **memo**
> ※4 障害平等研修
> Disability Equality Training：DET．障害者自身が研修のファシリテーターを務める参加型，発見型の研修．障害者との対話を通して「障害」を生み出す環境，制度，人間関係についての理解を深め，社会を変えていく行動を考えさせるのがねらい．1990年代にイギリスで生まれ，途上国を含む30カ国余りの自治体や企業の研修として実施されている．

3 意識向上キャンペーン

- 障害者の就労・雇用を地域ぐるみでバックアップする雰囲気をつくるのが狙い．企業のオープンハウス，バザー，季節の行事などを利用し，企業が地域住民にアピールするのを支援する．

3）就労支援の方向性

- 途上国では職業リハビリテーションセンターのようにセンター形式で職業訓練を提供する国が多いが，2 でも述べたように，技術を身につけるだけでは就労できない．障害者が働くためには技術獲得だけでなく，就職活動や職場との折衝，住民や顧客の理解を得るなど，何十ものハードルをクリアしてこそ，働き続けることができるのである．

- 就労支援の分野において，セラピストの貢献場所は職業訓練だけではない．OJTでのジョブコーチ，職場とのマッチング，障害特性を活かした作業手順の開発，職場での環境調整，メンタルサポートや同僚への働きかけなど，かかわれるところはたくさんある．途上国の障害者が1人でも多く安心して働き続けられるよう，この分野に携わってほしい．

■ 文献

1)「世界障害報告書」(アラナ・オフィサー，他/編，長瀬 修/監訳)，明石書店，2013

第4章

国際リハプロジェクト はじめて立案ワークブック

1. 国際リハビリテーションプロジェクトとは……………………228
2. プロジェクト立案の考え方……………………232
3. ステークホルダー分析……………………237
4. 問題分析……………………241
5. 目的分析……………………246
6. 計画立案……………………251
7. 参考課題事例①ウズベキスタン……………………255
8. 参考課題事例②ニカラグア……………………261

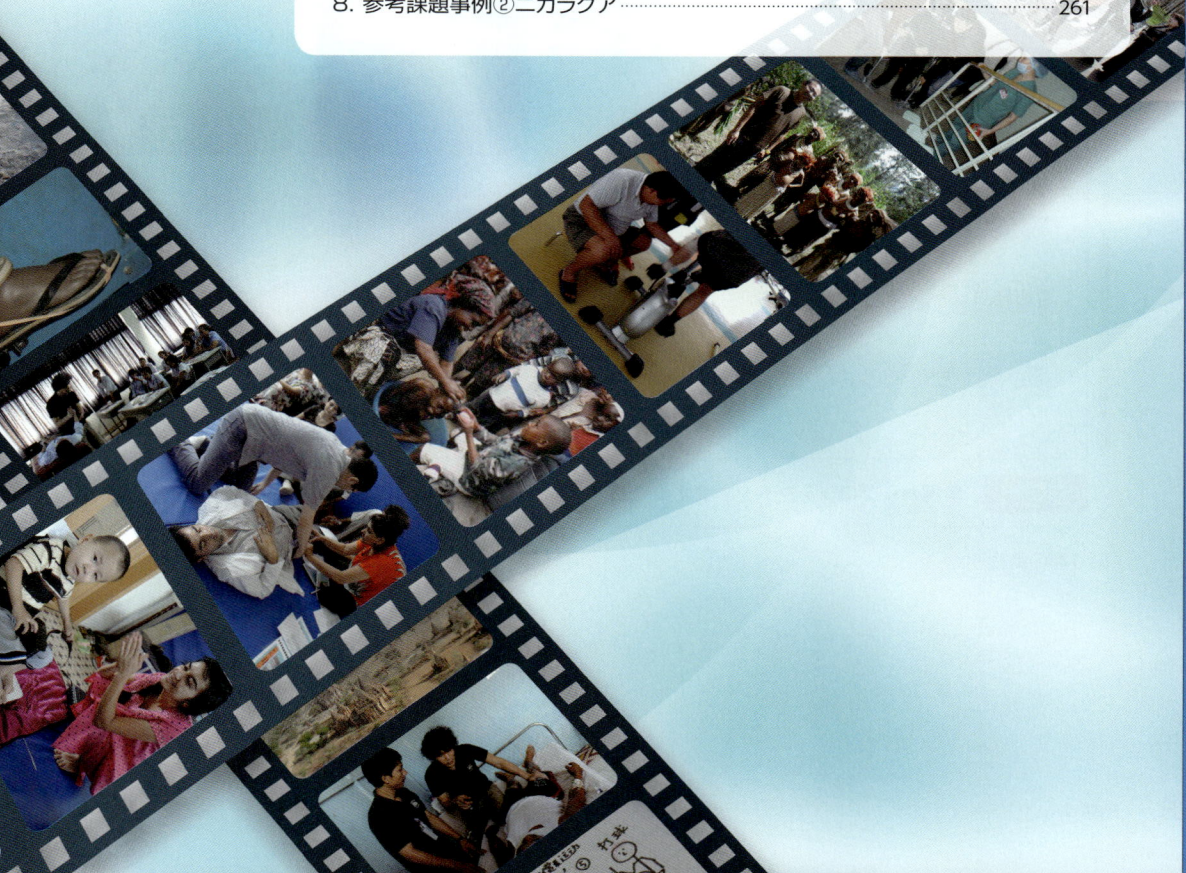

第4章 国際リハプロジェクトはじめて立案ワークブック

1 国際リハビリテーションプロジェクトとは

- 本章でははじめてでも国際リハビリテーションプロジェクトを立案できるよう，立案方法をステップごとに紹介する．
- 第4章-7，8に掲載する参考課題，または自分がこれから活動する対象国・対象地域・対象団体などの状況を使って，ステップごとに作業を進めていくと，現地で実施可能な国際リハビリテーションプロジェクトを立案することができる．
- 本項でははじめに国際リハビリテーションプロジェクトとはどのようなものかを解説する．

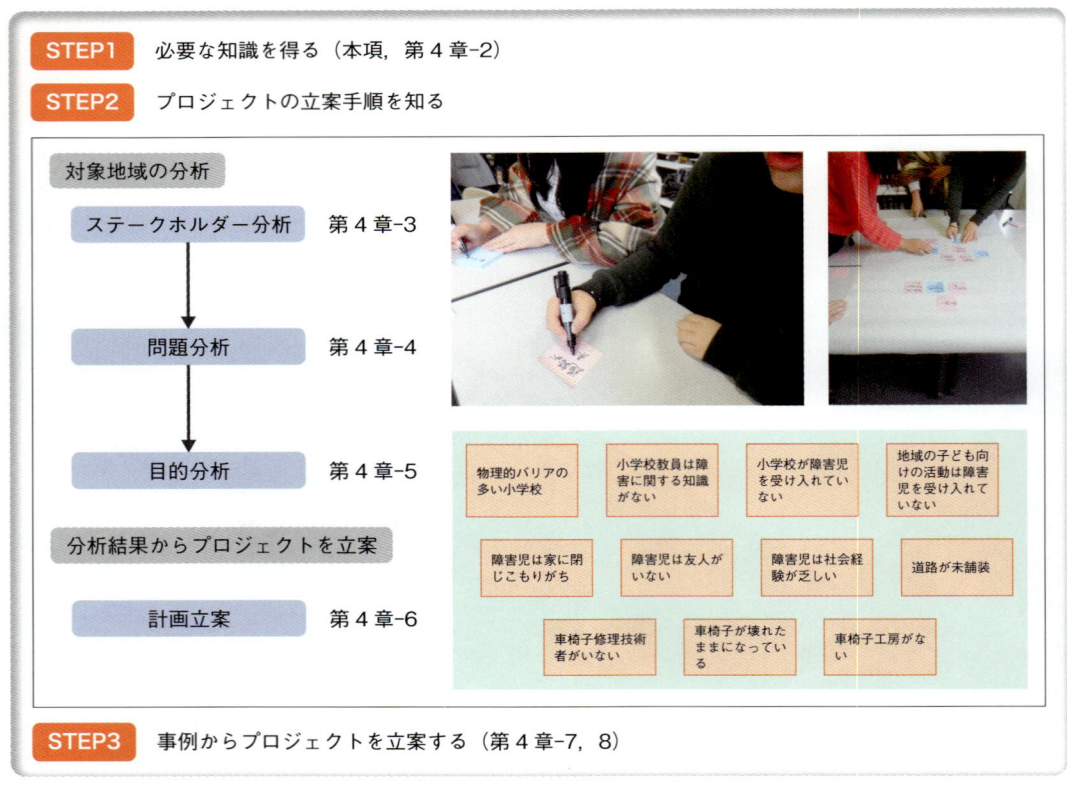

STEP1 必要な知識を得る（本項，第4章-2）

STEP2 プロジェクトの立案手順を知る

対象地域の分析
- ステークホルダー分析　第4章-3
- 問題分析　第4章-4
- 目的分析　第4章-5

分析結果からプロジェクトを立案
- 計画立案　第4章-6

STEP3 事例からプロジェクトを立案する（第4章-7，8）

第4章の流れ．

1 プロジェクトとプログラム[1]

- 日本の病院や施設で勤務するセラピストにはなじみのない考え方かもしれないが，一般的に業務活動を捉える枠組みとしてプロジェクトとプログラムの2つがある．
- **プロジェクト**とは，定められた期限内に定められた財源のなかで，定められた目標を達成するため，計画にそって実施される活動を指すことが多い．
- **プログラム**はプロジェクトの上位概念として使われるが，その定義はさまざまである．
  - ▶プログラムの代表的な定義の1つは，①**複数のプロジェクトから成る，より広範な活動**というものである．これには，1つのプログラムのもとで，複数のプロジェクトが同時に実施されている場合と，1つのプログラムのもとで，複数のプロジェクトが時系列的に実施されている場合がある．
  - ▶プログラムの定義としてしばしば使われる，もう1つは，②**期限の設定がない持続的な活動で，継続的に一定の成果を出し続ける活動**というものである．
- プロジェクトとプログラムの代表的な構成を概念図として示し，またそれぞれの具体的な例をあげる（図1）．
- 国際協力は対象国への外部からの支援であるため，基本的にはおわりのある活動として実施される．つまり，**定められた期間内に定められた目標を達成するためのプロジェクト**として実施されることがほとんどである．このため，国際協力に携わる者は**プロジェクト運営**の基本的な知識を学んでおく必要がある．

1つのプログラムのもとで，複数のプロジェクトが同時に実施されている場合

プログラム A
- プロジェクト①
- プロジェクト②
- プロジェクト③

例：A国a州住民の健康改善プログラムとして，州病院改修プロジェクト，州病院職員能力向上プロジェクト，住民の健康啓発プロジェクトを同時に実施

1つのプログラムのもとで，複数のプロジェクトが時系列的に実施されている場合

プログラムB
プロジェクト① → プロジェクト② → プロジェクト③

例：B国におけるリハ供給体制設立プログラムとして，まず，既存の医療職からセラピストを養成するプロジェクトを，次に，国立医科大学にセラピスト養成課程を設立するプロジェクト，さらに，基幹病院にリハ部門を設置するプロジェクトを実施

期限の設定がない持続的な活動で，継続的に一定の成果を出し続ける活動

プログラムC
プロジェクト①

例：C病院における臨床活動（プログラム）を継続的に実施する中で，ある期間，新医療保険制度への対応プロジェクトを実施

図1 プロジェクトとプログラムの構成例

2 国際協力プロジェクトの実施組織

- 国際協力プロジェクトを実施する組織としては，表のようなものがあげられる．
- これらの組織が実施する国際協力プロジェクトにセラピストがかかわる場合，職員（常勤，非常勤），外部専門家（長期，短期），ボランティア，インターンなどさまざまな身分で従事することがありうる．

表　国際協力プロジェクトを実施するさまざまな組織

実施組織の例	
政府	国内外の国際協力NGO
WHO，UNICEF，ILOなど国際機関	開発系コンサルタント会社
JICAなど政府系国際協力機関	国内の病院（国公立・民間）

3 国際協力プロジェクトの財源

- 国際協力プロジェクトを実施する際の財源は，大きく分けると，実施組織の**自己資金**と外部組織の提供による**外部資金**の2種類がある．
- **政府，国際機関，政府系国際協力機関**などによる国際協力プロジェクトではほとんどの場合，その財源は自己資金である．政府や政府系機関では税金が，国際機関の場合は各国からの拠出金がその原資となる．
- **国際協力NGO**も，会費や寄付などによる自己資金を財源として国際協力プロジェクトを実施する場合がある．ただ，寄付文化の根づいていない日本のNGOでは特に，外部組織の助成金や委託事業といった外部資金を活用して国際協力プロジェクトを実施することが多い．
- 日本のNGOが活用する代表的な助成金・委託事業の枠組みとして，外務省による**日本NGO連携無償資金協力**と，JICAによる**草の根技術協力事業**があげられる．また，日本財団やトヨタ財団など民間財団の助成金が財源となることもある．
- **開発系コンサルタント会社**では，JICAなどの事業の入札に参加し，落札できた場合は財源を得ることになる．これも外部資金の1つといえよう．
- **国内の病院や施設などの民間組織**による国際協力プロジェクトでは，医療費収入などの自己資金を財源とする場合と，NGOと同様に助成金や委託事業などの外部資金を財源とする場合の，いずれも考えられる．
- 外部組織の助成金や委託事業など外部資金を活用する場合，申請した計画にそって厳密に活動を実施する必要があるため，自己資金を財源とする場合に比べて活動の自由度が低いといわれている．
- しかし，財源が自己資金か外部資金かにかかわらず，定められた期限内に，定められた財源のなかで，計画にそって活動を実施し，定められた目標を達成するというプロジェクトとしての特質は不変である．

4 国際リハビリテーションプロジェクトとは

- 国際協力プロジェクトのなかで，特に国際リハビリテーションの分野における活動を本書では**国際リハビリテーションプロジェクト**とよぶ．
- 国際リハビリテーションの活動も国際協力の1つであるため，ここまでにみたようなプロジェクトの形で実施されることが多い．
- 日本の病院や施設で勤務している限り，このようなプロジェクト運営の視点をセラピストが求められることは多くない．しかし，国際リハビリテーションに従事するセラピストの場合，**プロジェクトを立案し運営する視点をもつことは不可欠である**（図2）．
- セラピストは常に患者や利用者を対象として，定められた目標を定められた期間で達成するための介入計画を立案し，その計画にそった介入を提供している．これは，いわば個人を対象としたプロジェクトと考えることもできる．このため，プロジェクトを立案し運営する視点は，セラピストにとって比較的馴染みやすい考え方だといえる．

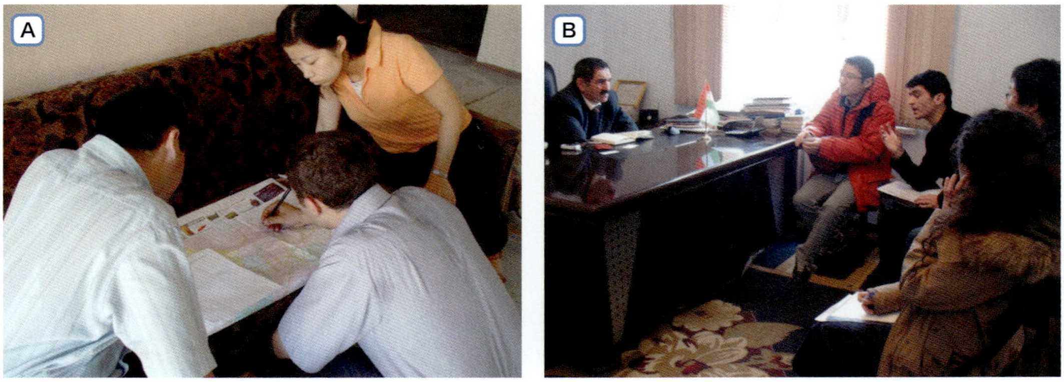

図2 プロジェクト実施前の調査場面より
A）対象地域の検討（ウズベキスタン）．B）関係者からの聞きとり（タジキスタン）．

文献

1)「事業マネジメントハンドブック」（国際協力機構国際協力総合研修所/著），国際協力機構，2007

第4章 国際リハプロジェクトはじめて立案ワークブック

2 プロジェクト立案の考え方

1 PDCAサイクルとは

- プロジェクトを効果的に実施するには，**PDCAサイクル**の枠組みに則ることが必要といわれている．PDCAサイクルとは，P：**Plan**（計画を立てる）→ D：**Do**（実行する）→ C：**Check**（評価する）→ A：**Act**（改善する）の4段階をくり返すことによって，プロジェクトを円滑に進める方法である（図）．
- これらを継続し，プロジェクトをスパイラルアップ（Spiral up）させることで，目標達成に近づいていく．PDCAサイクルが上手く回らないときは，Plan→Doのくり返しになっている，あるいは，現実の条件を充分にふまえた目標設定になっておらず，理想論や精神論におわっていることが多い．
- 国際リハビリテーションにおけるPDCAサイクルの例として，以下2つをあげる．
  ① P：地域住民の障害に関する理解度の改善を目的とした活動計画．
     D：障害に関する啓発イベントを実施．
     C：イベント後に障害の理解度を確認するテストとアンケートを実施．
     A：テストとアンケートの結果をもとに，次の啓発イベントの内容を検討する．
  ② P：勤務するリハビリテーションセンターにおけるカルテの改善計画．
     D：カルテ記載方法について研修を実施．
     C：研修を受けたセラピストらのカルテ記載内容の確認，インタビューの実施．
     A：研修後のカルテ内容の変化とインタビュー結果をもとに次の研修を企画する．

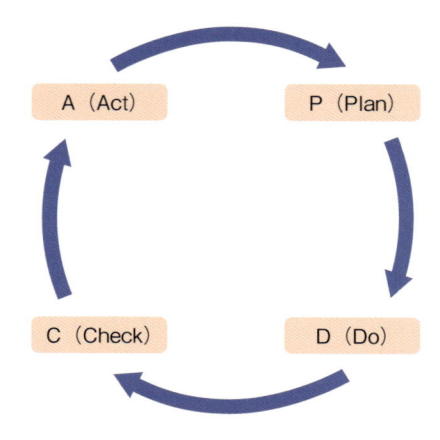

図　PDCAサイクル

P：目標を設定し，目標達成のための具体的な行動計画に落とし込む．目標は具体的に，場合によっては数値化も考える．D：計画にそってプロジェクトを実施する．ここで大事なのは進捗確認である．定期的に状況をチェックする機会を設ける．C：計画にそってプロジェクトが実施されているかモニタリング評価する．目標に達していないのは，計画（Plan）に問題があるか，実施（Do）に問題があるかのどちらかである．A：Cで発見された改善すべき点を是正する．ここで重要なのは，次のPを意識した見直しをすることである．

2 プロジェクト評価の視点

- プロジェクトを効果的で意義のあるものにするためには，立案段階からプロジェクト評価の視点を意識することが重要である．
- プロジェクト評価とは，プロジェクトがだれにとってどのような意味をもつのかを明らかにする作業である．プロジェクトの内容を正しく知ってもらうため，プロジェクトの成果を正しく理解してもらうために必要となる．そのためには，受益者の視点での評価，つまり受益者自身が評価基準を決める参加型評価を実施することが重要である．

1）評価の目的

- プロジェクト評価の目的は表1に示した3つである．

表1　プロジェクト評価の目的

① 「プロジェクトの価値」を対外的に説明
② 「将来に向けての教訓」を抽出
③ 自己評価による「オーナーシップ」の向上

2）評価基準

- 評価基準はプロジェクトごとに設定され，評価はプロジェクトの区切りで行われる．
- 評価基準は表2の5項目にそって設定するとよい．これらはいずれも，**経済協力開発機構（OECD）の開発援助委員会（DAC）**が推奨する，途上国援助プロジェクトの評価基準なので，行政や他援助機関への説明時に便利である．

表2　各評価項目における留意点

評価項目	モニタリング時の留意点
妥当性	・長期目標や短期目標は受益者のニーズに合っているか ・長期目標や短期目標は支援団体の方針に合っているか
有効性	・短期目標はプロジェクトを実施した結果として達成されそうか ・短期目標達成に影響する外部要因があるか
効率性	・支出に見合った成果が上がりそうか ・同じ成果を上げるのにより低コスト（金銭，人材，時間）な方法はないか
インパクト	・短期目標は将来的に長期目標達成に貢献しそうか ・プロジェクト実施によりマイナスの影響は生じそうか．マイナスの影響を軽減するための工夫ができるか
持続可能性	・プロジェクトの効果は，プロジェクト終了後も維持・継続しそうか ・効果継続のための自立のしくみを，プロジェクト期間中につくる工夫がされているか ・受益者の主体性が損なわれていないか

3）モニタリング

- **評価**がプロジェクトの区切りで行われるのに対し，プロジェクトを実施しながら常時行われるのが**モニタリング**である．
- モニタリングとは，プロジェクトごとに設定した評価基準をもとにして，プロジェクトが計画通り実施されているかどうかをチェックすることである．プロジェクトの目標を達成するために必要なマネジメント業務の1つといえる．
- 評価基準は表2に示した5項目と同様である．
- モニタリングによって，実施内容が目標から逸れないよう適宜修正するとともに，計画当初には想定していなかったリスクをコントロールする．

3 プロジェクト立案・実施管理の方法

- 途上国で実施されるプロジェクト立案手法のうち，代表的なものとして，**プロジェクトサイクルマネジメント**（Project Cycle Management：**PCM**）があげられる．JICAやその他の国際的な援助団体で広く使われており，本書ではこの手法を中心に紹介する．
- PCMの主な特徴は次の2つである．

1）参加型であること

- 国際リハビリテーションプロジェクトでは，プロジェクトの主体となる受益者やカウンターパートと援助者側が，計画当初の段階から，プロジェクトについての考え方，情報，資源などを共有し，決定や実施に一緒にかかわることが不可欠である．
- プロジェクトの骨子である計画づくりと実施管理に全関係者が参加するメリットは表3の4点があげられる．

表3　参加型のメリット

計画当初から受益者をはじめとする関係者の意見を聞くことで，受益者のニーズに即した計画を立案・実施できる
プロジェクトに対する受益者のオーナーシップが育ち，プロジェクトの持続可能性の向上につながる
労力やリソースを受益者側と分担することで，効率的な計画づくりと実施管理が可能となる
多くの関係者が関与することで，プロジェクトの透明性が高まる

2）ワークショップを活用すること

- 関係者すべてが意見交換し，知恵を出し合いながらプロジェクトを立案する．この作業が**ワークショップ**である．
- 実施の際は，表4にあげた点に十分留意する．このうち，**目的**が決まれば自然と他の項目も決まることが多い．

表4　ワークショップを計画する際の留意点

目的・内容	・何のために開催するのか ・何を明らかにしたいのか（何をするのか）
参加者	・だれが参加するのか ・参加者の役割は（どんな参加形態にするのか）
方法	・どのような手順で進めるか
時期・時間	・いつ，何回に分けて行うか ・参加者が集まりやすい時期・時間帯になっているか
場所	・どこで開催するか ・参加者が集まりやすい場所か

- ワークショップ実施時に重要なのは，**ファシリテーターの存在**と**意見の視覚化**である．
- ファシリテーターの役割は，中立の立場で議論を整理・促進し，計画づくりを支援することである．内容についての自分の意見は述べない．
- 意見は視覚化されることで互いの意見が明確になり，分析や議論が進めやすくなる．事実を書く，簡潔に書く，だれの意見かは問わない，などいくつかのルールを決めて実施する．

4 プロジェクト立案の流れ

- PCMにおいて，プロジェクト立案の流れは分析段階と立案段階から構成される．
- このうち，本書では特に，国際リハビリテーション分野ではじめてプロジェクトを立案する際に役立つツールとして，**ステークホルダー分析**，**問題分析**，**目的分析**，**計画立案**の4ステップを紹介する．それぞれの工程の概要は以下の通りである．

1）ステークホルダーを分析する（ステークホルダー分析）

- プロジェクトの対象となる人・地域・関係する団体や組織をあげ，その関係性を分析する．地域の現状把握が目的※である（詳細は第4章-3参照）．

> **memo** ※　目的と目標
> 業務上でしばしば使われる言葉であるが，これらを明確に区別する絶対的な定義はない．ただこれらが同時に使われる場合，しばしば，「目的」の方が「目標」よりも包括的で，大きな意味合いで使われることが多い．「目標」は指標を伴う具体的なものであるのに対し，「目的」はより抽象的で意味や価値を含んだものとして使われることも多い．

2）対象地域の問題を把握する（問題分析）

- 地域に現存する問題を**原因と結果**の関係で分析・整理し，視覚的に表示する．問題の抽出とその因果関係を明確にするのが目的である（詳細は第4章-4参照）．

3）プロジェクトの目的を設定する（目的分析）

- 2）であげた問題が解決された望ましい状態とそれを導くための手段について，**手段と目的**の関係を明らかにし，視覚化する．1）や2）が現状把握のための分析であるのに対し，ここでは可能な限りの解決手段を提示することで，プロジェクトの具体的な進め方を考える手がかりにする（詳細は第4章-5参照）．

4）プロジェクト実施計画を立案する（計画立案）

- 3）であがった解決手段を比較検討して適切なものを選択，具体的な実施計画を策定する．その際，長期，短期目標設定，計画見直しの方法と時期も含めて具体的な計画を立てる（詳細は第4章-6参照）．

5）4つのステップを体験しよう

- 以下の項では1）～4）の各ステップの詳細を解説する．
- 各ステップの作業に必要なものを，表5に示す．
- 準備が整ったら，実際に国際リハビリテーションプロジェクトを立案してみよう．

表5　プロジェクト立案に必要なもの

プロジェクト立案にあたって準備するもの	
参加者	1グループあたり4～5人（多くても，6～7人），ファシリテーターを1人決める．参加者が多い場合は複数のグループをつくる．
模造紙	1枚
付箋	色が違うもの2種類を大量に
筆記用具	細・太のマジック，ボールペン，何色でもよい
A4用紙	メモ用紙として．人数分以上用意する
そして，本書	

■ 参考図書

・「国際協力プロジェクト評価」（NPO法人アーユス編），国際開発ジャーナル社，2003
・Aid Delivery Methods vol.1 Project Cycle Management Guidelines, European Commission, 2004
（https://ec.europa.eu/europeaid/sites/devco/files/methodology-aid-delivery-methods-project-cycle-management-200403_en_2.pdf）

第4章 国際リハプロジェクトはじめて立案ワークブック

3 ステークホルダー分析

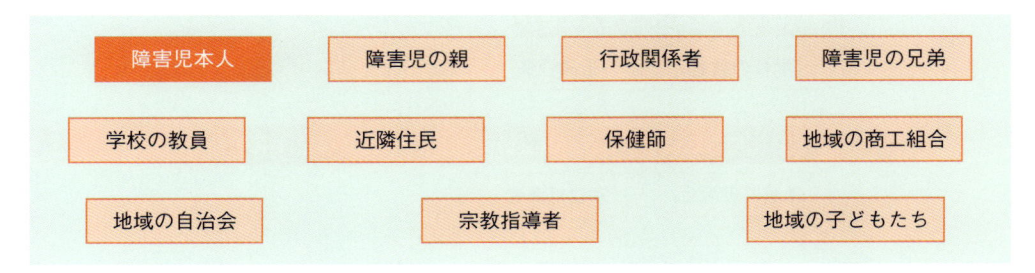

1 ステークホルダーとは

- ステークホルダー（stakeholder）とは，これから実施しようとするプロジェクトに関係するすべての人や組織のことである．プロジェクトの対象となる（直接的にプロジェクトから利益を得る）人・地域・組織だけでなく，プロジェクトに関係する，すべての人や組織・団体などを含む．
- ステークホルダーを分析することは，効果的で円滑なプロジェクト実施に不可欠である．**ステークホルダー分析**（stakeholder analysis）によって，プロジェクトの対象者を適切に選び，効果的な連携先をみつけ，さらには，プロジェクトのリスク要因に事前に気づくことができる．

2 ステークホルダーを分析する

- ここからは，必要に応じて，「ア国イ村における障害児をとり巻く状況」を想定事例として使いながら，実際の作業工程を一つひとつ説明する．

1）ステークホルダーをあげる

- まずは，参加者一人ひとりが個人作業として，プロジェクト実施においてすでに確定している条件（地理・予算・期間などの制約）のなかでプロジェクトにかかわりがあると思う関係者を付箋に書き出す（図1）．なお，細かな条件が決まっていない場合は，決まっている範囲の条件で作業を進めて構わない．

障害児本人	障害児の親	行政関係者	障害児の兄弟
学校の教員	近隣住民	保健師	地域の商工組合
地域の自治会	宗教指導者		地域の子どもたち

図1 ステークホルダーをあげる

- この段階では，自由な発想であらゆるステークホルダーを書き出すことが重要である．
- 書き出す際の注意点は以下の通りである．
  - 1枚の付箋には1つの項目のみ書く．
  - あがった意見を否定しない．関係ないと思われる人も，ステークホルダーになるかもしれない．
  - 区分は必要に応じて細かく，または大きく考える．例えば**住民**という関係者を**子ども，女性，男性，高齢者**，などに分けることが可能だ．どこまで細かくするかは，分けて議論する意味があるかどうかを確認して決定する．
- 5～10分程度，個人で書き出し作業を行った後，順番に付箋を読み上げながら模造紙に貼り出す．その際，前の人が同じステークホルダーをあげた場合は，その上に重ねて付箋を貼る．

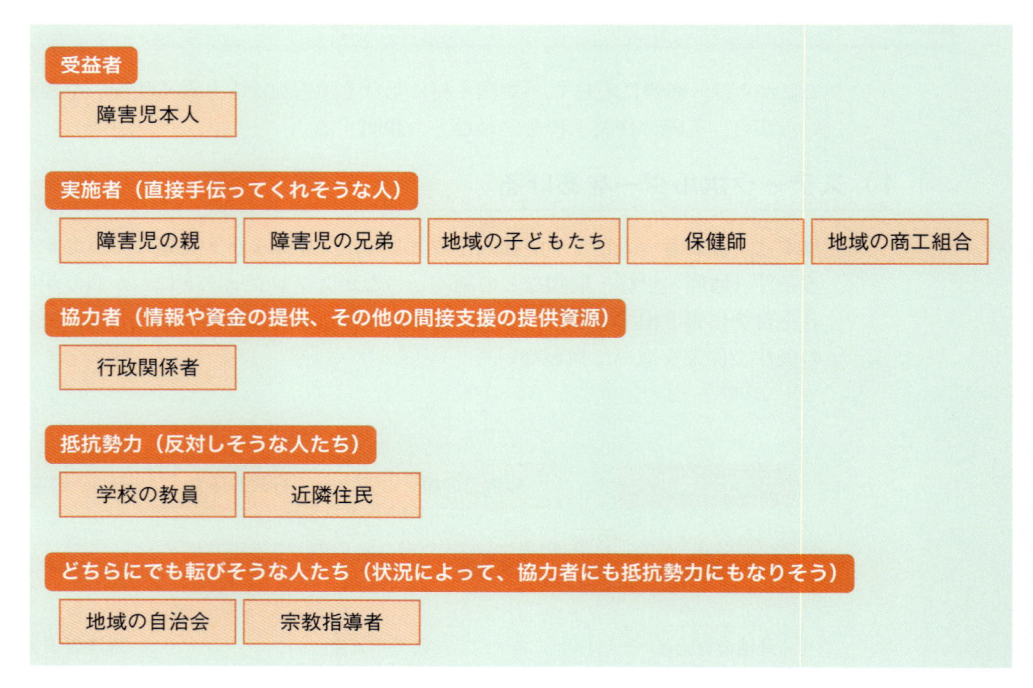

2）ステークホルダーを分類する

- 1）であがったステークホルダーについて，プロジェクトにおける立場や役割を参加者全員で考えながら分類し貼り直す（図2）．
- 分類項目には**受益者，実施者，費用負担者，被害者，反対者，傍観者**などがあるが，決まりはない．実施しようとしているプロジェクトの方向性や目的に応じて適宜考える．
  - 例：障害児の親へのリハビリテーション研修というプロジェクトを考える場合，受益者は障害児と障害児の親，実施者は海外からのセラピスト，費用負担者は障害児の家族が一部を負担し多くは海外のNGOが負担することが考えられるかもしれない．それまで地域で利用されていた地方病院は利用者が減るため被害者となり，地方行政と一緒になって反対者になるかもしれない．一般の地域住民は当初傍観者になるだろうか．

図2　ステークホルダーを分類する

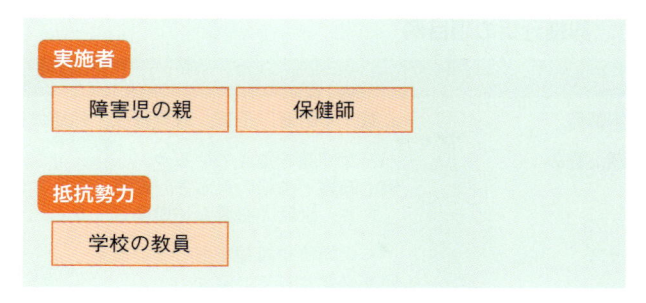

```
┌─────────────────────────────┐
│ 実施者                       │
│ ┌──────────┐ ┌────────┐     │
│ │ 障害児の親 │ │ 保健師  │   │
│ └──────────┘ └────────┘     │
│                             │
│ 抵抗勢力                     │
│ ┌──────────┐                │
│ │ 学校の教員 │                │
│ └──────────┘                │
└─────────────────────────────┘
```

図3　主要なステークホルダーを選ぶ

3）主要なステークホルダーを選び出し，さらに分析する

- それぞれの分類のなかで，特に重要と思われるステークホルダー（1つとは限らない）を参加者全員で議論する（図3）．
- 選ぶ際の視点は以下のとおりである．
  - 活動実施の主体となる可能性がある人たち・団体・組織．例：障害当事者，障害児の親，住民自治会，セラピストを含む保健医療職など．
  - プロジェクト実施によりマイナスの影響を受ける，あるいは反対に回りそうな人・団体・組織（抵抗勢力になる可能性）．例：障害を恥と捉える地域では障害者（児）の家族が，障害を宗教的に理解している地域では宗教指導者や一般住民が抵抗勢力になる場合もある．新しい医療技術の導入に従来の医療職が反対することもある．
- この段階では，プロジェクトの対象者・実施者・協力者などを決定するわけではない．さまざまな可能性を検討する意味合いで自由に議論する．

4）主要なステークホルダーをさらに分析する

- 選び出したステークホルダーについて，ワークショップ参加者が知っていること・知る必要のあることを書き出す．
- 書きだす必要のある情報については決まりがないので，計画プロセスや目的にそって決める．問題点だけでなく，人数・教育程度・文化的特徴などの基本情報をおさえておくことが大切である．第4章-4以降の分析で役立つ（表1，2）．

5）ターゲットグループを仮決めする

- **ターゲットグループ**とは**受益者**のことである．つまり，プロジェクトの実施によって直接恩恵を受ける人たちを指す．
- ターゲットグループを決めるということは，だれのためにプロジェクトを実施するのかを決めることになる．
- 2）で受益者に分類されたステークホルダーから，参加者全員の話し合いで決定する．次の段階に進むための**仮決め**なので，計画づくりの途中で変更する可能性は大いにある．
- 「ア国イ村」の場合，**障害児**をターゲットグループと仮決めして，先に進める．
- ここまでのステークホルダー分析が終了したら，ステークホルダーが記入された付箋はいったんすべて外して，模造紙の端に並べて貼るか，別の場所に整理してとっておこう．

表1　詳細分析の項目例

詳細分析の項目例	
基本情報	・人数，年齢層，予算，教育程度，組織体制，社会・文化的特徴，技術力　など
問題，弱み	・どんな問題を抱えているか 　例：知識・情報の乏しさ，貧困，交通アクセスの乏しさ，貧困ゆえの時間のなさ，世話の必要な子の多さ，など
ニーズ	・どんな期待や要望をもっているか ・何を必要としているか 　例：障害のある子どもを地域の学校に通わせたい，障害年金以外の収入が少しでも欲しい，障害者支援について情報が欲しい，障害のある子どもの世話のため働きに行けない，友達が欲しい・結婚したい，など
強み，ポテンシャル	・どのような資源・技術・能力をもっているか ・将来的に利用可能な資源・技術・能力はあるか，それは何か 　例：モチベーション，コミュニティとしての結びつき，宗教的・文化的な権威，など

表2　ア国イ村の障害児を取り巻く状況：主要なステークホルダーをさらに分析する

障害児の親	
基本情報	人数：10人，年齢層：20〜40代，組織体制：特になし，職業状況：大半は農民，経済状況：現金収入は乏しい，教育水準：大半は義務教育修了程度，文化状況：敬虔（けいけん）な宗教信者
問題，弱み	・障害に関する知識がない ・現金収入が乏しく，経済的な支援は難しい
ニーズ	・子どもを地域の子どもたちと同様に少なくとも義務教育は受けさせたい ・障害児がいることによる経済的負担の軽減
強み，ポテンシャル	・障害児支援のモチベーションの高さ ・障害児支援の目的であれば，親同士で協力可能

学校の教員	
基本情報	人数：6人，年齢層：30〜50代，組織体制：教員組合，経済状況：給与水準は低い，教育水準：大卒，文化状況：敬虔な宗教信者
問題，弱み	・障害に関する知識がない ・障害児にかかわるモチベーションが低い
ニーズ	・地域の子どもたちによい教育は提供したいが，業務負担の増加は望まない
強み，ポテンシャル	・教育水準が高く，知的能力は高い ・教員間で協力体制がとれれば，学校内では強い力を発揮できる ・近隣住民からの信頼が厚く，地域への影響力も強い

■ 参考図書

・Aid Delivery Methods vol.1 Project Cycle Management Guidelines, European Commission, 2004（https://ec.europa.eu/europeaid/sites/devco/files/methodology-aid-delivery-methods-project-cycle-management-200403_en_2.pdf）

第4章 国際リハプロジェクトはじめて立案ワークブック

4 問題分析

1 問題分析とは

- 第4章-3で仮決めしたターゲットグループの視点から，プロジェクトを実施する地域または組織の問題点を列挙し分析することを**問題分析**（problem analysis）という．
- 問題分析では，「想定されるあらゆる問題点を網羅的に列挙すること」，「列挙した問題点を原因と結果の関係に整理し，地域または組織内の問題の構造を把握すること」の2点がポイントとなっている．

2 地域の問題を分析する

- 想定事例「ア国イ村における障害児をとり巻く状況」を**表**に示す．以下では，想定事例を使って例示しながら，問題分析の手順をステップごとに示す．
- 手順に従って，問題を整理し，**問題系図**（problem tree）を作成しよう．

表　想定事例：ア国イ村における障害児をとり巻く状況

- 村の小学校の建物は物理的バリアが多く，教員の障害に関する知識も乏しく，障害児は村内の小学校に就学できない．
- 村の子ども向けの活動は障害児を受け入れていない．
- 障害児は外出機会がなく，ほぼ家に閉じこもりがち．
- 障害児には友人関係がなく，社会経験も非常に乏しい．
- 道路が舗装されていない．
- 車椅子が壊れたままになっている．
- 近隣地域に車椅子修理の技術をもつ者がおらず，車椅子工房もない．

1）対象地域の問題点をあげる

- プロジェクトの対象となる地域や組織の**問題点**を網羅的に列挙する．
- 参加者一人ひとりが個人作業として，仮決めしたターゲットグループの視点から地域や組織の問題点を思いつく限りあげ，1つずつ付箋に記入する．

- その際の留意点は以下の通りである．
  - ▶地域・組織のなかに実際にある問題を書くこと（想定・想像した問題は書かない）．
  - ▶**具体的な問題**を書くこと．
  - ▶問題なので，ここでは否定的な内容を書くこと．
  - ▶思いつく限りの問題を網羅的にあげること．
  - ▶1枚の付箋に1つの問題を書くこと（1枚の付箋に複数の問題を記載しない，図1）．
- 一定の時間（10～15分程度），問題を付箋に書き出す個人作業を行った後，以下の手順は**ファシリテーター**の進行によって集団で話し合いながら実施する．
  - ▶参加者が順番に自分の書いた付箋を読み上げながら模造紙に貼り出す．
  - ▶すでに貼り出されている付箋と同じ問題をもっている場合は，その上に重ねて貼る．また，問題として類似性がある場合は，近くに貼ることも後の整理に役立つ．
- 想定事例の問題を列挙すると図2のようになる．

2）列挙した問題のなかから中心とする問題を決める

- 列挙した問題のなかから**中心とする**問題を話し合って選択する．ここでいう中心とする問題とは，あくまでもこの後の分析作業の出発点とする問題である．つまり，地域や組織における根本的な問題を考えて選択する必要はない．
- 実際にプロジェクトで取り組む問題は分析が進んだ後で，再度話し合って決める．

ア国イ村の想定事例から
・障害児には友人関係がなく、社会経験も非常に乏しい．

付箋例×：1枚の付箋に2つの問題
- 障害児は友人がいなく，社会経験が乏しい

付箋例〇：1枚の付箋に問題が1つずつ
- 障害児は友人がいない
- 障害児は社会経験が乏しい

図1　1枚の付箋に1つの問題

- 物理的バリアの多い小学校
- 小学校教員は障害に関する知識がない
- 小学校が障害児を受け入れていない
- 地域の子ども向けの活動は障害児を受け入れていない
- 障害児は家に閉じこもりがち
- 障害児は友人がいない
- 障害児は社会経験が乏しい
- 道路が未舗装
- 車椅子修理技術者がいない
- 車椅子が壊れたままになっている
- 車椅子工房がない

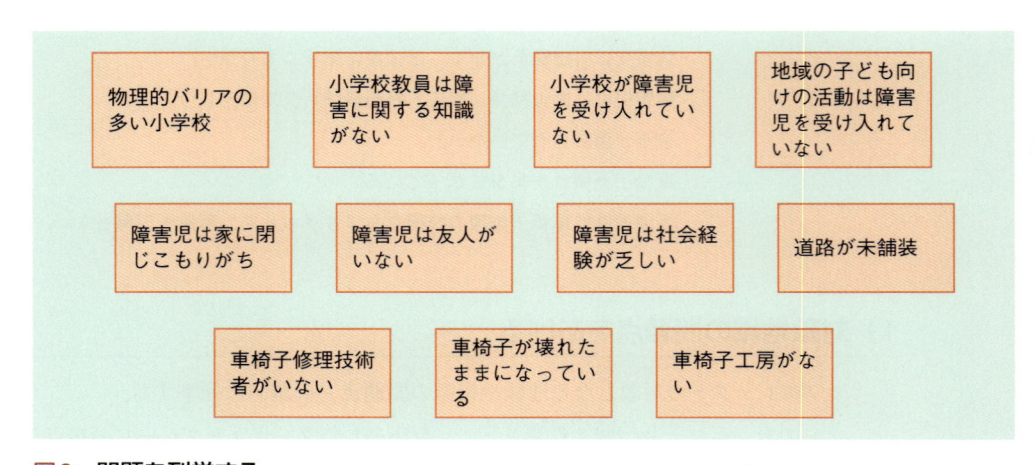

図2　問題を列挙する

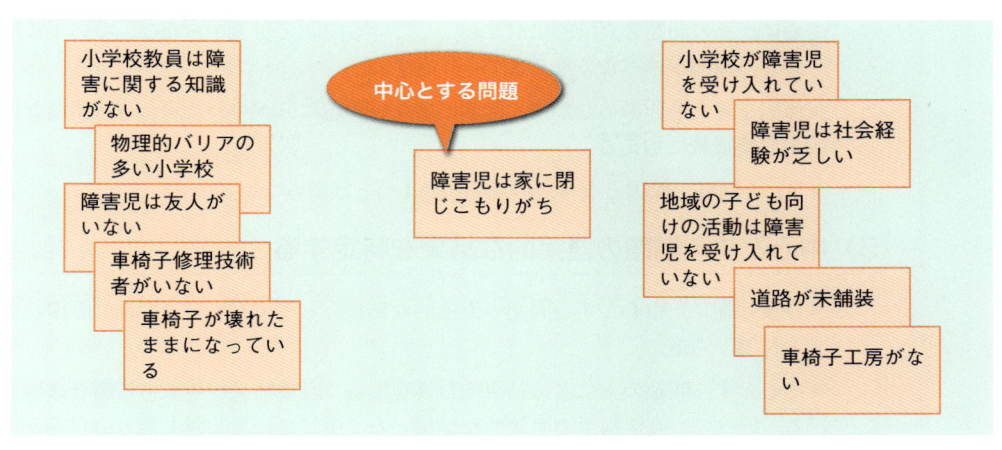

図3 中心となる問題を決める

- 先ほど模造紙に貼った付箋は，中心とする問題を残し，すべて端に寄せる（図3）．

3）中心とする問題の直接的な原因を特定する

- 中心とする問題の直接的な原因となっている問題（直接原因）を他の付箋から選ぶ．
- 中心とする問題の付箋の下に**直接原因**の付箋を貼る．直接原因は1つとは限らない．複数ある場合は中心とする問題の下に直接原因を横一列に並べて貼る（図4）．
- 直接原因を貼り出しおわったら，横一列に並んだものを見比べて，中心とする問題の直接的な原因として妥当かどうか再度確認する．
- 横一列に並んだ直接原因の間に因果関係が存在する場合，それらの直接原因は同じレベルに並べるべきものではない．どちらが中心とする問題の直接的な原因として，より妥当かを検討して並べ替える．

4）直接的な原因の特定をくり返す

- 直接原因を直接的に引き起こしている問題を付箋から選び，直接原因の下に貼る．そしてさ

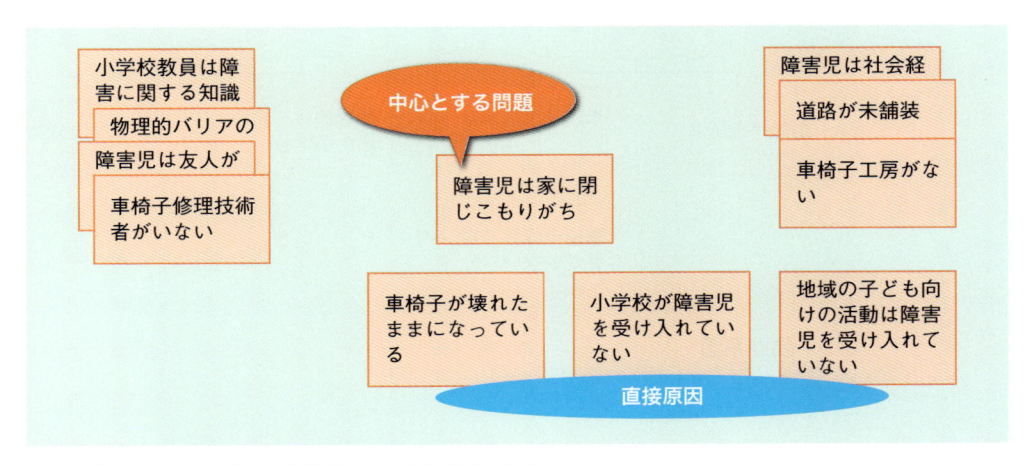

図4 中心となる問題の直接的な原因を特定する

らに，その問題を直接的に引き起こしている問題を付箋から選び，その下に貼る，という作業を，原因が選べなくなるまでくり返す．
- 原因を考える作業のなかで，付箋にはない問題に気がついた場合は，新たな付箋に書き出して，模造紙に加える．
- 3）と同様，原因となっている問題は1つとは限らない．

5）中心とする問題の直接的な結果を特定する

- 今度は逆に，中心とする問題の直接的な結果として生じている問題（直接結果）を残っている付箋から選ぶ．
- 中心とする問題の上に直接結果の付箋を貼る．直接結果が複数ある場合は横一列に並べて貼る．続けて，直接結果の直接的な結果として生じている問題を残りの付箋から選び，その上に貼る，という作業をくり返す．
- 最終的にどこにも配置されなかった付箋は模造紙の端に寄せて貼っておく．

6）問題系図を完成させる

- すべての項目が**原因**と**結果**の関係で結ばれているか再度確認する．確認できたら，付箋同士を線で結び，問題系図の完成である（図5）．
- 図5の上方にある付箋が結果として生じた問題で，下方にある付箋が原因という構成になっている．より下方にある付箋ほど，より根本的な原因といえる．

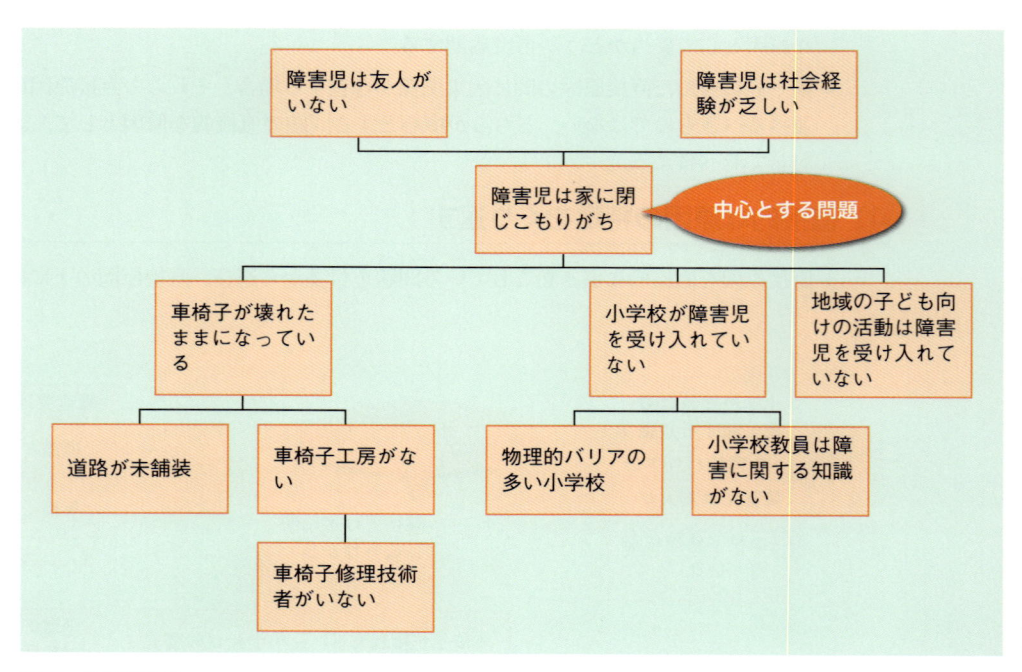

図5 問題系図

■ **参考図書**

・Aid Delivery Methods vol.1 Project Cycle Management Guidelines, European Commission, 2004 (https://ec.europa.eu/europeaid/sites/devco/files/methodology-aid-delivery-methods-project-cycle-management-200403_en_2.pdf)

第4章 国際リハプロジェクトはじめて立案ワークブック

5 目的分析

1 目的分析とは

- **目的分析**（analysis of objectives）では，問題分析で明らかになった，地域や組織のなかの問題が**望ましい状態**になるとはどういうことかを考える．さらには，その望ましい状態を生み出す**手段**について明らかにする．
- **望ましい状態**（目的）と，それを導く手段について，**手段**と**目的**の関係を明らかにし，最終的には**目的系図**（objective tree）を作成する．
- ステークホルダー分析や問題分析が現状把握のための分析であるのに対し，ここでは可能な限りの解決手段を提示することで，プロジェクトの具体的な進め方を考える手がかりとなる．

2 プロジェクトの目的を考える

- ここでは，問題系図に示された問題を**問題が解決**された**望ましい状態**（目的）に書き換える．
- それは本当に望ましい状態か，必要十分かを確認し，**現実的な内容**を書くよう留意する（図1）．

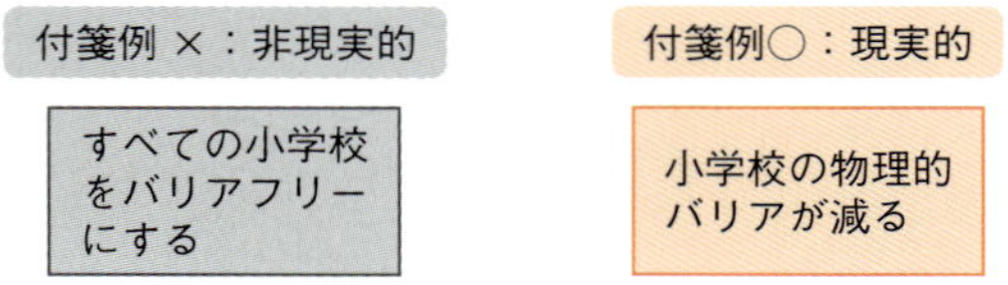

付箋例 ×：非現実的
すべての小学校をバリアフリーにする

付箋例 ○：現実的
小学校の物理的バリアが減る

図1　問題（例）
物理的バリアの多い小学校の場合．

1）中心とする目的を決める

- 問題系図の**中心とする**問題が改善された状態を**中心とする目的**とよぶ．
- ア国イ村の例では図2のようになる．

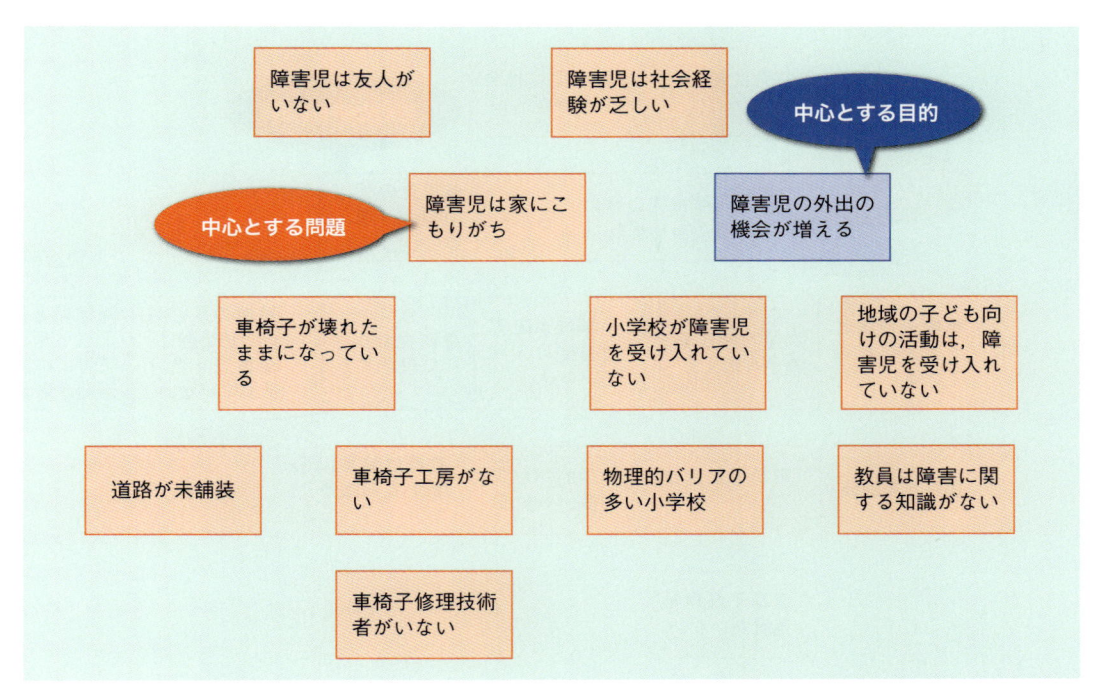

```
　　　　　障害児は友人が      障害児は社会経
　　　　　いない              験が乏しい        中心とする目的

　　　　　　　　障害児は家にこ                  障害児の外出の
　　中心とする問題  もりがち                    機会が増える


　　車椅子が壊れた        小学校が障害児    地域の子ども向
　　ままになってい        を受け入れてい    けの活動は，障
　　る                    ない              害児を受け入れ
                                            ていない


　　道路が未舗装    車椅子工房がな    物理的バリアの    教員は障害に関
                    い                多い小学校        する知識がない


                    車椅子修理技術
                    者がいない
```

図2　中心とする目的を決める

2）中心とする目的を実現するための直接的な手段を特定する

- 中心とする問題はその下に並んでいる問題（直接原因）の結果として生じているので，直接原因を解決すると中心とする問題も解決するという因果関係にある．つまり，中心とする問題の直接原因を改善された状態に書き換えると，それが中心とする目的を実現するための**直接的な手段（直接手段）**と読み変えられる．
- 直接手段が複数ある場合，中心とする目的の下に横一列に並べる（図3）．横一列に並べたカード間に手段と目的の関係がある場合，手段となる方のカードは直接手段ではない．
- 中心とする目的を実現するために並べた直接手段が足りない場合，問題系図になかったものを新たに書き足してもよい．

3）直接的な手段の特定をくり返す

- 直接手段を実現するための直接的な手段を考える．
- **直接原因**の直接的な原因になっている問題を改善された状態に書き換えたものが，**直接手段を実現する直接的な手段**となる．
- この作業を中心とする問題・中心とする目的のレベルから下へ向かって一列ずつ順にくり返す．
- 1つの目的は，上位の目的を導くための手段でもあり，同時に，下位の手段によって導かれる目的でもある．つまり，上下の関係は，もし下位の手段が達成されれば，それによって上位の目的が達成されるという関係になっていなければならない．
- 必要に応じ，目的の変更，手段の追加，不要な目的の削除など修正を加える．

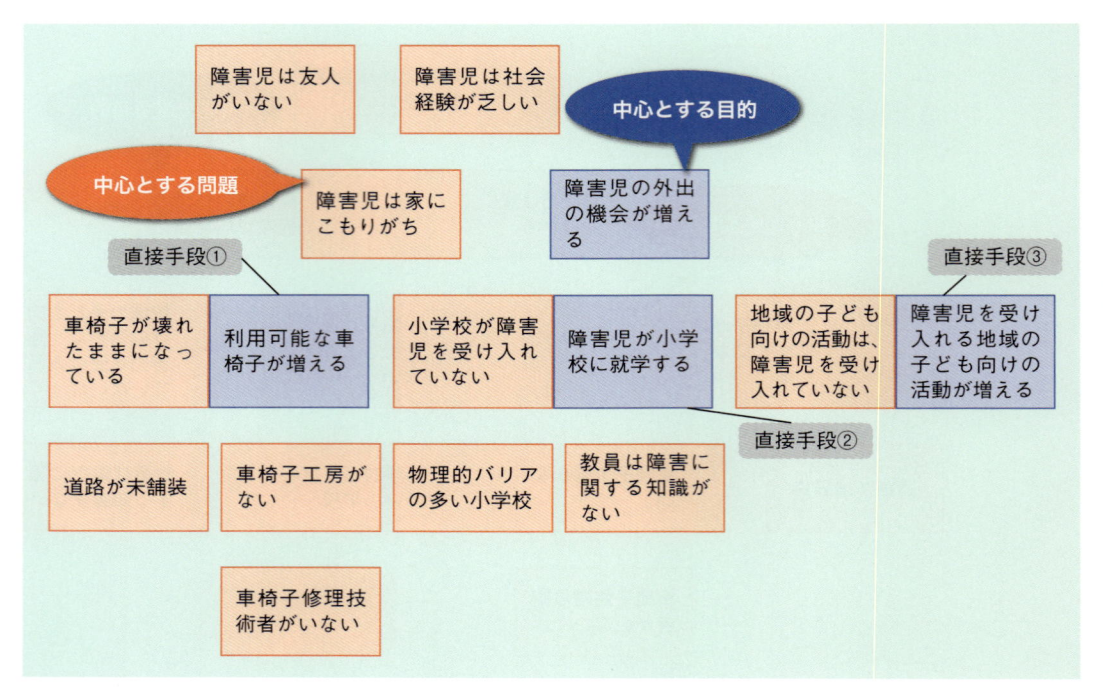

図3 中心とする目的を実現するための直接的な手段を特定する

4）中心とする目的が直接的な手段となって達成される状態を特定する

- 1番下の列まで新たな付箋を書く作業がおわったら，次は，中心とする目的が直接的な手段となって達成される上位の目的（直接目的）を考える．
- 問題系図の中心とする問題の上に並んでいる**直接結果**が満たされた状態を書くと，それが直接目的となるはずである．さらに上のレベルの問題がある場合，それらも満たされた状態に書き直し，新たな付箋として貼り出す．
- すべての問題の隣に満たされた状態の新たな付箋が貼られるまで，この作業をくり返す（図4）．
- 問題分析では気づかなかったが，この段階で気づいたものがあれば，新たに追加して構わない．

5）目的系図を完成させる

- 貼り出された付箋の上下の関係が手段と目的の関係になっているか，改善された状態の付箋の記載内容は現実的かなどを確認する．その後，問題が記入された付箋をすべてとり外し，目的が書かれた付箋のみとする．そして，付箋同士を線で結ぶと目的系図の完成である（図5）．
- 通常，1つの目的の達成には複数の手段が必要になるので，目的系図は下方に幅広く広がる．

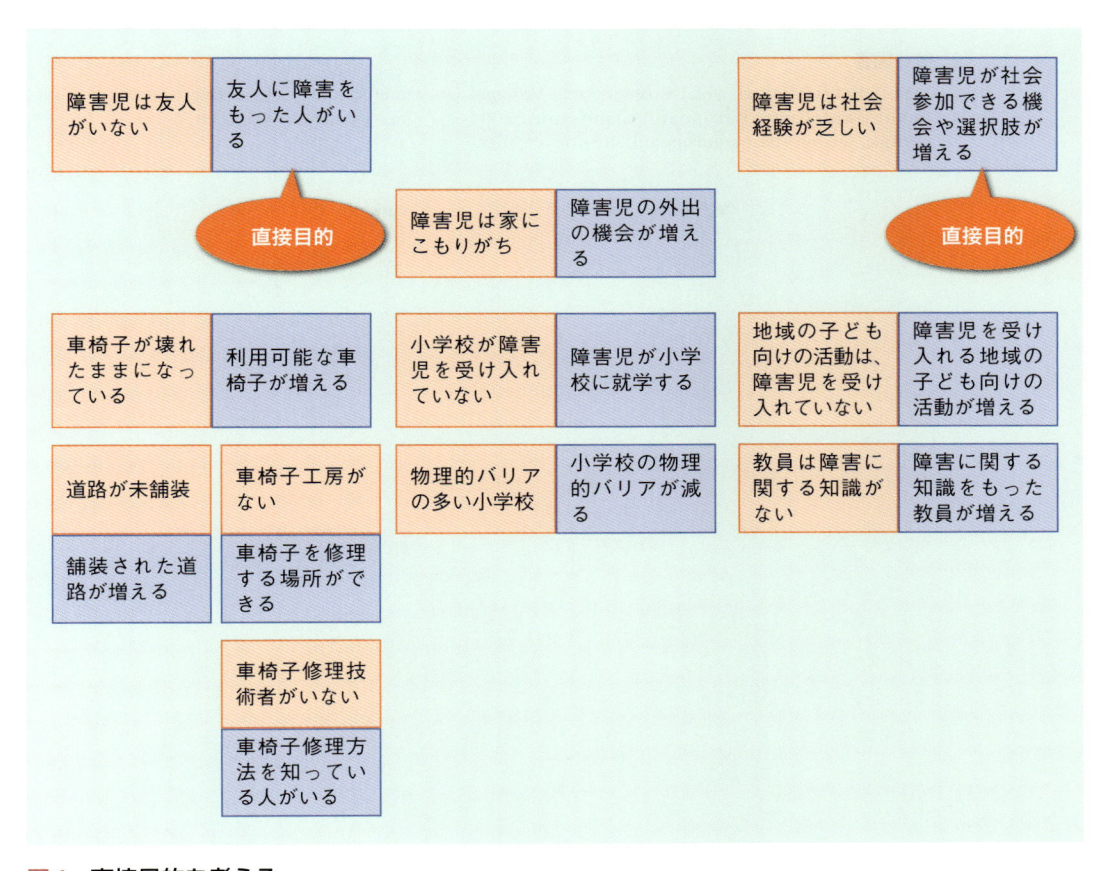

図4 直接目的を考える

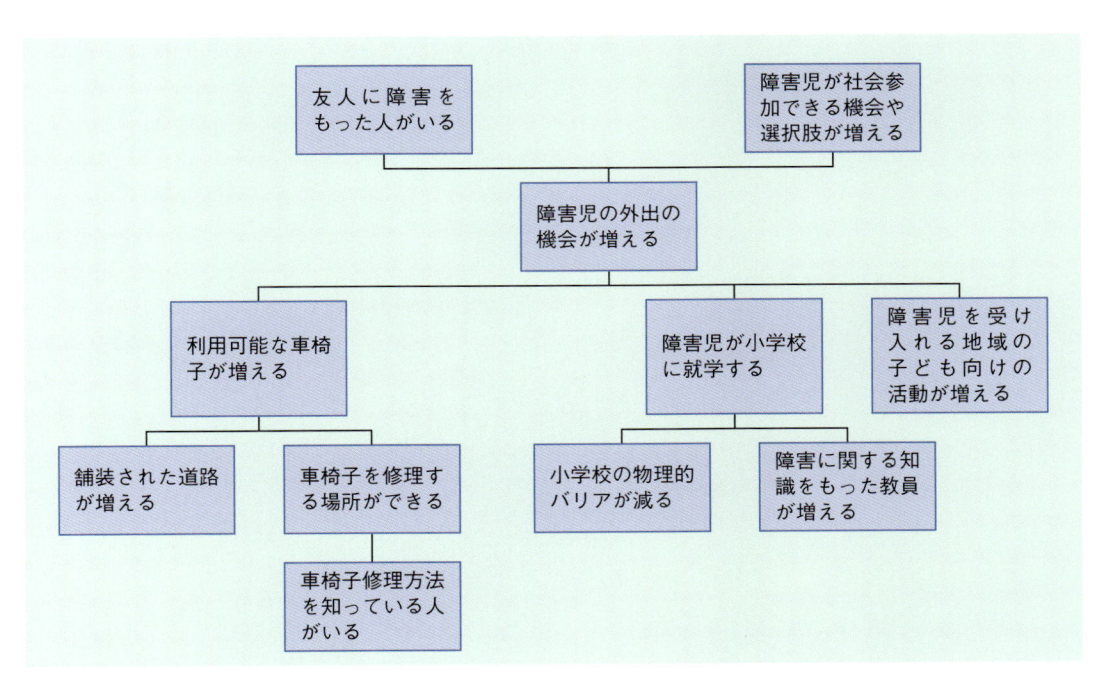

図5 目的系図

■ 参考図書

・Aid Delivery Methods vol.1 Project Cycle Management Guidelines, European Commission, 2004 (https://ec.europa.eu/europeaid/sites/devco/files/methodology-aid-delivery-methods-project-cycle-management-200403_en_2.pdf)

第4章 国際リハプロジェクトはじめて立案ワークブック

6 計画立案

1 計画立案とは

- 計画立案（analysis of strategies）とは目的分析であがった目的とその達成手段を比較検討し，プロジェクト目標として適切なものを選択し，具体的な実施計画を策定することである．
- その際，**上位目標**と**プロジェクト目標**の設定，目標が達成されたかどうかの指標も含めて具体的な計画を立てる．

2 プロジェクト立案の手順

1）目的系図からプロジェクト目標を選択する

- 実施するプロジェクトによって達成する目標が**プロジェクト目標**である．
- ニーズ，優先度，実現可能性，自立発展性などを考慮し，目的系図からプロジェクト目標を選択する．なお，目的分析で設定した**中心とする目的**はあくまでも仮の目的であり，必ずしもプロジェクト目標にする必要はない．

2）プロジェクトの対象地域，ターゲットグループを選択する

- **対象地域**や**ターゲットグループ**もここまでの分析で使用したものをそのままあてはめる必要はない．妥当と思われるものを改めて考える．

3）プロジェクト目標にあったプロジェクト名を考える（図1）

- 決定したプロジェクト目標や対象からプロジェクト名を考える．その際，プロジェクトの内容を短い言葉で，しかし的確に示した名前にする．名前を聞いただけで関係者の意欲や期待が高まるようなものを考え出せるとなおよい．

4）上位目標を設定する

- **上位目標**とはプロジェクト目標が**達成された結果**として，プロジェクト期間**終了後に達成**が期待される目標である．
- 目的系図でプロジェクト目標の1つ上のレベルの目的が上位目標となる．

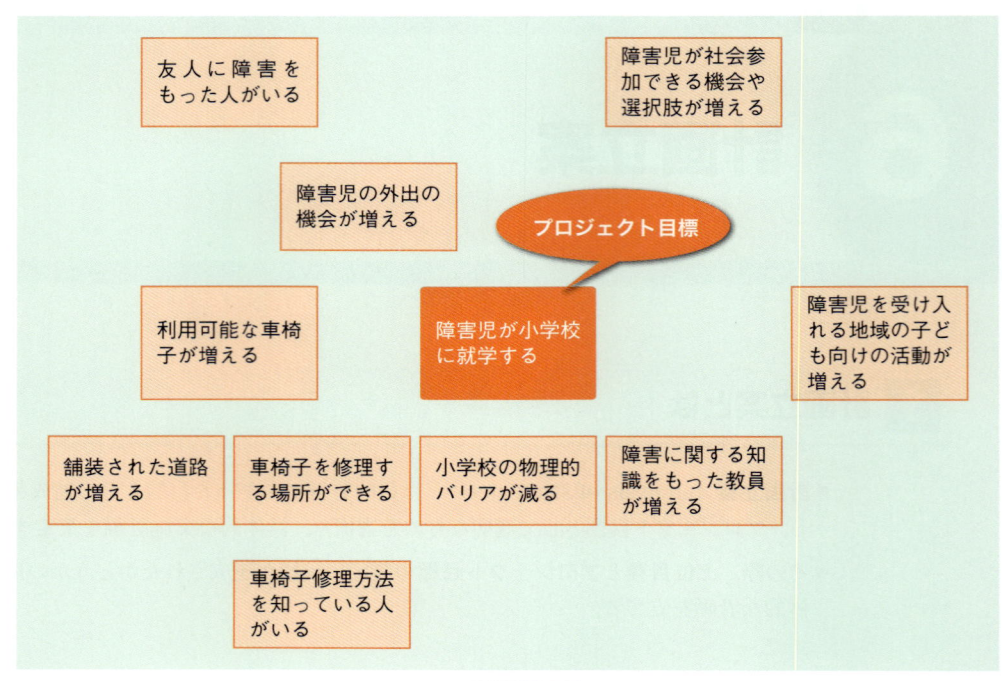

```
                        ┌──────────────┐         ┌──────────────┐
                        │友人に障害を  │         │障害児が社会参│
                        │もった人がいる│         │加できる機会や│
                        └──────────────┘         │選択肢が増える│
                                                 └──────────────┘
                   ┌──────────────┐
                   │障害児の外出の│       ╭────────────╮
                   │機会が増える  │       │プロジェクト目標│
                   └──────────────┘       ╰────────────╯
        ┌──────────────┐        ┌──────────────┐        ┌──────────────┐
        │利用可能な車椅│        │障害児が小学校│        │障害児を受け入│
        │子が増える    │        │に就学する    │        │れる地域の子ど│
        └──────────────┘        └──────────────┘        │も向けの活動が│
                                                        │増える        │
                                                        └──────────────┘
   ┌────────┐ ┌──────────┐ ┌──────────┐ ┌──────────┐
   │舗装された道路│ │車椅子を修理す│ │小学校の物理的│ │障害に関する知│
   │が増える      │ │る場所ができる│ │バリアが減る  │ │識をもった教員│
   │              │ │              │ │              │ │が増える      │
   └──────────────┘ └──────────────┘ └──────────────┘ └──────────────┘
                   ┌──────────────┐
                   │車椅子修理方法│
                   │を知っている人│
                   │がいる        │
                   └──────────────┘
```

↓ まとめる

プロジェクト名	ア国イ村における「障害児を普通小学校に！」プロジェクト
対象地域	ア国イ村
ターゲットグループ	イ村住民
上位目標	
プロジェクト目標	イ村の小学校に障害児が就学できる
成果	
活動	

図1　プロジェクト目標からプロジェクト名を考える

5）成果を選択する（図2）

- **成果**とはプロジェクト目標を達成する**手段**である．
- 目的系図でプロジェクト目標の**1つ下**のレベルの目的が成果となる．
- 目的系図に貼り出されていること以外に，目標達成に必要な成果に気づいた場合は追加してよい．

6）目標や成果が達成されたかどうか判断する指標を決める

- 指標は具体的で，客観的に検証可能である必要がある．このためには，表1の要素を盛り込むことが望ましい．例として以下のようなものがあげられる．
    ▶ 3年後のプロジェクト終了時点で，イ村の障害児の3割以上が村内の小学校に就学している．

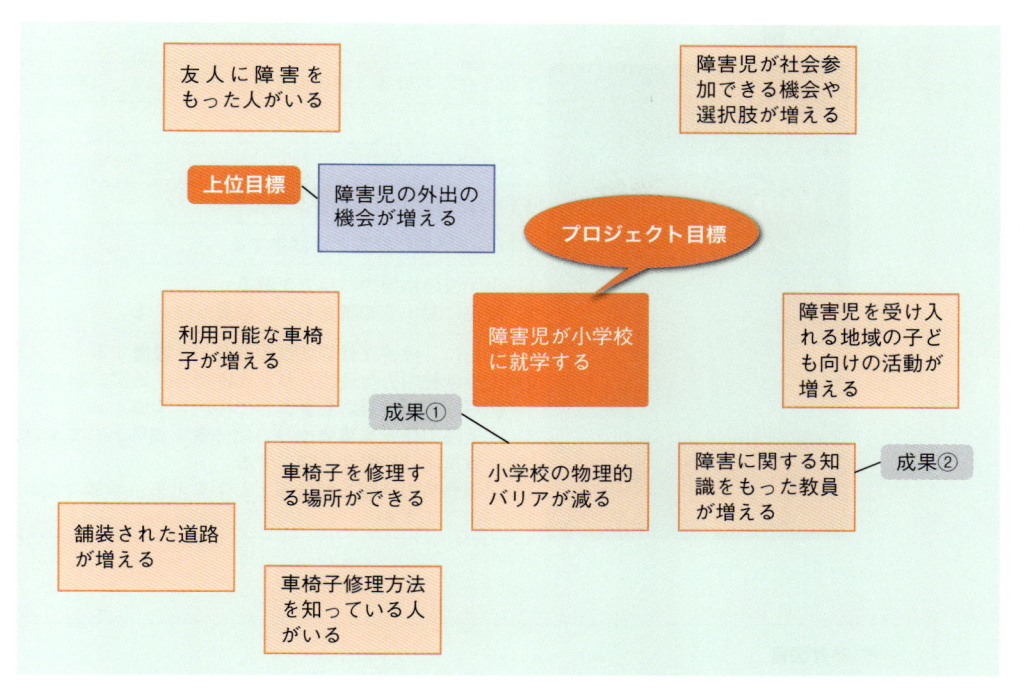

プロジェクト名	ア国イ村における「障害児を普通小学校に！」プロジェクト
対象地域	ア国イ村
ターゲットグループ	イ村住民
上位目標	イ村の障害児の外出機会が増える
プロジェクト目標	イ村の小学校に障害児が就学する
成果	1) 小学校の物理的バリアが減る 2) 障害に関する知識をもった教員が増える
活動	

図2 成果を選択する

- 1年以内に教室やトイレなどの学校生活で必要な動線については物理的バリアが解消されている．
- 1年以内にB村の小学校の教員のうちの5割以上が障害に関する研修会を修了している．

表1 指標決定に必要な要素

期間	いつまでに
場所	どこの
対象者	だれの
データの種類	何が
質	どのような質で
量	どれだけ

7) 活動を考える（表2）

- **活動**とは，成果を実現するための具体的な行動計画のことである．
- 活動を考えるときはできるだけ具体的に，個々の成果に対応させて考える．
- 1つの活動で1つの成果が実現することは少ない．その場合，2つ以上の活動の組合わせで，1つの成果を達成することを考える．
- 必要に応じて活動の順序も考える．

表2　例

プロジェクト名	ア国イ村における「障害児を普通小学校に！」プロジェクト
対象地域	ア国イ村
ターゲットグループ	イ村住民
上位目標	イ村の障害児の外出機会が増える
プロジェクト目標	イ村の小学校に障害児が就学する
成果	1）小学校の物理的バリアが減る 2）障害に関する知識をもった教員が増える
活動	1）イ村に「障害児就学支援委員会」を設置する 2）①小学校内の物理的バリアを確認し，地図に起こす 　　②バリアへの対応を委員会で検討し実施する 3）①近隣の障害当事者やリハ関係者を講師としてよび，委員会主催の教員向け研修会を開催する 　　②研修会の内容を報告書としてまとめ，学校でだれでも閲覧できるようにする

■ 参考図書

・Aid Delivery Methods vol.1 Project Cycle Management Guidelines, European Commission, 2004（https://ec.europa.eu/europeaid/sites/devco/files/methodology-aid-delivery-methods-project-cycle-management-200403_en_2.pdf）

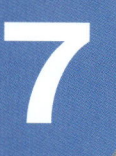

第4章 国際リハプロジェクトはじめて立案ワークブック

7 参考課題事例①ウズベキスタン

ここまでに学んだ手順，方法を用いてウズベキスタン（本項），ニカラグア（第4章-8）に対するプロジェクトを立案してみよう．

ウズベキスタンの事例からプロジェクトを立案しよう

プロジェクト名	
対象地域	
ターゲットグループ	
上位目標	
プロジェクト目標	
成果	
活動	

プロジェクト計画 記入表

1 立案ワーク実施ヒント

- 医療・リハビリテーションの状況，障害者（児）の状況と障害当事者たちの状況を結びつけて考え，社会全体の課題を捉えるよう問題分析を進めてみよう．
- 計画立案では，国の政策や地域コミュニティ全体など，日本のリハビリテーションの現場ではあまり意識しない，社会全体への働きかけを考えて構わない．
- リハビリテーションや障害者支援という点からウズベキスタンの社会をみた場合，弱みと強みは何だろうか？ その弱みは強みを伸ばすことで補えないだろうか？

2 事例紹介

1）ウズベキスタンのコミュニティ[1]

- 首都タシケントを含む国中に，マハッラとよばれる地域コミュニティが存在する．
- マハッラは日本でいう町内会や住民自治会であるが，日本のものに比べると，住民に対して非常に強い力をもっている．
- それぞれのマハッラは集会所と事務所を兼ねた建物をもっていることが多い（図1）．また，オクソコル（長老）とよばれるリーダーが1名存在する．
- オクソコルのもとにはマハッラ委員会が存在し，オクソコルとマハッラ委員会で，それぞれのマハッラの運営を進める．
- オクソコルとマハッラ委員会は，地域内の掃除などの共同作業に住民を動員するだけでなく，住民夫婦の離婚の調停も行うなど個々の家庭生活への影響力も強い．
- マハッラ内の各家庭の家族構成，経済状況，障害者（児）の有無などもオクソコルとマハッラ委員会が詳細に把握している．
- マハッラ内の家族に障害児が生まれた場合，入所施設に入れることを保護者に勧めるマハッラ委員会が少なくない．

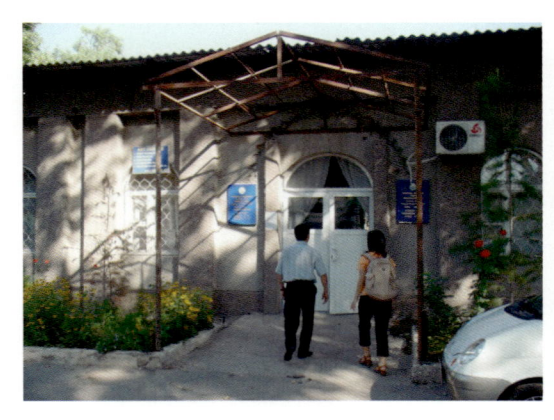

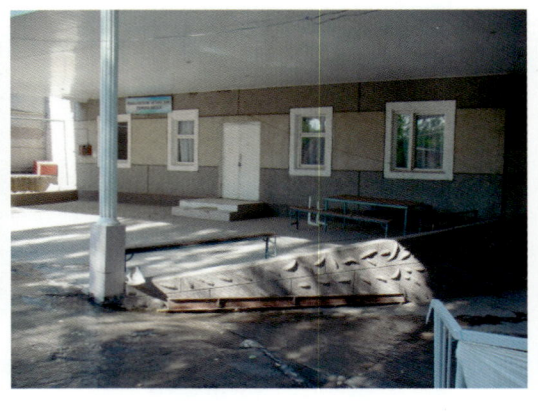

図1　いくつかのマハッラ事務所

2）障害当事者たちの状況

- 男性，20歳，自閉症
  - 「この子に教育をしても無駄」という父親の意見により就学経験なし．
  - 外出もほとんど許されず，家に閉じこもりきりの生活．
  - 母親は本人の問題行動に困っているが，専門家の支援などを受けた経験はほとんどない．
- 女性，16歳，重度重複障害
  - 移動は車椅子，コミュニケーションはいくつかの要求を表現できる程度．
  - 本人と認知症の祖母の世話を母親1人が行っている．
  - 身長150 cm程度で体重は約70 kgと肥満傾向．
  - 母親「小さいころは抱いて外出していたが，今はもう1人では介助できない．ここ3年ほど一歩も外に出せてあげていない」，「自分が倒れたらどうなるのかと毎日不安」．
- 男性，11歳，重度重複障害
  - 自力での座位保持困難，コミュニケーションは不快を表現する程度．
  - 父親が本人の存在を家族の恥と考えており，これまで一切の外部支援を拒否．
  - 就学経験がなく，外出機会もほとんどない．
  - 母親「本人のためになるのならリハビリテーションや医療を受けたいが，夫が反対している」．
- 男児，6歳，脳性麻痺両麻痺
  - 四つ這い移動，知的な遅れはほぼない．
  - 双子の妹が今年から小学校に入学したが，本人は学校から入学を拒否された．
  - 本人「去年までは妹といつも一緒に遊んでいた．学校にはいきたい」．
  - 両親「ドイツに行けば脳性麻痺が手術で治せると聞いた．何とかお金を貯めて息子に手術を受けさせたい」．

3 対象地域の概要 (図2)[2]

- ウズベキスタンは中央アジアの一国である．数少ない二重内陸国であり，海に出るには2カ国を経由する必要がある．首都のタシケントは人口200万を超える大都市である．
- シルクロードの一部として繁栄した歴史をもち，サマルカンドやブハラなど世界的に有名な遺跡のある都市も多い．
- 一時期，ソビエトの一国となったが，1991年のソ連崩壊によって独立した．しかし，現在もなお，ロシア（旧ソ連）とのつながりは強い．

ブハラにて

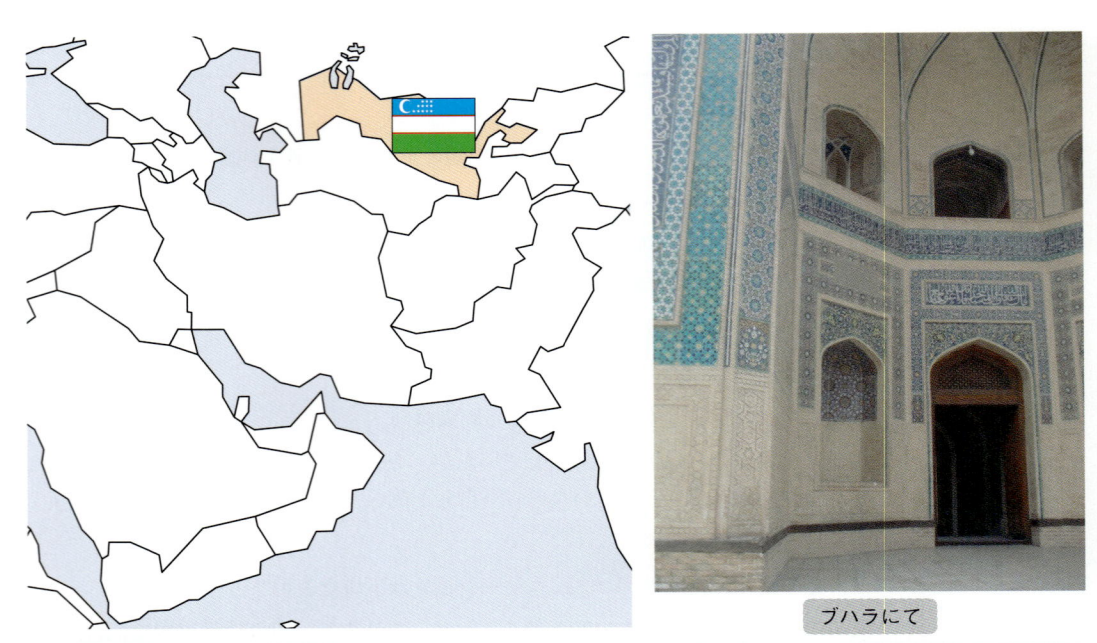

ウズベキスタンの基本情報

独立年	1991年
首都	タシケント
主要言語	ウズベク語（ロシア語も用いられる）
宗教	イスラム教
人種構成	ウズベク系住民が約8割（ロシア系，タジク系，カザフ系，タタール系などもいる）
平均寿命	68.2歳

図2　ウズベキスタンの基本情報

4　医療・リハビリテーションの状況

- 出生数1,000あたりの乳児死亡率が34，また，5歳以下死亡率は40である（日本は乳児死亡率が2で，5歳以下死亡率が3）．
- 人口10万あたりの医師数は25.4（日本は21.4）と，医師数は日本よりも多い．また，保健所兼診療所のような施設も各地に設置されている．
- 世界的な水準のPT・OT・ST教育は行われていない．
- 理学療法医師，理学療法看護師の養成課程が存在するが，これは一般医師や一般看護師の卒後教育という位置づけである．全国に約800名の理学療法医師が存在する．
- 理学療法医師，理学療法看護師に相当するOTやSTの資格や養成課程は存在しない．
- 小児分野にはディフェクトロジー（欠陥学）という分野の専門職がおり，言語聴覚療法と障害児教育を合わせたようなサービスを提供している．ただし，その人数は少ない．
- 義肢・装具センターはタシケント市内に1カ所だけ存在する．しかし，技術の質，制作する量の両面で不充分である．また，存在をあまり知られてない．

- 車椅子はタシケント市内に2カ所の製作所が存在する．しかし，定型的な車椅子を大量生産して大病院などに納入するのみである．障害当事者の個々の身体の状態に適合する車椅子づくりはできない（図3）．

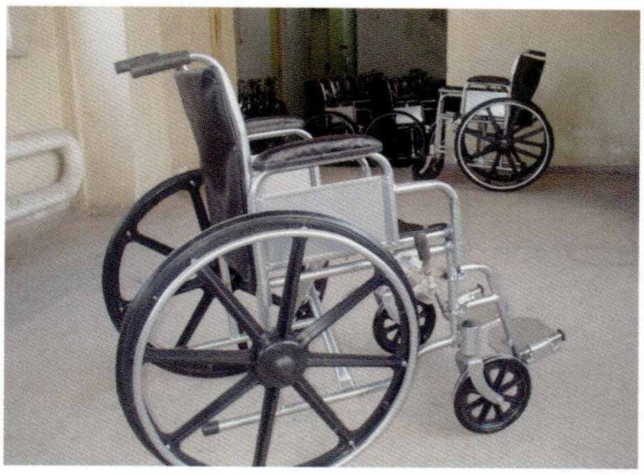

図3　タシケント市内の車椅子製作所

5　障害者（児）の状況

- 政府の障害者（児）支援施策は入所サービスが中心であり，地域生活への支援は少ない．
- 障害児入所施設の入所児童のほとんどは，成人すると障害者入所施設に移り，そのまま生涯を施設で送ることになる（図4）．
- 入所施設にもリハビリテーション担当者はいるが，理学療法医師や理学療法看護師の資格をもったものはおらず，また，入所者数に比べて非常に少ない．このため，身体障害者（児）は寝かせきりの状態になっていることが多い．

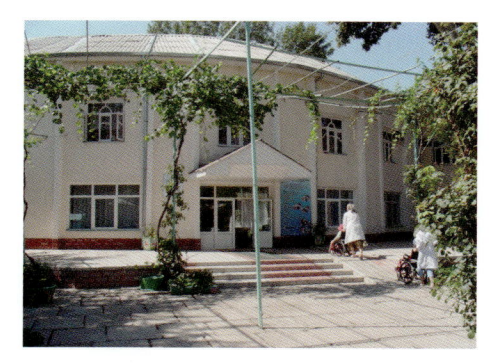

図4　タシケント市内の障害児入所施設

- 構音障害のある脳性麻痺児が知的障害児の施設に入所させられているケースは多い．
- 障害認定・障害年金制度は存在するが，障害を負う前の収入に比例した金額が支給される．このため，先天的な障害をもつものや幼少期に障害を負ったものはわずかな金額しか支給されない．また，障害の程度が最重度と認定されると，就労は禁止される．
- 活発に活動している障害当事者の団体や障害児の親の会はタシケント市内にいくつか存在する．
  - 一部の障害児の親の会は作業所を運営し，就労支援を提供している（図5）．
  - 一部の障害当事者の会では，定期的に障害当事者の交流イベントを開催し，ホームページやSNSでの情報発信も行っている．
- ただし，障害当事者団体間や障害児の親の会の間の情報交換や，社会へ向けた啓発や広報は不充分で，所属メンバー以外にはあまり存在を知られていない．
- 一般市民のなかには，家族に障害者（児）が

図5　障害児の親の会が運営する作業所にて

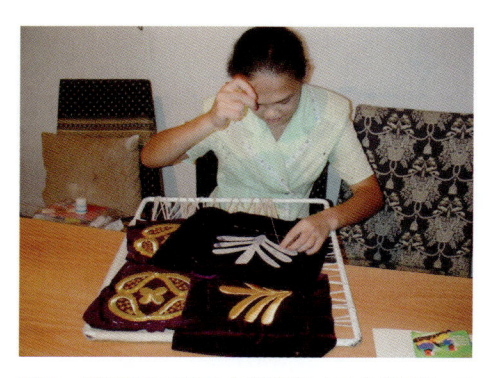

存在することを恥と捉えるものも少なくない．その場合，障害者（児）の存在を隠そうとする場合がある．
- 一方で，「かわいそうだ」「不憫だ」という気持ちから，障害児に対して過保護になり，結果として子どものいいなりになっている保護者も少なくない．

■ 文献

1) 「社会主義後のウズベキスタン—変わる国と揺れる人々の心」（ティムール・ダダバエフ/著），アジア経済研究所，2008

2) ウズベキスタン共和国基礎データ：外務省（http://www.mofa.go.jp/mofaj/area/uzbekistan/data.html）

第4章 国際リハプロジェクトはじめて立案ワークブック

8 参考課題事例②ニカラグア

ニカラグアの事例からプロジェクトを立案しよう

プロジェクト名	
対象地域	
ターゲットグループ	
プロジェクト目標	
上位目標	
成果	
活動	

プロジェクト計画 記入表

1 立案ワーク実施ヒント

- 問題分析でロス・ピピートスの弱みをあげる場合，同時に強みも意識しておくと，計画立案で活きる．
- リハビリテーション分野の課題が目につくかもしれないが，施設の利用者が非常に少ないなかで，専門的な支援は役に立つだろうか？ 専門的な支援の前に必要な支援はないか？
- 施設にこないとき，利用者たちはどんな生活を送っているのか，情報の端々から読みとってみよう．そこにも支援の糸口はないだろうか？

2 事例紹介

1）対象施設：ロス・ピピートス

- 障害のある子どもの親が設立した**ニカラグアの障害児支援の中核**を担う国内NGOである．障害のある子どもやその家族の社会参加の補助のため，リハビリテーションをはじめ，スポーツや絵画・工作などの教育活動を行っている．
- 本部は首都マナグアにあり，地方支部がニカラグア国内80カ所以上に存在している．各施設の運営は支部に委ねられているため，**活動状況は施設によってさまざまである**．

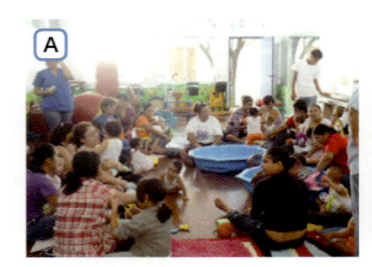

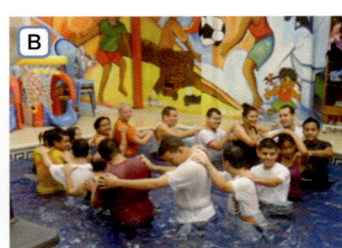

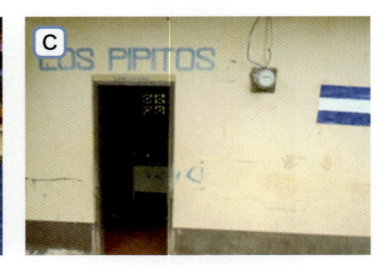

A，B）首都マナグアの施設．全国から利用者が集まる． C）地方支部の運営状況はさまざまである．

2）対象地域：フィガルパ

- ニカラグア中部に位置するチョンタレス県の中心都市（人口約1万7千人）．
- 首都マナグアから約140 Kmの距離（急行バスで約2時間）．
- 「川は牛乳，岩はチーズでできている」といわれるほど牧畜のさかんな地域．

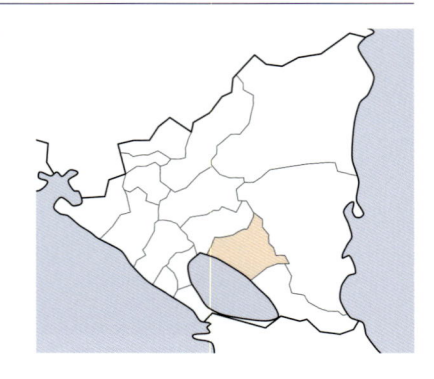

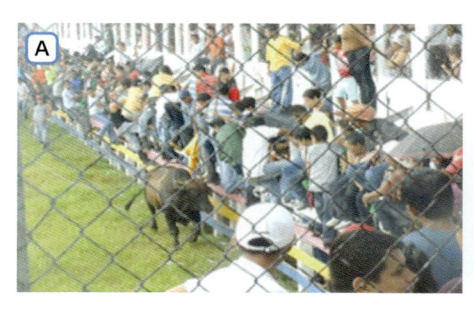

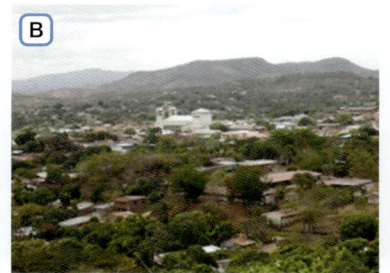

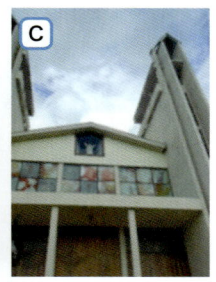

A) 8月に行われるお祭りでは闘牛も行われる． B，C) 町の全景と中心部にある教会．

3) ロス・ピピートス フィガルパ

1 利用対象者
- 障害のある子どもとその家族（障害種は問わない）．

2 活動内容
- リハビリテーション，手工芸，相談業務，スポーツなど．

3 スタッフ
- リハビリテーション担当スタッフ（障害分野での職業歴10年，資格なし），事務スタッフ，PT（金曜日），手工芸担当スタッフ（火・金曜日），スポーツ担当スタッフ（不定期），家族会役員（5名，不定期）．

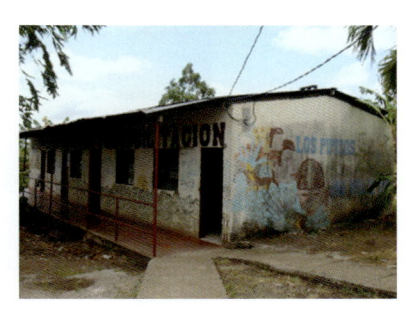

施設の外観．

4 運営状況
- 月～金曜日（9：00～15：00）．

5 財政面
- オランダのNGOからの資金で，一部のスタッフの給料が支払われている（月150米ドル：学校教員より少ない程度）が，遅延することも多く，**財政面は非常に厳しい**．その他，毎月支援者からの寄付金で光熱費を支払っている．その他，イベントなどの際は，スタッフがロス・ピピートス本部やフィガルパ市役所，資産家などに援助を乞う．

6 活動資源
- リハビリテーション関連設備や子どものおもちゃは本部や支援団体からの寄付によりそれなりに揃っている．手工芸の材料やビーズもあるが，時々つきそいできた兄弟などが遊ぶ程度でほとんど**使われずに放置された状態**である．その他，故障中の日本製のマイクロバスが1台ある．

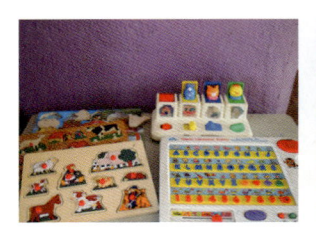

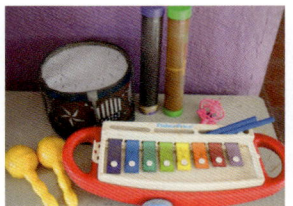

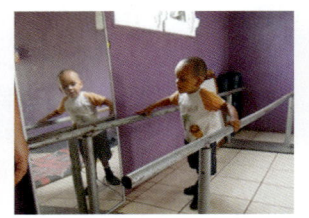

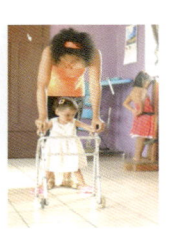

子ども用のおもちゃとリハビリテーション設備．

7 活動状況

- 立地条件の悪さ，長年勤務し利用者から信頼の厚かった職員の退職などが重なり，**利用者はきわめて少ない**．そのうえ，賃金が低くスタッフの仕事に対するモチベーションもなかなか上がらない．そのため，遅刻や欠勤が多く，帰りは1分でも早く帰りたがる．リハビリテーション担当スタッフは，障害分野での仕事経験はあるがリハビリテーションの知識や経験はほとんどない．PTが週1回くるが，どのような子どもに対してもバランスボールを使って同様のリハビリテーションを行っている印象である．つきそいの家族は，ときにスタッフと談笑しながら，必ずリハビリテーションを見学する．

- 子どもを連れてきた母親をはじめ，手工芸好きなニカラグア人女性は多く，施設にあったビーズやイベントで活躍するピニャータという張子の人形づくりなども時々行っている．

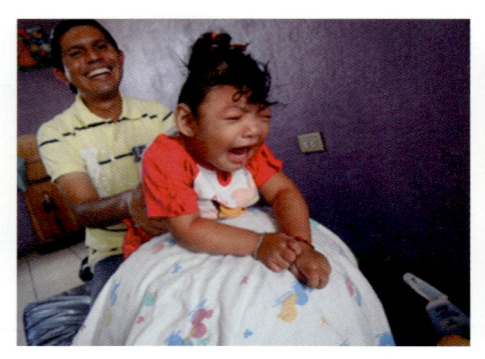

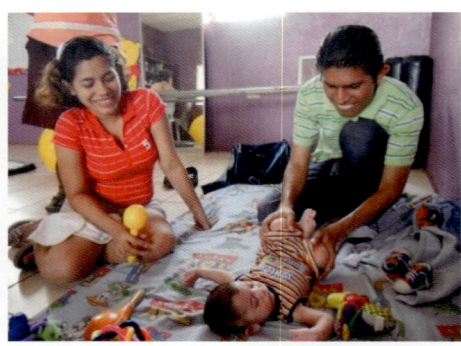

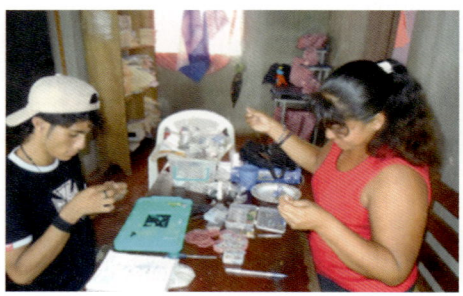

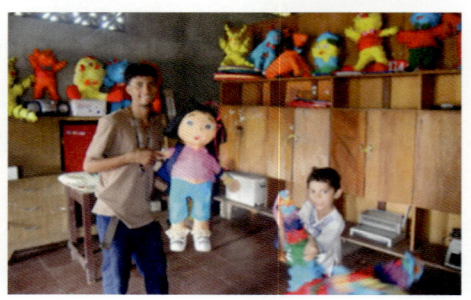

施設の活動状況．

8 リハビリテーションに対する期待

- 身体障害のある子どもの母親の要望は，年齢，状態にかかわらず，とにかく「歩けるようになること」である．一般的に「障害があるからリハビリテーションが必要」という概念を有しており，**利用者もスタッフも具体的な目標をもたずにリハビリテーションが実施されていることも多い**．

9 ロス・ピピートス フィガルパの問題点：アクセスの悪さ

- 施設は，フィガルパの中心部から徒歩で30分以上かかる．道路は未舗装で坂道も多いため，車椅子やバギーの利用も難しく母親は子どもを抱きかかえて通わなければならない．市内循環バスが約1時間ごとに通ってはいるが，故障して動かなくなることも多い．中心部から離れているため，タクシーも高い運賃を請求される．**利用者は必然的に自力での移動が可能な子ども，もしくはまだ抱きかかえての移動に母親の負担が比較的少ない子どもが大半となる**．

- かつては，ドイツから支援を受けた日本製のマイクロバスでの送迎が行われていたが，燃料費や維持費の工面が難しく，現在は中断している．時々，送迎再開が試みられるが，老朽化が進んでおり，すぐに故障してしまう．**バス送迎があると，利用者は目に見えて増大**する．

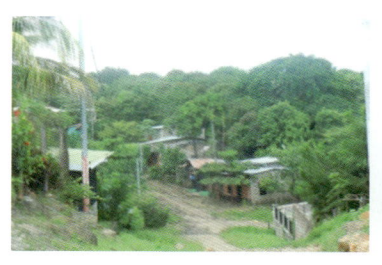

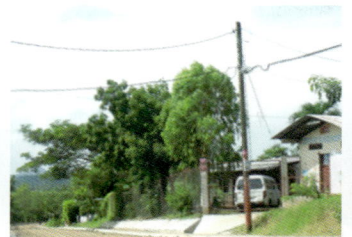

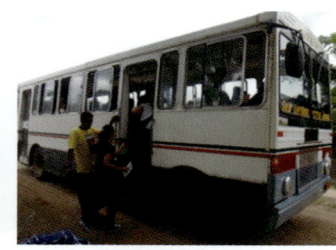

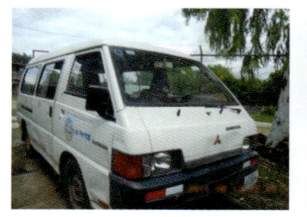

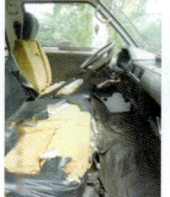

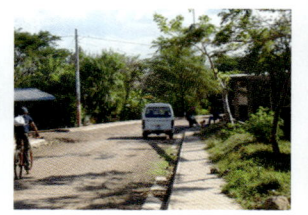

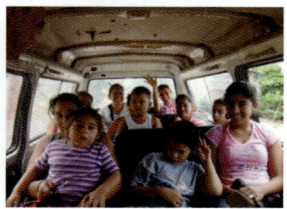

ロス・ピピートス フィガルパへのアクセスの悪さ．

10 利用者の生活背景

＜事例１＞

- 幼少の頃からロス・ピピートスを利用している脳性麻痺，6歳の男児．ロス・ピピートスを通じての知り合いも多く，口が達者で明るい性格から親しみをもたれている．
- 両親はコスタリカで出稼ぎをしているため，祖母と5歳上の姉と3人で暮らしている．
- ロス・ピピートスから徒歩10分程度と比較的近くに住んでおり，幼少の頃は，頻繁に通っていたが，主介護者の祖母は，体調を崩すことも多く，年々体の成長する孫を外へ連れ出すことは難しく，バス送迎がなければ，ロス・ピピートスへ行くこともできない状況となっている．本来であれば，小学校へ入学している年齢であるが，交通手段がないため，通うことができない．

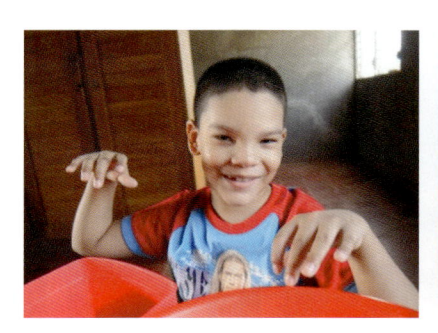

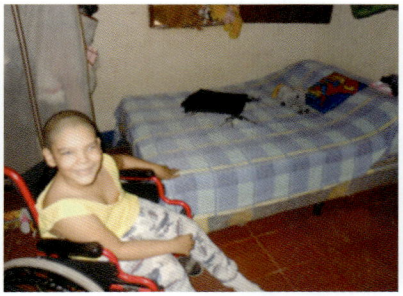

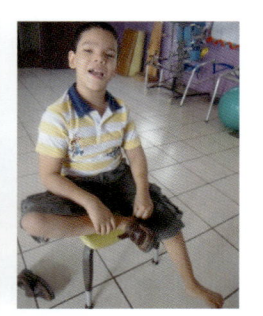

事例1．

＜事例2＞
- 脳性麻痺，4歳の男児．
- 彼の住まいは，フィガルパからバスで2時間離れたカモアパという町からさらに馬で3時間離れた農村部にある．年に2回，フィガルパの親戚の家に1カ月ほど滞在している期間に集中して通っている．母親はとても熱心で，ロス・ピピートスで学んだリハビリテーションを自宅で毎日続けている．

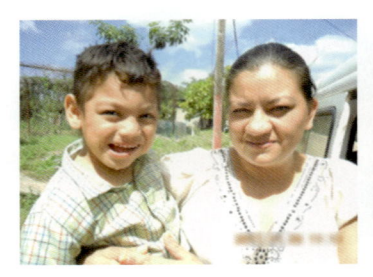

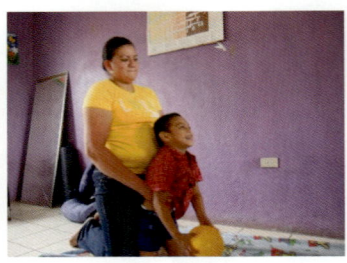

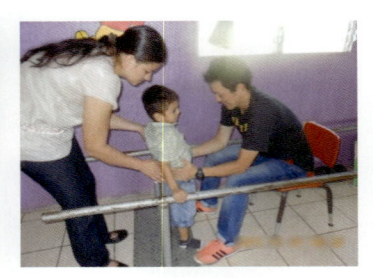

事例2．

3 対象地域の概要（図）

- ニカラグアは，南北アメリカ大陸を結ぶ中米に位置する国である．多くの火山や湖を有する太平洋側，中央山岳部，広大な熱帯雨林を有するカリブ海側と地域によりさまざまな自然環境を有する．
- 1937～'79年のソモサ一家の独裁政治，その後のサンディニスタ革命政権の政府軍とアメリカが組織した反革命傭兵軍による長期にわたる内戦が行われていた．加えて，'32年と'72年のマナグア地震，'98年のハリケーン・ミッチなど，津波，豪雨，洪水，火山噴火といった自然災害も重なり，開発は遅れており重債務貧困国の1つとなっている[1]．
- 中南米地域では，ハイチに次いで貧しい国である．ニカラグア人自身が「この国にはわずかな大金持ちと普通の金持ちが少し，その他は貧乏か極貧である」と話すように，**ニカラグア人の半数以上が貧困層で1日2米ドル以下での生活を強いられており**，貧富の格差も大きい．また，**貧困層の8割以上は地方で生活している**．一方で道を歩いていると，知り合いでもそうでなくても，子どもでも高齢者でも分けへだてなく話をするなど朗らかで親しみやすい国民性を有している．

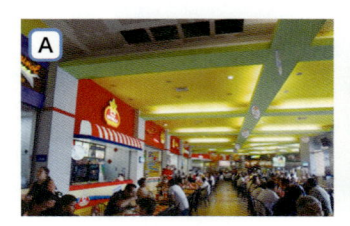

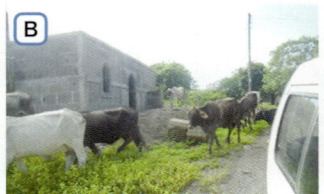

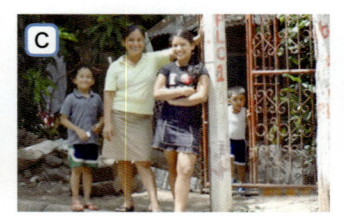

A）都市部の大型ショッピングモール．B，C）農村部はいまだ舗装されていない道が多い．

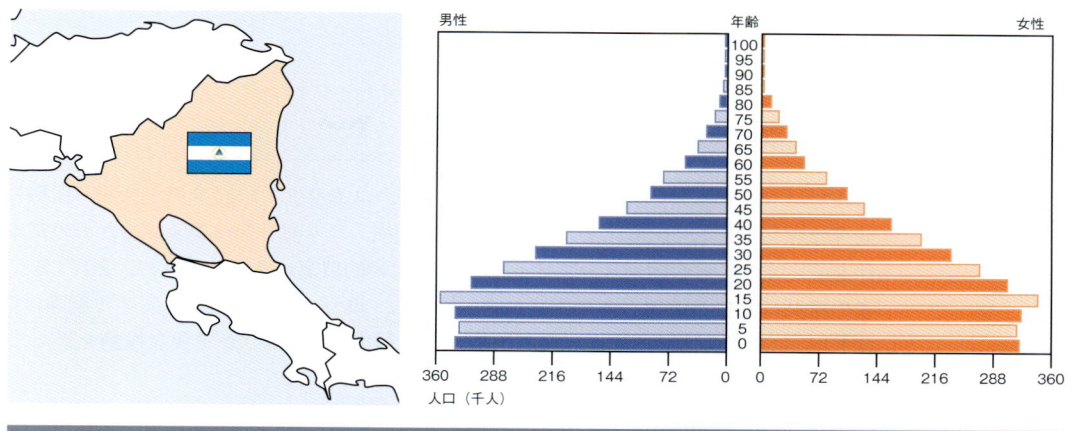

基本情報	
独立年月日	1821年
首都	マナグア
人口	約599万人（日本の約1/20子どもが多い）
主要言語	スペイン語
宗教	キリスト教
人種構成	メスティソが約7割（他にもヨーロッパ系，アフリカ系などもいる）
平均寿命	73.8歳

図　ニカラグアの基本情報

4　医療・リハビリテーションの状況

- 出生数1,000あたりの乳児死亡率は19，また，5歳以下死亡率は22である．
- 人口10万あたりの医師数は3.7と少ない．
- 公的保健医療施設では治療，リハビリテーションなどの**医療は無料**で提供されている．
- **首都マナグアに唯一のPT養成校がある**．OTについては，アメリカで資格を取得したOTが数名，一時期だけPT養成コースのなかにOT養成コースが開設されていたころの資格取得者が，国内に数名存在している．OT養成コースは現在閉鎖されており，STの養成校は存在しない．首都の大きな病院や障害者関連の施設では臨床心理士がOTやSTの役割を果たしており，臨床心理士は職業としても人気がある．また，ニカラグアPT協会も存在し，年に1回総会があるが，活動実態は不明である．
- 働く場としては，病院や障害児支援施設の他，個人で訪問リハビリテーションを行う者もいる．一方で，PTの資格をとったとしても，待遇は悪く，地域によっては就労の場も限られているため，**全く関係のない職業で働く者も多い**．

5 障害者（児）の状況

1）障害者に関する法制度[2]

- 憲法では，ニカラグア国民の社会権利に関して，ニカラグア国民全員が保健・医療に関する同等な権利をもち，国家はその推進，維持，回復，リハビリテーションのための基本的な条件を確定することが明記され，副次的法令も比較的豊富にある．さらに，**2011年に「障害者の権利に関する法律」も制定された**．しかし，政府の障害者支援に対する意識は低く，法律と現実ではかなり差があり，**民間医療機関や国内外のNGOが重要な役割を果たしている**．

2）障害者の統計

- 2003年ニカラグア障害者調査の結果によると，ニカラグアにおける障害者の比率は**10.3%**（男性49%，女性51%）となっている．
  - ▶障害の原因：先天的なもの，感染症や寄生虫などによる病気，労働による病気，転倒・転落や移動による事故，戦争その他慢性的な病気など．
  - ▶障害の種類：身体障害36.9%，知的障害25.9%，視覚障害12.7%，聴覚障害10.1%，精神障害5.9%，重複障害8.0%，内臓障害0.5%．

3）日常生活でみかける障害者

- 首都から少し郊外へ出ると，屋台や道端で店番をする身体障害者，パンを歩き売りしている聴覚障害者，バスの汽笛を鳴らす視覚障害者，出発前のバスに乗り込んできてお金を乞う障害者，路上生活をする精神障害者など，日常生活のなかで障害者をみかける機会は少なくない．
- 障害者が地域住民と怒鳴り合ったり喧嘩したりする場面に遭遇することもあるが，無視や蔑視されるのではなく，重要な働き手の1人として，または「そういう人」として日常の風景のなかに受け入れられているのではないかと感じられることも多々ある．

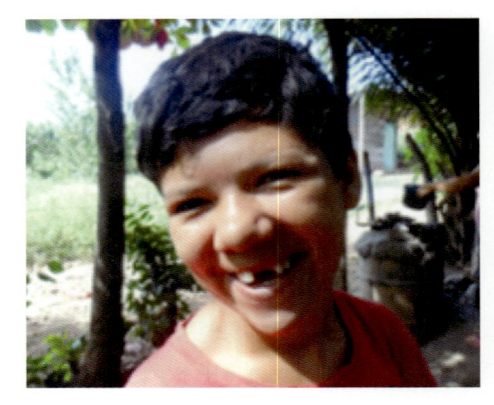

自宅近くの道端で，食べものを売る少女（脳性麻痺で片麻痺がある）．

4）障害者関連のイベント

❶ テレトン

- テレトンは1年に1回，ニカラグア中で行われる障害者のためのチャリティイベントである．このイベントのために，各地域で目標金額に応じた寄付を集めるためのイベントが開催され，その様子は全国で中継される．障害分野に関係する人だけでなく**地域住民全員**で盛り上がるイベントである．

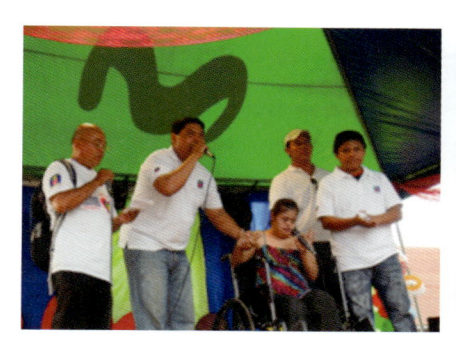

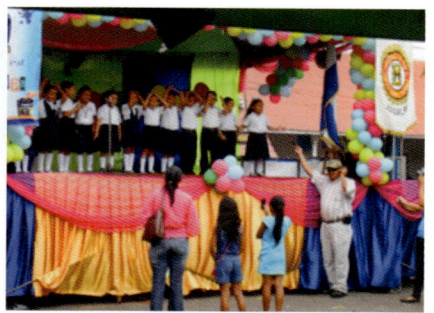

テレトンの様子.

2 障害者スポーツ大会・学芸会

- ニカラグア国内NGO「ロス・ピピートス」（事例にて紹介）が主催のスポーツ大会と学芸会が隔年で開催される．地区予選を勝ち上がったニカラグア中の障害者が首都マナグアに集まる．
- スポーツ大会では，障害があるのかと疑われる出場者も存在するが，文句をいうものはいない．学芸会では，障害のある子どもや大人がこの日のために練習してきた踊りや歌を披露する．手工芸作品の展示や販売もある．大会開会前には必ず，首都の道路を閉鎖し，障害者の権利を訴える行進が行われる．

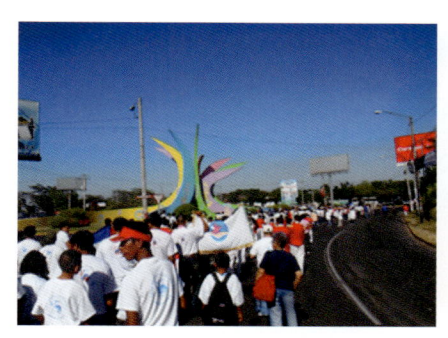

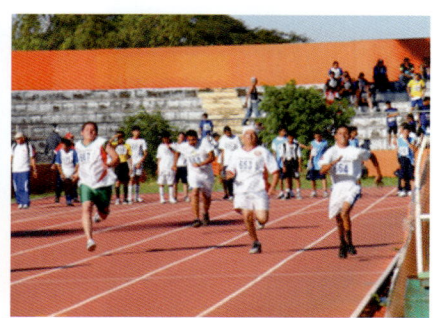

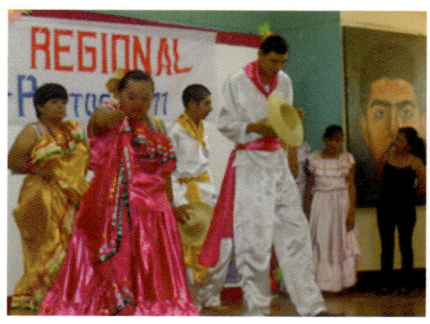

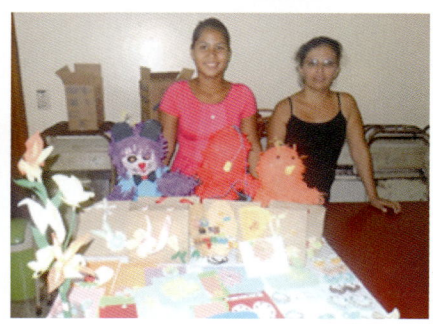

スポーツ大会と学芸会の様子.

文献

1) 「国際保健医療学　第2版」（日本国際保健医療学会／編），杏林書院，2005
2) 国際協力機構コスタリカ駐在員事務所：障害者の人権に関する調査報告書（ニカラグア国）（http://gwweb.jica.go.jp/km/FSubject0601.nsf/3b8a2d403517ae4549256f2d002e1dcc/f1692ec3188fd280492572f9002bdfcc/$FILE/障害者の人権に関する調査報告書（ニカラグア国）.pdf）

活動先でプロジェクトを立案しよう

第4章で学んだことを活かして活動先でプロジェクトを立案しよう．

プロジェクト名	
対象地域	
ターゲットグループ	
プロジェクト目標	
上位目標	
成果	
活動	

プロジェクト計画 記入表

第5章

実例でみる国際リハビリテーションの進め方

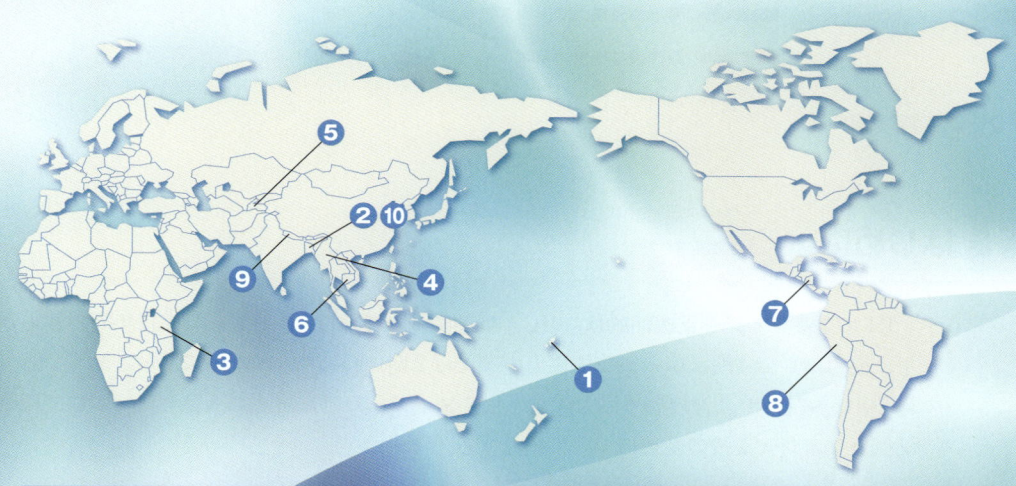

事例	職種			対象障害			活動場所	身分
	PT	OT	ST	身体	精神	小児		
第5章-1	✓			✓			病院	協力隊
第5章-2		✓				✓	現地NGO	NGO短期専門家
第5章-3	✓			✓			病院	協力隊
第5章-4	✓			✓			病院	JICA専門家
第5章-5	✓					✓	普通学校	NGO職員
第5章-6	✓			✓			病院	病院職員
第5章-7		✓				✓	特別支援学校	協力隊
第5章-8	✓			✓			病院	シニアボランティア
第5章-9		✓			✓		施設	協力隊
第5章-10			✓	✓		✓	病院	協力隊

第5章 実例でみる国際リハビリテーションの進め方

1 フィジーにおける青年海外協力隊PT派遣

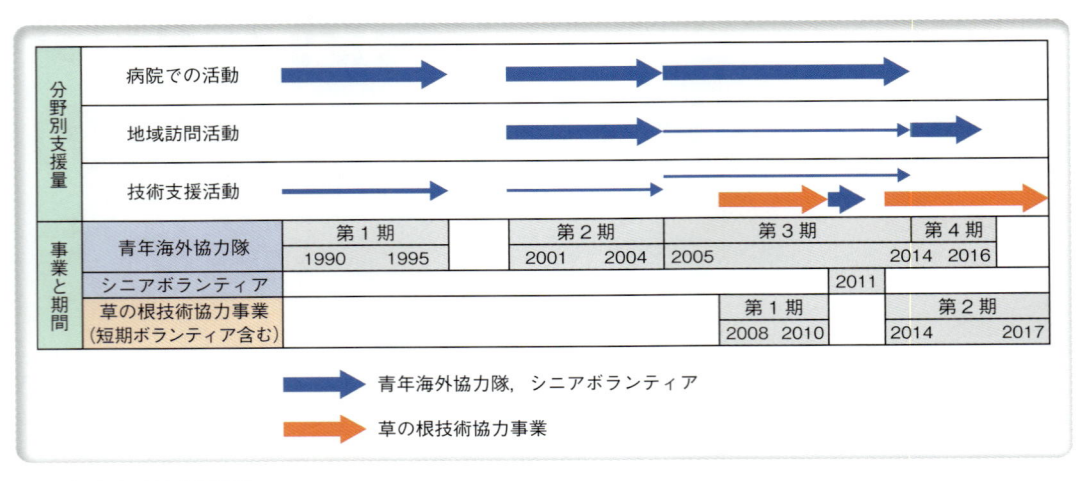

フィジーに対する支援活動.

1 はじめに

　PTによるフィジー支援活動は，JICA事業において1990年〜現在まで青年海外協力隊（以下，協力隊）で4期，草の根技術協力事業では2期にわたり，断続的に継続されている．筆者は2002〜'04年，青年海外協力隊員としてフィジーの地方病院で活動した．本項では筆者の活動とフィジー支援の変遷について紹介する．

2 フィジーにおける協力隊活動

1) フィジーと活動先の概要

　南太平洋にあるフィジーは，300以上の島々からなり，総面積は四国ほどである．フィジーをハネムーンやリゾート地として知っている人も多いだろう．しかし，それは国際空港のある西部の話である．曇り空の多い東部には首都スバがあり，南太平洋の要所として栄えていた．そこから車で1時間ほどの場所にある，セントラル地域レワ副地域のワイニンボカシ病院が筆者の活動先だった．小さな12床の病院に，医師は1名，メディカルアシスタント，ナースプラ

クティショナーといった日本にはない資格で医師に準じた仕事をする医療専門職にも会った．レワ副地域の最も大きな医療施設はナウソリヘルスセンターで，1名のフィジー人PTも勤務していた．

ナウソリヘルスセンターには，外来，レントゲン室，産科の病床があったが，一般病床はなく，入院はワイニンボカシ病院で行われた．また，重度の患者は中央地域の基幹病院であるCWM病院に救急車で搬送されていた．

2）病院での活動

筆者の活動は，病院での入院・外来患者に対する治療が主だった．といっても，小さな病院，患者は0の日もあった．治療費は無料の公立病院，平均在院日数は約3日，点滴が必要なくなれば，即退院だ．それは脳血管障害の患者も同じだったが，医師に家族へのリハビリテーション指導のために数日延期してもらうよう依頼することもあった．それは，病床が空いていれば認めてもらえた．看護師は処置を行い，体位変換などのケアは積極的に行っておらず，ケアは家族が行っていた．このため，家族に体位変換をしてもらえるように，ポスターを掲示した．また，外来にはラグビーやサッカーで捻挫や肉離れを起こす若者が多く来訪したため，ケガの予防のためにストレッチのポスターやリーフレットを作製した（図1）．

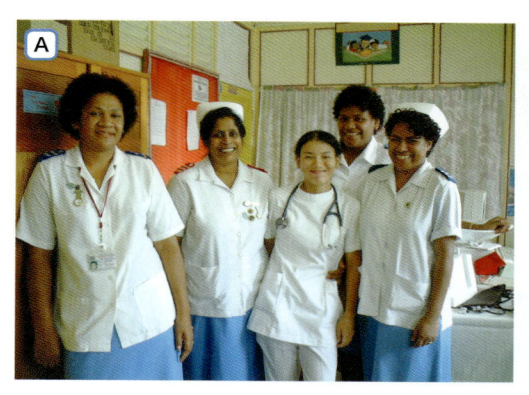

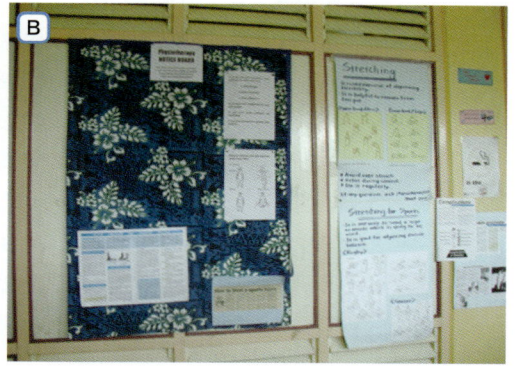

図1　病院の様子
A）インド系フィジー人の看護師長，フィジー系フィジー人の保健師と筆者．B）掲示による啓発．

3）村訪問（Community Outreach Program）

フィジーは開発型ではなく，アウトリーチ型のCBRを実施していた．保健師や栄養士，CRA（Community rehabilitation assistant）が地域に出向くときに一緒に村を訪問した．活動開始時，地域訪問のためワイニンボカシ病院は船を使っていた．しかし，船の所属が離島へ異動になり，所有する移動手段はなくなったため，ナウソリヘルスセンターの車を共有して使用することになった．

村訪問は1日1村．村に到着すると，まず集会所において，カバという植物の根を用いた飲みものがふるまわれる歓迎の儀式が行われる．その後，女性や子どもも集まり，健康に対する話を行い，計測に移ることが多かった．計測は，身長，体重，血圧，血糖など，子どもにはワクチン接種，女性には避妊指導が行われていた．

PTの筆者は，腰痛・膝痛予防の担当となり，減量，ストレッチ，筋力トレーニングについて話をした後，個別相談を行った（図2）．

お昼になれば，スタッフと食事をし，のんびりしてから病院へ戻った．なんという，効率の悪さ．日本ならありえない無駄な時間に，居心地の悪さを感じることもあった．しかし，効率がよいと得られないものもある．村の人々は訪問でヘルスサービスを受けるだけでなく，歓迎の儀式や昼食を準備することで関係を深め，ともに時間を過ごすなかで情報の共有を行っていた．また，公立病院は人事異動が多く，人が入れ替わる．村訪問は1年に1～2度だ．貴重な機会に新しく関係を築くための1日1村だったのかもしれないと，徐々に感じるようになった．

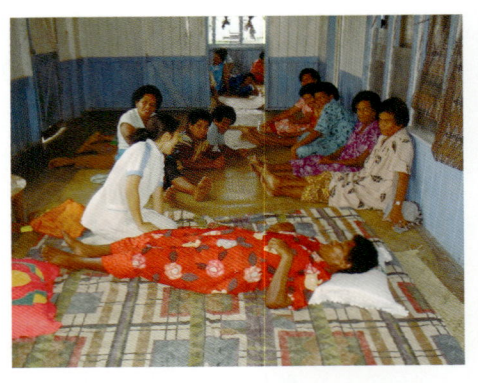

図2　村訪問で膝痛には減量・運動が有効と話している場面

4）任期中盤：後任要請の検討

フィジーの医療体制は中央・東部，西部，北部，3つの医療地域に分けて地域ごとに保健・医療サービスのネットワークを構築している．3地域には高度医療を担う基幹病院のCWM病院，ラウトカ病院，ランバサ病院があり，この3つの病院に多くのフィジー人PTが勤務していた．その下の副地域に地方病院やヘルスセンターが設置され，その他に結核治療とリハビリテーションを行うタマブア病院など特殊病院があった．

筆者らが派遣された第2期の要請理由は，人材の海外流出による人材の不足であった．地方展開が必要だが，人材がいないための要請と書類に記載があった．しかし，現地では卒業後就職するポストがないために，研修生として基幹病院にて無償で働く若いPTが複数いた．PTが必要との認識があってもポストを増やさない保健省の問題が，協力隊要請の背景にあることが明らかになった．

任期中4名の隊員が基幹病院でない地方病院で活動していたが，話し合いの結果，すべての派遣先で後任を要請しない方針となった．そして保健省やフィジー人PT責任者と話し合いの機会をもち，CWM病院，ラウトカ病院，ランバサ病院，リハビリテーション病院のタマブア病院へ隊員派遣の新規要請を行い，地方病院にフィジー人PTを移動する方向となった．基幹病院で，協力隊とフィジー人PTが一緒に働くことでの相乗効果を期待した結果だった．

5）任期後半：研修会の計画

同じレワ副地域のフィジー人PTは，筆者の任期後半，日本で研修を受けていた．しかし，任期終了数年後に訪問したときにはPTをやめていた．そんな彼とは任期中残念ながら協働することは少なかった．

彼が日本で研修を受けている間，ナウソリのCRAと連携することが増えた．そして研修会を任期終了1カ月前に実施することを計画した．さあ，もうすぐ開催，というときに，予想していないことが起こった．首相や大統領を歴任した方が死去されたのだ．大統領は首長でもあった偉大なるフィジー人だった．このため国中が喪に服した．その期間と研修会予定日が重

なり，研修会は実施できずに筆者は任期終了を迎えた．こうして中途半端なまま，帰国の途についたのだった．

3 帰国後：大学院での振り返り

どんな経験も価値がある．協力隊活動では，はじめての異国での生活で体調を崩したこともあった．人とぶつかったり，協力できたり，さまざまな経験をした．しかし，「望ましい協力隊派遣」はわからないまま時が過ぎた．

帰国後数年たち，日本の大学院博士前期課程に入った．そこで，フィジー調査を行える資金を獲得した．なぜ自分の活動がうまくいかなかったのか，その後地域の基幹病院，リハビリテーション病院に新規派遣が行われたが，「望ましい協力隊派遣」となったのか，2年の協力隊活動だけではわからない長期的視点で，PTによる国際協力を再検討してみることにした．

4 調査で知った協力隊活動の変遷とその後の広がり

2011年，隊員報告書の分析と現地調査を行った．隊員報告書をみていくと，フィジーでは大きく3期にわけて協力隊PTの派遣が行われていた（表1）．第1期PT派遣は，1990〜'95年に基幹病院とリハビリテーション病院に行われた．第2期は2001〜'04年に副地域の病院に派遣された．その後'06〜'14年まで第3期派遣が再び基幹病院とリハビリテーション病院で行われた．

調査を進めると，'08年からは，草の根技術協力事業「フィジー国理学療法士臨床研修」が行われていることがわかった（表2）．3期に基幹病院にて活動していた沖縄出身のPTに沖縄県理学療法士会から打診があり，新しい草の根技術協力事業が開始されていた．この事業では短期ボランティアが理学療法評価技術の指導を行った．この事業によって，2年間で6名のフィジー人PTが沖縄で研修を受けた（図3）．また，'14年からは「フィジー・沖縄リハアイランドプロジェクト」が実施されている．現地調査時には，シニアボランティアがフィジー国立大学理学療法学科に派遣されていた．そして，今回新たに'14年からNGOで看護職，体育隊員，フィジー人CRAと巡回活動をする第4期活動が開始されていることがわかった．

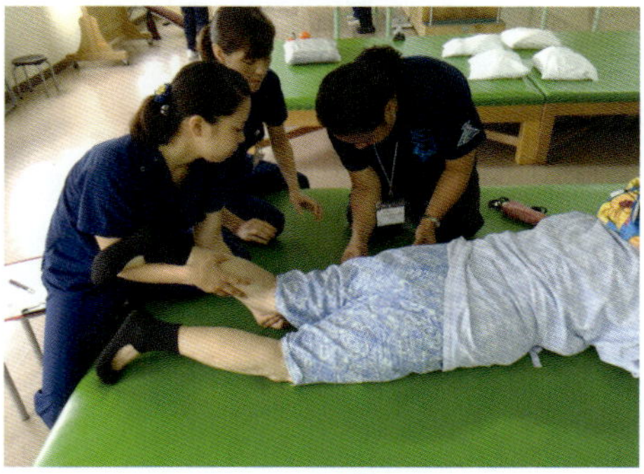

図3　沖縄での評価技術指導
指導を受けるフィジー人PT．写真提供：比嘉つな岐．

表1 フィジーにおける青年海外協力隊PT派遣

ボランティア事業種類・期間		配属先	主な活動内容
青年海外協力隊	第1期 1990/7～1992/9	CWM病院	地域病院，リハビリテーション病院での外来・入院患者対応
	1990/12～1992/12	タマブア病院	
	1992/4～1994/4	ラウトカ病院	
	1992/7～1994/7	CWM病院	
	1992/12～1994/12	ランバサ病院	
	1993/4～1995/4	ラウトカ病院	
	第2期 2001/4～2003/4	サブサブ病院	地方病院での外来・入院患者対応，地域巡回，訪問リハビリテーション，特別支援学校訪問，コミュニティリハビリテーションアシスタントとのワークショップ開催
	2001/12～2003/12	タベウニ病院	
	2002/4～2004/5	ワイニンボカシ病院	
	2002/4～2002/9	シンガトカ病院	
	2002/7～2004/7	シンガトカ病院	
	第3期 2005/7～2007/7	ラウトカ病院	地域病院，リハビリテーション病院での外来・入院患者対応，老人病院訪問，地域巡回
	2006/6～2008/6	CWM病院	
	2007/1～2009/3	ランバサ病院	
	2007/9～2009/9	ラウトカ病院	
	2009/3～2011/3	CWM病院	
	2009/3～2011/3	ランバサ病院	
	2009/6～2011/6	タマブア病院	
	2012/1～2014/1	タマブア病院	
	第4期 2014/9～2016/9	フレンド（NGO）	地域巡回活動
シニアボランティア	2011/3～2011/12	フィジー国立大学	臨床実習担当講師

1990～2016年．2015年以降は予定．

表2 フィジーにおけるPT関連の草の根技術協力事業

期	期間	事業名	目的・目標
第1期	2008/4～2010/3	フィジー国理学療法士臨床技術研修	フィジー国CWM病院，ラウトカ病院，ランバサ病院理学療法士の患者治療への意識の向上と安全で質の高い理学療法をフィジー国国民に提供する．
第2期	2014/6～2017/3	フィジー・沖縄リハアイランドプロジェクト	適切な評価に基づいた治療計画を策定できる理学療法士が育成され，多職種から構成されるチーム医療が実践される．

2008～'17年．2015年以降は予定．

5 協力隊派遣の先にみえたもの

　個々の協力隊活動は，充実したものから，筆者のような中途半端なものまで，さまざまだった．しかし，フィジーに対するPT支援は，派遣をくり返すなかで，基幹病院から地方病院へと広がり，その後再び基幹病院での活動となりフィジー人PTとのつながりが強くなった．そのつながりから新しい技術協力事業が生まれ，また新しく養成校へのシニアボランティア派遣やNGO派遣が行われるといった広がりをみせていた．

　フィジーの事例をみても，協力隊の派遣は，マンパワー型になりやすい．隊員報告書をみると，基幹病院での活動ではフィジー人PTが休んだときの代替要員となっている不満が述べられていた．PTへの技術移転を行うには，技術協力事業のように，評価技術を伝えるといった，明確な技術協力の目的をもつことが望ましいと考える．最後に，筆者が協力隊活動より得た教訓を示す（表3）．

　協力隊のつながりから生まれた新しい支援．その先にはどんな未来が待っているのだろうか．今後の発展を見守りたい．

表3　教訓

協力隊は新しいプロジェクトへ続く架け橋になる
日本にいるときから，人間関係を広げておこう
何が起きるかわからない．延期しても実施できるよう，イベントは早めに計画しよう．

第5章 実例でみる国際リハビリテーションの進め方

2 バングラデシュのスラムから

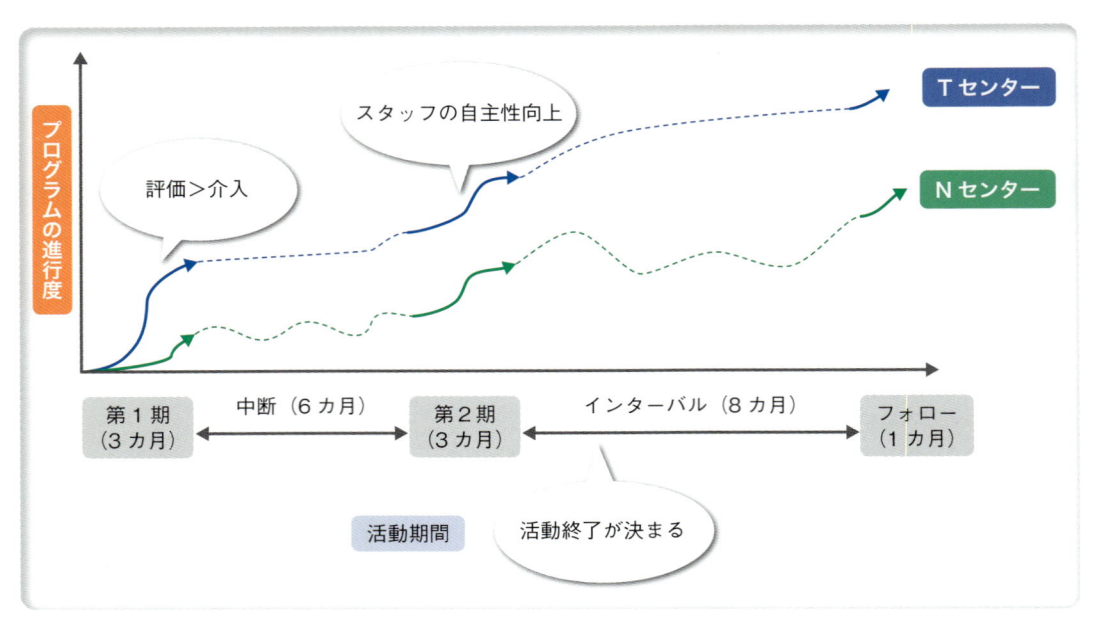

2つのセンターにおけるプログラムの進行度.

1 参加のきっかけ

　1995〜'97年まで青年海外協力隊に参加しマレーシアで活動したのが筆者のはじめての海外での活動であった．帰国後はOT養成校で勤務しながらも，大学院での研究やNGOのスタディツアー※に参加して，アジアの障害者事情に関心を寄せていた．「もう一度海外で働きたい」と思いはじめたころに，公益社団法人日本キリスト教海外医療協力会（JOCS）の海外派遣ワーカーである日本人のPTと出会い，彼女の紹介で筆者も同会のワーカーとなった．家庭の事情で3カ月の短期派遣ではあったが，もう一度海外，バングラデシュの首都ダッカで活動できることになった．

> memo
> ※ スタディツアー
> NGOなどが相互理解や体験学習を目的として行うツアーをさす．現地の人や団体と同じ目線で交流できる，参加者がプログラムに積極的にかかわれるなどの特徴をもつ．観光旅行とは異り，現地の事情を深く理解できる．期間は1週間〜1カ月までと幅広く，内容もNGOごとに特色がある．

2 ダッカでの活動

　筆者が派遣されたのは，JOCSと協力関係にある女子修道会（SMSM Sisters Bangladesh，以下SMSM）である．派遣期間は3カ月×数回，期待されたのはスタッフの技術向上トレーニングと，プログラムへの介入という，ざっくりしたものだった．具体的なミッションがない代わりに，自分が気になったことに，自分の好きな方法で介入できる．そこで，最初の派遣では活動に参加してプログラムの内容やスタッフの特徴を把握し，2回目以降の派遣で具体的な指導にあたろうと考えた．ベンガル語（バングラデシュの公用語）は派遣前に市販のテキストで独習したほか，派遣中も現地で家庭教師を頼み，週4回業務後に学習した．スタッフとの会話は主に英語で，子どもや親との込み入った話のときはスタッフに通訳してもらった．

1）派遣先の概要

　活動場所はSMSMが運営する3カ所のデイケアセンターだった．いずれもダッカ市内のスラムか，隣接する地区にある．前述のPTが定期的に訪問指導していたので，筆者がそれを引き継ぐ形となった．SMSMのシスターがプログラム責任者，現地採用の女性8名が実働スタッフとして活動していた．シスターもスタッフも医療や福祉の資格はないが，大学でソーシャルワークや幼児教育を学んだり，他のNGOで障害者支援や保健関係のトレーニングを受けたことがあるなど，それなりの知識と経験を積んでいた．

　センターでは直接支援として識字教育や簡単な機能訓練などが，また間接支援として家族指導，病院への同行，リハビリテーション専門施設や特別支援学校などへの照会などが現地スタッフにより提供されていた．通所者の障害タイプはさまざまであり，年齢層はセンターによって異なるが，メインは幼児〜10代後半，ほとんどがスラムで生活する低所得者層である．

2）活動方針の設定

　活動に参加してみると，通所者個人の障害特性もさることながら，健康状態の悪さ，ドメスティックバイオレンス，近隣住民からのいじめなど，さまざまな問題に直面していることを知った．そんなケースの多くは，親も何らかの事情，読み書きが苦手で収入の高い仕事に就けない，近所に頼れる人がいない，体調が悪くても病院に連れて行けない（場所や行き方がわからない，交通費がない）など，を抱えていた．通所者を可愛がっている親ももちろんいたが，大事にするあまり家で何もさせない，という親もいた．スタッフも同じことを感じていたので，通所者個人の力が発揮できるプログラムづくりを目的に，家族支援と近隣住民の啓発にもつながるようなアプローチを考えることにした．1回目の活動の後半から徐々に導入し，2回目の活動から本格実施した．

3）職業準備訓練

■1 導入の経緯

　ダッカ中心部のスラムに隣接するT地区のデイケアセンター（以下Tセンター）で実施した．ここの平均年齢は14歳，障害タイプは聴覚障害と知的障害が多く，視覚障害や軽度の運動障害をもつ子どももいたが，ほとんどの子どもは複数の障害を有していた．Tセンターの営業時

間は8時半〜13時までで，11時のおやつの時間をはさんで国語，算数，英語などの授業が組まれていた．利用者の年齢を考慮すると，近い将来就労が現実味を帯びてくる．スタッフからも職業につながるようなクラスをとり入れたいとの希望が出たため，週1回を職業準備訓練の日にし，筆者がそれを担当した．

2 活動内容

職業準備訓練とはいえ対象は10代前半の子どもたちなので，「ものづくりクラス」と称して，子どもたちの生活でなじみのある仕事のなかから「子どもが楽しめて，スタッフも指導しやすい」ものを選び，そこに準備・後片づけ・時間を守る・協力するなど，どの仕事でも共通の要素を盛り込んだ．また，おやつの時間も利用し，興味のある子どもにはおやつづくりや後片づけも参加させた．

実際につくったのは布バッグ，ビーズアクセサリー，グリーティングカード，古新聞紙を使った紙袋など．完成品のうち布バッグは各自でもち帰らせ，ビーズアクセサリーとカードは他のNGOが運営する店に，紙袋は近所の専門業者にそれぞれ卸した．売上金の使い道は，子どもたちとスタッフで議論した結果，おやつの購入費用にあて，子どもの代表者とスタッフが買いに行った．

筆者が特に介入したのは，活動時の環境設定と，通常の授業で学んだ言葉や計算を活動時にもとり入れたことだ．例えばビーズアクセサリーをつくる際，巧緻動作に障害のある子どもには大きめのビーズを用いたり，机のうえにタオルを敷いてつまみやすくする，注意障害のある子どもには他の子どもとの間にスタッフが座るなど，おのおのの特性に合わせて物理的・人的環境を整えた．また，前日の授業で色の名称（赤，青など）やアクセサリーを身につける部位（首，手首など）を体の動き・音声言語・文字で学習し，翌日のものづくりクラスでは実物を手にとりながら復唱する，などの方法で，普段の授業内容と関連づけた．

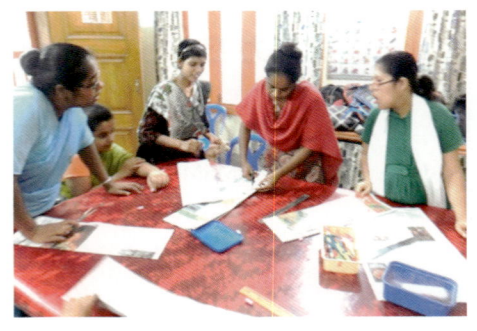

ものづくりクラスの様子．リーダースタッフ（右から2番目）が手本をみせ，通所者と他のスタッフがそれをみてつくる．

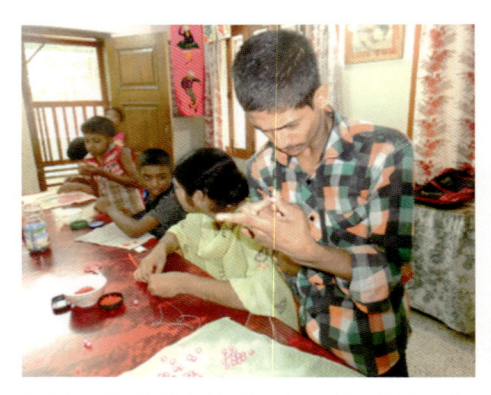

アテトーゼ型脳性麻痺男性．本人の強い希望でビーズアクセサリーに取り組む．太い針を使う，大きめのビーズを使う，タオルを敷いてつまみやすくする，などの設定でできるようになった．

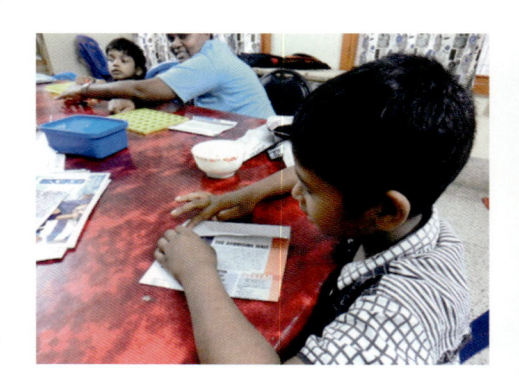

古新聞で紙袋づくり．完成品は近所の卸問屋に売る．

3 通所者と周囲の変化

　子どもたちは総じて喜んで活動していた．開始にあたっては，「できる子どもだけ集めて小グループでやりましょう」とスタッフがいい，筆者もそれに賛同した．年齢も障害もバラエティに富む通所者全員を一緒に指導するにはスタッフも負担だと思ったからである．だが，実際にはじめると，子どもたちは一緒にやりたがったので，結局は全員一緒に同じものをつくることにした．それぞれ異なる障害特性をもつ子どもたちを同時に指導するのはたいへんで，当初は筆者もスタッフも大混乱であった．そのうち，手順や環境を変えたり，苦手な部分を他の子どもが手伝ったりと，子どもが自分たちで工夫するようになった．

　ものづくりクラスをはじめてから，児童の読み書き計算能力や，運動障害をもつ児童の運動機能（姿勢保持，巧緻動作）が向上したが，一番の変化は家族と近隣住民であった．開始当初は「うちの子は何もできない」といっていた親が，自分の子どもがつくった作品をみて子どもを褒めたり，やりたがっていた家の仕事を手伝わせるようになった．近所の人も作品販売を通して態度が変わり，ときには高値で売れる作品づくりのアドバイスももらえるようになった．子どもたちも周囲の反応に自信を深めたようだった．

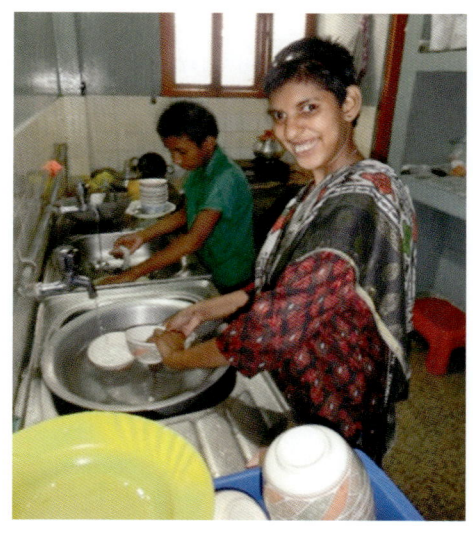

おやつの後片づけ．2人とも洗いものが大好きとのこと．

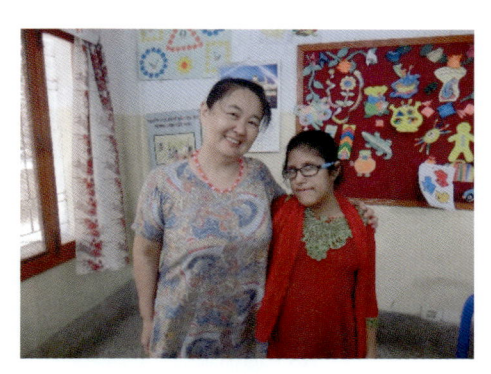

子どもがはじめてつくったビーズネックレスをプレゼントしてくれたので，記念のツーショット．

4）たまり場プログラム

1 導入の経緯

　ダッカ中心部からバスで1時間ほど離れた，N地区スラムに隣接するデイケアセンター（以下Nセンター）で実施．ここの平均年齢は8歳で，大半が脳性麻痺を有していた．オープン時間はTセンターと同じだが，親子通所，機能訓練がメイン，授業のような時間割がなく子どもたちが好き勝手に遊んでいるなどが異なっていた．スタッフは気ままに訓練したり，読み書きを教えたり，子どもを遊ばせたりし，その間，母親たちは雑談したり，特になにもせず過ごしていた．はじめは母親の態度や，自由すぎる時間に違和感を覚えたが，センターに通い，通所者の家庭を訪問し，そしてベンガル語が聞きとれるようになるにつれて，その場で起きていることやその意味がつかめてきた．

　訓練嫌いで遊んでばかりいる子どもがいた．母親は子どもを叱る様子はなく，他の母親としゃべってばかりで，スタッフも特に注意はしていなかった．あるとき，Nスラムに住むこの

子どもの家を訪問した際，ベッドに寝かせきりになっていた．家のなかは母親の内職道具が床一面に置かれてあり，足のふみ場もなかった．家が貧しいのでおもちゃは買えず，帰宅したら母親は家事と内職に追われて，子どもの身の回りの世話をするのがやっとのことであった．この子どもにとってNセンターは唯一自分で思い切り動き，好きに遊べる場なんだ，と気づいた．機能訓練は彼にとっては束縛でしかなかったようだ．

母親の雑談も，実は内職や子育ての悩みを相談していたことがわかった．Nスラムの住民は都会に出てきた人ばかりで近所づきあいが少ない．この母親も例外ではなく，困りごとがあっても近所の人には相談できず，スタッフやセンターにくる他の母親に相談していたのだ．

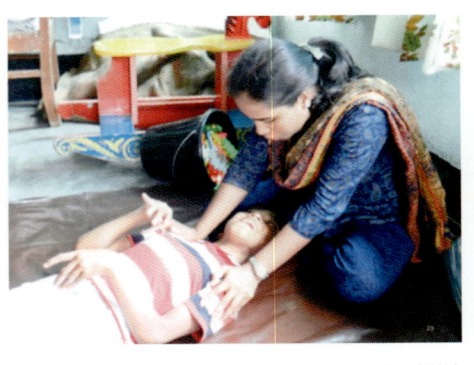

個別訓練の様子．右はリーダースタッフ．個別訓練の間も子どもに話しかけてリラックスさせるのが上手だ．

2 活動内容

Nセンターは子どもや母親が安心して集える，いわば「たまり場」の役割を果たしていた．そこでスタッフと筆者は，日常のプログラムを，たまり場のよさ（＝やりたいことをやれる自由度の高さ）を活かしつつ，通所者の機能向上にもつなげられるようなものにしようと，相談した．そして，1日のプログラムをグループワーク，個別訓練，おやつを挟んで後半は自由遊びの時間に分けることにした．グループワークは通所者全員でストレッチ体操してから風船バレーや輪投げリレーなど体を使いながら皆で取り組める遊びをし，親もそれに参加する．個別訓練は必要最小限にして，親が確実にできるものを指導する．後半は子どもたちが思い思いに好きな遊びや読み書きの練習をして過ごす．個別訓練の順番待ちの間と，自由遊びの時間は親も自由に過ごせるようにした．

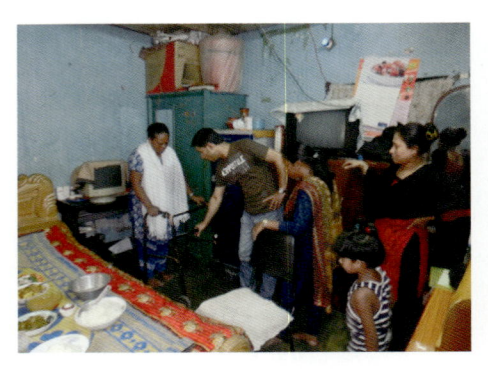

他の母親からの情報提供により，センターにきていない児童の家を訪問．子どもが成長して母親だけではセンターに連れていけないとのことなので，送迎方法を検討することになった．また，亡くなった祖父が買い与えたウォーカーがあったので，それを使って家で歩行訓練をしてもらうことにした．

3 通所者と周囲の変化

個別訓練が嫌な子どももグループワークには参加し，体を動かすようになった．また，たまり場での話をきっかけに母親の内職グループができたり，センターにこられない子どもの家を訪問したりと，活動も広がっていった．

3 活動から得た教訓

1）現状把握に時間をかける

　　現場で起きていることには何らかの意味がある，これが今回筆者の得た教訓である．自分の物差しで評価する気持ちを抑え，まずは関係者の話を聞き，生活場面をみるなどして，現地の人の生活背景を実感しよう．それは現地の人との信頼関係づくりにも役立つ．2期目の本格活動もスムーズに開始できたのは導入に時間をかけた効果かもしれない．

2）スタッフの得意分野を活かす

　　人間はだれにでも得手不得手があるので，得意分野を活かして仕事をしたほうが，スタッフもわれわれも長続きする．スタッフでカバーできない分野は，外部の人や機関に頼ればいい．筆者の活動ではスタッフが全員女性だったのでTセンターのものづくりクラスは女性が教えやすい種目にし，手芸好きで教え方も上手な人にリーダーを担当してもらった．Nセンターでは幼児教育の経験者で子どもを遊ばせるのが上手な人に担当してもらった．2人とも開始当初は筆者の真似をしていたが，徐々に自分からアイディアを出し，クラスをリードしていくようになった．

3）でも，予定通りには進まない

　　途上国ならではの事情や組織の事情で活動が停滞することがある．ダッカでも活動中はホルタルと称する交通ストライキで業務がストップし，特にNセンターの活動は予定通りには進まなかった．また，ゆくゆくは通所者の就労支援やスラムのバリアフリー化にも携わる予定でいたが，派遣先の内部事情で1回目と2回目の間が半年空き，さらに現地の治安悪化と派遣元の体制変更などが重なり，結局派遣されたのは2回のみだった．このように予定通りに進まないことも多いが，現地の人とともに悩み，試行錯誤すれば，そのプロセスが現地の人に経験として必ず残る．今は結果が出なくても，それが種となり，いつか芽吹くことを信じて，あせらず，でもあきらめずに取り組むことが重要である．

4 おわりに

　　2回目の活動終了後1年経過したところで現地を再訪する機会を得たが，現地のプログラムは筆者の予想以上に発展していたことに驚いた．短期間の介入でも現地の人へのインパクトは残せる反面，限られた時間で効果的な介入方法をどうやってみつけ，組み立てるかが課題になると実感した．筆者の活動は，前述の事情で志半ばで終了せざるを得なかったが，日本に拠点を置きながらも途上国で活動することが，リハビリテーション分野でも可能だと実感した．このような機会と，それに携わる人材が今後も増えることを望んでいる．

第5章 実例でみる国際リハビリテーションの進め方

3 タンザニアでの「日本式」導入の試み

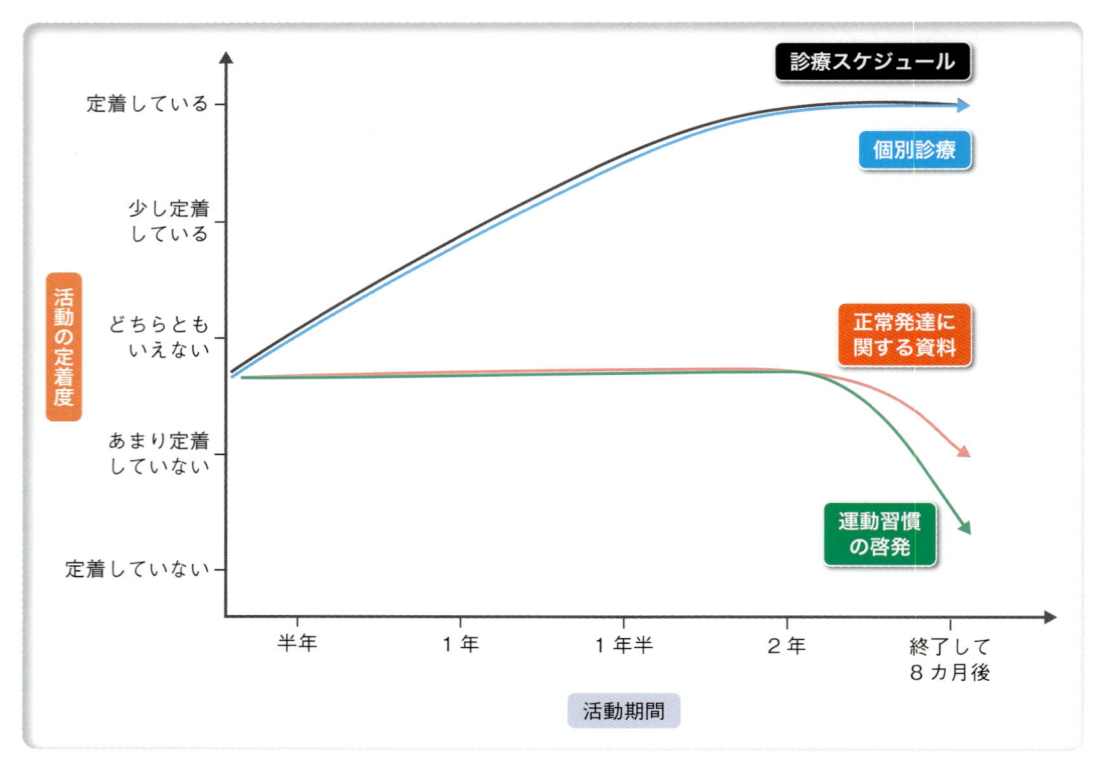

タンザニアにおける「日本式」の定着度.

1 はじめに

　タンザニアと聞いて，その位置を正確にわかる方はどの位いるだろうか？ かくいう筆者も青年海外協力隊（以下協力隊）としての派遣が決まるまでは名前は知っていても，その位置や文化など，全く未知の世界であった．本項では日本から1万km以上離れたタンザニアでの「日本式」導入による診療システム改善をめざした活動を紹介する．

2 診療への日本式導入活動

1）派遣先の概要

2年間，島嶼部ザンジバルのウングジャ島内の（図1），ザンジバル最大の公立総合病院であるムナジモジャ病院に派遣された[1]．ウングジャ島唯一のリハビリテーション科をもつ病院でもあったため，島内全域から患者を受け入れていた．リハビリテーション科でPTは筆者を除き1名，OT 2名，義肢装具士2名，看護師資格をもつ助手数名ら同僚たちの協力を得ながら，現地語のスワヒリ語も心もとないなか活動を開始した．

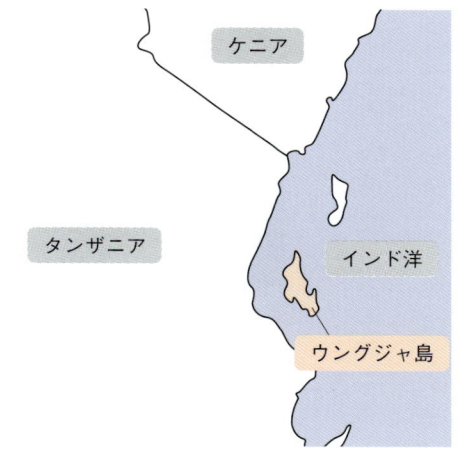

図1　ウングジャ島

2）活動のきっかけ

派遣先への協力隊派遣は筆者がはじめてではなく，スタッフ側も受け入れ実績があるためか，よくも悪くも活動開始はスムーズであった．初日に関係部署やスタッフへあいさつをすませると，いきなり患者の診療を依頼され，スワヒリ語に苦労し冷や汗をかきながらも次々にくる患者の診療に追われて初日をおえた．はじめの数カ月はスタッフとの関係づくり，現状把握などのためマンパワーとして診療業務に集中し，いくらか慣れてきたころ診療とともに取り組む活動の方針を決めた．

派遣先のあるウングジャ島は中心部に世界遺産があり旅行者も多く，配属先へは不定期にヨーロッパからの短期ボランティアもきていた．彼らのほとんどはスワヒリ語を話せず，筆者が通訳の役割を求められることもあった．さらに国内の養成校からの実習生がくることもあり，指導の立場を求められることもあった．このようにさまざまな役割を求められるなか，現地スタッフや他のボランティアと業務を効率よく進めようとするうえでいくつかの課題があり，日本の診療システムを用いた改善に向けての取り組みを活動の柱とした．

3）効率のよい診療に向けて

診療においては，まずスケジュールが未定で外来の診療終了時間が決まっていないため，日によっては入院患者の診療まで手が回らないのが課題であった．大まかに外来と入院の診療スケジュールを決め，スケジュール表をクリニック入口に掲示した（図2）．また患者たちは我先にとセラピストのもとに集まり診療を依頼し，セラピストは順番やルールなく診療を行っていたため，まず受付順に番号札を配り，さらに掲示物で「1人ずつ順番に診療を行う」，「待合スペースを1カ所に集中させる」内容の告知を行った（図3, 4）．

小児の外来診療において最も多いのが，2カ月足らずの新生児を親が立たせて立位保持が困難と親が訴えるケースである．多くのケースは特に異常所見などなく，単純に親たちが正常発

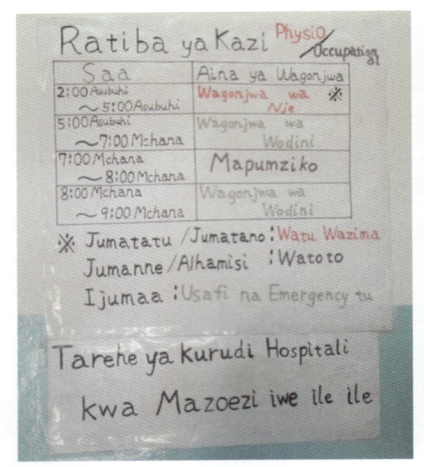

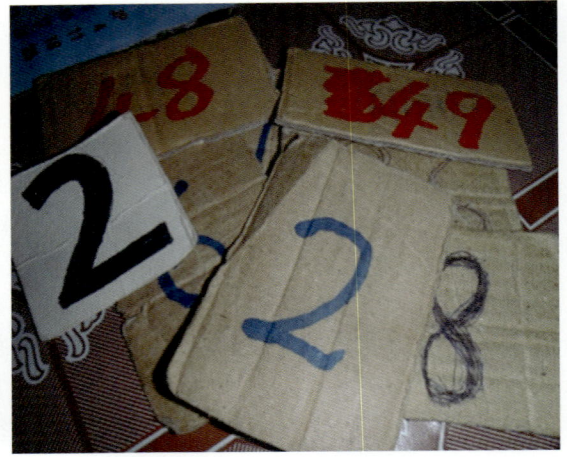

図2　スケジュール表の掲示

図3　番号札

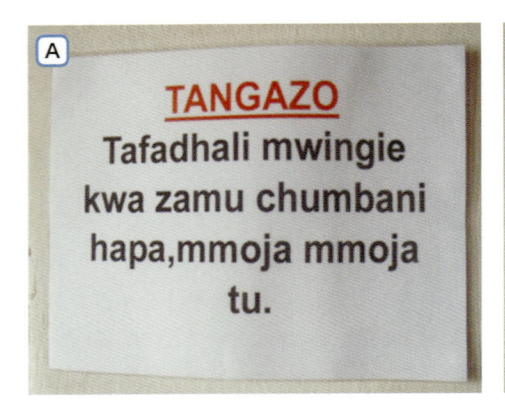

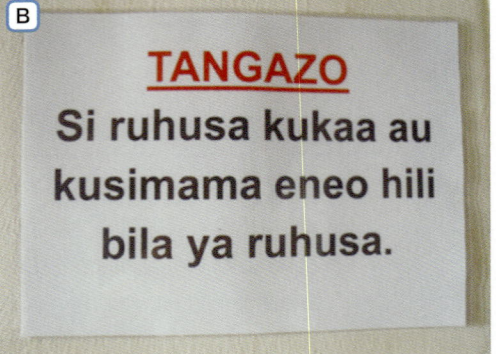

図4　掲示物による告知
A）個別診療を案内する掲示．B）待合スペースを1カ所に集中させる案内の掲示．

達を知らないだけであった．対応としては，「3カ月で寝返りができる」などの正常発達に関する資料をスワヒリ語で作成し，院内へ掲示するとともに親たちへ配布して教育・啓発をめざした（図5）．

　これらの取り組みによる結果としては，診療患者数に関して前年同月に比べ，それぞれ外来は1.37倍，入院は2.55倍の増加を認め，診療の効率化が図れた．

4）その後の展開

　筆者の活動終了後，後任隊員に対して取り組みに対する定着度と現状を確認する機会を得られた．筆者の離任後約8カ月では，スケジュールや個別診療に関する掲示，そして番号札の配布については継続されており，システムとして診療スケジュールと個別診療に関しては定着が図れていた．一方，正常発達に関する資料に関しては，あまり使用されていなかった．同僚たちは時々掲示している資料を親たちにみるように指示する程度で，配布しているのは後任隊員だけであり，システムとしての定着には至っていないようであった．システムの定着が困難だった背景には，もともとの保健システム上の問題もあるが，それ以上に筆者側の同僚たちとのコ

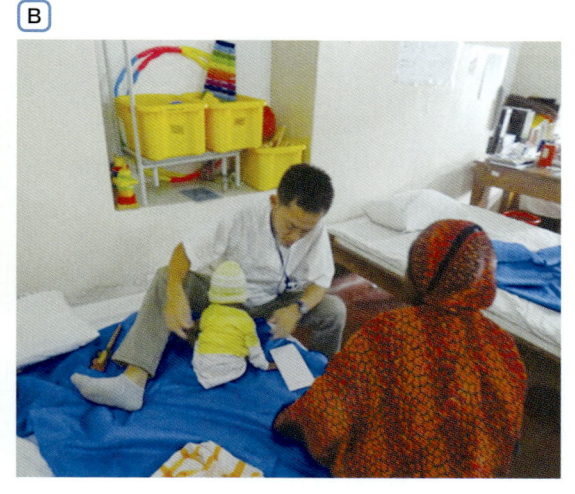

図5　親たちへの教育・啓発
A）正常発達に関する資料．B）診療風景．

ミュニケーション不足により，同僚たちの資料の価値や意味合いに対する理解が不十分であった点も影響していると思われる．

3　運動習慣啓発に向けた活動

1）活動のきっかけ

　筆者の同僚たちはみな筆者よりも高齢で特に女性は太っている人が多く，膝や腰に痛みを抱えている人も少なくなかった．本人たちも運動することで痩せることは知っているが，やり方がわからないので教えて欲しいとの訴えが多く聞かれた．またタンザニアの学校教育のなかでも体育に関しては体系化されていなく，同じ時期に協力隊の体育隊員が体系化の普及に取り組んでいた．

　このように現地では運動習慣がなく，生活習慣病のリスクが高い人が多くみられた．この現状に対してタンザニア本土のPT隊員と協力し，運動習慣の啓発に取り組もうと考えた．

2）運動習慣啓発に向けた活動

　運動習慣啓発への取り組みとしては，全身を効率よく動かせる手段は何かと考え，日本人にはおなじみの「ラジオ体操」を用いた．この音源を利用して，始業前や休憩中など，同僚たちに声をかけて前で見本をみせながら，ともに体操を行った．はじめのころは物珍しさで科内の多数が参加していたが，徐々に参加者は減り，定着には至らなかった．

　この現状に関して同僚たちに聞いたところ，「いっていることがわからない」，「動きが早くてついていけない」などの訴えがあり，「ラジオ体操スワヒリ語版」の試作を行った．号令をスワヒリ語訳し，スワヒリ語で歌い音源への音入れを行った．その音源を用いたところ，音声による理解が進んだこともあり，大人数を相手にする場合でも前方で筆者による見本がみえなく

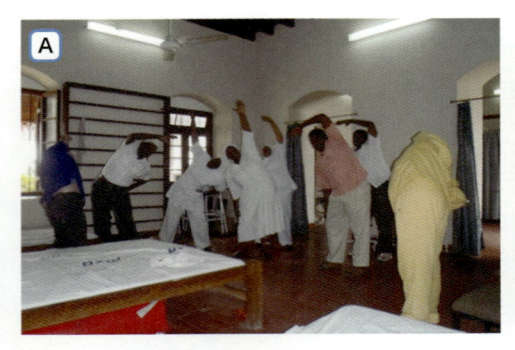

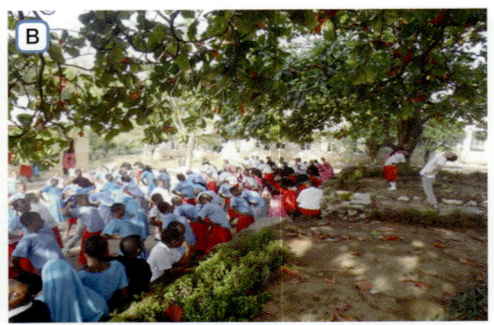

図6　ラジオ体操
A）同僚たちと．B）高校生と．

てもついて行ける場面が増えた．また，動きについて行けない場合には，音源をパソコンから流して2分の1倍速など速さ調整をすることで対応した．（図6A）

病院以外での活動としては，高校で教員として活動する隊員とともに，高校の集会の時間を利用して体操の紹介をしたり，地元で定期的に運動をしているグループへ出向き，準備体操として紹介したりした．（図6B）

3）その後の展開

派遣先では，筆者の活動終了とともに体操の実施も終了した．音源を残して同僚たちのみでの実施を提案してみたが，音源を再生するプレーヤーもなく，自ら購入しようとするまでの動きは起きなかった．インフラ整備が進まないなかで電源を必要とする媒体を用いたのは反省点であり，音源を必要としないポスターなどによる啓発も可能性の1つと考えられる．一方，ラジオ体操スワヒリ語版に関しては，筆者の活動後も国内の隊員間で希望者に対し音源が共有されており，現在の活動にも活かされている．

4　活動から学んだこと

1）マンパワーになり過ぎない

活動開始当初はできるだけ早く診療に慣れ，たくさんの患者をみようと極力スワヒリ語で患者や同僚とコミュニケーションをとることに専念していた．しかし，他国からのボランティアは話せないことが多く同僚たちが通訳になり協働で診療に臨み，結果として同僚への技術移転ができていることに気づいた．このような形で活動に巻き込むことも1つの活動の形であり，マンパワーになりすぎず，周囲を巻き込んだ活動が重要である．

2）異文化に一喜一憂しすぎない

派遣されたウングジャ島は，住民の大半がイスラム教であり，日本人と比べて生活と宗教が密接に結びついていた．1日5回のお祈りの時間があり，特に金曜日はお祈りに時間をかける習慣となっており同僚たちは職場にきても熱心に仕事をしている姿はみられなかった．はじめ

のころはこの習慣を理解することができず同僚に対して感情的になっていた．しかし，ある時期から自分はあくまでボランティアで派遣期間中はできることを最大限やろうと割り切って活動を続けた．普段は言葉には出さないが，活動終了時そのような異文化にも配慮した取り組みにカウンターパートや院長からも感謝の言葉とともに贈り物をいただいた．さまざまな因子の違いによる異文化のなかでも，その背景を理解しとにかく人対人，一時の感情に流されず真摯に向き合うことにより，よくも悪くも結果は伴うのである．

3）助け合う文化と上手につき合う

　島の住民たちはイスラム教の教えのもと，だれでも利害を気にせず助け合う文化が根づいていた．筆者自身も同僚や近隣住民などさまざまな人に支えられた2年間であり，人間関係が希薄化しつつある現代の日本人も見習うべきところが多くあると感じた．一方，活動の場面でも助け合うことは大切だが，役割をしっかり決めないと責任の所在があいまいとなり，ものごとが進まないことが多い．最低限の責任の所在をはっきりしたうえで助け合う文化と上手につき合うことが重要である．

文献

1) 外務省ホームページ，タンザニア連合共和国（United Republic of Tanzania），基礎データ（http://www.mofa.go.jp/mofaj/area/tanzania/）

第5章 実例でみる国際リハビリテーションの進め方

4 ミャンマーでのリハビリテーション強化プロジェクト

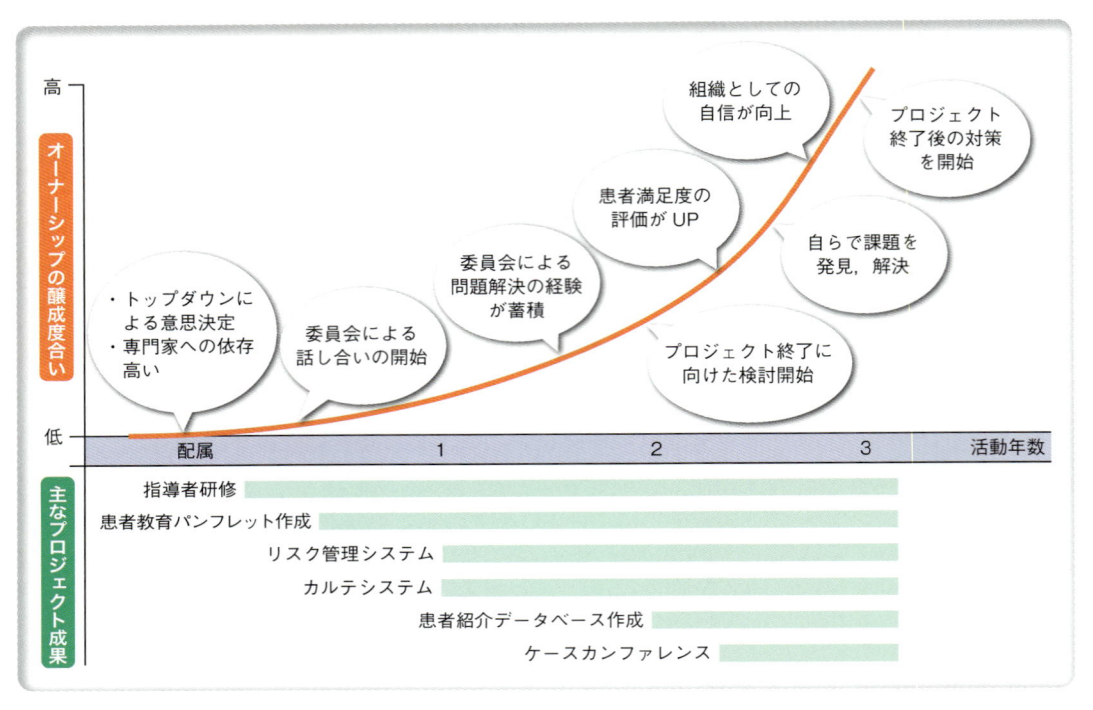

プロジェクト期間中のオーナーシップ醸成のプロセス.

縦軸：オーナーシップの醸成度合い（低〜高）
横軸：活動年数（配属、1、2、3）

- トップダウンによる意思決定
- 専門家への依存高い
- 委員会による話し合いの開始
- 委員会による問題解決の経験が蓄積
- 患者満足度の評価がUP
- 組織としての自信が向上
- プロジェクト終了に向けた検討開始
- 自らで課題を発見，解決
- プロジェクト終了後の対策を開始

主なプロジェクト成果：
- 指導者研修
- 患者教育パンフレット作成
- リスク管理システム
- カルテシステム
- 患者紹介データベース作成
- ケースカンファレンス

1 はじめに

　プロジェクトの目標が達成されるためには，多くの要因が関係するが，現地の人たちが主体的にプロジェクトに参加しているかどうかは大きな要素になる．プロジェクトが日本のセラピストによって進められるだろうと，現地の人が他人事のように思っている場合には，計画が一向に進まないし，プロジェクトが終了したらすぐに成果が消えてなくなってしまう．

　本項では，ミャンマーでの活動事例から現地のオーナーシップ[※1]を高め，主体的に活動に参加できる体制をどのように整えながらプロジェクトを進めていったのかを，いくつかのツール紹介を交えてまとめる．

> **memo** ※1　オーナーシップ
> オーナーシップとは当事者意識のことで，主体的に取り組む姿勢のことをいう．国際協力では，相手国のオーナーシップが育成されることが重要となる．

2 プロジェクトの概要

1）プロジェクトの目標

リハビリテーション強化プロジェクト[※2]は，2008～'13年までの5年間にわたりミャンマーの国立リハビリテーション病院で実施された．筆者はチーフアドバイザー[※3]として'10～'13年のプロジェクトの後半部分にかかわった．

プロジェクトの目標は，国立リハビリテーション病院で提供されるリハビリテーションサービスの質を高めるための体制を強化することである．そのために，①人材育成を図る研修システムの構築，②病院サービスの向上につながる体制づくり，③病院と他リハビリテーション関連機関との連携強化，を3本柱に位置づけて活動を展開した．

> **memo** ※2 リハビリテーション強化プロジェクト
> 本プロジェクトは，技術協力プロジェクトとして実施された．技術協力プロジェクトとは，専門家派遣，研修員受入れ，機材供与という3つの協力手段を用いて，一定期間で実施される事業である．

> **memo** ※3 チーフアドバイザー
> チーフアドバイザーとはプロジェクトリーダーのことで，プロジェクトの運営，活動計画，予算計画などをカウンターパートと協力して行う．カウンターパートとは，技術移転の対象となる相手国行政官や技術者．

2）国立リハビリテーション病院の概要

プロジェクトの活動拠点となった国立リハビリテーション病院はベッド数が50床で，義肢装具製作所が併設されている．リハビリテーション科には13名のPTがおり，脳卒中，脊髄損傷，四肢切断，筋骨格系疾患，脳性麻痺など多岐にわたる患者へ理学療法と作業療法[※4]を提供していた．

> **memo** ※4 PTによる作業療法
> ミャンマーにはOTがいないため，PTが上肢機能への作業療法を提供していた．

3）プロジェクトの成果

PTの指導者研修では，全国から延べ138名のPTが参加した．第1回の研修会を受講した研修生は，2回目以降の研修会では講師を担った．また，研修費が保健省によって予算に計上され，継続的に人材を育成するしくみが構築された．

病院のサービス向上につながる体制づくりとしては，カルテシステムの構築，ケースカンファレンスの改善を行い，チーム医療の強化を図る体制を整えた．加えて，患者教育用のパンフレットの作成などを行った（図1）．

病院と関係機関との連携づくりでは，職業訓練所，障害者団体，特別支援学校などと連携が図られ，患者にサービスを紹介するリファーラルシステムが構築された．このシステムの導入により，医療相談員から患者へ紹介されるサービスの件数が2倍に増えた．

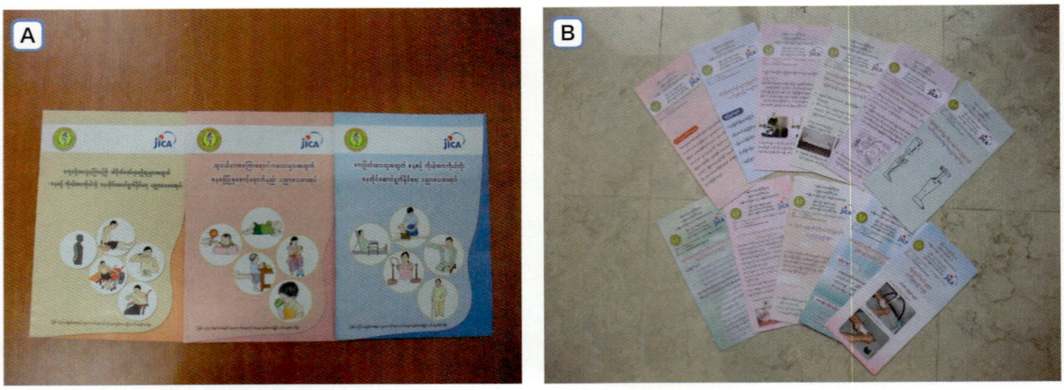

図1　患者教育用の教材

A）脊髄損傷，脳性麻痺，脳卒中のケアとリハビリテーションに関する冊子．B）装具の手入れ，褥瘡，ホームエクササイズに関する11種類のパンフレット．

　プロジェクトの成果を測る評価として，病院サービスに対する患者満足度調査を入院患者へ行った（図2）．調査結果から，2010年よりも'13年の満足度が高くなっており，病院のサービス向上が確認された．また，患者数が'09年の5,954名から'12年には7,654名と大幅に増えた．サービスの質向上が患者数の増加につながったと捉えている．

3　オーナーシップを高めるための取り組み

1）プロジェクトの計画立案

　プロジェクトの目標を達成するには，プロジェクトの計画が具体的に立てられており，そのスケジュールが管理されている必要がある．加えて，カウンターパートが主体的にプロジェクトにかかわるためには，彼らが計画立案の段階から参加していることと，スケジュール管理にかかわっていることが大切になる．これら計画立案とスケジュール管理には，定期的な会議の開催と，活動計画書の共有化が要となった．

　会議は，目的別に構成員と開催頻度から3段階に分けた．まず，病院の現場レベルでは，医院長を中心に各科の責任者で構成された会議を月1回の頻度で開催し，病院のサービス向上にかかわる検討を行った．全国レベルの研修会などを計画する会議には，大学教授などの外部有識者を加えて2カ月ごとに開催した．そして，6カ月ごとに保健省の局長レベルとの会議を開催し，プロジェクト全体の計画と進捗状況を共有した．会議の目的を明確にすることで，各カウンターパートに期待される役割が理解されやすくなった．

　また，会議では計画や進捗状況の「視覚化」を図るために活動計画表を作成し（表1），会議の場で情報を共有してスケジュール管理を行った．

図2　患者満足度調査

患者満足度

日付：　　　　　　　　　　　　　　　氏名（代筆）：
性別：男性　女性　　年齢：　　　　　入院日：
疾患名：　　　　　　　　　　　　　　障害：

リハビリテーションサービスについてあなたが最も近いと感じるものを ✓ で記して下さい．そしてその理由について簡潔に答えてください．

		該当しない	全くそう思わない	そう思わない	どちらでもない	そう思う	強くそう思う
1	医師は障害状況や治療について明確に説明した	0	1	2	3	4	5
理由：							
2	医師による治療に満足している	0	1	2	3	4	5
理由：							
3	看護師による排泄ケアに満足している	0	1	2	3	4	5
理由：							
4	看護師によるADLの支援に満足している	0	1	2	3	4	5
理由：							
5	看護師による褥瘡の治療に満足している	0	1	2	3	4	5
理由：							
6	看護師による病院規則の説明や規則に関する対応に満足している	0	1	2	3	4	5
理由：							
7	理学療法士は障害状況や治療について明確に説明した	0	1	2	3	4	5
理由：							
8	理学療法士に親切に対応してもらった	0	1	2	3	4	5
理由：							
9	理学療法士による運動の説明は役立った	0	1	2	3	4	5
理由：							
10	理学療法の内容に満足している	0	1	2	3	4	5
理由：							
11	理学療法室や理学療法機器に満足している	0	1	2	3	4	5
理由：							
12	義肢装具士によるサービスに満足している	0	1	2	3	4	5
理由：							
13	医療相談員からの情報は役立っている	0	1	2	3	4	5
理由：							
14	医療相談員は私が話したことを丁寧に聞いて必要な対応をした	0	1	2	3	4	5
理由：							
15	病院の清掃，病室，トイレ，浴室，廊下の状況に満足している	0	1	2	3	4	5
理由：							
16	病院が提供しているケアとサービスの質全体に満足している	0	1	2	3	4	5
理由：							

合計　　　　　

コメント，提案，困っていること，励ましなどサービス向上につながることを教えてください

医師に対して　　　　　　　　　　　　　義肢装具士に対して

看護師に対して　　　　　　　　　　　　医療相談員に対して

理学療法士に対して　　　　　　　　　　その他

344頁巻末付録に英語訳あり．

表1 活動計画表

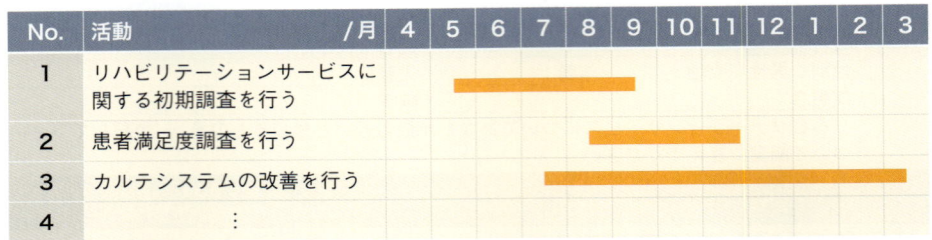

No.	活動	/月	4	5	6	7	8	9	10	11	12	1	2	3
1	リハビリテーションサービスに関する初期調査を行う			■	■	■	■	■						
2	患者満足度調査を行う						■	■	■	■				
3	カルテシステムの改善を行う						■	■	■	■	■	■	■	■
4	⋮													

各活動の実施期間を明確にする．これらの計画に合わせて細かな準備をさらに詰めていく．

2) プロジェクト実施の体制づくり

カウンターパートが主体的に活動を実施していくには，自分たちで課題を発見し解決していく課題解決能力を高めていくことが大切になる．そこで，活動計画の立案過程でワークショップを行った（図3）．ワークショップでは「改善したい病院サービス」，「サービス改善に必要な具体的な活動」，「活動の担当者」，「活動期限」を決めた（表2）．例えば病院の美化達成のために，ゴミ箱が要所に設置され，それまで廊下に捨てられていたゴミがゴミ箱に捨てられるようになった．

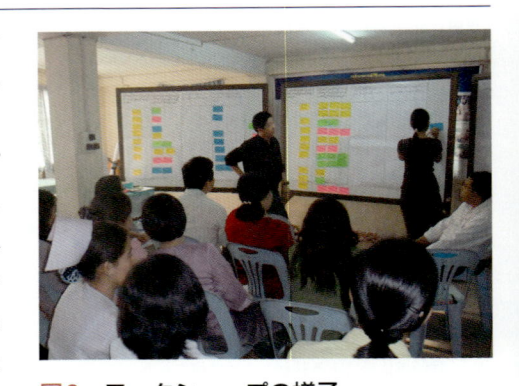

図3 ワークショップの様子
ファシリテーターが病院スタッフの声を付箋に記して，問題と解決方法を整理していく．

サービス向上の具体的な活動には，活動ごとに委員会を設置[※5]し課題解決を図った（図4）．委員会は課題が発生するごとに設置され，例えば「カルテシステム改善」，「患者教育教材の作成」，「ケースカンファレンス強化」など8つの委員会が設置された．

プロジェクトが開始される以前は，医院長の意思決定によるトップダウンで病院が運営されていた．そのため，委員会が設立された当初，話し合いによる意思決定に慣れないスタッフは，委員会で発言することに戸惑っていた．しかし，課題解決の成功体験を積み重ねていくにつれ，病院スタッフの課題解決能力が高まり，病院組織としての自信も高まった．そして，新しい課題が自ら提示され，そのたびに新たな委員会が設立され，委員会によって課題が解決されていった．

表2 ワークショップに利用したワークシート

No.	What service is needed to be upgraded?	What activities can we carry out to upgrade service?	Department in charge of activity (main in charge)	Target date
1				
2				
3				

模造紙でワークシートを作成し，各欄に付箋を貼っていく．

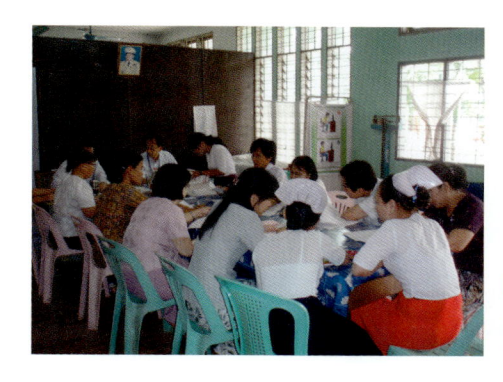

図4　委員会による話し合いの様子
課題別に委員会が設立され、リーダーを中心に話し合いを進めていく．

> **memo** ※5　活動ごとの委員会の設置
> 課題解決のために設置される委員会はタスクフォースといわれ，目的達成のために一時的に組織され，課題が解決されたら解散する．

3）成果達成の共有化

　6カ月ごとに患者満足度調査を実施し，その結果を病棟の掲示板に貼り，病院スタッフと患者に案内した．医師，看護師，リハビリテーションなど各部門のサービスに対する患者の満足度が5点満点で評価され，前回の結果と並べて掲示された．患者満足度評価を開始した当初は関心をあまり示さなかったスタッフも，部門別で評価が提示されることから，結果が掲示されるとその前に集まり談笑する姿がみられるようになった．

　自分たちで計画を立て実施した活動の成果が患者からフィードバックされ，その結果をスタッフ間で確認することで，達成感が病院内で共有された．そのことがプラスの効果となり，次の活動の原動力になり，継続的な病院サービスの質向上につながったといえる．

4）プロジェクト終了後の活動計画

　プロジェクト終了後の活動の継続性を高めるために，プロジェクト終了の1年前からカウンターパートとともに話し合いを開始した．まずは，プロジェクトの成果を確認し，それらの活動を継続するための方法を検討した．プロジェクト中に開始した活動を整理すると，そのままの形で継続できる活動と，継続可能な形に変える必要のある活動に分類できた．

　例えば継続可能な形に変えた活動として，患者満足度調査があった．この調査は病院サービスの質向上に貢献していると，カウンターパートから高く評価されていた．しかし，集計に手間がかかるため，プロジェクト終了後には専門家の支援なしでは継続できないとの意見があがった．そのため，意見箱を院内3カ所に設置し，患者からサービスに関する要望を随時受けつける形に変更した（図5）．

　オーナーシップが高まり成果を継続しようとする意識が病院内で醸成されたからこそ，プロジェクト終了後の活動を具体的にイメージでき，対応策が早くから検討されたといえる．オーナーシップの育成は活動を円滑に進めるだけでなく，プロジェクト終了後の継続性を保障するうえでも大切になってくることを示している．

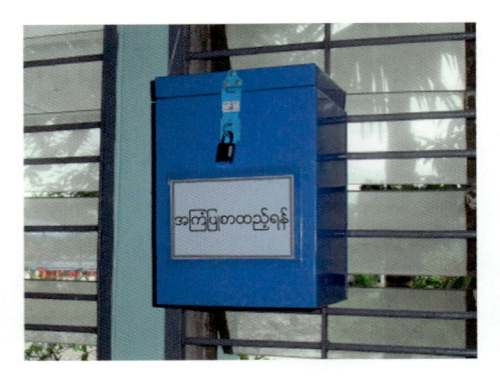

図5　意見箱の設置
患者満足度調査に代わり意見箱が作られ設置された.

4　おわりに

　海外での活動に携わる人は，熱意に燃えて現地に飛び立つであろう．しかし，気をつけないと現地の人を置き去りにして，1人で突っ走ることになりかねない．援助者への依存心が生じないように，現地の人のオーナーシップを高めるしくみを考えて，ともに課題に向き合っていく姿勢が求められる．

第5章 実例でみる国際リハビリテーションの進め方

5 タジキスタンの教育支援を通じて

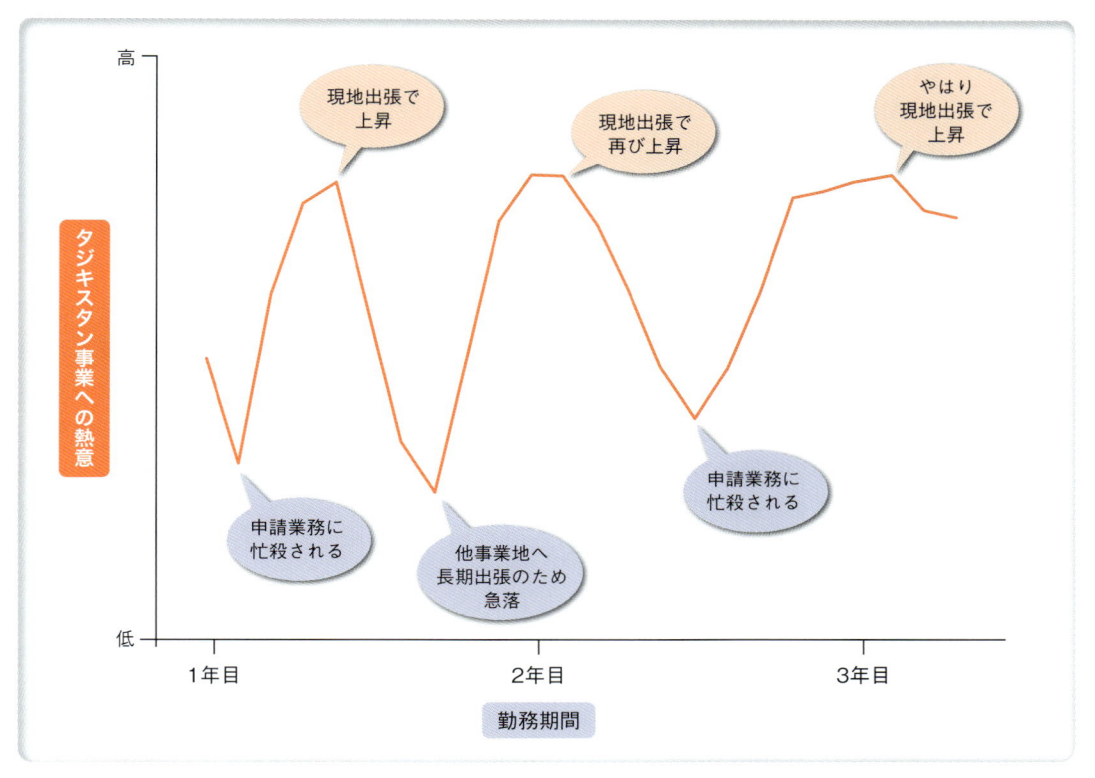

(グラフ: タジキスタン事業への熱意の経時変化)
- 現地出張で上昇
- 申請業務に忙殺される
- 他事業地へ長期出張のため急落
- 現地出張で再び上昇
- 申請業務に忙殺される
- やはり現地出張で上昇

縦軸: タジキスタン事業への熱意（低〜高）
横軸: 勤務期間（1年目／2年目／3年目）

タジキスタン事業への熱意の経時変化．本部職員にとって，新しい事業の申請にかかる業務と出張が担当事業への熱意に大きく関係する．

1 はじめに

　本項では，セラピストが，NGOでどのような業務をしているのか，またどのように専門性を活かしているかを紹介する．ここでは，筆者が勤務する特定非営利活動法人難民を助ける会（Association for Aid and Relief, Japan：AAR Japan）のタジキスタン事業を例にあげる．本項を通して，セラピストにはさまざまな活動先があることを知ってほしい．

2　筆者が勤めているNGO

まず，筆者が勤めているNGO，AAR Japanについて紹介する．AAR Japanは，1979年にインドシナ難民支援を目的に発足したNGOである．設立以来，支援分野や地域を広げながら，60を超える国・地域に支援を実施してきた．日本国内を含む15以上の国において，主に緊急支援，障がい者支援，地雷・不発弾対策，感染症対策，国際理解教育を実施している．AAR Japanの資金は，他のNGO同様，一般の人々，企業などからの寄付と，事業に対する助成金で成り立っている．資金獲得のため，AAR Japanの活動目的・内容を一般の方々に広く知ってもらい，賛同を得なければならない．そのため，筆者も，活動報告会や企業への訪問を行っている．

AAR Japanの支援事業には，海外など活動地に駐在し事業運営に携わる駐在員と，東京事務局にて各国の事業運営や国内の活動に携わる本部職員の2種類がある．セラピストは，これまでは専門家契約を含めると6名ほどが在籍しており，ラオスやタジキスタンに滞在して駐在員として活動したり，外部専門家として，スポット的な活動をしたりしていた．現在は本部職員である筆者1名のみである．

筆者は，2010～'12年にPTとして青年海外協力隊で活動した後，障がい者をとり巻く課題を解決するような仕事に就きたいと考え，障がい分野で国際協力ができる仕事を探した．国の政策決定にかかわるような国際連合やJICAなども考えたが，市民住民と一緒になって草の根の活動ができるNGOを選んだ．どちらも有意義で重要な仕事であり，筆者がNGOを選んだのは単に好みの問題である．そのため，現在国際協力の仕事をしたいがどこで働いたらよいのか悩んでいるのであれば，国連機関やJICAのような機関か草の根のNGOか，まずどちらに携わりたいかを考えることをお勧めしたい．

3　AAR Japanのタジキスタン事業と国際リハビリテーション

それでは，NGOの活動にどのようにセラピストがかかわってきたかについて，AAR Japanのタジキスタン事業を例にあげ紹介する．

1）AAR Japanのタジキスタン事業

AAR Japanのタジキスタン事業は，アフガニスタン難民支援のために，2001年にタジキスタンの首都ドゥシャンベに事務所を開設したことがはじまりになる．それ以降，支援や行政サービスが届きにくい障がい者の生活の質の向上をめざし，活動を展開してきた．現在は，ドゥシャンベにおいて，教育を受けていない障がい児が，地域の学校において本人に合った教育を受けられるようにするインクルーシブ教育推進事業を行っている．

タジキスタンでは，障がい児が教育を受けるには，寄宿学校を利用することが一般的である．しかし，寄宿学校はタジキスタン全国に13校[1]しかなく，すでに空きがない状態であり，就学年齢にある全国の障がい児約26,000人（推定）を包含しているとは考えにくい．つまり，教育を受ける機会を得られないまま，自宅で過ごしている障がい児が数多くいるのではないかと

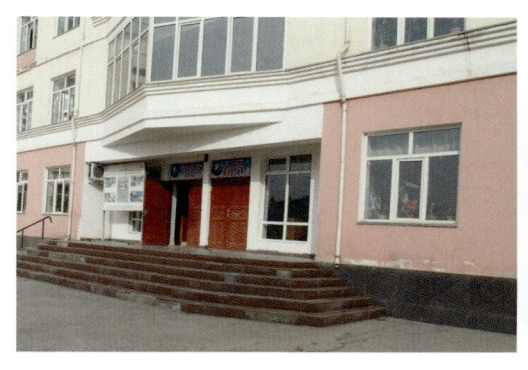

バリアフリー工事前の学校の玄関口．階段が多く車椅子利用者はアクセスできない．

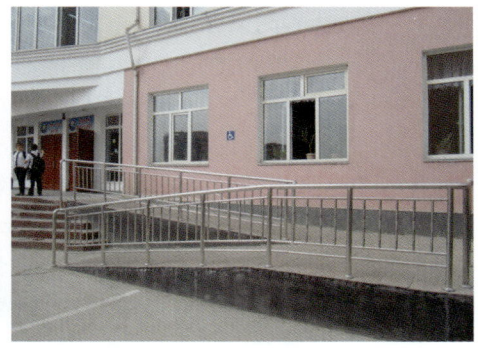

学校の正面玄関にスロープを設置し車椅子でのアクセスを可能にした．

考えられていた．そこでAAR Japanは，「障がいの有無にかかわらず，個々に合わせた勉強ができる場所をつくろう」ということを目標に，一般の子どもが通っている学校（以下，普通学校）と協働して事業を開始した．

2013年に事業を開始し，これまで，普通学校4校のバリアフリー化工事と学習支援室の設置，普通学校の教員や現地NGO（障がい児の親の会）職員に対する研修，そして一般の児童やその親，また地域住民を対象にした啓発活動などを行ってきた．

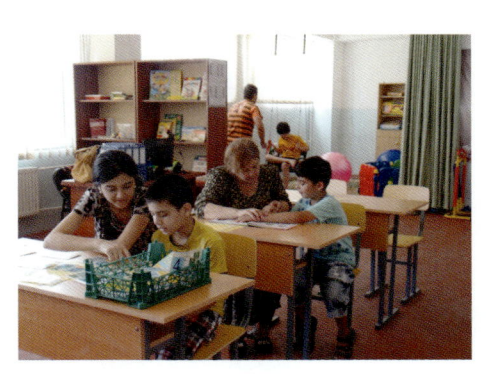

本事業で設置した学習支援室で学ぶ子ども．

現在，多くの障がい児が，事業を行った普通学校4校に新たに通いはじめている．そしてその児童や親たちは，学校に通う前よりも自分でできることが増えたこと，自律して生活できるようになってきたことなど，生活に変化を感じているようである．

2）事業へのセラピストのかかわり

タジキスタン事業では駐在員，専門家，本部職員として3名のセラピストがかかわっていた．それぞれの立場でのかかわりを紹介する．

❶ 駐在員

まず，本事業はOTの駐在員が運営していた．かかわりとしては事業を行っている普通学校に新たに通うようになった子どもを対象とした，学校で使う車椅子を処方するための評価の実施である．日本では，車椅子を処方する際に，対象者の評価を行うことが通常の手順になっているが，タジキスタンをはじめ多くの途上国では，対象者の状態に合った車椅子を使用することはまだ稀である．本事業においては，子どもの状態に応じた車椅子が利用されることが望ましいため，OTの駐在員がその専門性を活かして活動した．

また，提供した車椅子は，タジキスタン国内で唯一の車椅子工房で製造している車椅子である．本駐在員は，ときに車椅子工房を訪問して製造中の車椅子の状態を確認したり，また納品された車椅子のメンテナンスの方法を，車椅子工房の職員や普通学校の教員に適宜伝えたりしていた．これは常時現地にいる駐在員であるから効果的にできることである．

2 専門家

　日本より，OTの専門家をタジキスタンに派遣し，教員や現地団体の職員などを対象にインクルーシブ教育についてセミナーを開催した．専門家は，日本の特別支援教育に精通しており，タジキスタンにおける障がい児をとり巻く教育環境改善のためにどのような対策が立てられるかについて，現地の関係者への助言や議論のファシリテーションを行った．

　その活動の1つを紹介する．事業を開始して間もなく，専門家が教員を対象に日本の教育体制についてセミナーを行った際，教員からは「教員に何の得があるのか」，「タジキスタンの指導要領が変わらないとできない」といった否定的な意見が多く出た．約半年後，同専門家を再び派遣しドゥシャンベ内の普通学校でセミナーを開催した．セミナーでは去年とは一転して，教員たちの反応や態度はすっかり変わっており，自信満々となっていた．「不安はない」，「大丈夫」との反応だ．これには専門家も驚いた．理由としては，そのときすでに何人かの教員は障がい児を受けもちはじめており，そういう教員らは，「受けもってみたら思ったほどたいへんではなかった」，「他の子と同じ」という感触をもっていることがわかった．タジキスタンの教員はたくましいと感じた場面であった．

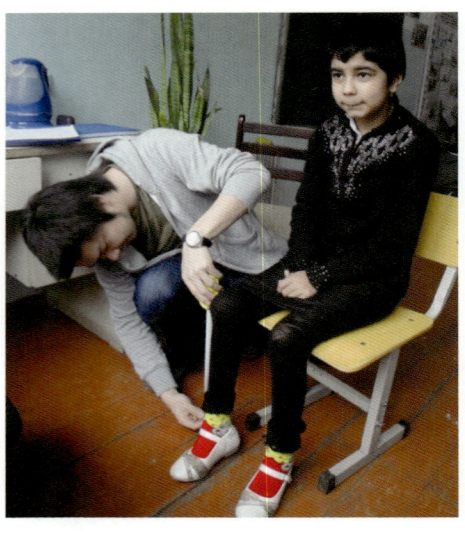

車椅子処方のため子どもの評価を行っているOTの駐在員（左）．

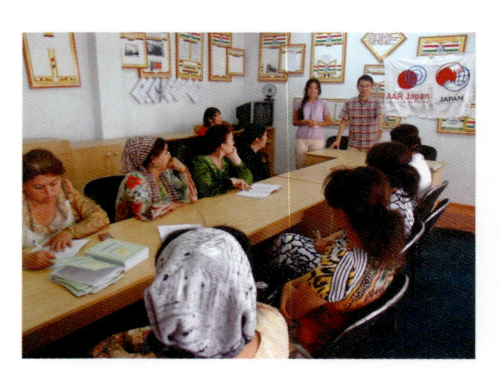

OTの専門家（奥）が学校の教員や現地のNGO職員向けにセミナーを開催．

3 本部職員

　一方で，筆者のような東京で勤務する本部職員は，リハビリテーションの専門性を活かして活動というわけにはいかない．筆者がタジキスタン事業にかかわるようになったのは2013年9月ごろからである．筆者は本部職員として，普段はAAR Japanの東京事務局におり，担当事業が順調に進んでいるかを管理する仕事に携わっている．実施内容や時期，予算が適切に使われているか，また資金の提供元（ドナーという）との連絡・調整などを行っている．事務作業がほとんどであり，あまりリハビリテーションの専門性は活かされない．

　しかし，ドナーに対し事業について説明するときは，専門性が必要となる．例えば，本事業において障がいのある子どもたちが学校で使う車椅子を提供していることに関して，「車椅子の維持管理は十分か」というドナーからの問い合わせがあったとする．筆者は，「協働している車椅子工房の方が，先生方に適切に指導している．また，車椅子工房の職員の技術は十分だと判断している」と説明することができる．確かな事実を専門的な視点で確認できていれば，自信をもってドナーに説明することができるため説得力が増す．

　加えて本部職員は，担当の事業の進捗を確認するため，事業地に出張をする．海外とのつな

がりを直に感じとれるまたとない機会であり，NGOに勤めている醍醐味である．タジキスタン事業においても，1年に1〜2回のペースで現地に出張をした．現地では，事業でかかわっている普通学校，現地のNGOや行政機関などを訪問したり，教員研修の現場を訪れたりした．そこでは，学校に提供した車椅子の状態を確認したり，バリアフリー工事の進捗確認や施工業者への助言なども行った．普段は駐在員からの写真や文面などでしか現地の様子を把握できないが，子どもたちが学校に通っている様子や，現地のNGOスタッフの真剣な取り組みなどを直接感じることができるため，細かい部分に気づくことができる．その詳細を記述し，他の事業担当職員や広報の職員に報告することも筆者の仕事である．バランスよく事業が進んでいるか，また本事業が終了した後はどうするかなど，NGOの本部職員は，マンパワーではなくマネジメントの視点で専門性を活かすことが可能である．

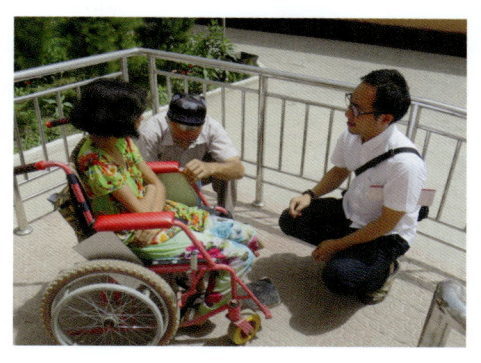

学校で使用している車椅子のメンテナンスを行う筆者（右）と車椅子工房職員（中央）．

4 今後について

　AAR Japanがタジキスタンのインクルーシブ教育推進事業を実施して2年目になる（執筆時点）．特にドゥシャンベにおいて，少しずつ，インクルーシブ教育を推進しようとする潮流が認められてきている．しかし，この流れをタジキスタン全体へ広げるためには，まだまだ時間も労力もかかりそうである．日本にてリハビリテーションを実施する際には，医療保険制度や介護保険制度に大きく左右されるように，こうしたNGOの活動を持続していくためには，資金と能力・経験のある人材を持続的に確保していかなければならない．そのために，本部職員の筆者は，タジキスタンや日本などにおいて，本事業の意義や有効性を訴え続け，多くの賛同を得ていかなければならない．さらに，事業が確かな歩みで育っていくように，障がい分野の情報，経済，治安などに関して，タジキスタン国内の動向のみならず国際的な潮流にもアンテナをはり，携わっていかなければならない．

　本項では，AAR Japanが実施するタジキスタンのインクルーシブ教育推進事業を通じて，セラピストの多様な活動を紹介した．この紹介によって，NGOの活動に少しでも興味をもってもらえたら嬉しい．そして，セラピストとしてNGOで勤務することを，1つの選択肢として考えてもらえたらなお幸いである．もし少しでも興味が出たのなら，まずはNGOの活動を自分の目で見に行くことからはじめてはどうだろうか．

文献

1) 「Global Initiative on Out-of-School Children. Tajikistan Country Study」Unicef, 2013 (http://www.uis.unesco.org/Library/Documents/out-of-school-children-tajikistan-country-study-2013-en.pdf)

第5章 実例でみる国際リハビリテーションの進め方

6 カンボジアへの病院丸ごと輸出

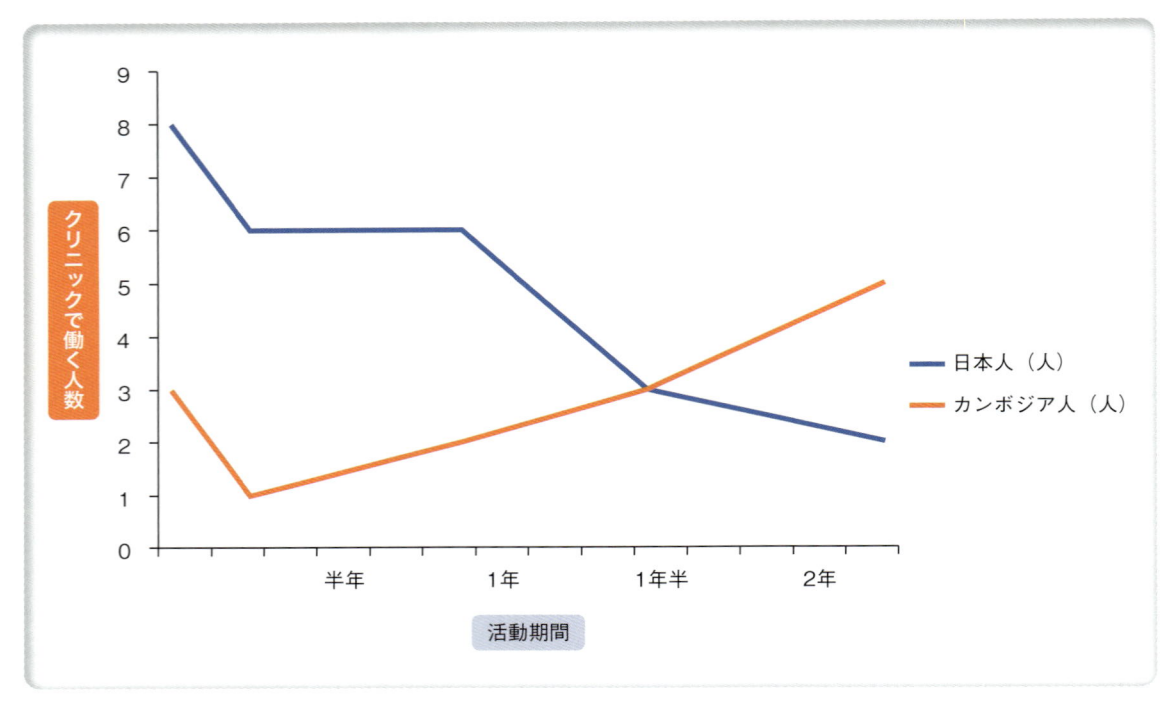

クリニックオープン当初は日本人の割合が多かったが，クリニックの基本的なしくみができ，現地に慣れるにつれて，日本人，カンボジア人の比率は逆転していった．

1 カンボジアへの「病院丸ごと輸出」事はじめ

　カンボジアといえば「アンコールワットと地雷」くらいしか思い浮かばない方も多いのではないだろうか．かくいう筆者も，活動前は「アンコールワットと地雷」くらいしか思い浮かばなかった．そんな筆者が，職場の辞令で急遽，カンボジアで日本人初のリハビリテーションクリニックを運営することになったのだから人生とはわからないものである．そんな状態からはじまった筆者のカンボジア生活，「やるからには全力」が筆者のモットーなので，とにかく全力で3年間，取り組んだ．ここでは，病院丸ごと輸出に興味のある方，特にセラピストに有用となるよう筆者が経験したことを紹介する．

1）カンボジアの医療レベル

　近年，カンボジアへの日本企業の進出はさかんに行われている．そのため，日本人が生活するのに困ることはほとんどなくなってきている．表面的には経済的な発展を遂げているカンボジアだが，医療は社会の発展からとり残された状況である．

　カンボジアは70年代後半のポル・ポト政権時代に医師，教師，法律家などの知識人が多く殺害され，その後も内戦が続いたことから，現在に至るまで医療従事者の絶対数が不足しており，かつ人材育成環境も不十分である[1)2)]．医療レベルはASEAN諸国のなかでも著しく低く，カンボジア国民の自国の医療に対する信頼も低い．筆者自身，末梢神経の存在を整形外科医が知らないなど，日本では一般人でも知っている医療知識を医師が知らないという場面に幾度も遭遇した．また，国民の平均年齢が26.8歳[3)]と低く，脳血管疾患に罹患する患者が少ないことも影響して，脳血管疾患領域の発展が遅れていることも特徴である．

　富裕層のカンボジア人は，より高度な医療を求めて，シンガポール，タイに渡航することが多い．中流層はタイやシンガポールには渡航できず，カンボジアよりは医療レベルが高いベトナムに渡航している[2)]．いわゆるメディカルツーリズムである．このように医療に支払われる費用がほとんど国外に出て行ってしまうことが，さらにカンボジアの医療発展の妨げになっているといえるだろう．

2）病院丸ごと輸出の概要

　筆者が所属している医療法人社団KNI（以下，北原グループ）は，2009年から経済産業省の調査事業としてカンボジアに入り，'16年に，株式会社Kitahara Medical Strategies International，日揮株式会社，産業革新機構と合弁で救急救命機能をもつ日本式の病院Sunrise Japan Hospitalを設立し，高品質な医療サービスの提供と同時に同国の人材教育を行う．同病院には，日本の教育システム，ITインフラ，給食制度を導入し，今後，独自の保険制度の運用や教育機関の併設を予定している．これが病院の建物だけではない，ソフト面も含めた「病院丸ごと輸出」である．筆者は，当病院の設立へ向けての各種調査と，カンボジアの人々に脳血管疾患の治療，特に脳卒中後のリハビリテーションの重要性を広く認識させることを目的として，'12年5月～'15年3月まで，カンボジアの首都プノンペンのプライベートクリニック，北原ジャパンクリニック（図1）の運営に携わってきた．

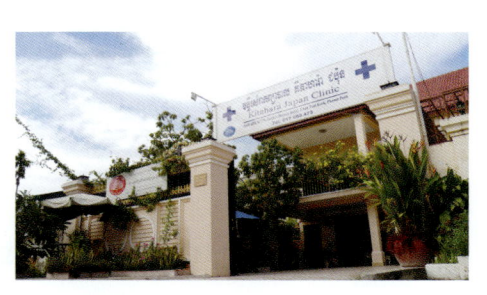

図1　運営に携わった北原ジャパンクリニック外観

2 北原ジャパンクリニックでの事業

　筆者が運営に携わってきた北原ジャパンクリニックは，脳卒中後のリハビリテーションを主なサービスとするプライベートクリニックである．

日本のような国民皆保険はなく，医療サービスはすべて日本でいう自由診療であるため，価格設定やサービス内容は基本的に病院側で決めることができる．現地のリハビリテーションサービスの価格は1時間あたり無料〜20米ドル程度であり，北原ジャパンクリニックのサービス価格は1時間あたり30米ドルと現地価格と比較して高額な価格設定とした．患者の所得は富裕層から中流層で，中枢神経疾患の患者はほとんどが外国に医療渡航して帰国した患者であった．杖や車椅子などは中国製のものを現地

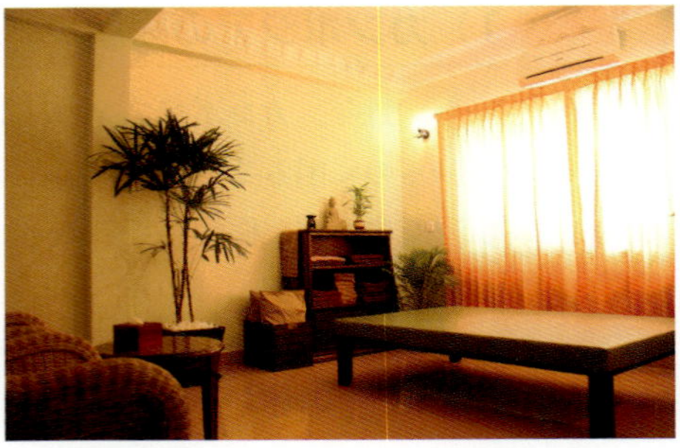

図2 現地で作成したリハビリベッドとクリニックの理学療法室

で購入できるが，日本で使用しているリハビリベッドは現地では購入できないことから家具屋にオーダーし作成した（図2）．

'13年2月〜'14年11月までの期間，クリニックに来院した初診の患者は217名であり，うち脳卒中，パーキンソン病など中枢神経系の患者が28名，腰痛や肩関節周囲痛などを含む中枢神経系以外の患者が189名と中枢神経系の患者はまだ少ない．しかし，週2回以上の頻度，2カ月以上継続している高頻度リピーターの患者をみてみると，全体で11名のうち中枢神経系患者が8名（中枢神経系患者の28.6%）と大半を占めており，中枢神経系患者の3〜4名に1名が高頻度のリピーターになっていることがわかる．この結果から，カンボジアでの適切な中枢神経系理学療法に対するニーズの高さがうかがえた（表1）．

表1 北原ジャパンクリニックの疾患別初診患者数と高頻度リピーターの関係

	総数（人）	週2回，2カ月以上継続した患者（人/%）
中枢神経系患者	28	11/28.6
その他患者	189	3/1.6

2013年2月〜'14年11月．

3 カンボジア人患者の特徴

1）医療知識の極端な低さ

これまでJICAが行ってきた支援活動や，日本製の電化製品，自動車への信頼性の高さなどが影響して，基本的にカンボジアは親日国であり，日本人を信頼しやすい傾向にある．そのため，言葉の問題はあるが初期の介入は行いやすい．ただ，日本の患者と比較して，医療知識が極端に低い．カンボジア公用語のクメール語には脳や神経を意味する言葉がなく，症状を理解してもらうために労力が必要である．

またインフォームドコンセントの概念が浸透していないため，疾患の予後などの説明がなされていない場合が多く，脳血管疾患や脊髄損傷，パーキンソン病など後遺症が残るものや進行

性の疾患も根治すると信じている患者がみられるのも特徴だろう．それら疾患の患者への初期介入時には日本以上に予後の説明やリハビリテーションの効果を説明する必要がある．北原ジャパンクリニックではリハビリテーションの効果や脳血管疾患の説明資料を作成し，患者に十分な理解を促すよう努めていた．

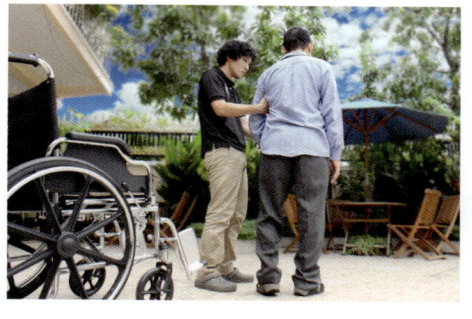

筆者がクリニックでリハビリテーションしている様子．

2）民間療法への傾倒

近代化が進むカンボジアだが，患者が民間療法に傾倒するケースが多かった．これは貧困層のみならず富裕層にも共通した特徴である．特に多くみられた民間療法はコインで皮膚をこするというもので，痛みやその他身体の不調に対して全般的に効果があると信じられている．皮膚には内出血の後がみられ，かなり強くこすっていることがわかる．他にも民間療法が多数みられるが，民間療法の施行者が，患者に脳卒中後の後遺症も治るなど，根拠のない治療効果を吹聴していることがある．知識のない患者はそれを信じ，一定期間後に効果がないことを自覚し，落胆するケースもみられ，一般の方々への医療知識の啓蒙も重要な課題であると感じた．

3）所得による住宅環境の違い

患者の所得による住宅事情の違いも特徴である．富裕層の脳卒中患者は訪問リハビリテーションのニーズが高く，週3～5回の高頻度で利用する患者が多かった．訪問リハビリテーションでは自宅でのADL獲得が大きな目的となるが，住宅環境は経済的状況によって大きく変わる．富裕層の住宅は非常に広く，段差さえなければ日本のように車椅子生活に困ることは少ない．多くの患者は日本と同様に1階のみで生活するようになる．入浴は，もともとシャワーのみであり，トイレも広く，車椅子で入るのも困らないことが多い．

一方，中流層になると住宅環境は大きく変わり，動線が非常に複雑であったり，通路が狭かったりと，まるで迷路のような住宅も多く，障害者にとってはバリアが非常に多い環境である．このような住宅環境のなかで患者が，生活空間を拡大し，安全に暮らしていくには福祉用具や障害者向けの住宅改修などが有益と思われる．

地方に住んでいる貧困層の人々の住宅は首都プノンペンのものと大きく異なり，高床式の木造住宅が多い．そもそも建物に入るのに急なはしごを登らなければならないため，はしごの昇降が難しい患者は，外出できず，住宅環境が原因で，室内のみで余生を過ごすことになってしまう．このようにカンボジアの住宅事情が抱える問題は大きい．福祉用具販売や，住宅改修サービスなど，住環境改善に対する介入が，必要である．

4 カンボジア人PTの教育

北原ジャパンクリニックではカンボジア人PTの教育にも力を入れている．

カンボジアのPT養成校は，1987年に開校した首都プノンペンにあるTechnical School for Medical Care（TSMC）1つのみである[1)2)]．教育支援として筆者もTSMCで講義を行った．また，北原ジャパンクリニックでは，TSMCを優秀な成績で卒業したPTを雇用していた．

北原ジャパンクリニックは脳卒中発症後の後遺症に対するリハビリテーションを主なサービスとして提供しており，中枢神経系や脳卒中の症状に対する理学療法の知識を中心に，カンボジア人スタッフを教育した．表2は，北原ジャパンクリニックで作成したカンボジア人スタッフに対する研修プログラムである．クリニックで雇用したPTたちは脳卒中の機序や身体症状については，比較的理解していた．しかし，高次脳機能障害に関しての知識は養成校で教育されていないようで，半側空間無視のような有名な症状も聞いたことがないようだった．また，脳卒中の理学療法では運動麻痺などにより失った動作能力を再学習する必要があり，立ち上がりや歩行練習といった動作練習が必須であるが，カンボジアの多くのPTはマッサージや関節可動域訓練を行うのみで動作練習を行わないことが多い[2)]．それはクリニックで雇用したPTも同様で運動療法や運動学習の概念を一から教える必要があった．

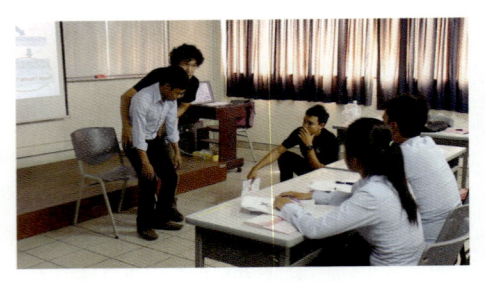

筆者によるTSMCの理学療法学科学生に対する講義の様子．

日本では新卒のPT1年目は，職場スタッフからは新米扱いであり，一人前と認識されるには数年経験を積む必要がある．しかし，カンボジアのPTは学校を卒業した時点で一人前扱いである．そのためか，卒後に他者からの教育を受け入れない傾向がみられた．TSMCで教えている内容は，世界水準と比較すると遅れているものが多いため，それらの知識を更新させる必要がある．教育をうまく進めるためには，実際に患者の治療を一緒に行い，教育者の知識や技術が優れていることを明確に示し，信頼を勝ちとる必要があった．また，これはカンボジア人のよい面だが，質問が日本人よりもはるかに多く，質問の答えに納得するまで，質問を続ける傾向にある．これは日本人に対しての教育でも同様だが，教える内容については，論理的にほつれのないよう説明できるようにしておく必要があった．

5 おわりに

以上，筆者がカンボジアに赴任した3年間で得たことの一部である．赴任当初はカンボジアのことをほとんど知らなかった筆者だが，実際にリハビリテーションクリニックを運営するなかで必要に迫られ，多くの調査と実践を行ってきた．いつのまにかカンボジアに愛着が湧き，第2の故郷のような感覚になり，本気でカンボジアのリハビリテーション，医療について考えるようになった．

現在のカンボジアのリハビリテーションには量・質ともに課題が存在する．今後，平均年齢の上昇とともにリハビリテーションへのニーズも高まってくることが予測される．国立病院や，外国資本の病院は救急医療を中心に発展しているが，リハビリテーション環境はそれに追いついておらず，外国からの支援に依存している状況である．われわれの運営するプライベートク

表2　北原ジャパンクリニックのカンボジア人PTに対する研修プログラム

Theme			Time
Introduction	What is difference? Physical Therapy and Massage.		1 hour
	Our physical therapy speciality		1 hour
Basic medical knowledge	Communication		2 hours
	Vital sign		2 hours
	Pain		2 hours
	Information gathering		2 hours
	First aid(CPR)		2 hours
	Blood test result		2 hours
Stroke	What is stroke?		2 hours
	Motor disturbance and brain anatomy		2 hours
	Distinctive motor disturbance		2 hours
	Spasticity		2 hours
	Sensory disturbance and brain anatomy		2 hours
	Higher brain function disturbance		2 hours
	Stroke rehabilitation		2 hours
	Clinical reasoning		2 hours
	Image of CT and MRI		2 hours
	Human movement	Human gait	2 hours
		Reach out	2 hours
	Motor learning	1	2 hours
		2	2 hours
	Acute phase stroke	1	2 hours
		2	2 hours
Spinal cord injury	Out line of spinal cord injury		2 hours
	Assessment for spinal cord injury patients		2 hours
	Risk factor of spinal cord injury		2 hours
Practice	How to assessment	Motor disturbance	2 hours
		Sensory disturbance	2 hours
		Cranial nerve	2 hours
		Tendon relex	1 hour
		Posture	3 hours
		Movement pattern	3 hours
		Activity of daily living	1 hour
	Practice of treatment	Placing	2 hours
		Crook lying	2 hours
		Head and neck	2 hours
		Reach out	2 hours
		Hand function	2 hours
		Pelvic	2 hours
		Supine sitting	2 hours
		Turn over	2 hours
		Sit up	2 hours
		Stand up	2 hours
		Stop standing	2 hours
		Standing balance	2 hours
		Walking	2 hours
			Total 88 hours
After basic education	Case study on every month		1 hour
	Practice or lecture every week		1 hour

5-6 カンボジアへの病院丸ごと輸出

リニックでの患者調査から，適切な中枢神経系リハビリテーションに対するニーズの高さが伺えることからも，救急医療の受け皿となる環境が必要と思われる．カンボジアのPT協会やTSMCはすでにカンボジアの理学療法のもつ質と量の問題点を把握しており，卒前，卒後教育の整備，理学療法の必要性を医療スタッフ，患者の双方に認識させる活動など，対策を開始している．将来的にはリハビリテーション環境が整備されていくことを期待したい．

■ 文献

1）カンボジアHHRDプロジェクト調査コンソーシアム：日本の医療サービスの海外展開に関する調査事業（カンボジアHHRDプロジェクト事前調査）報告書（http://www.meti.go.jp/policy/mono_info_service/healthcare/kokusaika/downloadfiles/fy23/outbound_06.pdf）

2）カンボジアHHRDプロジェクト調査コンソーシアム：日本の医療サービスの海外展開に関する調査事業 カンボジアHHRD（Healthcare and Human Resource Development）プロジェクト事前調査（http://www.meti.go.jp/policy/mono_info_service/healthcare/kokusaika/downloadfiles/fy24/outbound_01.pdf）

3）World Health Organization：WORLD HEALTH STATISTICS 2014, 2014

第5章 実例でみる国際リハビリテーションの進め方

7 ニカラグアで気づき，受け入れ，行動する

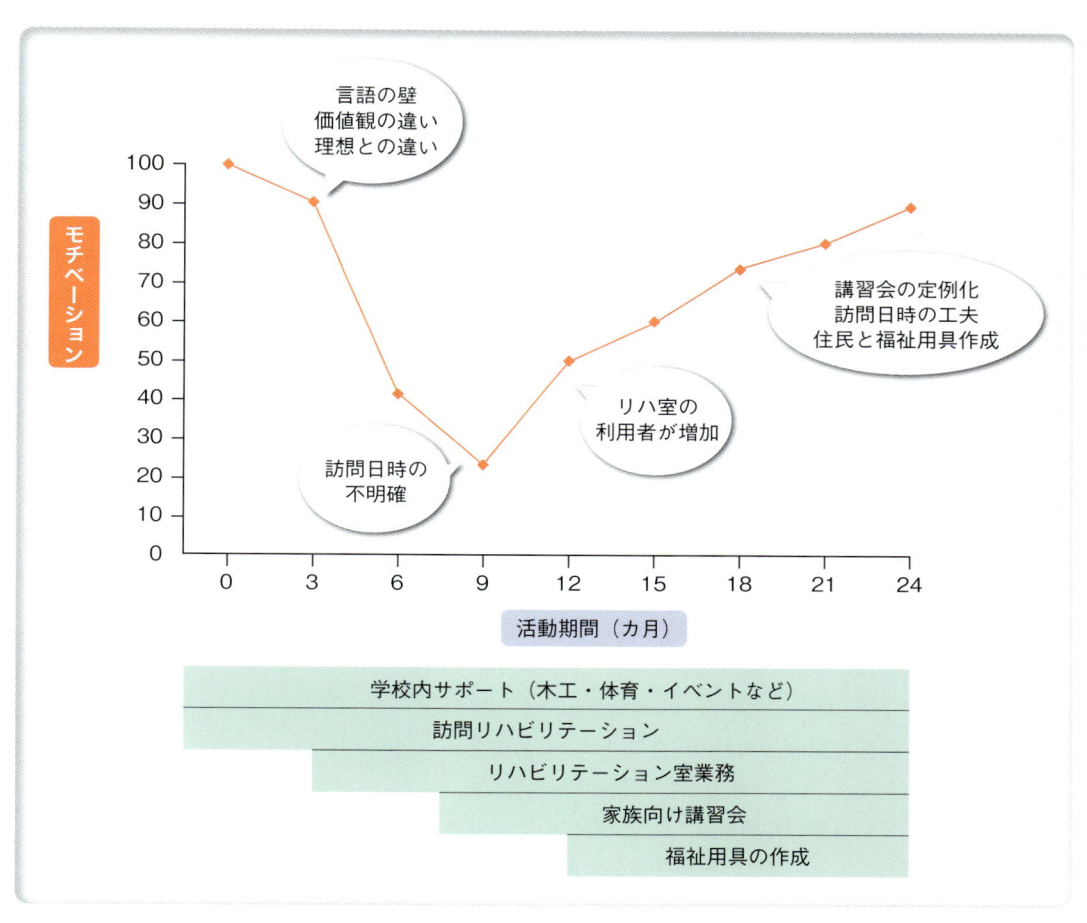

```
モチベーション
100 ●
 90      ●  言語の壁
 80              価値観の違い       ●
 70              理想との違い    ● 
 60                         ●
 50                      ●
 40         ●
 30      訪問日時の     リハ室の    講習会の定例化
 20      不明確    ●  利用者が増加  訪問日時の工夫
 10                           住民と福祉用具作成
  0
     0  3  6  9  12  15  18  21  24
            活動期間（カ月）

学校内サポート（木工・体育・イベントなど）
       訪問リハビリテーション
              リハビリテーション室業務
                  家族向け講習会
                       福祉用具の作成
```

特別支援学校での活動とモチベーション．

1 はじめに

　筆者は2011〜'13年に中米のニカラグアの特別支援学校へ青年海外協力隊として派遣された．青年海外協力隊のキャッチフレーズに「世界も、自分も、変えるシゴト。」とあるが、筆者の参加動機は、世界を変えるというより、自己成長したいという気持ちが大きかった．2年間の末、異文化、異国で生活する障害者とかかわることで自分の価値観と異なる世界に気づき、

包括的に人を受け入れ，現地の作業療法に活かすことができた．本項では，筆者の体験をもとに，ニカラグアの障害事情，特別支援学校内の活動，早期療育部門，助言を伝えたい．

2 ニカラグアの障害事情

ニカラグアは，中米のなかでも貧困国に位置している．障害者人口は，日本の6％を大きく超え，10％以上と高い．障害者に関する法律（日本の障害者総合支援法のようなもの）は制定されているが，一般人はおろか，医療・福祉の専門職でも内容を把握しているものはごく少数であった．また，海外からの寄付で入手した車椅子を修繕する工場はあったが，車椅子の自国内生産は行っていなかった．そのため，大人用の車椅子に乗っている障害児が多かった．見方によれば，車椅子を所有しているだけ，幸運なのかもしれない．

また，ニカラグアには，PTの養成校が1校のみで，OT・STの養成校はなく，患者対セラピストの比率は，日本以上に低い．それにより，PTがOT・STの役割を担うことは多くなる．公立病院では，無料で医療を受けられるが，待ち時間が長いだけでなく，PTが在籍していないところも少なくない．PTは賃金の高い都市部の私立病院で就労する場合が多い．

このような背景から，障害者が生活するうえで，充分に医療・福祉が受けられない場合が多くなる．例えば，筆者の知人の脳卒中患者は，発症約2週間で退院し，医療・福祉のサービスがないまま在宅生活を余儀なくされていた．筆者が訪れたとき，すでに発症から2カ月が経過していたが，家族は座位や立ち上がり介助はおろか，起き上がらせていいのかわからず，寝かせきりであった．早急に，家族指導を含めて，座位や立位訓練を行った．幸い，立ち上がりは家族の軽介助で可能となり，日中の活動量は向上した．

また，小児分野では，ニカラグア国内に大型NGO団体が首都をはじめ点在している．首都の医療は，日本の施設水準と同等で外国人ボランティアも多い．そのため，運動療法や水治療法，言語聴覚療法などの複合的なサービスを受けられる．一方，地方では運営困難な状況になっている施設も多い．これは，寄付金で運営を行っており，職員の給料や備品管理を行えていないためである．このように，地方に行けば行くほど，慢性的なマンパワー不足や資金不足な施設が顕著に現れていた．

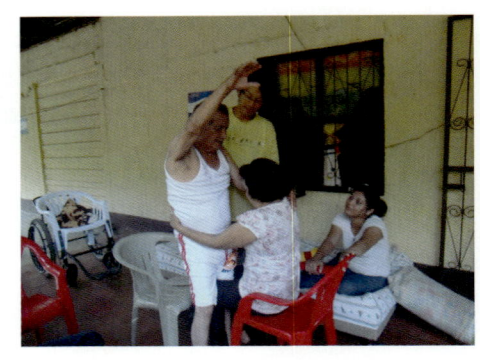

屋外にて．立ち上がり動作を指導中．

3 特別支援学校の活動

1）特別支援学校の状況

筆者が派遣された特別支援学校は，学生総数は50名であるが，毎日来校する学生は約30名

程度であった．8割が聴覚障害児，2割が軽度の知的障害児・視覚障害児でほとんどが基本動作およびセルフケアが自立していた．身体機能に障害をもった児は週に一度来校する程度であった．通学手段としてスクールバスがあるが，幹線道路まで自分で行ける，もしくは家族が見送りをできるという条件で学校での受入れが行われている．必然的に，山間部の児童や重度の心身障害児，家族の介助が受けられない児は学習機会が極端に少なくなる．重度の障害をもっていても，母親が幹線道路まで送り迎えが可能で，移動のために車椅子を有している児は来校していた．

教員は，12名で，その内3名は聴覚障害を有していた．筆者は，学生および教員とコミュニケーションをとるために，手話を習得した．筆者の覚えたてのスペイン語を手話で補う．つまり，バーバル・ノンバーバルコミュニケーションを同時に用いて，会話を行うので，比較的コミュニケーションはとりやすかった．

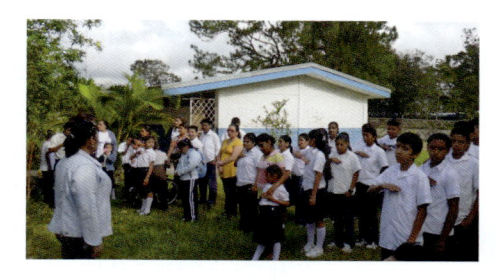

毎週月曜の特別支援学校の朝礼．国歌斉唱は，手話つき．

2) 実際の活動

特別支援学校内での活動として，①特別教室（木工室・手芸室）の援助，②体育の援助，③イベントの援助を教員のサポートを中心に行った．

例えば，木工室では棚やおもちゃを作成し，手芸室では伝統の紙人形を作成した．こういった作品は，定期的に行われるバザーに出品し，収益を物品購入に回していた．しかし，充分に行えない知的障害児や身体障害児には，個別対応し動作の効率化や作業手順の簡略化を伝えた．しかし，それ以上に，木工や手芸の作業を通じて，対象者と会話し冗談をいいあえる，教えあえるという関係性に，作業療法の根幹を感じた．活動開始当初の同僚と関係性が築けていないときや自分の活動がニーズとかみ合っていないときは，こういった軽作業を通して，関係を深めることができた．つまり，OTが作業療法に救われた瞬間であった．

体育のけが予防のための体操や，知的障害・視覚障害児の伴走なども行った．もともと，運動経験が不足しており，教員も充分に介入を行えていなかったため，積極的に動作するように促した．年に一度開催されるスポーツ大会のトレーナーとして，介入を行った際には，競技人口の少なさが幸いし，ニカラグア国の年齢・障害別100 m走で4名が入賞し，中米大会へ出場できた．近隣国のエルサルバドルで行われた中米大

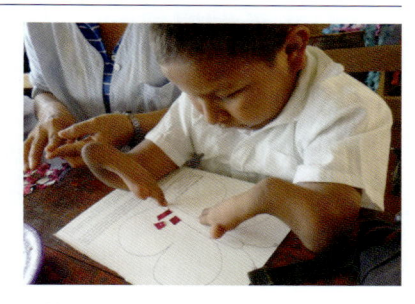

手芸室にて．四肢の障害児と貼り絵．

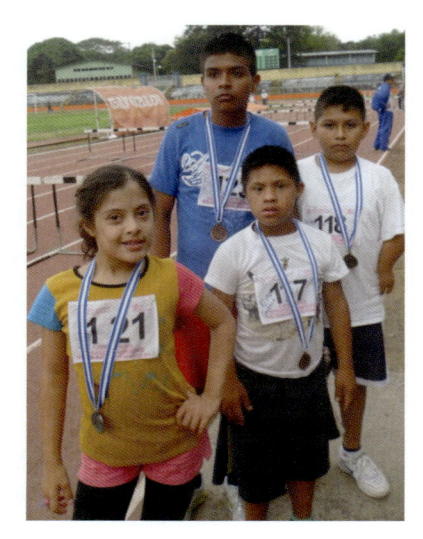

4人が入賞．中米大会に出場決定．

会へ出場という参加が，彼らの人生においてよい経験だったようである．
　また，こういった海外へ渡航するといった大きな参加ではなくとも，遠足に参加することや町中を行進するといったイベントに参加することも障害児にとって，非常に有益である．しかし，運営する以上，企画・計画をすることが必須である．唯一，派遣中に疲弊したことは，職員の無計画である．話には聞いていたが，会議のときは，いつも脱線する．その分，職員の人間関係はよかった．疲弊していたのは筆者1人で，当日を迎えたときは，人間関係のよさから，それぞれが見事な仕切りで運営していた．「計画を立てて，本番に弱い日本人．無計画で，本番に強いニカラグア人」どっちもあって，いいじゃないか．なるようになるのだ．いま，その場を楽しむことを教えてもらったのも，ニカラグア人だった．要は，忍耐強くなったこと以上に，人や場を受け入れる心構えが向上していたと思った．

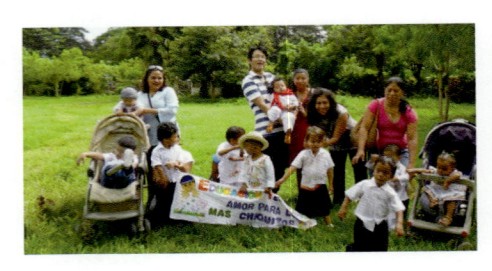

町中を行進するイベント．

4　早期療育部門（訪問リハビリテーションと関連業務）

1）活動内容

　筆者の主たる業務内容は，特別支援学校内の早期療育部門であった．①週に4日の訪問リハビリテーション，②週に1日のリハビリテーション室内業務，③講習会の実施，であった．0〜5歳の23名の障害児が担当であり，疾患は脳性麻痺もしくは運動機能疾患（未診断）が8割と多かった．ちょうど，前述した特別支援学校内の比率と逆転している状態である．訪問する際は，バスを乗り継ぎ，山道を歩いて片道1時間かかることもしばしばあった．ゆえに，1日2件ずつ回り，月1回ですべての自宅を訪問するのが限度であった．

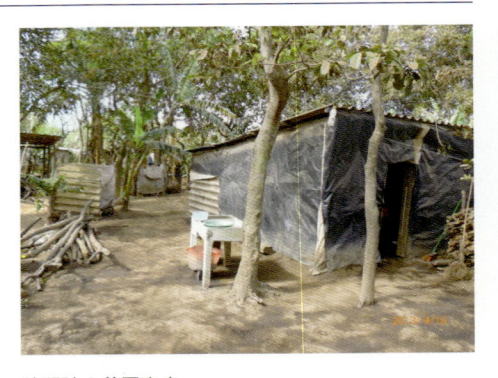

訪問時の貧困家庭．

　訪問リハビリテーションでは，訪問したが不在のときが多かった．家族が次回の訪問日時を知らないことが大きな理由としてあげられ，対案として，自宅プログラムを記載し，次回訪問日時を記載した．また，双方に情報が食い違わないように，複写シートを用いて，学校保存用と家庭保存用を作成した．修正を加えて，完成したのが，訪問記録用紙となった．介入頻度が少ない分，こういった地道なマネジメントが非常に重要であった．
　ちょうど，1年が経過する前に，1名の水頭症の女児が亡くなった．介入していた際は，座位保持訓練や上下肢の粗大運動の練習をしていた．しかし，死因は感染症だった．貧困のため，食料を購入することができず，栄養状態が悪くなり，免疫系が充分に働かなかった．女児をと

り巻く環境を充分に把握できていなかったこと，公衆衛生に対する専門知識不足だったこと，家族に感染リスクを伝えられなかったこと，他機関に相談できなかったこと，無念の気持ちと医療の限界を感じたときだった．

　また，このころ，リハビリテーション室を開設したものの，3組ほどの母子しかこないときが続いた．いかに，家族指導が大事かを肌で感じたため，2カ月に1度の頻度で，講習会を開催した．家族指導と特別支援学校に慣れてもらうことが目的であったが，決まった母子しか来校していなかった．

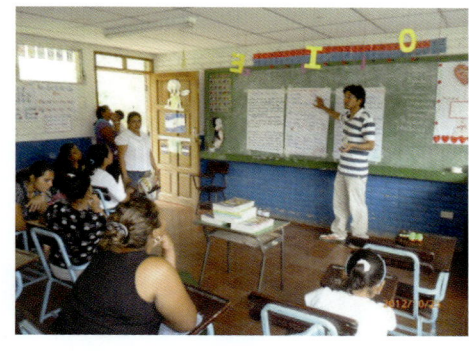

講習会の様子.

2）持続的なサービスに向けて

　残りの滞在期間が1年足らずのころから，帰国を意識しはじめた．この国を去っていくときに，残せるものは何なのかと考えるようになった．ファシリテーションテクニックのように熟練したPT・OTが行う技術よりも，福祉用具と基本的な運動療法を用いて①だれでも，②頻回に，③安全に，④効率的に行えるリハビリテーションが重要と考え自分の活動を整理するために，表の構図を考えた．

　1年かけて，ようやく自分ができる範囲がみえてきたときである．学校長に相談し，備品の使用許可を得た．必要に応じて，図面や絵を描いて，ものづくりが得意な教員と相談し福祉用具の作成を手伝ってもらった．同様の福祉用具を在宅で作成する際は，積極的に家族にも手伝ってもらった．現地の資源（人材や物品）を把握し，だれもが行いやすい運動療法を指導することが途上国で必要とされている適正技術の1つと思った．また，作成段階から教員や家族と一緒に築き上げる参加型アプローチが功を奏し，後日，一緒にみていた教員が他の家庭に説明する姿があった．また，筆者がいなくなった後は，講習会を開いて，伝達していると連絡があった．もちろん，作成時の細かな評価や量産化，耐久性などの課題は残っている．しかし，この国に1つの作業療法の姿を，みせることができたと思う．

表　筆者の活動と現地の状況

人	作業	環境
【OT】 期限は2年間 ○運動療法を伝えられる ○福祉用具の知識がある 【教員】 リハビリの知識は乏しい ○筆者の通訳をしてくれる ○木工・手芸が得意 【家族】 子どもが多く育児で忙しい ○協力的な家庭もある	【訪問リハビリ】 家族指導を中心とした介入 ただし，時折，不在 【リハビリ室・講習会】 決まった母子が参加 【福祉用具の作成】 ○座位保持装置 ○歩行器 ○起立台 ○平行棒	【山間部の家庭】 舗装されていない道 幹線道路まで遠い ○木材が豊富にある 【学校内】 ○木工室と手芸室に，用具作成のための備品がある．

○がよい点.

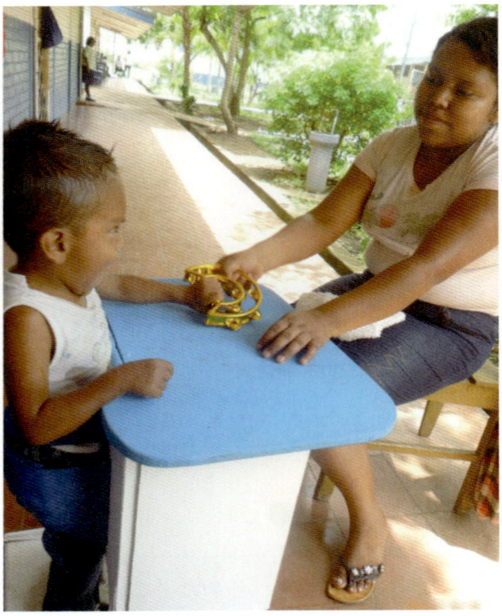

作成した起立台．色は，ニカラグアの国旗の色．

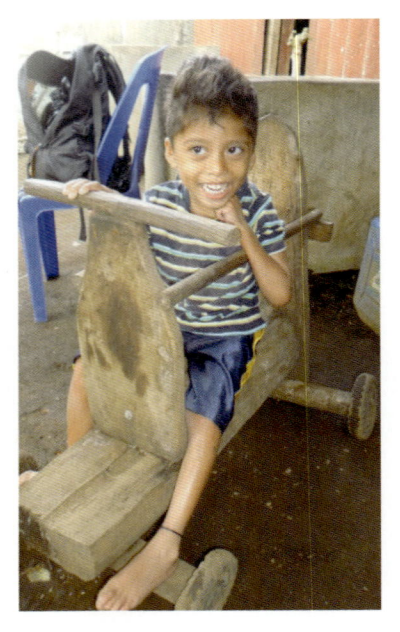

地域で一緒に作成した座位保持装置．

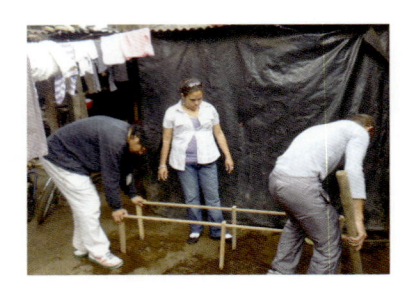

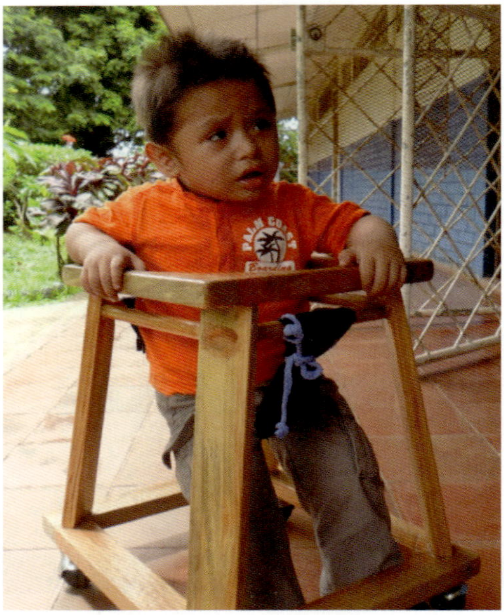

木工室の教員と協業した歩行器．

家庭の庭先に平行棒を作成中．

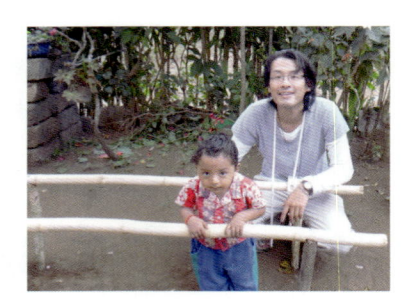

平行棒内歩行後の休憩中．

5 おわりに

①気づく（Awareness），②受け入れる（Acceptance），③行動する（Action）から3つのAという言葉がある．このサイクルをくり返すことで，日々の習慣や仕事において，連続的な変化を起こすことができるといわれている（図）．環境の違いだけでなく他者の強みや自分ができることに気づき，可能な限り受け入れる．そして，信念をもち，覚悟をして，行動することが，途上国で現地人と協力し，楽しむ秘訣と筆者は考える．

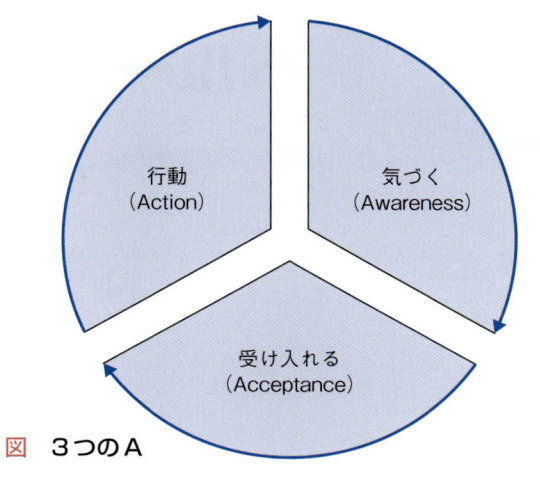

図　3つのA

第5章 実例でみる国際リハビリテーションの進め方

8 パラリンピックをめざしたペルーでの活動

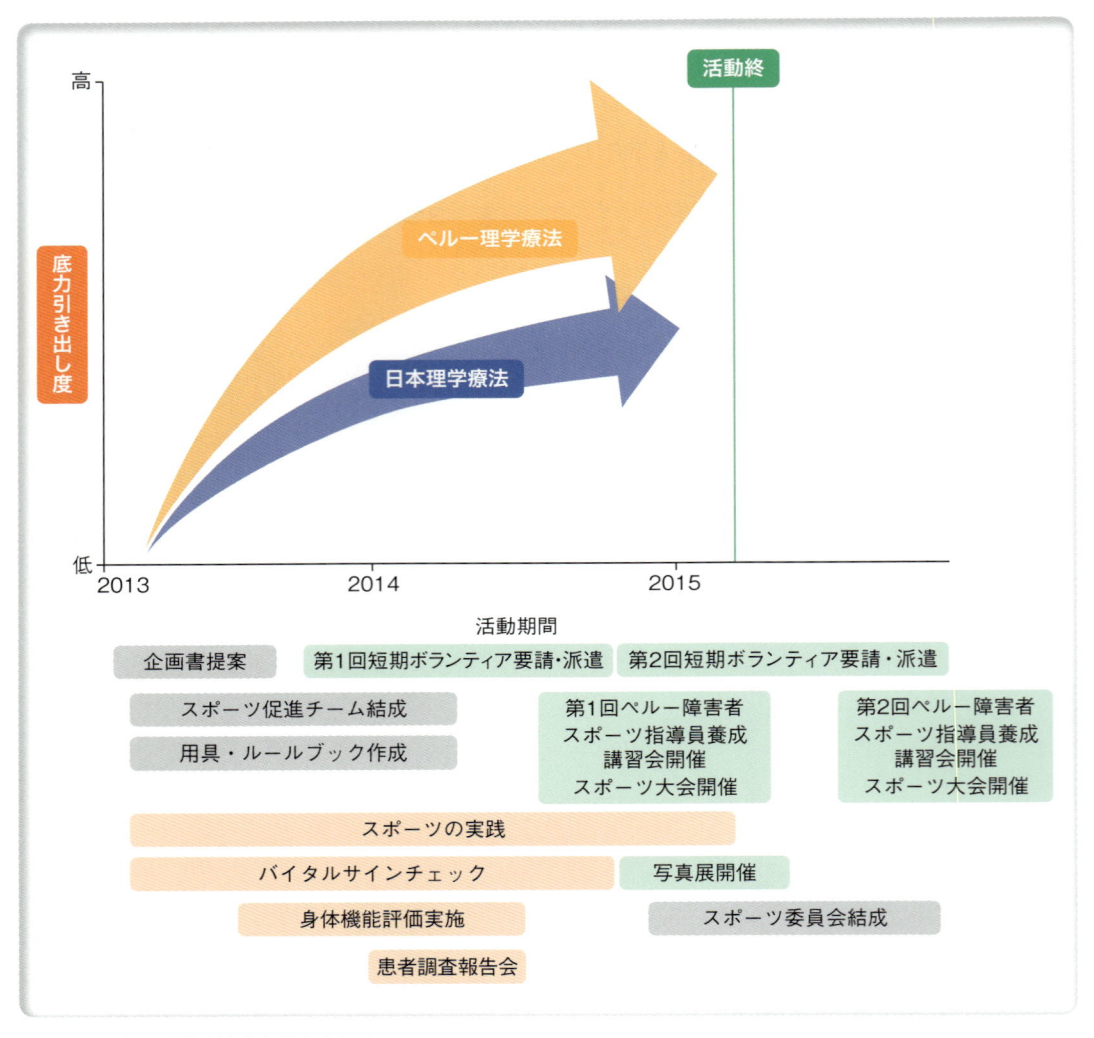

ペルー・日本の理学療法底力引き出し度.

1 はじめに

　途上国のリハビリテーションの風景に懐かしさを覚え，あぁ，昔の日本もこうだったと思いを馳せる．こうして日本のリハビリテーションが発展できたのも，アメリカなどの諸外国から

教育支援が行われたからこそである．

　現在，日本の多くのセラピストが，青年海外協力隊，シニア海外ボランティアとして，世界の途上国で活躍し恩返しともいえる力を注いでいる．時代はくり返すものなのだと，改めて感じる．

　今回，南米ペルーで，シニア海外ボランティアとして障害者スポーツプロジェクトの支援活動を行った．期間中に，「第1回ペルー障害者スポーツ指導員養成講習会」ならびに「スポーツ大会」を企画し開催した．その指導に，日本の理学療法学科教員と学生が短期ボランティアとしてペルーにわたり，国際協力の経験を得たのでその実践例も併せて紹介する．

2 参加のきっかけ

　筆者は30年以上にわたり，複数の国立病院に勤務してきた．小児から高齢者，急性期から維持期，在宅までのさまざまなリハビリテーションに携わりながら，日々思い描いていた夢があった．それは「国際的な視野をもつ優秀なPTを育てたい．まずは自ら国際社会に出て，若い人に後ろ姿をみせたい」というものだ．ふみ出せずにいた筆者の背中を押してくれた一言は，主人の「行くなら今！」の言葉であった．

3 日本とペルーの関係

　ペルーには，9万人の日系人が住んでおり，その数は世界第3位である．1991年の（JICA）専門家殺害事件や1996年の在ペルー日本大使公邸占拠事件などの忌まわしい過去もあったが，日本との親交は厚い．最近では日本の無償資金協力で，ペルー国立障害者リハビリテーションセンターの建物が新築された．その後，人的協力として，PT，システムエンジニア，通訳も兼ねた渉外促進のグループ案件が日本へ要請され，今回の派遣へとつながった．

4 ペルー人の国民性

　配属国ペルーでの魔法の言葉は，Hasta mañana（アスタ マニャーナ）である．意味は「明日は明日の風が吹く，気楽にやろうよ！」のスペイン語の挨拶である．ペルーの歴史はインカ帝国の歴史を基盤としている．16世紀にスペイン人の征服と侵略を受け，インカ帝国は一夜にして崩壊した．ペルー人の国民性を語るには，このHasta mañanaの言葉が最適かと思われる．人生を楽しむ精神とインカ帝国の末裔であることのプ

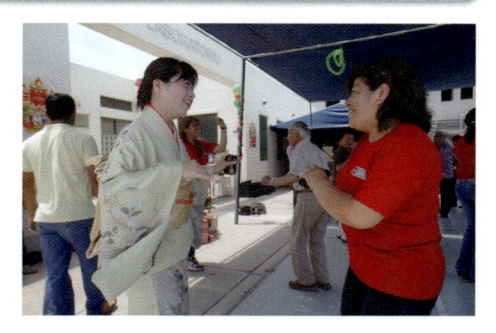

ペルー人は音楽とダンスが大好き．

ライド，そしてスペインに侵略された影響である過ちを認めないことへの理解が，現地で活動するためにはたいへん重要であった．

5 配属先で求められていたもの

1）配属先

筆者の配属先はペルー国立障害者リハビリテーションセンター（INR）であった．

ペルーのリハビリテーションの臨床と研究を担う保健省管轄のセンターであり，主に貧困層の患者を対象としている．職員数580名，リハビリテーション医66名，PT65名，OT26名，ST12名，看護師92名に加え，ソーシャルワーカー，心理療法士，事務職などが勤務している．運動障害部門は，主に脳損傷，脊髄損傷，切断，脊柱変形，痛み，知的障害部門は，適応・知的障害，高次脳機能障害などで構成されている．その他にも，言語聴覚障害，脳性麻痺児などの小児発達障害の外来診療などが主な業務となっている．1日平均外来患者数は，約1,200名である．入院施設は，脊髄損傷患者のみ36床，セラピストは経験も豊富であり，大学講師を兼務している者もおり日本と比べて遜色ない．センター内では2つの大きな労働組合の影響力が強く，医師連盟によるストライキも頻繁に行われる．

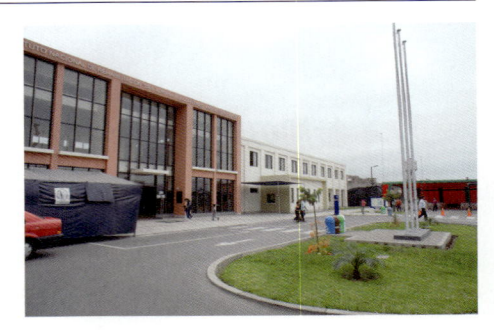

INR外観．

2）活動案件と課題

案件は運動療法の一環としての「中・重度脳損傷患者に対しての障害者スポーツプロジェクトの確立」であった．1999年に，INRのPTがJICAの研修で日本を訪れたときに，障害者スポーツを見学し興味をもった．その後，プレデポルテといって，ボールを使ったエクササイズを行いはしたが，結局スポーツをするには至らずセンターの課題となっていた．

3）最初の活動

まず手掛けたのは，プロジェクトの企画書作成であった．一緒に配属された渉外促進のボランティアとともに本事業の趣旨，目的，対象，タイムスケジュール，具体的内容などをまとめ，上司であるリハ医に提案しこれが承認された．結局，帰国するまでにさまざまな企画書を提出し，その数は計7回にのぼったが，最後まで予算がつくことはなかった．

6 ペルー理学療法の底力を引き出す

1）スポーツ促進チーム結成

　脳損傷患者のために提案したスポーツをボッチャ，卓球バレー，風船バレー，フライングディスク，グランドゴルフの5種目とした．次にリハ医，PTで構成する障害者スポーツ促進チームの体制を整え，患者を機能別グループに分け実施を行った．

2）創意工夫：物づくり

　当初は用具も予算も知識もなかったため，日本の社会福祉法人「太陽の家」の障害者スポーツ担当者のアドバイスを受けながら進めた．とにかく用具がないとはじまらないと，すべてのものを手づくりで練習を開始した．ルールブックは，ペルー人PTが積極的にかかわったが，困ったことに何度説明しても勝手にルールを変更する．ローカルルールでもしかたないと自分にいい聞かせることも，たびたびであった．

3）人を育てる

　当初メンバーの活動は，仕事中にいなくなる，携帯電話をいじる，患者を放置する，私語が多いなど，驚き呆れる場面ばかりであった．チームを結成後に，運動前後のバイタルサインのチェックや身体的機能評価など医学的な側面もとり入れた．目標や目的がはっきりし患者への効果も表れてくると，彼らは見違えるほど熱心な指導者となった．

4）その後の展開

　その後，筆者はこの事業を他部門にも展開し，「障害者スポーツ委員会」を結成させた．彼らの目標は，ペルー人をパラリンピック選手に育てることである．合言葉は「めざせ！東京パラリンピック」であった．

7 日本理学療法の底力を引き出す

1）短期ボランティアの要請および活動

　今回のスポーツプロジェクトの支援活動において，日本人の短期ボランティアの協力がポイントであった．このきっかけは派遣前訓練中，駒ヶ根訓練所でペルー短期ボランティアである近畿大学の野球隊員と出会ったことにある．制度をぜひ活用したいと，活動後すぐに提案を行った．国際医療福祉大学と鹿児島大学が協力に応じ，短期ボランティアとして理学療法学科教員2名，学生8名の計10名が2014年8月からの3週間INRで活動を行った．

2）創意工夫：イベント開催

　スポーツの醍醐味は何といってもそのゲーム展開にある．例え障害があっても，スピード感のあるプレーやチームの一体感がスポーツの魅力であることは変わらない．ペルー初の「障害

者スポーツ指導員養成講習会」，さらには「障害者スポーツ大会」では，日本の障害者スポーツの素晴らしさをいかんなく披露した．周辺病院の医師やメディカルスタッフ，実習中の学生，障害者やその家族などに感動を与え，3日間で延べ330名が参加した．

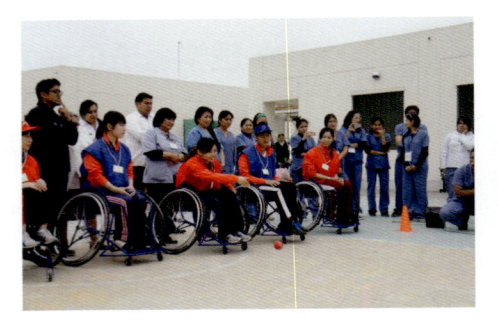

第1回ペルー障害者スポーツ指導員養成講習会においてボッチャの指導を行う第1回短期ボランティア．

3）人を育てる

講習会では，日本の教員や学生が英語やスペイン語で詳しく説明し，デモンストレーションを行った．慣れない語学であったが，配属前からの入念な準備で全く問題はなかった．海外での経験は必ずや教員や学生の今後の生活に活かされると確信している．

4）その後の展開

活動後半に，第2回短期ボランティアの要請を行った．筆者の帰国後の，2015年8月から国際医療福祉大学・鹿児島大学理学療法学科の教員と学生10名が再度ペルーを訪れ，アンプティサッカー，小児レクリエーションスポーツ，車椅子バスケット，ポートボール，卓球，大縄跳びを，「第2回障害者スポーツ指導員養成講習会」と「障害者スポーツ大会」で指導した．これらのイベントが活動後もペルーで開催され継続されていることは，日本とペルーとの大きな架け橋であり，パラリンピック出場も夢ではないのかもしれないとの喜びを覚える．

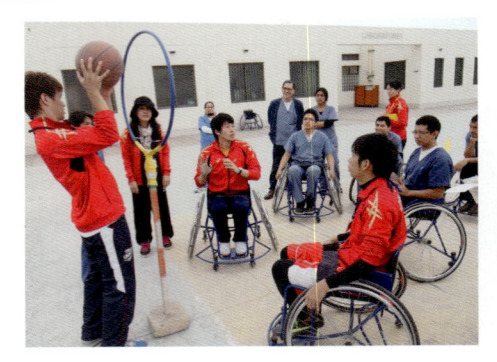

車椅子バスケットの指導を行う第2回短期ボランティア．

8 日本ペルー友好障害者リハビリテーション写真展

リハビリテーションの様子や入院生活，施設の風景などの写真を集めた「LOVE & PEACE リハビリテーション」と題した写真展を日本とペルーで同時開催した．ペルーではINR，日本ではJICA地球ひろば，九州の国立病院機構8施設，大学2校の計12カ所で実施した．

写真展をみた多くのペルー人障害者から，「これはすごい．ぜひに日本へ行って，リハビリ

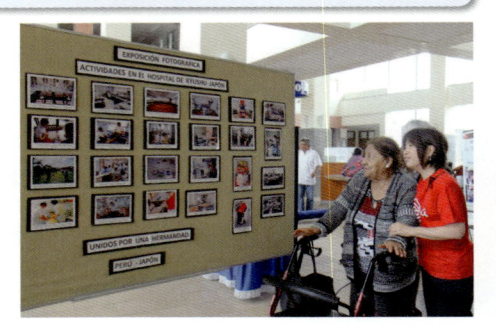

日本ペルー友好障害者リハビリテーション写真展：「Love & Peace リハビリテーション」．

テーションを受けたい」と強く懇願された．また，日本人PTからは「国際間の友好の仕事は，素晴らしいこと．ペルーの方々の力になれればうれしいです」と多くの励ましの言葉と協力を得た．

9 おわりに

　この活動は，JICAのクロスロードやホームページなどの媒体に掲載され，多くの人の目に留まることとなった．しかし，この誌面に書ききれないほどの多くの協力を得ており，ひとえに筆者だけの功績ではなく，ペルーや日本の多くの関係者が一緒に育んだチーム活動の賜物である．途上国はすべてに遅れていると考えるのは間違いであり，特にシニアボランティアの場合，活動の規模も対象となる組織も大きくなる．されどいかなる環境においても，ともに汗をかいて信頼関係を築くことは，国際協力の原点であり人として最大の喜びである．

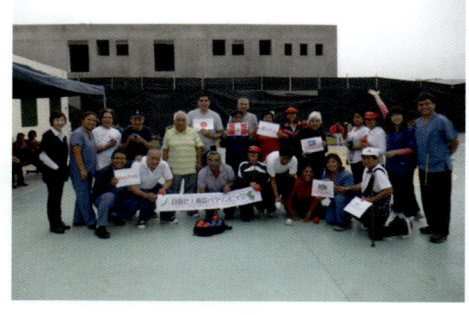

ペルー人PT，脳損傷患者とともに「めざせ！ 東京パラリンピック」．

第5章 実例でみる国際リハビリテーションの進め方

9 ネパールでの精神科リハビリテーション

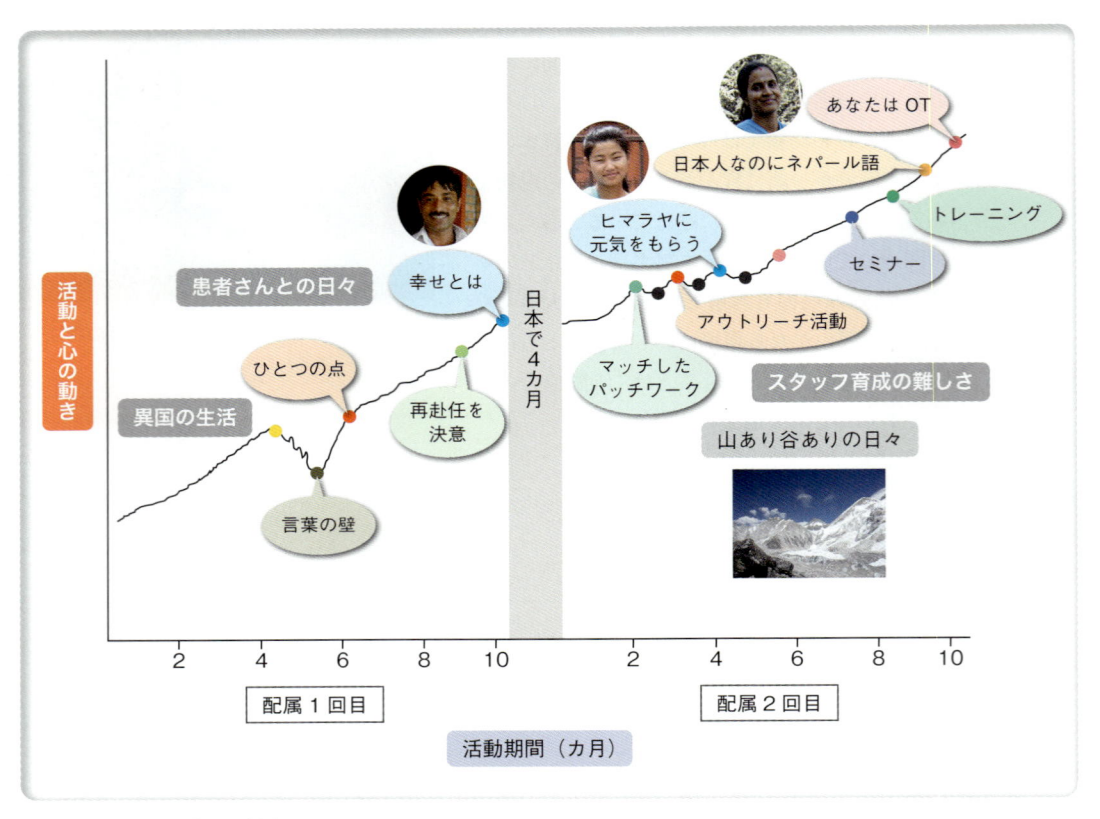

山あり谷ありのネパール生活.

1 きっかけは「でも，OTをしたいなぁ」

　　　　国際協力の分野にふみ込んだはじめの一歩は，OTになって8年目のときである．それまで精神科病院での作業療法に携わってきた7年を振り返り，一度この状況から離れようと決めたものの，やはりこの仕事はしたくて，作業療法ができる場所を探した．みつけたのは青年海外協力隊短期派遣ボランティア，ネパールの精神科リハビリテーション施設からの要請であった．「世界も，自分も，変えるシゴト」というキャッチフレーズに惹かれた．そして，2008年から10カ月間の配属を二度経験し，合計20カ月間，ネパールで活動した．

2 ネパールといえば

　ネパールはインドと中国の間にある小さな国である．亜熱帯ジャングルから世界最高峰のエベレストをもつ雄大なヒマラヤ山脈まで，変化に富んだ国土をもつ．多民族と多様な文化，神々の存在を尊ぶ篤い信仰心，古い家並みや寺院などの歴史的建造物，そして豊かな自然がそこにはある．人々は明るく朗らか．人と人，人と自然のなかで生きてきたからこその温かさと素朴さがネパールらしさ．

1) ネパールの暮らしと医療

　南アジアでも有数の最貧国の1つ，後発開発途上国という顔ももつネパール．その暮らしは水・電力・物資不足を主とし，ないものづくし．不十分な浄水整備，大気汚染，ゴミ処理問題による不衛生な生活環境，貧困格差，政治的混乱などの問題もある．この状況は2015年4月の大地震によってさらに混乱．何とかなるさとたくましく生きる姿もあるが，慢性的に続く不便な生活へのうっ積した不満，どこか他人事のような諦め半分な気持ちも隠せない．皆が，よりよい国づくりを求めている．

　医療の分野では地域格差が大きい．総合病院や専門的な医療施設は都市部に集中しており，医療従事者も同様である．山村僻地にはヘルスポストという医師不在の診療所があるのみ．何かあったときにスムーズに病院を受診できるのは，都市部の経済的余裕のある人々に偏り，多くは病院まで何日もかけて歩いて行かなければならない．医療を必要とするだれもが，安心して病院にかかることができるようになれば…と考えさせられる．

2) ネパールの精神保健

　ネパールは精神保健分野においても開発途上．筆者の配属時，精神科診療をしている公的医療機関は首都カトマンズで5カ所のみ，国内で働く精神科医は51名，精神科看護師25名，臨床心理士15名，精神保健福祉士や精神障害分野に携わるOTにおいては0だった．ダミ・ジャンクリとよばれる祈祷師による伝統的信仰療法を抜きにはできず，「病気は神や前世，魔女が招いたもの」と，精神疾患に対する誤解・偏見も多く実在していた．発病すればビラミ（病者）とよばれ，社会的弱者として差別を受ける．根深く残るカースト制度のなかでビラミカーストという階層がつくられてしまっているようだった．

　医療機関での精神科治療は薬物療法と療養が主である．精神運動興奮や幻覚・妄想などの病的体験が著しいケースには電気ショック療法も多用されていた．医療へのアクセスや経済的負担から入院は短期間となり，鎮静と管理に重きをおき，倫理的・社会的配慮は優先されない．

3 OTとしての活動展開

　配属先はネパール唯一の精神障害者リハビリテーションセンター Maryknoll Nepal / Aasha Deep Rehabilitation Center で都市部から離れた山のふもとにある入所施設であった．長年刑務所に収容されていた精神障害者のために設立された現地NGOで，低所得者層の精神障害者

を対象に精神保健事業を行っている．筆者の配属時も40人の入所患者さんへのケアと，デイケアセンター，在宅訪問，移動診療などのアウトリーチプログラムが行われていた．補助看護助産師やソーシャルワーカーなどで構成されたスタッフは専門知識・技術をもたず，経験に頼って業務をこなし，チームビルディングの未構築という問題も明らかだった．ベテラン精神科医の定期往診や経験豊富な理事のマネジメントがあっても，ケアの現場は統制されない，そんな状況を目にしながらも，筆者は入所施設を活動拠点とし，パートナーであるソーシャルワーカーとともに活動した．

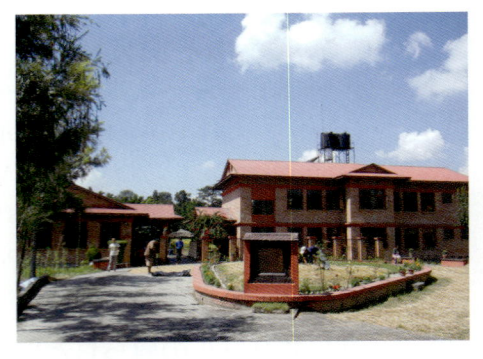

配属先の精神障害者リハビリテーションセンター．

1）いつも患者さんのそばで

入所施設では患者さんと毎日の生活をともにし，ネパールの生活様式や文化を学んだ．個々の生活を構成する1つ1つのADLにも接した．言語的コミュニケーションが不十分なほど，言葉以外の情報にアンテナをはり，相手を理解しようと努め，OTとしての原点に立ち返る機会になっていた．

閉鎖的空間での薬物療法とルーティン化された既存プログラムをこなすだけの毎日に拡がりをもたすべく，患者さんたちになじみそうな作業活動を行う場と時間もつくった．患者さんたちと過ごしていると，「日本の患者さんは日本語を話し，ネパールの患者さんはネパール語を話す．違いはそれだけかもしれない」とも感じた．だから，いつも患者さんのそばで，作業活動を通して，OTらしく…というスタンスはネパールでも同じでいいと思えた．

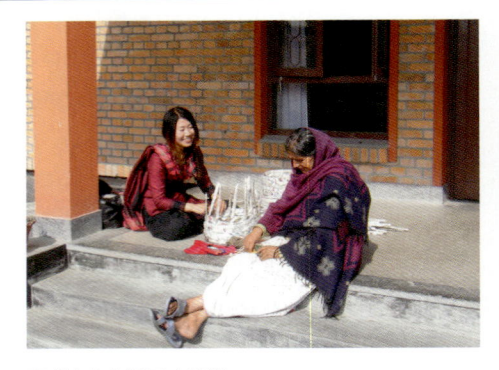

患者さんと過ごす時間．

2）スタッフを育てる

スタッフには，ケアや支援の質の向上をめざして働きかけた．既存プログラムの見直し，新しい作業活動の紹介・導入，個別・疾患別アプローチ，業務運営，物品管理，記録の書き方など…．パートナーからの波及を狙ったり，個々に働きかけたり，勉強会や，ときには理事の力も借りた．彼らにとって仕事は生活を支える経済的手段に過ぎず，精神保健のプロとしての情熱や向上心を引き出すのは簡単ではなかった．患者さんへの対応も同様で，懲罰的に隔離さ

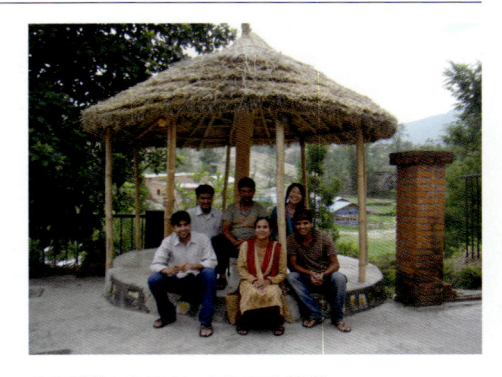

共に活動したスタッフたちと筆者．

る，今必要としている不穏時薬を与えられず苦しむ，管理的な環境に耐えられず逃げ出す，といった患者さんたちをみていてやりきれなかった．「とがらずまぁるく…」と自分にいい聞かせながらもゆずれず，スタッフとしてのあるべき姿を彼らに問いただしたこともあった．今ここで筆者ができることは，彼らにとって必要な支援のかたちとは，個々の能力を活かすには，と日々頭を悩ませた．

それでも，活動終盤にはスタッフの行動変容や成長を感じることができた．スタッフの変化をみて「あなたの風が吹いたのよ」といった患者さんの評価も信じたい．

3）コミュニティへのアウトリーチ

デイケアセンターでは，週1回の巡回中に導入したパッチワークがマッチした．民族衣装の端切れでつくるクッションは，口コミで地域住民や旅行者への販売にもつながった．マンネリ化していた日課にメリハリや目標ができた，得た収入で薬やおやつを買えた，患者さんの能力や健康的側面を発見した，患者さんの家族が認めてくれた，と喜ぶスタッフ．作業活動の利用が，苦しい施設運営改善へのヒントになればと，アイディアを出しあった．

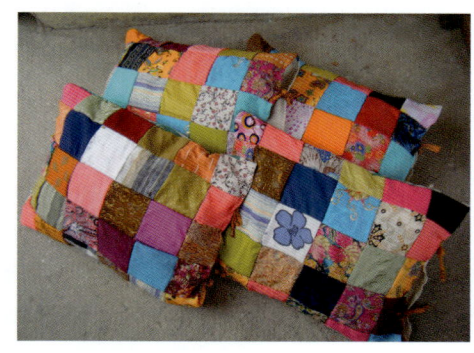

パッチワーク作品．

小中学校での心の病についての授業と，在宅生活を送る患者さん宅への訪問も経験した．「この子は病気だから外に出してはいけない」という家族の生の声も聞き，患者さんたちが帰る場所である社会へのアプローチの大切さを実感した．

4）「作業療法を教える人」になる

活動の山場は，日々行ってきた勉強会や活動のまとめを行うセミナーの開催だった．また，精神科医や看護師を対象とした作業療法の指導，トレーニングの依頼も受け，国立精神病院と大学病院精神科病棟にも出向いた．どこでも，ネパール語と絵を使って伝えるスタイルで実施した（図1）．多くの絵のなかで，スタッフの皆が「精神科リハビリテーションとは？」を表現した絵を最も気にいってくれたのは嬉しかった（図2）．

大学病院精神科病棟では，座学だけでなく実技もとり入れた．塗り絵，新聞マットづくり，きんちゃく縫いなどできることは限られたが，患者さんにつられて看護学生から師長までもが

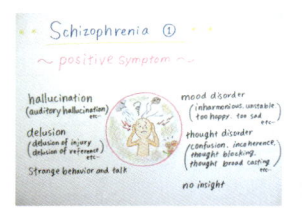

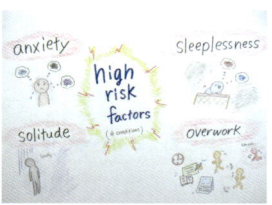

| 統合失調症の陽性症状 | 4つのハイリスク | 二重拘束説 | いつも考えたい大事なこと |

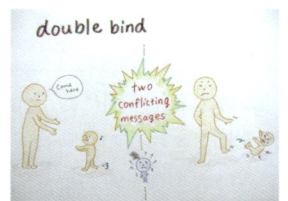

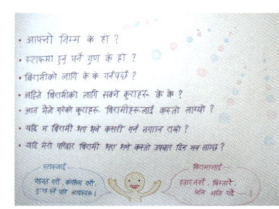

図1 セミナーやトレーニングで使った絵の例

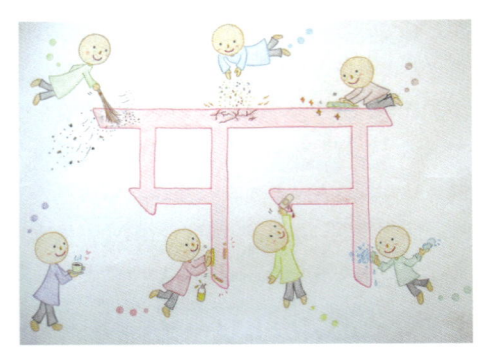

図2　ネパール語で「心」をあらわす文字をケアする人々の絵

ネパールの日常生活に欠かせないアイテムを使い，皆で力を合わせて，「心」をきれいに，たくましくする．われわれが取り組むべき精神科リハビリテーション像を伝えたかった絵．

参加し，医師たちも様子をみにきた．若い男性患者さんが新聞マットづくりに取り組み，「少し難しいけどおもしろい」と試行錯誤しながら笑顔をみせたとき，「15番（ベッド番号）が笑ったのをはじめてみた」と主治医が驚いたのは印象的だった．薬物療法が主たる治療，その効果や回復過程の判断材料となるものもなく，患者さんはベッド番号でよばれる現状．彼のいきいきとした表情によって，適切な介入があれば患者さんたちは変わり，その人らしさや健康的側面を引き出せることを示すことができた．

4　忘れられない言葉

ネパールでの活動は山あり谷ありであった．配属中はたくさんの葛藤や困難にもぶつかったが，支えてくれたのもネパールの人々である．彼らにもらった言葉は今も心に残っている．

1）1つの点

ネパール語は配属後3〜6カ月でつかめ，日常会話も楽しめるようになった．しかし，仕事のことになると伝えたいことの半分も伝えられないもどかしさがあった．任期も折り返しのころ，言葉も活動も横ばいで焦り，悩んでいた筆者に，パートナーは紙にちょんと点（・）を1つつけて「私はあなたとのコミュニケーションにこれだけの問題さえないわ」といった．伝えたい気持ちと理解しようという気持ちの大切さを思い起こさせてくれた．彼女との信頼関係を実感し，また一歩前に進む勇気をもらえた．

2）幸せとは

配属1回目はあっという間に時が流れ，患者さんやスタッフとのお別れの日がきた．寂しさと同時に無力さもよぎるなか，皆は「この10カ月あなたが元気でいたことが私たちの幸せよ」と笑った．遠い日本からきたのに，大きな病気や怪我もせず，いつも私たちと一緒に過ごしてくれて嬉しかった，と．普段の生活では「幸せ」という言葉を口にすることはほとんどなかった人たち…．ネパールの人々の大きな優しさを感じた．

3）日本人なのにネパール語

　セミナーやトレーニングの開催は最も力を注いだ分，学びたい意欲のある人からもらうエネルギーと感謝の言葉には救われた．しかし，スタッフの1人からあらたまったように「日本人なのにネパール語で教えてくれてありがとう」と声をかけられたのは思いがけなかった．20カ月目のネパール生活で，自分が日本人だということを思い出したような不思議な感覚と，「この人の心が動いたかな」という期待．やはりネパールの人にはネパール語，彼らの言葉を使って伝えることの効果や価値を改めて感じ，ネパール語習得にかけた苦労も実ったと思えた．

4）あなたはOT

　喜怒哀楽をともにしたパートナーは，筆者にとって「異国の地でもわかりあえる大切な仲間」になった．それだけでも嬉しかったが，彼女からは最後に「患者さんは，あなたが外国人だからというだけでいつも一緒に過ごしていたのではなくて，あなたがしていたことが作業療法だったからだと思う」という言葉ももらった．OTでよかった，これからもOTでいたい，と思えた最高の褒め言葉だった．

5 国際協力とOT

　国際協力とOTには，対象者を支援する姿勢に共通点がある．主体となる彼らのストレングスを引き出し，活かす支援，このような工夫やサポートがあればよりよい生活につながるという視点，彼らにとって継続可能で意味のある作業活動を探り，アプローチする，人として，セラピストとしての自分自身の使い方，そして，可能性を信じること．

　ネパールで過ごした20カ月は，「OTらしさとは？」を見直し，向き合うために大切な時間だったと，改めて感じる．

第5章 実例でみる国際リハビリテーションの進め方

10 バングラデシュでないものを1から創り上げる

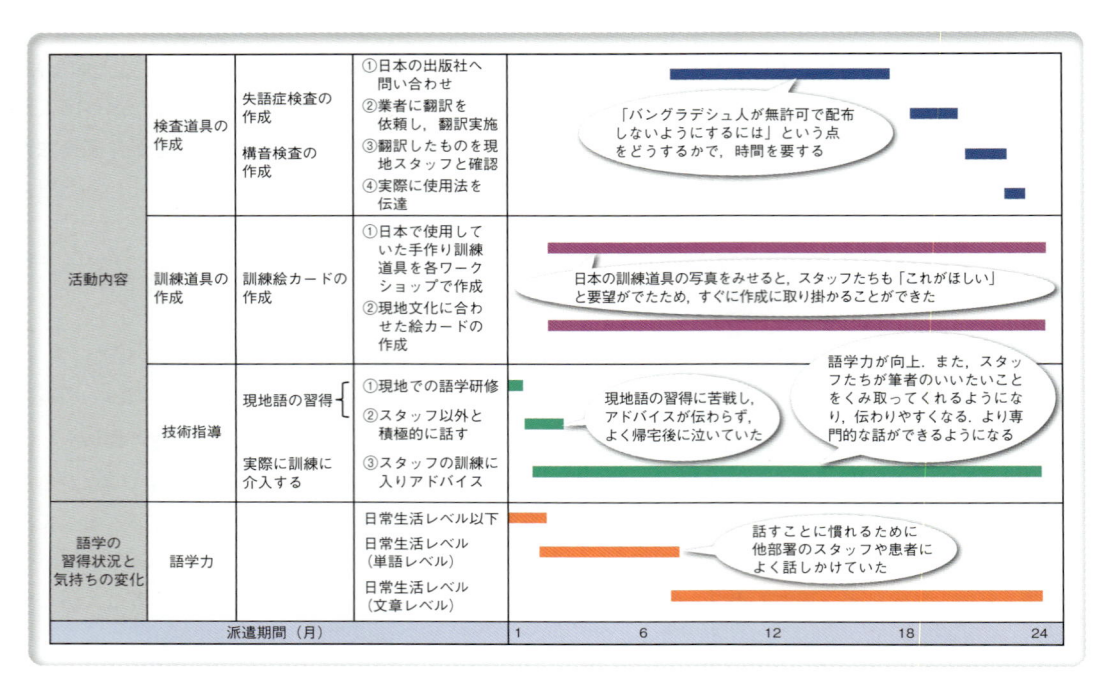

活動内容			派遣期間（月）
活動内容	検査道具の作成	失語症検査の作成 構音検査の作成	①日本の出版社へ問い合わせ ②業者に翻訳を依頼し，翻訳実施 ③翻訳したものを現地スタッフと確認 ④実際に使用法を伝達
	訓練道具の作成	訓練絵カードの作成	①日本で使用していた手作り訓練道具を各ワークショップで作成 ②現地文化に合わせた絵カードの作成
	技術指導	現地語の習得 実際に訓練に介入する	①現地での語学研修 ②スタッフ以外と積極的に話す ③スタッフの訓練に入りアドバイス
語学の習得状況と気持ちの変化	語学力		日常生活レベル以下 日常生活レベル（単語レベル） 日常生活レベル（文章レベル）

吹き出し：
- 「バングラデシュ人が無許可で配布しないようにするには」という点をどうするかで，時間を要する
- 日本の訓練道具の写真をみせると，スタッフたちも「これがほしい」と要望がでたため，すぐに作成に取り掛かることができた
- 現地語の習得に苦戦し，アドバイスが伝わらず，よく帰宅後に泣いていた
- 語学力が向上．また，スタッフたちが筆者のいいたいことをくみ取ってくれるようになり，伝わりやすくなる．より専門的な話ができるようになる
- 話すことに慣れるために他部署のスタッフや患者によく話しかけていた

派遣期間（月）：1　6　12　18　24

活動の進行と語学力．

1 参加のきっかけ

　昔から「日本人なのに，なぜ英語を勉強しないといけないのか」と不思議でたまらなかった．学校のテストでは，英語はいつも赤点ギリギリ．もともと海外に行くことに興味はなかった．
　専門学校時代，小児担当のSTをめざしていた．学生時代から子どもが大好きで児童養護施設の子どもたちと遊ぶ，というボランティア団体にも参加していた．
　STになって4年が経ったとき，「またボランティアをしようかな．どうせならSTの資格を使ったボランティアがしたい」と思い，インターネットで「言語聴覚士 ボランティア」と検索したことが，青年海外協力隊を知るきっかけとなった．当時も海外に興味はなく，募集事項にTOEIC330点以上という条件があり，受けるか迷ったが，「国の事業だから，物凄く危険な国には派遣されないだろう」，「自分の経験が，どこかで役に立つならやってみたい」と思い，応募することにした．

当時，募集が出ていたのはバングラデシュとエルサルバドルの2カ国しかなかった．「バングラデシュに行ってみたい」という思いはもちろんなく，「試験を受けて，受かれば，決まった国に行こう．受からなければ，また日本で働こう」くらいの気持ちだった．

TOEICの試験や技術面接を受けたが，合格する自信はどこにもなかった．「派遣国：バングラデシュ」と書かれた合格通知をもらったときは，現地での活動を想像し，楽しみに思ったことを，今でも覚えている．合格通知をもらってから，はじめて両親に「海外へ行く」と報告をした．中学・高校と不登校気味だった筆者が海外に行くと聞いて，両親が不安に思っていたことを後から聞いた．

これが「バングラデシュ」との出会いであった．

2 会話と食事が好きなバングラデシュ人

人々は「1回話せば，友達」という温かい人柄が多い．お茶を飲んでいれば，「どこからきたのか？結婚しているのか？兄弟はいるのか？」など質問攻めにあう．一通り話しおわると，「家にご飯食べにおいで」と，誘われる．この国にプライバシーというものは存在しない．筆者もよく友人の家で昼食をご馳走になり，そのまま昼寝をしたり，テレビをみたりしていた．

食事は3食カレーの文化であり，手で食べる．魚・肉・野菜などのカレーがあるが，どれも唐辛子が効いて辛い．筆者は慣れるまで，顔を真っ赤にして食べており，それをよくバングラデシュ人にからかわれた．

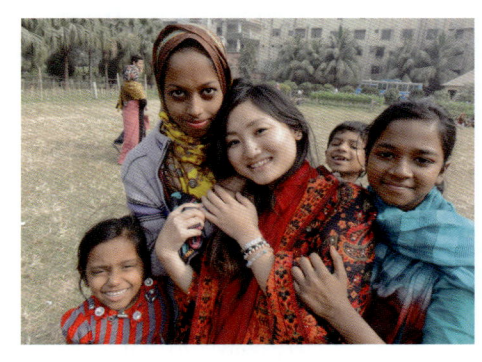

観光名所を回っていると「一緒に写真撮って」とせがまれる．初対面でもこの距離．

食べること，人と話すことが好きなバングラデシュ人にとって，STの役割はとても大きいのではないかと感じる．

3 バングラデシュの言語聴覚療法科

筆者が配属された施設は，首都ダッカにある麻痺リハビリテーション病院（NGO Center For the Rehabilitation of the Paralyzed：CRP）という1979年にイギリス人が設立したNGO病院である．入院患者は脊髄損傷患者100床，小児病棟は脳性麻痺児のみで32床と多い．外来では脳血管疾患，神経系疾患，整形外科疾患など，患者層は幅広い．施設内には，職業訓練施設，特別支援教室が併設された小学校，車椅子や家具をつくるワークショップ，セラピスト養成校など，さまざまな部署がある．福祉分野では，バングラデシュ最大級のNGO施設である．

言語聴覚療法科の患者層は，失語症や高次脳機能障害，運動障害性構音障害，摂食嚥下障害，音声障害，自閉症，脳性麻痺，吃音など多岐にわたる．患者は外来から直接，言語聴覚療

法科にくるため，状態が安定していない患者も多い．以前，スタッフが「ちょっとわからない患者がいる」といわれ，みに行った患者がいた．脈拍40台・血圧は80 mmHgを下回っており，頻呼吸の状態であった．既往に心疾患をもっていた．配属先の病院ではみることができないため，急いで救急病院に送ったという出来事があった．このように日本で働く以上に，医療の知識をもっておく必要がある．

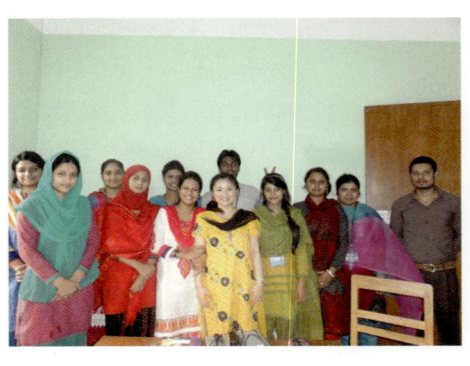

またNGチューブの摂食嚥下障害患者もいるが，嚥下食の概念は根づいていない．バングラデシュは前述のように朝昼夕ともに3食カレーの文化であり，それを手で食べている．スタッフたちは「摂食嚥下障害患者の食事では，トロミをつけることがある」ということは知っているものの，まずトロミ剤がバングラデシュでは手に入らない．トロミ剤の代わりに，筆者はどこでも手に入るコーンスターチを用いたが，なかなか浸透しなかった．

言語聴覚療法科のスタッフとインターン．

4 現地語で行われない授業

併設されているセラピスト養成校はバングラデシュで唯一，STの資格がとれる．言語聴覚療法学科は2004年に設立され，筆者が派遣された当時（2013年7月）は設立10周年，最長経験年数のスタッフは4年目，ST人口は約40人であった．

学校設立当初，講師陣の半数以上は英語圏の国のボランティアたちであった．授業はすべて英語で行われ，教科書も英語で書かれている．そのため，英語の成績が悪い生徒は必然的に落第していく．現地語のベンガル語は，授業ではほとんど使用されない．

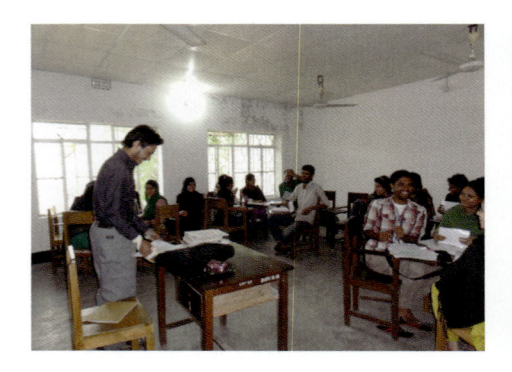

付属のリハ学校の授業風景．講師は病院のスタッフ．講師と兼任している．

配属した当初，スタッフに「日本のSTの学校ってどうなの？」と聞かれた．「日本には，言語聴覚療法学科がある学校は約60校あって，授業も教科書もすべて日本語．言語聴覚士は2万人を超えているわ」とスタッフに答えた．すると，「全部，日本語なの？授業も教科書も？外国の講師はいないの？海外に授業を受けに行くことはないの？あなたは日本に生まれて，本当にラッキーよ．母国語で授業を受けることができるなんて」と驚愕された．

日本の言語聴覚療法の歴史はもちろんバングラデシュより長く，先輩方も多くいる．もしわからないことがあったり，難しい症例があれば，本を読んだり，インターネットで検索したり，先輩に聞くことができる．検査や訓練道具などは日本語のものが発売されている．すべてが整っているのだ．日本がどれだけ恵まれた環境であるかを再認識するとともに，バングラデシュでは整備されていない環境があたり前という認識が必要であった．

5 ないものを1から創り上げる

1）配属先に必要なもの

　配属先には，スタッフが個人でつくった白黒の絵カードや手書きの文字カードしかなく，みづらいものばかりであった．もちろん市販のベンガル語の絵カードはない．失語症を精査する検査もなければ，構音障害の検査もない．

　実際にスタッフの訓練をみせてもらうと，患者のレベルにあっていない訓練が多かった．精査をすることができていないために，患者の残存能力を把握できていないのだ．

　スタッフ自身も「ベンガル語の絵カードがほしい．一人ひとりがバラバラのものを使うのではなく，統一したい」と感じていた．また，日本には失語症や構音障害に対する検査があることを話すと，「今，ここに必要なものは検査だと思う．検査があれば，もっと患者のことを知ることができる」ということで，われわれはまず，カード類と検査を作成していくこととなった．

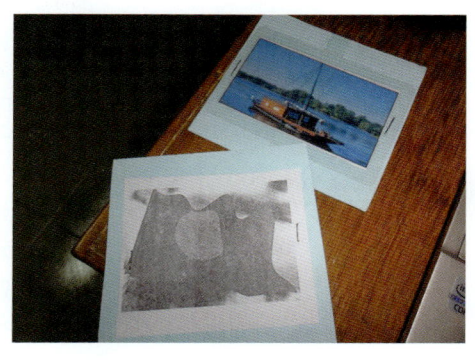

せっかくラミネートしていても，色画用紙にホッチキスでとめてある．白黒写真はとても見にくい．

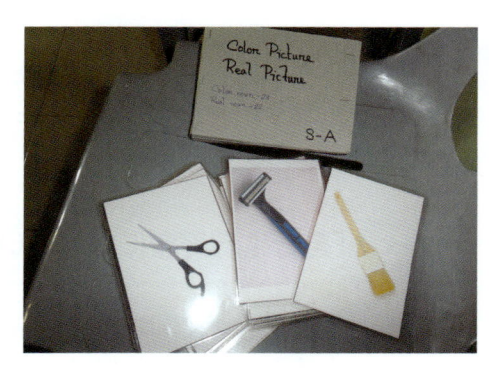

整理しやすいように，空き箱で入れものもつくった．

2）検査の作成

　検査作成は容易なものではなかった．まず，検査法の書籍を出版している日本の出版社に翻訳・複製の許可をとり，そこから，翻訳作業となる．

　出版社の翻訳許可はすぐにとれたものの，翻訳・複製したものが配属先以外で無断で複製され，出回る可能性があり，その問題をクリアするのに，半年の時間を要した．

　そのため，「検査を作成し，使い方の指導を実施する」ということを2年間の目標にしていたが「検査の作成」までに下げざるを得なかった．運よく，筆者の帰国後半年で後任が配属されるということで，「検査の使い方の指導」を後任にお願いすることにした．

運動性障害性構音障害のタイプを精査するもの．日本で出版されているものをベンガル語訳した．

5-10 バングラデシュでないものを1から創り上げる

第5章－10　331

やっとのことで，検査作成をスタートさせることができたが，スタッフと共同して作成しなければならないため，患者の診察がキャンセルになったときにしか作成することができない．また「時間にルーズ」という国民性も重なり，なかなか進まない．「今度の木曜日までにお願い」といっても守れないのだ．スタッフの尻を叩きながら，2年間でおわらせるべく，作成していった．

3）ボランティアが意識すべきこと

作成において，一番大事にしてきたことは現地に合ったものをつくる，スタッフと一緒につくる，の2点である．「筆者（ボランティアする側）が必要だと思うもの」をつくるのではなく「スタッフ（ボランティアされる側）が必要といったもの」をつくることを常に心がけてきた．毎回「日本ではこのようにつくっているが，バングラデシュの文化に合うのか」，「宗教上，大丈夫か」など聞きながら作成した．

時間がかかってまで，「スタッフと一緒につくること」を優先したのには理由がある．配属先は海外ボランティアが多く介入しており，今までも海外ボランティアがつくってきた検査は多くあった．しかし，倉庫で埃をかぶっているのだ．原因は患者層やバングラデシュの文化にあっていない検査ばかりだったためである．なかにはスタッフたちが用途を知らないものもあった．

ボランティア側がよかれと思ってつくってきたものが，ボランティアされる側にとっては，ありがた迷惑になっているという現状は，よくあることだ．

6　「自分は邪魔者になっているのでは」という不安とスタッフからの評価

最初は，現地語が上手く話せないことで，かなりのジレンマを感じた．上手く話せない筆者の話を頑張ってくみとってくれるスタッフに，申しわけない気持ちでいっぱいだった．

想像してもらいたい．自分の働いている職場に，英語を母国語としない外国人がきて，上司が「この人は，母国ではスペシャリストらしい．片言の日本語はできるから，指示を聞くように」という．こちらは普段の仕事に，その海外ボランティアの話を聞かないといけない．「もっとこうした方がいい．これをつくった方がいい」

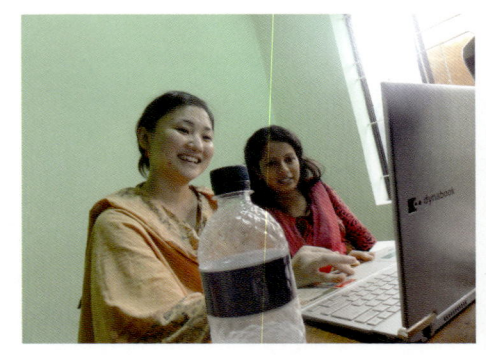

仕事からプライベートまで助けてくれた同僚．2年間で一番成長してくれたのも彼女．

といってくる．日々の業務でも忙しいのに，そんな指示を聞いたら，いつもより帰宅時間が遅くなる．それに文化も宗教も違うのに，その指示が正しいかもわからない．そんな海外ボランティアを快く受け入れるだろうか．

この2年間，筆者はスタッフたちにとても恵まれたと感じる．スタッフたちは嫌な顔1つせず，話を聞いてくれたし，協力もしてくれた．ときにはスタッフの恋愛相談や愚痴まで聞くこともあった．

「本当にこれでいいのか」，「検査をつくるより，もっとスタッフに教えるべきことがあるので

はないか」など，迷う部分もたくさんあった．
　しかし，派遣期間残り1カ月で検査がすべて完成し，一番手伝ってくれた1人のスタッフに「あなたからたくさんのことを教わったわ．今までの海外ボランティアたちが教えてくれなかった，バングラデシュの文化や暮らしに合った技術を一緒に考えて，教えてくれた．これから，私が後輩にも教えて，あなたが教えてくれたことを広げていくわ」とお別れの言葉をもらい，「これでよかった」と感じることができた．

7　教えたことよりも，教わったことが多い

　「何のために海外に行くのか」，「何のためにボランティアをするのか」は人それぞれである．実際に派遣中，何度も「私はここにきて，役に立てているのだろうか」，「私がきた意味があるのだろうか」と自問自答をしていた．もちろん，答えは出るはずもなく，今でも「これを教えてあげたかった」と悔やむことも多い．

　帰国した今，胸を張って「役に立てた」ということはできない．はじまったばかりのバングラデシュの言語聴覚療法の歴史にかかわり，「ないものを1からつくり上げる」という経験で，筆者自身が成長しているのではないかと感じる．

　バングラデシュ人の温かさ，時折みせるルーズさ，文化・宗教の違いなど，この2年間で「筆者がバングラデシュ人に教えたこと」よりも「筆者がバングラデシュ人に教わったこと」の方がはるかに多いであろう．この経験は，現在の臨床において，考え方が違う他職種との連携のしかた，物事を多方向から考える視点などに活きていると感じる．セラピストとして活動する選択肢の1つとして，海外での仕事も考えてもらいたい．

巻末付録

現地で使える指さし臨床用語集
現地で使える図表集
国際リハ関連組織・団体ダイレクトリー

1　現地で使える指さし臨床用語集

　国際リハビリテーションではさまざまな国でさまざまな言語の使用が必要となる．この用語集を単語やフレーズを指さしながら使って，現地でのコミュニケーションに役立ててほしい．日本語，英語（英），フランス語（フ），中国語（中），スペイン語（ス），アラビア語（ア）の順に掲載した．また，これら以外の言語を現地活動で用いる場合，最後の現の欄に現地の言葉を記入して使ってみよう．

■自己紹介 (self-introduction)

こんにちは．初めまして．
- 英 Hello.Nice to meet you.
- フ Bonjour.
- 中 你好。初次见面。
- ス Hola. Mucho gusto.
- ア السلام عليكم.تشرفت بمقابلتك.
- 現

私の名前は～です．
- 英 My name is ～.
- フ Je m'appelle～.
- 中 我的名字是～。
- ス Me llamo～.
- ア أسمي~ .
- 現

日本からきました．
- 英 I'm from Japan.
- フ Je viens du Japon.
- 中 我从日本来。
- ス Soy de Japón.
- ア أنا من اليابان.
- 現

(作業／理学／言語)療法士です．
- 英 I am (Occupational /Physio/Speech)Therapist.
- フ Je suis (ergothérapeute/physiothérapeute/orthophoniste).
- 中 我是 (职业／物理／语言) 治疗师。
- ス Soy (terapeuta ocupacional / fisioterapeuta / terapeuta del lenguaje)
- ア أنا العلاج (المهني/الطبيعي/النطق).
- 現

■情報収集 (interview)

楽器
- 英 instrument
- フ la musique
- 中 乐器
- ス Instrumento musical
- ア أداة
- 現

どんな活動が好きですか？
- 英 Which activities do you like?
- フ Quelles sont les activités que vous préférez? / Qu'est-ce que vous aimez faire?
- 中 喜欢什么活动？
- ス ¿Qué tipo de actividad le gusta?
- ア هل تحب ما هي الأنشطة؟
- 現

編み物
- 英 knitting
- フ le tricot
- 中 编织
- ス tejido
- ア حياكة
- 現

料理
- 英 cooking
- フ la cuisine
- 中 料理
- ス cocinar
- ア طبخ
- 現

おしゃべり
- 英 chat
- フ la causerie
- 中 聊天
- ス charlar
- ア ثرثرة
- 現

ダンス
- 英 dance
- フ la danse
- 中 跳舞
- ス baile
- ア رقص
- 現

スポーツ
- 英 sport
- フ les sports
- 中 体育
- ス deporte
- ア رياضة
- 現

読書
- 英 reading
- フ les livres
- 中 读书
- ス lectura
- ア قراءة
- 現

工作
- 英 craft
- フ l'artisanat
- 中 工作
- ス artesanía
- ア حرفة
- 現

農家
- 英 farmer
- フ agriculteur
- 中 农家
- ス agricultor/agricultora
- ア مزارع
- 現

職業は何ですか？
- 英 What is your job?
- フ Quel est votre métier? / Qu'est-ce que vous faites comme travail?
- 中 你的工作是什么？
- ス ¿Qué es su profeción?
- ア ما عملك؟
- 現

教師
- 英 teacher
- フ enseignant/enseignante
- 中 教师
- ス profesor/profesora
- ア المعلم
- 現

店員
- 英 clerk
- フ serveur/serveuse（飲食店）, vendeur/vendeuse（衣料品などのお店の店員）
- 中 服务员
- ス vendedor/vendedora
- ア موظف
- 現

お手伝い
- 英 maid
- フ femme de ménage
- 中 保姆
- ス ayudante de casa
- ア خادمة
- 現

学生
- 英 student
- フ étudiant/étudiante
- 中 学生
- ス estudiante
- ア طالب
- 現

警察官
- 英 police
- フ policier/policière
- 中 警察
- ス policía
- ア شرطة
- 現

運転手
- 英 driver
- フ chauffeur
- 中 司机
- ス conductor/conductora, chófer
- ア سائق
- 現

公務員
- 英 government worker
- フ fonctionnaire
- 中 公务员
- ス trabajador publico/trabajadora public
- ア موظف حكومي
- 現

看護師
- 英 nurse
- フ infirmier/infirmière
- 中 护士
- ス enfermero/enfermera
- ア ممرضة
- 現

医師
- 英 doctor
- フ médecin/médecin
- 中 医生
- ス médico/médica
- ア طبيب
- 現

■体の部位 (part of the body)

❶目
- 英 eye
- フ l'oeil/ les yeux
- 中 眼睛
- ス ojo
- ア عين
- 現

❷頭
- 英 head
- フ la tête
- 中 头
- ス cabeza
- ア رأس
- 現

どこが痛いですか？
- 英 Where does it hurt?
- フ Où est-ce que vous avez mal?
- 中 哪里痛？
- ス ¿Qué parte le duele?
- ア أين تشعر بالألم؟
- 現

❸口
- 英 mouth
- フ la bouche
- 中 口
- ス boca
- ア فم
- 現

❹耳
- 英 ear
- フ l'oreil/ les oreils
- 中 耳朵
- ス oreja
- ア إذن
- 現

❺肩
- 英 sholder
- フ l'épaule/ les épaules
- 中 肩膀
- ス hombro
- ア كتف
- 現

❻胸
- 英 chest
- フ poitrine
- 中 胸
- ス pecho
- ア صدر
- 現

❼肘
- 英 elbow
- フ la coude
- 中 肘
- ス codo
- ア كوع
- 現

❽手
- 英 hand
- フ la main
- 中 手
- ス mano
- ア يد
- 現

❾お腹
- 英 stomach
- フ le ventre
- 中 肚子
- ス estómago
- ア بطن
- 現

❿膝
- 英 knee
- フ le genou/les genoux
- 中 膝盖
- ス rodilla
- ア ركبة
- 現

⓫足
- 英 foot
- フ le pied/ les pieds
- 中 脚
- ス pie
- ア قدم
- 現

⓬臀
- 英 hip
- フ les fesses
- 中 臀部
- ス nalgas
- ア ورك
- 現

筋
- 英 muscle
- フ muscle
- 中 肌肉
- ス músculo
- ア عضلات
- 現

関節
- 英 joint
- フ articulation
- 中 关节
- ス articulación
- ア مشترك
- 現

曲げてください
- 英 bend
- フ pliez
- 中 请弯曲
- ス doble
- ア اثن
- 現

伸ばしてください
- 英 straighten
- フ allongez
- 中 请伸直
- ス estire
- ア مد
- 現

上げてください
- 英 raise
- フ levez
- 中 请往上
- ス suba
- ア ارفع
- 現

下げてください
- 英 lower
- フ baissez
- 中 请往下
- ス baje
- ア انزل
- 現

338　国際リハビリテーション学

■基本動作・日常生活動作 (fundamental motion & activities of daily living)

ゆっくり
- 英 slowly
- フ doucement
- 中 慢慢
- ス despacio
- ア بِبطء
- 現

起きる
- 英 sit up
- フ se lever
- 中 起来
- ス levantese
- ア اذهض
- 現

横になる
- 英 lay down
- フ se coucher
- 中 躺
- ス acuestese
- ア ارقد
- 現

歩く
- 英 walk
- フ marcher
- 中 走
- ス camine
- ア الـمـشي
- 現

しゃがむ
- 英 squat
- フ se baisser
- 中 蹲下
- ス agachese
- ア القرفصاء
- 現

もう一回
- 英 once more
- フ encore une fois
- 中 再来一次
- ス otra vez
- ア مرة اخرى
- 現

上手
- 英 good
- フ très bien
- 中 好
- ス muy bien
- ア جيّد
- 現

立つ
- 英 stand up
- フ se lever
- 中 站起来
- ス parese
- ア قف
- 現

座る
- 英 sit down
- フ s'asseoir
- 中 坐
- ス sientese
- ア اجلس
- 現

食べる
- 英 eat
- フ eat manger
- 中 吃
- ス coma
- ア أكل
- 現

飲む
- 英 drink
- フ boire
- 中 喝
- ス tome
- ア شرب
- 現

■診断名 (diagnosis)

中枢性疾患
- 脳卒中 stroke ● 脳出血 Cerebral hemorrhage
- 脳梗塞 Cerebral infarction ● 脳性麻痺 Cerebral Palsy

整形疾患
- 脊髄損傷 Spinal Cord Injury ● 骨折 fracture
- 二分脊椎 Spina Bifida ● 切断 amputation
- 内反足 clubfoot ● 急性灰白髄炎症 poliomyelitis
- 先天性股関節脱臼 congenital hip dislocation

発達障害・精神障害・認知障害
- 自閉症 autism ● 知的障害 Intellectual disability
- 統合失調症 Schizophrenia ● 認知症 dementia
- 感情障害 emotional disorder

その他
- 下痢 diarrhea ● 結核 tuberculosis
- 肺炎 pneumonia

付録 339

2 現地で使える図表集

■ 途上国における患者診療のフローチャート

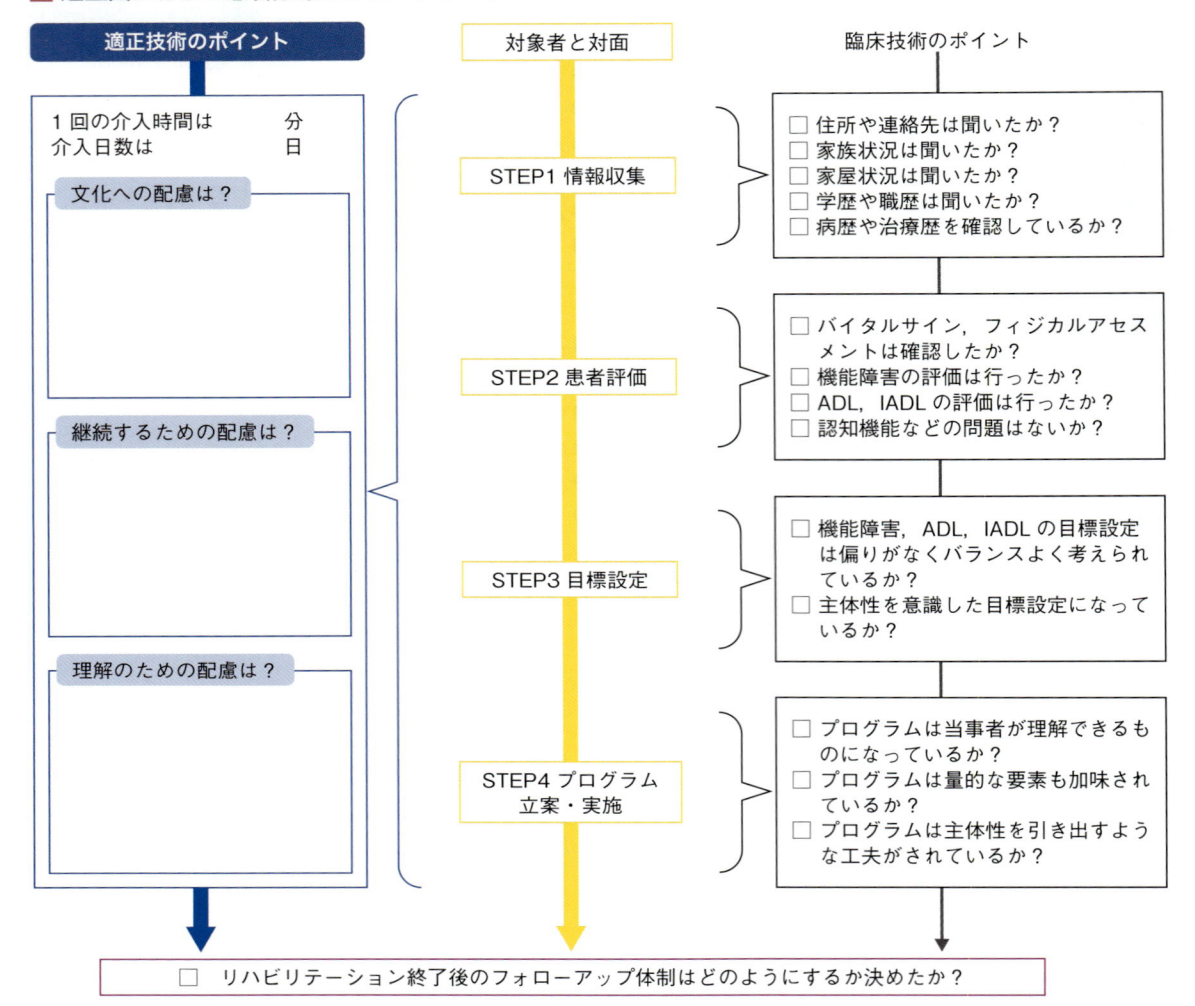

適正技術のポイント

- 1回の介入時間は　　　分
- 介入日数は　　　日

文化への配慮は？

継続するための配慮は？

理解のための配慮は？

対象者と対面

STEP1 情報収集
- □ 住所や連絡先は聞いたか？
- □ 家族状況は聞いたか？
- □ 家屋状況は聞いたか？
- □ 学歴や職歴は聞いたか？
- □ 病歴や治療歴を確認しているか？

STEP2 患者評価
- □ バイタルサイン，フィジカルアセスメントは確認したか？
- □ 機能障害の評価は行ったか？
- □ ADL，IADLの評価は行ったか？
- □ 認知機能などの問題はないか？

STEP3 目標設定
- □ 機能障害，ADL，IADLの目標設定は偏りがなくバランスよく考えられているか？
- □ 主体性を意識した目標設定になっているか？

STEP4 プログラム立案・実施
- □ プログラムは当事者が理解できるものになっているか？
- □ プログラムは量的な要素も加味されているか？
- □ プログラムは主体性を引き出すような工夫がされているか？

臨床技術のポイント

□ リハビリテーション終了後のフォローアップ体制はどのようにするか決めたか？

Start：適正技術のポイントを埋める．評価を進めていくなかで加筆していく．
Step1：フローチャートにそって評価表に記載し□にチェックマークを入れる．
Step2：フローチャートにそって評価表に記載し□にチェックマークを入れる．
Step3：フローチャートにそって目標設定をできたら□にチェックマークを入れる．
Step4：フローチャートにそってプランの立案，実施をできたら□にチェックマークを入れる．
End：終了後のフォロー体制を決めて終了したら□にチェックマークを入れる．
使用法の詳細は第2章-2参照．

■ 生活支援技術における適正性チャート表

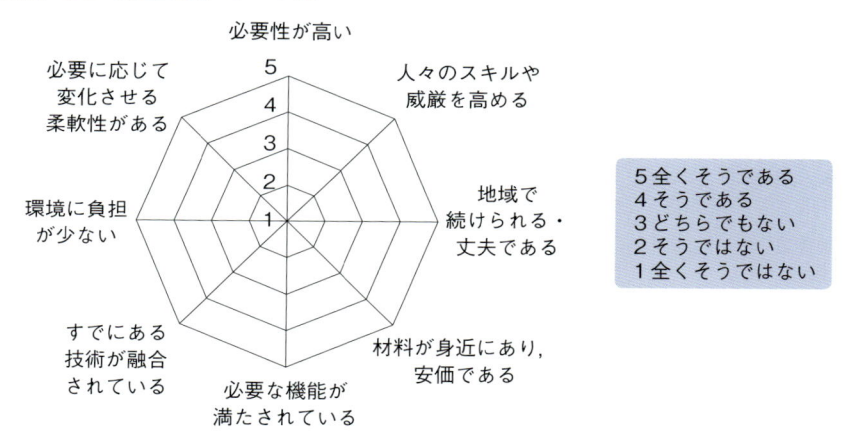

必要性が高い
人々のスキルや威厳を高める
地域で続けられる・丈夫である
材料が身近にあり，安価である
必要な機能が満たされている
すでにある技術が融合されている
環境に負担が少ない
必要に応じて変化させる柔軟性がある

5 全くそうである
4 そうである
3 どちらでもない
2 そうではない
1 全くそうではない

使用法の詳細は第2章-3参照.

■ 5S管理シート

	Problem	Solution	Practitioner
Seiri			
Seiton			
Seisou			
Seiketsu			
Shitsuke			

使用法の詳細は第2章-4参照.

■ 文化理解・対処度セルフチェック表

評価項目	1	2	3	4
①自分が提供する活動について，自分の文化と対象者の文化の間に，方法・手順・価値・意味合いで違いがあることを知っている（文化的感受性）				
②自分が提供する活動について，対象者の文化ではどのような方法・手順・価値・意味合いで実施されるかを知っている（文化に対する知識）				
③自分の提供する活動が，対象者の文化のなかでどのような情緒的反応につながるか，共感的に理解できる（文化的共感性）				
④自分の文化と対象者の文化の違いや相互作用に配慮して，その活動を提供している（文化的に適切な関係やかかわり合い）				
⑤活動実施中，文化に関する知識を活用しながら適切に介入ができている（文化に即したガイダンス）				

実施する活動について，評価項目①〜④で，「あてはまらない→1」「あまりあてはまらない→2」「ややあてはまる→3」「あてはまる→4」のスコアを表にプロットする．使用法の詳細は第2章-10参照.

■ 研修の企画シート

研修名		
大項目	小項目	内容
目的	概要 導入〜定着	
対象	対象数 配慮	
期間	日数 理由	
方法	導入〜定着	
目標	数値	
カリキュラム	内容 時間	
スケジュール	日時 場所	
	研修プログラム	

使用法の詳細は第2章-6参照.

■ 連携構築をテーマにしたディスカッションシート（英語）

Group discussion

Group 1：Multisectoral collaboration in rehabilitation service for persons with disabilities
Group 2：Accessibility to information of rehabilitation services and public awareness of disability issues
Group 3：Accessibility to rehabilitation service from hospital to other services
Group 4：Physical barriers for persons with disabilities

Challenges	Vision	Actions	Actors / Initiator	Time frame

Challenges: Current problem. Vision: Vision which can solve the current problem. Actions: Activities which can reach vision. Actors / Initiator: Those who will be involved in activities and initiate activities. Time frame: when to start activities.

Recommendation on discussion
1. Preferably focus your discussion point on   region.
2. Propose feasible action plans in   .

使用法の詳細は第2章-7参照.

■ 啓発イベント開催の活動計画表（Plan of Operation for Enlightenment Event）

	Works	Person in charge	Worker	Instruments and materials	Deadline	Expenses	Notes	Schedule
Before event								
On the day of event								
After event								

使用法の詳細は第2章-7参照.

■ 患者満足度調査（英語）

Patient satisfaction for rehabilitation services

Date :　　　　　　　　　　　　　　　　　　Name of proxy writer :
Gender : Male　Female　　　Age :　　　　　Date of hospitalization :
Diagnosis :　　　　　　　　　　　　　　　　Disability :

For every item place ✓ in the scoring that most closely represents how you feel about the rehabilitation services.
Also, please comment briefly on each item about your reasons for giving this score.

		No connection	extremely disagree	disagree	neither agree nor disagree	agree	strongly agree
1	Doctor clearly explained about the condition of disability and treatment.	0	1	2	3	4	5
Reason :							
2	I was satisfied with the treatment provided by Doctor.	0	1	2	3	4	5
Reason :							
3	I was satisfied with the bowel and bladder cares provided by nurse.	0	1	2	3	4	5
Reason :							
4	I was satisfied with the ADL support provided by nurse.	0	1	2	3	4	5
Reason :							
5	I was satisfied with the treatment of pressure sore provided by nurse.	0	1	2	3	4	5
Reason :							
6	I was satisfied with explanation of hospital rules and taking actions regarding those rules by nurse.	0	1	2	3	4	5
Reason :							
7	Physiotherapist clearly explained about the condition of disability and treatment.	0	1	2	3	4	5
Reason :							
8	I was treated kindly by physiotherapist.	0	1	2	3	4	5
Reason :							
9	The instructions on exercise physiotherapist gave me were helpful.	0	1	2	3	4	5
Reason :							
10	I was satisfied with the treatment provided by physiotherapist.	0	1	2	3	4	5
Reason :							
11	I was satisfied with the physiotherapy room and treatment equipments.	0	1	2	3	4	5
Reason :							
12	I was satisfied with the services provided by PO workshop.	0	1	2	3	4	5
Reason :							
13	The information medical social worker gave me was helpful.	0	1	2	3	4	5
Reason :							
14	Medical social worker listened carefully to what I said and took necessary action.	0	1	2	3	4	5
Reason :							
15	Cleanliness and overall condition of the room, toilets, showers, and floors of the hospital were satisfied.	0	1	2	3	4	5
Reason :							
16	Overall quality of care and service provided by hospital were satisfied.	0	1	2	3	4	5
Reason :							

Total

Please tell us your comments, suggestions, difficulties or compliments to improve our service.

To doctor

To PO technician

To nurse

To medical social worker

To PT

Other

使用法の詳細は第5章-4参照．

■ ものづくり用語集

	日本語	英語	他共用語・現地語
設計に必要な用語	角度	Angle	
	長さ	Length	
	幅	Width	
	奥行	Depth	
	半径	Radius	
	直径	Diameter	
	厚さ	Thickness	
	重さ	Weight	
	固さ	Hardness	
	柔らかさ	Tenderness	
	強さ	Strength	
材料	ひも	String	
	石	Stone	
	布	Cloth	
	木	Wood	
	棒	Bar	
	板	Plate	
	プラスチック	Plastic	
	砂	Sand	
	水	Water	
	土	Soil	
	鉄	Iron	
	アルミニウム	Aluminum	
動作	押す	Push	
	支える	Support	
	引く	Pull	
	置く	Put	
	手で	By hand	
	軽く	Lightly	

	日本語	英語	他共用語・現地語
作成の工程を表す用語	切る	Cut	
	削る	Sharpen	
	つなげる	Connect	
	釘をうつ	Hit the nail	
	たたく	Hit	
	しるしをつける	Mark	
	テープを巻く	Wind the tape	
	接着する	Adhere	
	紐を巻く	Wind the string	
	滑らかにする	Smoothen	
	穴をあける	Drill	
	ねじ止めする	Screw	
	さしこむ	Plug	
	はめる	Fit	
	水平にする	Horizontal	
	やすりをかける	Bet the file	
	押さえる	Hold	
	結ぶ	Tie	
環境	坂道	Sloping road	
	舗装路	Paved road	
	スロープ	Slope	
	段差	Difference in level, ramp	
	砂利	Gravel	
	手すり	Handrail	
	すきま	Gap	
単位	1 cm	≒ 0.39 inch	
	1 inch	≒ 2.54 cm	
	1 feet	≒ 12 inches	≒ 1/3 yard
	1 pound(lb)	≒ 453.59 g	≒ 16.00 oz.
	1 kilogram	≒ 2.205 lb	≒ 35.274 oz.
	1 ounce(oz.)	≒ 28.35 g	≒ 0.063 lb

使用法の詳細は第2章-3参照.

■ 一次トリアージ（A）と二次トリアージ（B）

A ADL triage I【Decision of residence space】

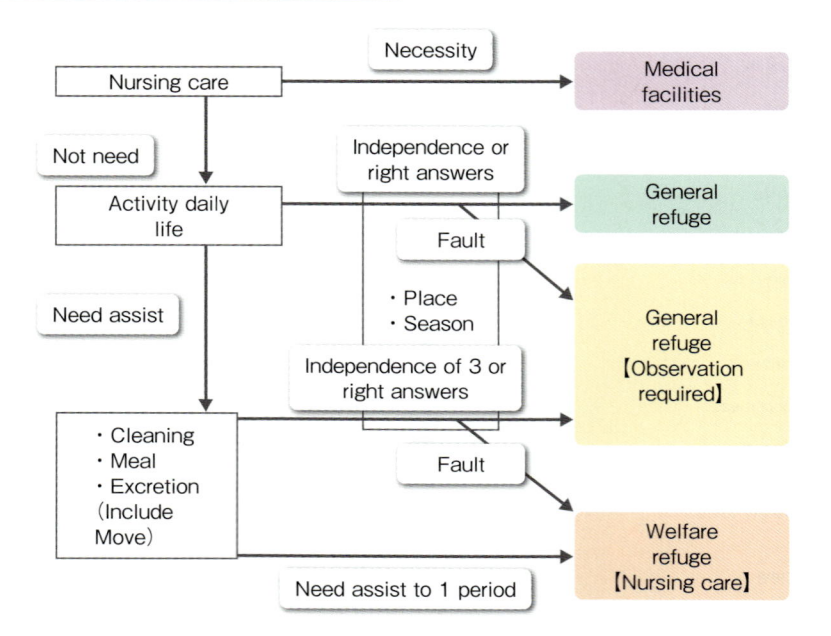

```
Nursing care ──Necessity──→ Medical facilities
     │
  Not need
     ↓
Activity daily life ──Independence or right answers──→ General refuge
     │                ──Fault──→ General refuge【Observation required】
  Need assist           ・Place
     ↓                  ・Season
・Cleaning           ──Independence of 3 or right answers──→
・Meal               ──Fault──→
・Excretion
（Include Move）     ──Need assist to 1 period──→ Welfare refuge【Nursing care】
```

B ADL Triage II【decision amount of assist】

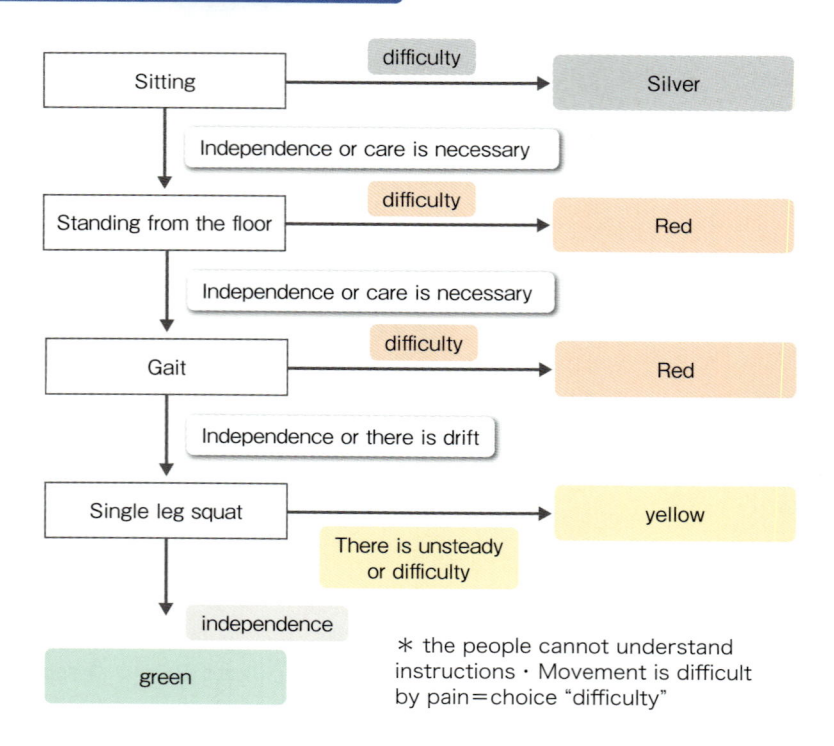

```
Sitting ──difficulty──→ Silver
  │
Independence or care is necessary
  ↓
Standing from the floor ──difficulty──→ Red
  │
Independence or care is necessary
  ↓
Gait ──difficulty──→ Red
  │
Independence or there is drift
  ↓
Single leg squat ──There is unsteady or difficulty──→ yellow
  │
independence
  ↓
green
```

＊ the people cannot understand instructions・Movement is difficult by pain＝choice "difficulty"

使用法の詳細は第2章-13参照．

国際リハビリテーション学

3 国際リハ関連組織・団体ダイレクトリー（名称と役割）

国際機関	
ADB（アジア開発銀行） http://www.adb.org/ja	アジア・太平洋地域を対象とする国際開発金融機関，生活向上のためのさまざまな支援
UN（国際連合） http://www.un.org/en/index.html	国際平和・安全，諸国間の友好関係の助長，各国の問題解決
UNESCO（国際連合教育科学文化機関） http://en.unesco.org/	諸国民の教育，科学，文化の協力と交流，国際平和と人類の福祉の促進
UNICEF（国連児童基金） www.unicef.org/	貧困削減，教育，平和構築，保健・医療
UNV（国連ボランティア計画） unv.or.jp/	ガバナンス，貧困削減，平和構築，環境管理，保健・医療
WHO（世界保健機関） www.who.int/	保健・医療

国際リハ関連団体（国内）	
ADDP（アジアの障害者活動を支援する会） http://www.addp.jp/	ラオスの障害者支援，障害者スポーツ，就労サポート
DINF（障害保健福祉研究情報システム） http://www.dinf.ne.jp/	現地の保健ワーカーの育成
JANIC（国際協力NGOセンター） www.janic.org/	政策提言，調査研究 NGOの理解促進，各組織との連携 NGOの能力強化と社会的責任向上 防災・災害対応
JANNET（障害分野NGO連絡会） www.normanet.ne.jp/~jannet/	障害分野の民間の国際協力・交流 情報交換，協力・連携，推進 海外関係国際団体との情報交換・経験交流
JICA（国際協力機構） www.jica.go.jp/	運輸交通インフラ，資源・エネルギー，教育，医療保険，農業，ジェンダー
JICS（日本国際協力システム） www.jics.or.jp/	国際協力事業全般
JOCA（青年海外協力協会） www.joca.or.jp/	青年海外協力隊帰国隊員の精神と経験を広く普及 地域に根ざした国際交流・国際協力 国際社会における協力活動
JOCS（日本キリスト教海外医療協力会） http://www.jocs.or.jp/	社会的弱者や貧困層への保健医療協力，人材育成，現地技士の育成，リハビリテーションの実施
JSRPD（日本障害者リハビリテーション協会） http://www.jsrpd.jp/	国際リハビリテーション協会の日本の窓口，障害者のリハビリテーション事業の振興
SVCA（ベトナムの子ども達を支援する会） http://space.geocities.jp/svca84/	ベトナムの障害者（児）への教育，リハビリテーション，母子保健
シャプラニール＝市民による海外協力の会 http://www.shaplaneer.org/	南アジア地域，貧困対策，防災・災害復興支援，修学・就労支援，障害者のエンパワーメント

国際リハ関連団体（海外）	
APCD（アジア太平洋障害者センター） www.apcdfoundation.org/	障害者団体・リーダーの育成
DPI（障害者インターナショナル） www.arsvi.com/o/dpi.htm	社会保障：障害のある人の基本的権利の主張 コミュニケーション，調査と分析，組織，支援，メンテナンス，モニタリング，支援運動，公的対応の変化，自助運動の展開
HI（ハンディキャップインターナショナル） http://handicap-international.org.uk/	障害者問題全般，障害者の生活環境改善，権利や尊厳の向上，インクルージョン，緊急援助
RI（国際リハビリテーション協会） http://www.riglobal.org/	障害者の人権を確立し，経済・社会における機会の均等をめざすNGOのネットワーク
WID（World institute on Disability） www.wid.org/	エンパワーメント，態度の変容，公的政策の変化，自立生活についての教育，リーダーの育成
ドイツ国際平和村 https://www.friedensdorf.de/Welcome-102.html	医療支援，障害児へのリハビリテーション支援，平和教育，緊急支援
特定非営利活動法人 ジャパン・プラットフォーム 加盟 NGO	
AAR Japan 難民を助ける会 www.aarjapan.gr.jp/	緊急支援，障害者支援，地雷対策，感染症対策，平和構築
ADRA Japan www.adrajpn.org/	保健・医療，教育，緊急援助など
BAJ（ブリッジ エーシア ジャパン） www.baj-npo.org/	環境教育・職業訓練・収入向上支援・インフラ整備，水供給
BHNテレコム支援協議会 www.bhn.or.jp/official/	情報通信，地域開発，緊急支援，人材育成
CCPJapan（パレスチナ子どものキャンペーン） ccp-ngo.jp/	教育，保健，人権，農業，緊急時支援，環境，心理サポート，障害者支援，地域開発，アドボカシーなど
Civic Force www.civic-force.org/about/	被災地支援
CWS Japan www.cwsjapan.org/	被災地支援，人道支援
ICA文化事業会 www.icajapan.org/	環境，教育，農業，災害，地域開発
ICAN（アイキャン） www.ican.or.jp/	子ども
IV-Japan iv-japan.wix.com/iv-japan	職業訓練，学校建設，起業支援
IVY ivyivy.org/	農産物流通，地域開発，緊急支援，開発教育，外国人支援，復興支援
JADE- 緊急開発支援機構 www.jade.or.jp/	緊急・復興支援，開発援助，国際開発教育
JCF（日本チェルノブイリ連帯基金） jcf.ne.jp/	保健・医療，文化交流
JEN www.jen-npo.org/	緊急支援，教育，保健，職業訓練，平和構築，住宅再建，コミュニティ強化，難民，被災地支援，貧困
knk（国境なき子どもたち） knk.or.jp/	人材育成，子ども，教育，人権，教育，人権，災害，職業訓練，国際交流，復興支援

団体名・URL	活動分野
MPJ（ミレニアム・プロミス・ジャパン） millenniumpromise.jp/	貧困，教育，技術協力，物資提供，自立支援，啓蒙活動，被災地支援
NICCO（日本国際民間協会） www.kyoto-nicco.org/index.html	環境保全，技術協力，保健・医療，災害支援，人材育成，農村開発
ONE ASIA www.1asia.or.jp/	貧困，ジェンダー，子ども
SEEDS Asia www.seedsasia.org/	防災，環境問題，被災地支援
アジア協会アジア友の会 jafs.or.jp/	環境，教育，国際交流，子ども，保健・医療，緊急災害，農村開発，貧困，ネットワーク，国際理解
エフエムわぃわぃ tcc117.jp/fmyy/	コミュニティ放送，災害支援，防災，地域開発，多文化共生
オックスファム・ジャパン www.oxfam.jp/	貧困，緊急人道支援，地域開発，アドボカシー，国際理解
オペレーション・ブレッシング・ジャパン objapan.org/	復興支援
グッドネーバーズ・ジャパン www.gnjp.org/	子ども，教育，地域・農村開発，保健，緊急支援，環境
ケア・インターナショナル ジャパン www.careintjp.org/	ジェンダー，教育，保健・医療，緊急援助，復興支援
国境なき医師団 www.msf.or.jp/	被災地支援，防災
災害人道医療支援会 www.huma.or.jp/	被災地支援，医療支援
ジャパンハート www.japanheart.org/	保健・医療活動，人材育成，子ども
シャンティ国際ボランティア会 sva.or.jp/	教育，文化，緊急救護，フェアトレード
ジョイセフ www.joicfp.or.jp/jpn/	保健・医療，人権ジェンダー，地域開発，フェアトレード
セーブ・ザ・チルドレン・ジャパン www.savechildren.or.jp/	子ども，教育，人権，保健，栄養，緊急援助
タイ日教育開発 www.npotjed.com/	教育，農業，就労，遺骨収集，医療
遠野まごころねっと tonomagokoro.net/	被災地支援
難民支援協会 www.refugee.or.jp/	難民
日本救援行動センター www.jarcenter.org/	人権，平和構築，難民，貧困，人道支援，国際理解，人材育成
日本赤十字社 www.jrc.or.jp/	緊急・復興支援，母子保健，感染症対策
日本紛争予防センター www.jccp.gr.jp/	紛争予防，平和構築
日本ユネスコ協会連盟 www.unesco.or.jp/	教育，地域開発，文化，自然，科学，環境，青少年育成
日本リザルツ resultsjp.org/	被災地支援，アドボカシー，政策提言

付録

日本レスキュー協会 www.japan-rescue.com/	災害救助犬育成・派遣，セラピードッグの育成・派遣
ハビタット・フォー・ヒューマニティ・ジャパン www.habitatjp.org/	居住
パルシック www.parcic.org/	フェアトレード，民際協力
ピースウィンズ・ジャパン peace-winds.org/	地域開発，人道支援，保健・医療，教育，フェアトレード
ピースボート災害ボランティアセンター pbv.or.jp/	被災地支援，防災
プラン・ジャパン www.plan-japan.org/	教育，地域開発，子ども
ホープ・インターナショナル開発機構 hope.or.jp/	地域開発，人材育成，国際理解，貧困
ワールド・ビジョン・ジャパン www.worldvision.jp/	子ども，地域開発，緊急人道支援，アドボカシー
わかちあいプロジェクト www.wakachiai.com/	フェアトレード，難民支援，貧困，被災地支援
国際職能団体	
ACPT（アジア理学療法連盟） http://www.acpt2016kul.org/	理学療法
APSSLH（アジア太平洋言語聴覚協会） http://www.apsslh.org/	言語聴覚療法
IALP（国際音声言語医学会） http://www.ialp.info/	言語聴覚療法
WCPT（世界理学療法士連盟） www.wcpt.org/	理学療法
WFOT（世界作業療法士連盟） www.wfot.org/	作業療法

索 引

数 字

5S 60, 89

欧 文

A, B

AAR Japan 147, 297
ACPT 144
Activity limitations 139
ADB 146
ADDP 147
ADL 44
ADL 制限 67
ADL 能力評価 65
AHI 148
APSSLH 145
BHN 177

C

Capacity 139
CBR 28, 39, 58, 117
CBR マトリックス 118
CBR ワーカー 120
Community based rehabilitation
.... 117
cultural competence 131
CWAP 150

D

DAC 233
DALYs 186
disorder or disease 139
DPO 224

H

HDI 177
HI 146
HIV/AIDS 190

I

IADL 練習 67
IALP 145
IBR 27
ICF 136
ICF 整理シート 137
ICF モデル 136
ICIDH 136
ILO 221
Impairments 139
Inhibitor 139

J, L〜N

JANNET 148
JDR 150
JICA 20, 56, 146
JICA 専門家 20
JICA ボランティア 20
JOCS 147
JPO 169
JSRPD 148
LDC 177
MDGs 36, 182
NGO 52, 146, 278, 297

O

ODA 178
ODA 大綱 180
OECD 198, 233
OJT 102, 224
OT 有資格者数 46

P〜R

Participation restriction 139
PCM 234
PCU 32
PDCA サイクル 232
Performance 139
PHC 108, 201
Project Cycle Management 234
PT による作業療法 291
QOL 93
RI 148

S, T

SDGs 179, 182
ST 51, 328
SUKIYAKI 体操 63
Sunrise Japan Hospital 303
Sustainable Development Goals
.... 179
SVCA 148
SW 96
TOEIC 328

U

UN 145
UNDP 176
UNESCO 146
UNICEF 146

W, Y

WCPT 144
WFOT 46, 145
WHO 30, 145, 192
YPP 169

和 文

あ

アウトリーチ 273, 324
アウトリーチリハビリテーション 28
アクター 124
アジア開発銀行 146
アジア太平洋言語聴覚協会 145
アジアの障害者活動を支援する会 147
アジア保健研究所 148
アジア理学療法連盟 144
アフリカ圏 99
アプローチ 79
アルマ・アタ宣言 201

い

医学モデル 37, 54

索引 **351**

イスラム教	288	
一次医療	31	
一次リハトリアージ	155	
医療観光	184	
医療知識	305	
医療ツーリズム	21	
医療法人社団KNI	303	
インクルーシブ教育	219, 300	
インターナショナルヘルス	181	
インドネシア	25	
インフォーマル教育	219	
インフラ	288	

う

ウズベキスタン	99, 134, 257
運動習慣	287

え

絵カード	331
嚥下機能評価	66
嚥下障害	67
エンパワメント	123, 127

お

応急修復期	152
大きな架け橋	320
オーナー	124
オーナーシップ	290

か

会議	86
回診	88
開発援助委員会	233
開発系コンサルタント会社	230
カウンターパート	205, 289
学術集会	160
下垂足防止スリング	82
家族支援	91
学会	160
活動計画表	292
活動ごとに委員会を設置	294
活動する魅力	42
活動制限	139
活動場所	56
カットテーブル	78

カリキュラム	104
カルテ	83
環境の利用	71
患者の情報	83
患者満足度調査	292
関節可動域	65
感染症	25
カンボジア	132, 302
カンボジア人PTの教育	305
管理運営	83
管理運営者	59

き

キーパーソンミーティング	195
機器や道具	71
寄宿舎学校制度	217
技術移転	100
技術の社会的側面	70
北原グループ	303
北原ジャパンクリニック	303
祈祷	52
機能・構造障害	139
基本動作	67
基本動作能力	65
キャリアアップ	168
キャリアパス	167
キャリアパスの例	172
教育	98
教育支援	220
共助	158
業務管理	87
筋力	65

く

草の根技術協力事業	272
グローバルヘルス	181

け

計画立案	235, 251
経験や共有の蓄積	71
経済協力開発機構	233
継続性	63
啓発	100, 108
啓発イベント	113
ケースカンファレンス	87

ケーススタディ	104
研究会	160
健康的側面	326
言語聴覚士	51
検査作成	331
研修の事例	105
現地語	53, 330

こ

広域研修	141
講義	102
高次脳機能障害	67
高次脳機能評価	65
公衆衛生	181
公助	158
口唇口蓋裂児	52
公的医療保険制度	42
後発開発途上国	177, 323
高齢化	197
高齢者のみの世帯	197
国際NGO	56, 169
国際音声言語医学会	145
国際学会	161
国際看護	22
国際機関職員	169
国際協力	321
国際協力NGO	20, 230
国際協力機構	20, 146
国際緊急援助隊	150
国際誌	161
国際障害分類	136
国際生活機能分類	136
国際保健	181
国際保健・グローバルヘルス	21
国際リハビリテーション	23
国際リハビリテーション協会	148
国際リハビリテーションプロジェクト	231
国際連合	145
国際連合教育科学文化機関	146
国際連合児童基金	146
国際労働機関	221
国連開発計画	176
国連障害者権利条約	221

索引

互助	158
国家試験制度	42
コミュニケーション障害	51, 52
コミュニティ	54, 202, 256
コミュニティ・ベースド・リハビリテーション	117
コンサルタント	169

さ

災害	150
災害サイクル	151
災害時要援護者	150
財源	230
サイドケイン	80
座位保持具	78
作業活動の利用	325
サスティナビリティ	123
サッチ足	81
参加型学習行動法	125
参加型反省行動法	125
参加制約	139
三次医療	31
サンダルの義足	81

し

ジェンダー	92, 96, 127, 208
しきたり	134
自助	158
市場型モデル	32
自助グループ	59
施設型リハビリテーション	27
持続可能性	123
持続可能な開発目標	179
実技	102
しつけ	90
疾病負担	192
指導者	59
シニア海外ボランティア	20, 317
社会参加への理解	44
社会的弱者	323
社会保険モデル	32
社会保障の国際協力	30
社会保障モデル	32
社会モデル	37
瀉血	29

シャプラニール＝市民による海外協力の会	147
就学率	207
習慣	62
宗教	134, 195
就業率	221
住宅環境	305
就労	221
就労支援	221
受益者	123, 124
出生率の減少	198
手動式車椅子	81
準医師	27
巡回リハビリテーション	28
障害	137
障害インクルーシブ	211
障害学	37
障害児教育	215
障害者	37, 207
障害者支援	36
障害者スポーツ	318
障害者スポーツ指導員養成講習会	319
障害者政策	38
障害者団体	222
障害者に対する訪問サービス	39
障害者の数	207
障害者の権利条約	209
障害者の権利に関する条約	118, 209
障害者の生活	38
障害種別学校制度	217
障害当事者団体	208, 259
障害に特化した取り組み	209
障害の主流化	209
障害のとらえ方	210
障害平等研修	225
障害分野NGO連絡会	148
障害を理由とする差別の解消の推進に関する法律	209
少子高齢化	45
少数民族	53
小児分野	45
情報管理	83
情報集積	86
情報不足	107

情報保障	223
症例検討	140
職業訓練	217
地雷の被害	44
身体的な自立度	51
人的協力	317
診療システム	284

す

スタディツアー	278
ステークホルダー	125, 127, 237
ステークホルダー分析	235
スプーンホルダー	77
スポーツ促進チーム	319
スロープ	79
スワヒリ語	285

せ

生活機能	137
生活支援技術	70
生活習慣病	287
生活不活発病	151
清潔	90
正常発達	285
精神・神経障害	192
精神科医	193
精神科リハビリテーション	325
精神障害者リハビリテーションセンター	323
清掃	90
整頓	90
青年海外協力隊	20, 56, 272, 278, 309
政府開発援助	178
性別役割分業	208
制約・枠組みとしての文化	132
整理	89
世界作業療法士連盟	46, 145
世界保健機関	145
世界理学療法士連盟	144
セミナー	300
専門家	300

そ

早期療育部門	312
想定される活動の場	167

索引 353

想定される業務	170
阻害因子	139

た

タイ	29, 38, 52, 105, 184
隊員報告書	275
代替リハビリテーション	29
タジキスタン	99, 297
他職種理解	140
タスクフォース	295
短期ボランティア	319
タンザニア	48, 284
段差の改修	79

ち

地域活用モデル	34
地域に根ざしたリハビリテーション	28, 117
チーフアドバイザー	291
中国	43
駐在員	299
中枢神経系理学療法	304
超高齢社会	199
長寿化	198
チリ	48

て

ディーセント・ワーク	221
ディフェクトロジー	258
適正技術	62
適正性	72
適正性チャート表	72
テスト	104
伝統医療	29, 52, 99, 193
伝統的信仰療法	323

と, な

ドイツ国際平和村	58
動因・エネルギーとしての文化	132
島嶼部	285
特別支援学校	58, 310
途上国	20
途上国の高齢化	199
ドミニカ	48
難民を助ける会	147, 297

に, ね

ニカラグア	266, 309
二次医療	31
二次リハトリアージ	157
日常生活活動	44
日本キリスト教海外医療協力会	147
日本障害者リハビリテーション協会	148
日本ペルー友好障害者リハビリテーション写真展	320
乳幼児死亡率	188
人間開発	176
人間開発指数	177
妊産婦	189
ネパール	121, 132, 322

の

脳卒中後のリハビリテーション	303
脳損傷患者	319
ノンフォーマル教育	219

は

バイタルサイン	65
パプアニューギニア	140
パブリックヘルス	181
パラリンピック	319
バングラデシュ	26, 48, 278, 329
ハンディキャップインターナショナル	146

ひ

ピアグループ	92, 95, 96
非感染性疾患	25, 186, 199
被災混乱期	151
非障害者	221, 224
非政府組織	146
ヒト・モノ・カネ	63, 181
病院丸ごと輸出	20, 302
評価	64
評価表	84
貧困	192, 210
貧困地域	51
貧困のリスク	197

ふ

ファシリテーター	235
フィジー	272
フィジカルアセスメント	65
風習	134
フードガード	75
フォーマル	219
複線アプローチ	178
復旧期	152
復興期	153
物理的・心理的バリア	216
物理療法	63
普遍主義モデル	32
プライマリ・ヘルスケア	201
プライマリ・ヘルスケア・ユニット	32
フレキシブルスプーンハンドル	76
プログラム	229
プロジェクト	229
プロジェクトサイクルマネジメント	234
プロジェクト評価	233
文化	62, 130
文化理解・対処度	132
文化を理解し対処する能力	131

へ

平均寿命	187
平均寿命の延び	198
ベーシック・ヒューマン・ニーズ	177
ベトナムの子ども達を支援する会	148
ペルー	317
ペルー国立障害者リハビリテーションセンター	318
ヘルスプロモーション	203
ヘルスボランティア	32, 40
変調または疾患	139
ペンホルダー	77

ほ

報酬	98
訪問リハビリテーション	28, 312
保健・医療システム	30
補高便座	80
本部職員	300

ま

マイクロファイナンス	225

マクロなレベルの文化 130	目的系図 246	リソース 126
マッサージ 63	目的と目標 235	リハトリアージ 154
マネジメント 301	目的分析 235, 246	リハビリテーション強化プロジェクト 291
マハッラ 256	目標 103	リハビリテーションクリニック 302
マラウイ 43, 107	目標設定 66	リハビリテーション紹介システム 27
マラリア 190	目標到達 172	リハビリテーション治療士 43
マレーシア 42	モチベーション 98	リビア 48
マンパワー 58, 93, 124, 288	求められる資質や能力 171	リファーラルシステム 27, 112, 291

み

ミクロなレベルの文化 130	モニタリング 234	
ミャンマー 28, 29, 291	モンゴル 65, 98, 100	**れ**
ミレニアム開発目標 36	問題系図 241	連携 88
民間療法 305	問題分析 235, 241	連携強化 111
	役割 58	

め

ろ, わ

メディカルツーリズム 184	**よ, ら**	労働参加率 207
メモリーノート 67	予防活動 31	労働力 51
メンタルヘルス資源 193	ヨルダン 44	ロールモデル 127
メンタルヘルス専門家 195	ラジオ体操 63, 287	ワークショップ 102, 109, 234, 294
メンタルヘルスニーズ 192		

も, や

モーターサイクル 81	**り**
	理解 62
	理学療法医師 258
	理学療法看護師 258

索引 355

執筆者一覧

■ **編　集**

河野　眞　　国際医療福祉大学成田保健医療学部

■ **執　筆**（掲載順）

河野　眞	国際医療福祉大学成田保健医療学部
大澤諭樹彦	社会福祉法人浴風会老健くぬぎ
渡辺　長	森ノ宮医療大学保健医療学部
石井博之	杏林大学保健学部
佐藤良子	帝京平成大学健康メディカル学部
髙木亜紀	JICAシニアボランティア
吉田太樹	東京湾岸リハビリテーション病院
小泉裕一	ガイアリハビリ訪問看護ステーション池袋
中村賢二	上伊那医療生活協同組合生活リハビリサポートいな
石本　馨	特定非営利活動法人作業療法支援ネット
渡邊雅行	常葉大学保健医療学部
米本竜馬	茅ケ崎リハビリテーション専門学校
三浦　和	国際医療福祉大学小田原保健医療学部
下田信明	杏林大学保健学部
石井清志	国際医療福祉大学成田保健医療学部
岩田研二	青年海外協力隊
知脇　希	帝京平成大学健康メディカル学部
田中紗和子	国際医療福祉大学
宇津木隆	千葉県千葉リハビリテーションセンター
大室和也	特定非営利活動法人難民を助ける会
亀田佳一	北原国際病院
寺村　晃	大阪医専
広田美江	独立行政法人国立病院機構九州医療センター
藤本　理	医療法人社団青樹会青和病院
山田（井立）由紀	岸和田盈進会病院
渡邊純子	富山医療福祉専門学校
春原るみ	長野保健医療大学保健科学部

◆ 編者プロフィール

河野　眞（こうの　まこと）
国際医療福祉大学成田保健医療学部・教授
国際医療福祉大学保健医療学部講師，杏林大学保健学部准教授を経て現職．青年海外協力隊としてマラウイで2年間活動した後，カンボジア，ウズベキスタン，タジキスタンといった国々で，地域精神保健，地域に根ざしたリハビリテーション（CBR），医療専門職能力強化，障害当事者団体能力強化，インクルーシブ教育といった分野で国際リハビリテーションに携わる．

※本書発行後の更新・追加情報，正誤表を，弊社ホームページにてご覧いただけます．
羊土社ホームページ　http://www.yodosha.co.jp/

PT・OTビジュアルテキスト

国際リハビリテーション学
国境を越えるPT・OT・ST

2016年4月20日　第1刷発行

編　集	河野　眞
発行人	一戸裕子
発行所	株式会社 羊　土　社
	〒101-0052
	東京都千代田区神田小川町2-5-1
	TEL　03（5282）1211
	FAX　03（5282）1212
	E-mail　eigyo@yodosha.co.jp
	URL　http://www.yodosha.co.jp/
表紙・大扉デザイン	辻中浩一（ウフ）
印刷所	広研印刷株式会社

© YODOSHA CO., LTD. 2016
Printed in Japan

ISBN978-4-7581-0215-5

本書に掲載する著作物の複製権，上映権，譲渡権，公衆送信権（送信可能化権を含む）は（株）羊土社が保有します．
本書を無断で複製する行為（コピー，スキャン，デジタルデータ化など）は，著作権法上での限られた例外（「私的使用のための複製」など）を除き禁じられています．研究活動，診療を含み業務上使用する目的で上記の行為を行うことは大学，病院，企業などにおける内部的な利用であっても，私的使用には該当せず，違法です．また私的使用のためであっても，代行業者等の第三者に依頼して上記の行為を行うことは違法となります．

JCOPY ＜（社）出版者著作権管理機構　委託出版物＞
本書の無断複写は著作権法上での例外を除き禁じられています．複写される場合は，そのつど事前に，（社）出版者著作権管理機構（TEL 03-3513-6969，FAX 03-3513-6979，e-mail：info@jcopy.or.jp）の許諾を得てください．

羊土社 発行書籍

PT・OTビジュアルテキスト
リハビリテーション基礎評価学
潮見泰藏，下田信明／編
定価（本体 5,900円＋税）　B5判　390頁　ISBN 978-4-7581-0793-8

理学療法士と作業療法士の合作による新しい評価学テキスト．PT・OTに共通する基礎的な評価項目を厳選．図表を多用し，オールカラーでよくわかる！

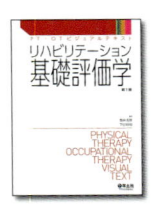

PT・OTビジュアルテキスト
ADL
柴 喜崇，下田信明／編
定価（本体 5,200円＋税）　B5判　351頁　ISBN 978-4-7581-0795-2

ADLの評価はもちろん，介助と指導法もカラーイラストで具体的に見える！脳卒中と脊髄損傷で基本を解説，その他疾患もポイントや特有のADLがまとめられ，現場でも長く使える1冊．

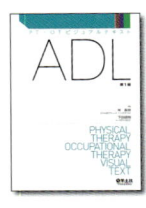

PT・OTビジュアルテキスト
姿勢・動作・歩行分析
臨床歩行分析研究会／監，畠中泰彦／編
定価（本体 5,000円＋税）　B5判　230頁　ISBN 978-4-7581-0796-9

「動作分析は難しい」を払拭！症例に基づくケーススタディで，観察・分析のプロセスがよくわかる．QRコードで簡単アクセスできる正常／異常動作のCG動画付き．

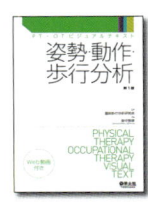

PT・OTビジュアルテキスト
地域理学療法学
重森健太／編
定価（本体 4,500円＋税）　B5判　310頁　ISBN 978-4-7581-0797-6

日本の地域からではなく，グローバルに地域を捉えた新しい地域理学療法学．理学療法士からみた予防，防災，学びに役立つ自己学習・実習課題，国試対策の練習問題も兼ね備えた充実の1冊．

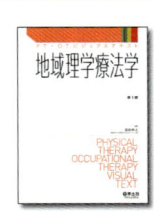

PT・OTゼロからの物理学
望月 久，棚橋信雄／編著，谷 浩明，古田常人／編集協力
定価（本体 2,700円＋税）　B5判　253頁　ISBN 978-4-7581-0798-3

理学療法士・作業療法士に必要な物理が無理なく学べる！単位，有効数字などの基本から丁寧に解説，物理を学んでいなくても大丈夫．具体例を用いた解説＋例題で着実に理解でき，章末問題には国試問題も掲載．オールカラー．

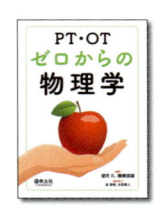

PT症例レポート赤ペン添削　ビフォー＆アフター
相澤純也，美崎定也，石黒幸治／編
定価（本体 3,600円＋税）　B5判　284頁　ISBN 978-4-7581-0214-8

理学療法士を目指す学生の臨床実習に必携！症例報告書で実習生が間違いやすい点を赤ペンで添削し，「なぜダメなのか」「どう書くべきなのか」を丁寧に解説．臨床で活きる知識もしっかり身につく．

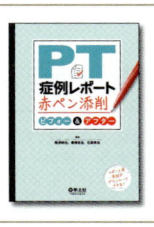

ビジュアル実践リハ　脳・神経系リハビリテーション
カラー写真でわかるリハの根拠と手技のコツ

潮見泰藏／編
定価（本体5,700円＋税）　B5判　365頁　ISBN 978-4-7581-0788-4

脳・神経系疾患のリハをビジュアルで解説した実践書！疾患ごとに病態や治療法を解説した「知識の整理編」とリハの実際がわかる「リハプログラム編」の2部構成になっており，臨床経過に応じたリハの進め方がわかる！

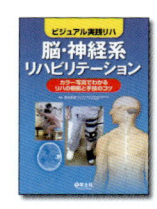

ビジュアル実践リハ　呼吸・心臓リハビリテーション改訂第2版
カラー写真でわかるリハの根拠と手技のコツ

居村茂幸／監，高橋哲也，間瀬教史／編著
定価（本体4,600円＋税）　B5判　245頁　ISBN 978-4-7581-0794-5

呼吸・循環系障害のリハが学べる好評書が改訂！根拠がわかる「知識の整理」編と実際の手技が身につく「リハプログラム」編の2部構成による解説に，「喘息」などの新たな項目を追加．現場ですぐに役立つ1冊です！

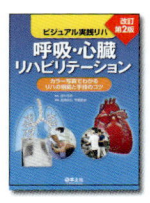

ビジュアル実践リハ　整形外科リハビリテーション
カラー写真でわかるリハの根拠と手技のコツ

神野哲也／監，相澤純也，中丸宏二／編
定価（本体6,500円＋税）　B5判　495頁　ISBN 978-4-7581-0787-7

効果的なリハのための根拠と工夫が満載！関節炎，骨折，スポーツ障害など現場で遭遇頻度の高い疾患を厳選．豊富なカラー写真とイラストで，病態や臨床経過に即したリハの流れ，手技のコツが目で見てマスターできる！

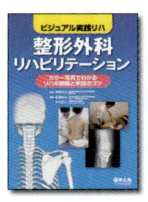

PT・OT必修シリーズ　消っして忘れない　生理学要点整理ノート　改訂第2版

佐々木誠一／編
定価（本体3,800円＋税）　B5判　239頁　ISBN 978-4-7581-0789-1

理学療法士・作業療法士を目指すあなたに！書き込み式で書いて覚え，赤シートで赤字を消して繰り返し覚えられる強力テキストで，生理学の要点を効率よくマスター！国試対応演習問題付き．

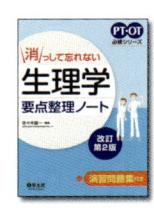

PT・OT必修シリーズ　消っして忘れない　解剖学要点整理ノート　改訂第2版

井上　馨，松村讓兒／編
定価（本体3,800円＋税）　B5判　247頁　ISBN 978-4-7581-0792-1

解剖学の必修ポイントがしっかり身につくサブテキスト．赤シートで基本知識を繰り返しチェック，最重要語は穴埋め式で覚える，国試対応の演習問題で確認，などステップを踏んで実力アップ！

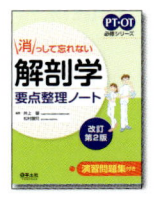

PT・OT必修シリーズ　消っして忘れない　運動学要点整理ノート

福井　勉，山崎　敦／編
定価（本体3,600円＋税）　B5判　223頁　ISBN 978-4-7581-0783-9

イメージしにくい関節の動きなどを豊富な図でわかりやすく解説．重要語句を赤シートで消して繰り返し学習できる！便利な筋の起始・停止一覧表＆国試対応の別冊演習問題付き．

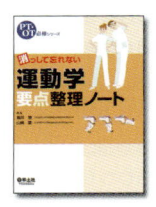

Surviving ICUシリーズ　ICUから始める早期リハビリテーション
病態にあわせて安全に進めるための考え方と現場のコツ

中村俊介／編
定価（本体 4,600円＋税）　B5判　255頁　ISBN 978-4-7581-1205-5

早期リハに取り組みたい医療従事者は必携！「いつから・どこまで・どのように」進めるか，最新のGLやエビデンスを踏まえ解説！更にプログラムや中止基準など実例も多数掲載．効果的な早期リハを実践する力が身につく！

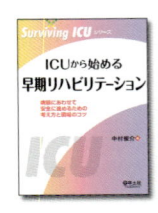

必ず診療に役立つ　スポーツ傷害の画像診断
スポーツ傷害ならではの診断・撮影の基本と読影のポイント、治療方針の考え方と患者への上手な説明

帖佐悦男／編
定価（本体 6,300円＋税）　B5判　253頁　ISBN 978-4-7581-1176-8

野球やラグビーなど，多様なスポーツによる全身の疾患画像が満載で，読影のコツとポイントがよくわかる．治療方針の考え方や，復帰を見据えた患者説明の要点も簡潔に解説．

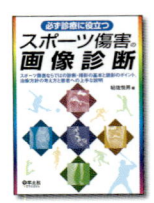

ビジュアル基本手技シリーズ
カラー写真でみる！　骨折・脱臼・捻挫　改訂版
画像診断の進め方と整復・固定のコツ

内田淳正，加藤　公／編
定価（本体 4,700円＋税）　A4判　173頁　ISBN 978-4-89706-349-2

「とにかく写真が多い」「解説が明解」「イラストがわかりやすい」と大人気の入門書を改訂．外傷症例の診療の知識と手技がよくわかり，骨折の診断と処置のコツもつかめます．

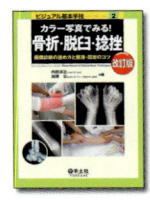

救急・当直で必ず役立つ！骨折の画像診断　改訂版
全身の骨折分類のシェーマと症例写真でわかる読影のポイント

福田国彦，丸毛啓史，小川武希／編
定価（本体 5,400円＋税）　B5判　299頁　ISBN 978-4-7581-1177-5

豊富な症例写真と簡潔な解説で，見るべきポイントがつかめ，基本的な撮像法も身につく．購入者特典として「骨折の分類」の一覧をダウンロードできるので，診療中もサッと調べられる！

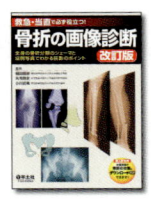

チーム医療による周術期管理まるわかり
安全で質の高い術前術後管理を行うための、チーム内の役割と連携

川口昌彦，古家　仁／編
定価（本体 3,400円＋税）　A5判　263頁　ISBN 978-4-7581-1113-3

すべての医療従事者必読！麻酔管理から薬剤管理，栄養管理，口腔機能管理，リハビリテーション等について，各役割ごとに術前～術後管理のポイントを押さえてやさしく解説した入門書！

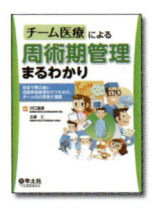

診断に自信がつく検査値の読み方教えます！
異常値に惑わされない病態生理と検査特性の理解

野口善令／編
定価（本体 3,600円＋税）　A5判　318頁　ISBN 978-4-7581-1743-2

異常値は何を意味しているのか，どう解釈するのか，代表的な検査を病態生理から解説し，診断に結びつける考え方を伝授！豊富なイラストやフローチャート，診断までの流れを示した症例も充実！

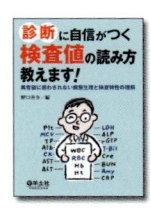